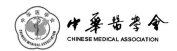

中华医学会 **继续医学教育教材**

主管　国家卫生健康委员会
主办　中华医学会
编辑　中华医学会继续医学教育教材编辑部

人类生育力保护与辅助生殖

Human Fertility Protection and Assistant Reproduction

主　　编　孙莹璞
执行主编　黄国宁
副 主 编　叶　虹　孙海翔　滕晓明　胡琳莉
统筹策划　左　力　李爱妮

人民卫生出版社
·北京·

图书在版编目（CIP）数据

人类生育力保护与辅助生殖 / 孙莹璞主编 . —北京：
人民卫生出版社，2020.10

ISBN 978-7-117-30546-4

Ⅰ. ①人… Ⅱ. ①孙… Ⅲ. ①生殖医学 Ⅳ.
①R339.2

中国版本图书馆 CIP 数据核字（2020）第 186074 号

人卫智网	www.ipmph.com	医学教育、学术、考试、健康，购书智慧智能综合服务平台
人卫官网	www.pmph.com	人卫官方资讯发布平台

人类生育力保护与辅助生殖

Renlei Shengyuli Baohu yu Fuzhu Shengzhi

主　　编：孙莹璞
出版发行：人民卫生出版社（中继线 010-59780011）
地　　址：北京市朝阳区潘家园南里 19 号
邮　　编：100021
E - mail：pmph @ pmph.com
购书热线：010-59787592　010-59787584　010-65264830
印　　刷：三河市博文印刷有限公司
经　　销：新华书店
开　　本：787 × 1092　1/16　印张：21　插页：2
字　　数：511 千字
版　　次：2020 年 10 月第 1 版
印　　次：2021 年 3 月第 1 次印刷
标准书号：ISBN 978-7-117-30546-4
定　　价：126.00 元

编写委员会名单

（排名不分先后）

孙莹璞　郑州大学第一附属医院
黄国宁　重庆市妇幼保健院
叶　虹　重庆市妇幼保健院
孙海翔　南京大学医学院附属鼓楼医院
滕晓明　上海市第一妇婴保健院
范立青　中南大学中信湘雅生殖与遗传专科医院
冯　云　上海交通大学医学院附属瑞金医院
沈　浣　北京大学人民医院
张松英　浙江大学医学院附属邵逸夫医院
全　松　南方医科大学南方医院
卢文红　国家卫生计生委科学技术研究所
邓成艳　中国医学科学院北京协和医院
高　颖　华中科技大学同济医学院附属协和医院
徐　阳　北京大学第一医院
胡琳莉　郑州大学第一附属医院
姚桂东　郑州大学第一附属医院
孙贻娟　复旦大学妇产科医院集爱遗传与不育诊疗中心
方兰兰　郑州大学第一附属医院
沈小力　重庆市妇幼保健院
王琳琳　郑州大学第一附属医院
卜志勤　郑州大学第一附属医院
李艳辉　华中科技大学同济医学院附属协和医院
牛志宏　上海交通大学医学院附属瑞金医院
蒋　欣　北京大学第一医院
刘　佳　北京大学第一医院
林小娜　浙江大学医学院附属邵逸夫医院
李　雷　中国医学科学院北京协和医院
韩红敬　北京大学人民医院
陈东红　南方医科大学南方医院
周　芳　国家卫生计生委科学技术研究所
范宇平　上海市第一妇婴保健院
杨　阳　上海市第一妇婴保健院
许剑锋　国家卫生计生委科学技术研究所
张开舒　国家卫生计生委科学技术研究所
赵铭佳　国家卫生计生委科学技术研究所
朱永通　南方医科大学南方医院

主编简介

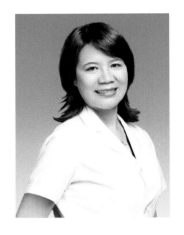

　　孙莹璞教授，医学博士、主任医师、博士生导师，郑州大学第一附属医院副院长兼生殖与遗传专科医院院长；中华医学会生殖医学分会第四届委员会主任委员；享受国务院特殊津贴，荣获"全国优秀科技工作者""国家卫生计生突出贡献中青年专家"称号。1997年创建郑州大学第一附属医院生殖医学中心暨河南省生殖医学中心，带领团队填补国际技术空白2项、国内技术空白3项、省内技术空白12项；牵头国家科技部重点研发计划1项，主持国家自然科学基金重点国际合作项目及面上项目5项、多中心临床研究6项、省部级科研项目10项。以通讯作者在 *Nature*、*Science*、*PNAS*、*Cell Research*、*JCEM*、*Human Reproduction* 等杂志发表SCI收录论文120余篇。

执行主编简介

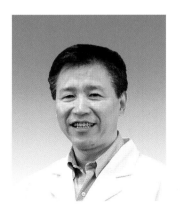

　　黄国宁教授，主任医师，硕士生导师，中华医学会生殖医学分会第五届委员会主任委员，兼任实验室学组组长；重庆市医学会生殖医学专业委员会主任委员；曾任重庆市妇幼保健院副院长。先后获得"卫生部有突出贡献中青年专家""全国先进工作者""白求恩奖章"等荣誉称号，享受国务院特殊津贴。专业方向：妇产科学、生殖医学，致力于生殖实验室的设计及规范化建设。

序

全面两孩政策实施以来，人们的生育观念有了很大改变，除了对生育的需求增多外，对生育质量的要求也在不断提高。人类的生育潜能及生育力的保护和保存也因此受到了广泛关注。

《人类生育力保护与辅助生殖》从女性及男性两个方面分别阐述了生育力保护和保存的定义、方法及前景。女性生育力与卵巢储备功能息息相关，寻找卵巢储备保护及保存的方法是目前科学家们努力的方向，也是一直难以攻克的课题。该书详细阐述了卵巢储备功能的评估方法、影响因素、保护和保存的方法及前景，为各种生殖系统手术及恶性肿瘤患者的生育力保护提供指导，并对卵巢组织、卵母细胞冷冻保存及卵巢移位的应用和前景做出了评估。男性生育力的保护主要指男性性功能和精液质量的保护，针对不同年龄阶段的生育力保护和保存及恶性肿瘤患者生育力保护和保存，本书也做了详细阐述和指导。

辅助生殖及其衍生技术经过四十余年的发展，正在逐渐改变着生殖医学，生育力保护中的生育力保存已经成为至关重要的环节，已作为辅助生殖领域的常规技术，广泛应用于人类配子、胚胎、性腺组织（卵巢及睾丸组织）的冷冻保存。可以说，得益于辅助生殖技术的快速发展，生殖医学领域已经发生了巨大的变革。同时，生育力的保护和保存也涉及诸多新技术的实施应用，涉及多领域和学科间的交叉，因此，在生育力的保护及保存与利用过程中面临的诸多伦理难题，该书也进行了深入探讨。

主编孙莹璞教授及团队在国内率先运用"原始卵泡体外激活及自体卵巢组织移植技术"，在生育力保存方面取得了重要的技术突破。本书的编者都是在妇科内分泌、遗传学、男科、胚胎实验等专业拥有丰富的临床实践和科研经验的专家及优秀青年医生，为了完成本书的编著工作，他们在繁忙的医教研工作之余，不辞辛苦，任劳任怨，查阅了大量的文献。本书可供从事生殖医学及妇产科等专业的临床医师、技术人员、护理人员及医学等高等院校相关专业的学生阅读。本书的出版对于促进生殖医学的发展具有积极作用。

感谢他们为本专著的努力付出。

孙莹璞

2020 年 3 月

前　言

"花无百日红，人无千日好"，生命的盛开和凋落是永恒的主题，生育力也是一样。在生育力的旺盛时期繁衍后代是人类得以延续的保障。今天，社会文化和结构的多样化使生育不再作为育龄期夫妇最主要的使命，人类生育力随之逐渐下降，生育力保护成为大家关注的问题。

生殖医学诞生于20世纪80年代，在21世纪初随着不孕不育问题日益严重而迅速发展，成为现代育龄期不孕夫妇生育后代的主要方法。人类辅助生殖领域涉及的配子与胚胎冷冻复苏等技术日臻成熟，为生育力保护提供了多种选择，除卵巢/睾丸组织冷冻外，通过辅助生殖技术将卵子和精子体外受精、胚胎冷冻，增加解冻成活率和妊娠率，是一种经济可行的方式。卵母细胞冷冻复苏率较胚胎低，提倡理性进行卵母细胞冷冻，而不宜作为育龄期女性推迟生育的"救命稻草"。

女性生殖系统神秘而珍贵，卵巢储备功能影响因素众多，除了通过鼓励适时生育和健康生活习惯、增加遗传学检测、及早诊断和治疗内分泌疾病等举措提高生育力外，还应尽量降低医源性损伤的影响，提高医务人员和女性生育力保护的意识，如青春期和生育期恶性肿瘤患者提前冷冻卵巢组织、配子及胚胎等。

本书是中华医学会继续医学教育教材，由中华医学会生殖医学分会组织专家共同编写，从男女生殖系统的结构和生理，到生育力的评估和影响因素，探讨了生育力保护的手段，以及辅助生殖技术与生育力保护之间的联系。相信本书会有助于生育力保护领域的技术提高、理念更新及意识增强。本书出版之际，恳切希望广大读者在阅读过程中不吝赐教，欢迎发送邮件至邮箱 renweifuer@pmph.com，或扫描封底二维码，关注"人卫妇产科学"，对我们的工作予以批评指正，以期再版修订时进一步完善，更好地为大家服务。

黄国宁

2020 年 3 月

目 录

第一篇　女性生育力保护

第二篇　男性生育力保护

第三篇　辅助生殖技术

第一篇　女性生育力保护

第一章 女性生育力概述

第一节 女性生育力的定义

一、生育力的定义

生育力（fertility）是指生物可以繁衍后代的能力，在统计学上，生育率（fertility rate）是指一对配偶生育后代的个数。潜在生育能力（fecundity）和生育力不同，潜在生育能力是指生物繁衍后代的潜力，受到配子的产生、受精等因素的影响。人类的生育能力受到营养、性活动、文化、本能、内分泌、经济、生活形态及情绪的影响。从人口学和社会学的角度，生育力是指生育后代的能力，而潜在生育能力是指生物个体潜在的生育能力，因此，生育力可以通过数据统计评估。

二、女性生育力的广义定义和狭义定义

女性生育力包含广义的生育力和狭义的生育力。广义的女性生育力是指女性生育后代的能力，女性生育能力受到政治、经济和社会因素的影响，通常采取人口学的数据评估方式来评判生育力。人口学生育力评估包括生育率、生育年龄和怀孕年龄。

狭义的女性生育力是指女性个体本身配子产生、受精和胚胎着床，以及成功妊娠并维持妊娠的能力，是指女性个体生育后代的能力，是从生理学的角度探讨女性生育的能力。关于女性生育力的理解和评估主要分为卵巢及对卵巢功能的评估、子宫及对子宫生理状态的评估。卵巢是卵泡发育的场所，也是女性卵母细胞产生和成熟的场所。当卵泡发育成熟时，卵母细胞排出，在输卵管内与精子结合，成功受精后形成胚胎，在子宫腔内种植并逐渐发育至成熟的胎儿直至分娩。这才完成女性生育的全过程。在这个过程中，各个环节和器官相互作用，其中卵巢功能直接影响到女性的生殖内分泌和配子发生，而子宫作为胎儿孕育的场所也起着不可替代的重要作用。

三、女性生育期各阶段的特点

女性青春期的来临标志着生育期的开始，随之进入性成熟期，围绝经期的开始标志着生育力开始丧失，绝经的出现意味着女性生育力的结束。不同时期女性生育力具有不同的特点，生育力 20 多岁时达到高峰，35 岁后开始逐渐下降。流行病学调查结果表明：女性 30 岁时，1 年内怀孕的概率是 75%，4 年内则高达 91%；35 岁时，1 年内怀孕的概率是 66%，4 年内高达 84%；40 岁时，1 年内怀孕的概率是 44%，4 年内为 64%。

（一）青春期

青春期是指女性从第二性征开始发育至生殖器官发育成熟并获得生殖能力（性成熟）

的一段生长发育期。世界卫生组织（world health organization，WHO）把青春期年龄定义为10~19岁。这一时期的生理特点是：

1. 第二性征发育和女性体态 青春期第一特征是乳房发育（平均年龄 9.8 岁），以后阴毛和腋毛发育，13~14 岁时第二性征发育基本达成年型。

2. 第一性征生殖器官发育 卵泡发育开始和分泌雌激素，促使内外生殖器开始发育。外生殖器从幼稚型变为成人型，大、小阴唇变肥厚，色素沉着，阴阜隆起，阴毛长度和宽度增加，阴道黏膜变厚并出现皱褶，子宫增大，输卵管变粗。

3. 生长突增 在乳房发育开始 2 年以后，女孩身高生长迅速，每年约增高 5~7cm，最快达 11cm，这一现象称生长突增。直至月经来潮后，生长速度减缓。

4. 月经来潮 女孩第一次月经来潮称月经初潮，是青春期的一个里程碑，标志着卵巢产生的雌激素已经足以使内膜增殖，在雌激素达到一定水平并且有明显波动时，引起子宫内膜脱落即出现月经。此时，卵泡即使能发育成熟也不一定能排卵。初潮后一段时期内月经一般不规律。

5. 生殖能力 规律的周期性排卵是女性性成熟并获得生殖能力的标志。多数女孩初潮后需 2~4 年建立规律性周期性排卵，此时，女性虽有生殖能力，但整个生殖系统尚未完善。一般女孩初潮后第 1 年 80% 的月经周期是无排卵性的，在第 3 年的时候这个比率降为50%，第 6 年的时候为 10%。

（二）性成熟期

性成熟期是女性生育力达到高峰的时期，又称为生育期，是卵巢生殖功能与内分泌功能最旺盛的时期。一般自 18 岁左右开始，高峰期在 20 多岁，历时约 30 年，女性已建立规律性排卵周期，卵巢功能成熟并分泌性激素，生殖器官及乳房在卵巢分泌的性激素的作用下发生周期性的改变。但是，当年龄大于 35 岁时，生育力逐年下降。

（三）围绝经期和绝经

1994 年，WHO 将围绝经期定义为始于卵巢功能开始衰退直至绝经后 1 年内的一段时间。卵巢功能开始衰退一般始于 40 岁以后，该期以无排卵月经失调为主要症状，可伴随阵发性潮热出汗，短至 1~2 年，长至十余年。在围绝经期，女性卵巢产生的激素水平显著下降。当最终完全丧失卵巢功能，不再有月经周期，此时便进入绝经期，也就意味着女性生育力的终结。中国妇女的平均绝经年龄为 50 岁左右。绝经后，卵巢卵泡发育和激素分泌彻底停止，出现低雌激素相关的各种症状及疾病，如心血管疾病、骨矿物质含量丢失等。绝经后，女性逐渐进入老年期。

四、卵巢功能与女性生育力

卵巢是女性的性腺，主要功能是生殖功能和内分泌功能。卵巢的生殖功能表现为卵泡发育和成熟，即产生卵子并排卵。卵巢的内分泌功能表现为分泌各种性激素。卵巢卵泡发育和性激素的分泌息息相关，相互影响和促进。

目前认为女性卵巢内生殖细胞从一出生时数目就是恒定的，不再有新生卵泡产生，因此，随着年龄的增长，可利用的卵泡数逐年减少。这一观点指导着后续 50 多年女性卵巢功能相关的临床研究，揭示了年龄在女性生育力调控里的重要作用，卵巢组织包含的原始卵泡是女性生育力的来源，随着女性年龄的增长，其逐年减少代表着女性生育力的逐步丧失。不仅如此,这也让人们认清了女性很多年龄相关的疾病,尤其是绝经后的疾病是与卵巢功能的丧失密切相关的。

(一)卵巢功能与月经周期

卵巢组织的原始卵泡是与生俱来的,每一个月经周期都会有一大批原始卵泡被募集,这些卵泡进一步发育为初始卵泡、窦卵泡,在这个过程中,只有一个优势化卵泡发育为成熟卵泡,并进行排卵。卵泡募集从出生时一直持续至绝经期,伴随着卵泡发育过程,女性性激素水平发生着周期性的变化,同时子宫内膜发生周期性的剥脱,形成月经周期。在青春期,升高的促性腺激素水平可以促进排卵的发生和黄体的形成。除非妊娠发生,这种周期性的卵巢活动就一直维持着月经的来潮和内膜的剥脱。青春期后和围绝经期前之间的这一段时间,月经周期在多数女性中基本是固定的。但是随着年龄的增长,卵泡期逐渐缩短,因此,月经周期也逐渐缩短。多数女性在围绝经期的时候出现月经周期不规律,其具体原因可能是窦卵泡发育为优势卵泡的正常过程被打乱,因此出现月经周期紊乱的现象。

(二)卵巢功能的改变与生育力的关系

随着年龄的增长,与身体的其他器官一样,卵巢也逐渐衰老,其中卵巢功能的衰老是不可逆转的。伴随着卵巢的衰老和卵巢功能下降,女性生育力也在逐年下降。有意思的是,与体细胞不同,卵母细胞从某种程度上来说是永生化的细胞,因为如果卵母细胞受孕形成胚胎,那么是可以遗传给下一代的。

卵巢老化需要的时间在不同个体间可能存在差异,从女性生育力开始下降到完全丧失,大概需要 10 年的时间。与卵巢功能相比,输卵管和子宫的变化并不十分显著。与 20~24 岁的年轻女性相比,35~39 岁的女性生育力下降31%,有人认为女性年龄大于 30 岁时生育力就已经开始下降。也有研究表明 1 年以内,30 岁女性自然怀孕的概率为75%,35 岁时降低为 66%,而 40 岁时仅为 44%。

女性生育力随着年龄增长逐年下降的原因可能包含多方面的因素,最直接的因素是卵母细胞数目的下降。前面已经讲到女性生殖细胞从一出生数目就是一定的、不能再生的,每一次排卵周期将消耗一批卵泡,当卵泡被耗竭,进入绝经期,也就意味着女性生育力的结束。

另外一个重要原因是随着年龄的增长,卵母细胞的质量也会下降,受孕概率降低。高龄妇女采用年轻女性的供卵可以获得妊娠,说明卵母细胞质量是影响女性生育力的重要条件。

卵母细胞是女性体内最大的细胞,在成熟过程中需要足够的能量来满足其转录和翻译过程的完成,如果 ATP 产生不足将导致卵母细胞质量下降。卵母细胞成熟过程中需要的能量来自丙酮酸,直到减数分裂完成时,颗粒细胞产生的能量和营养通过缝隙链接输送给卵母细胞,这样就意味着,颗粒细胞的线粒体功能缺陷将直接导致卵母细胞质量下降。研究表明,与年轻女性相比,年龄大于 38 岁的女性颗粒细胞几乎不含正常的线粒体。另外,线粒体主要遗传自母方,随着年龄的增长,卵母细胞线粒体聚集的现象增加,细胞质 ATP 产生下降,可能直接导致染色体异常和代谢紊乱,从而使得女性生育力显著下降。

另外,高龄妇女形成胚胎的非整倍体率显著升高,这也可能是导致女性妊娠失败或早期妊娠丢失的一个重要原因。流产的原因主要是胚胎的非整倍体性,比如 21- 三体综合征在25 岁女性妊娠中的发生率是 1/1 500,而在 40 多岁女性中的发生率大概是 1/16。

随着年龄增长,卵巢功能下降后,各种激素水平的下降影响女性性交的频率和质量,同样减少受孕机会,因为性交频率也是影响女性生育的重要因素。

五、子宫功能与女性生育力

女性生育力不仅表现在卵巢功能,还表现在子宫的衰老。很早已经有报道,当排除了胎儿染色体异常、多胎、肥胖、子痫前期和糖尿病等妊娠期并发症之后,随着女性年龄增加,死产率增加,年龄大于 40 岁的产妇死胎率是年轻女性的 2 倍。其中的生物学机制并不十分清楚,可能与蜕膜化和胎盘功能异常相关,从而导致母胎之间的交流异常。在小鼠研究表明,与年轻小鼠相比,年长小鼠孕期孕激素分泌降低、蜕膜化过程受损,虽然补充了孕激素,但是年长小鼠子宫的净重、子宫糖原、碱性磷酸酶和 DNA 量均比年轻小鼠低 25% 左右。另外,啮齿类内膜的雌孕激素受体的表达量也随着年龄增加而减少。

对于胎盘功能的研究,发现妊娠结局良好的年长女性胎盘滋养层细胞表现出较高的增生能力,同时细胞凋亡降低。也有报道在排除糖尿病、子痫前期等并发症之后,随着女性年龄增加,胎盘重量逐渐增加。考虑这种现象的出现可能是胎盘功能下降后的代偿性增加。这些研究表明女性年龄对胎盘功能存在一定的影响。高龄女性分娩期并发症发生率高,比如产程长、急诊剖宫产率和助产率增加,说明子宫肌层功能随着年龄增加下降,表现出子宫肌层收缩功能紊乱,造成生产过程困难。研究表明,高龄女性子宫肌层平滑肌细胞表现出细胞质脂褐素增加、肌纤维解离、线粒体功能异常,同时内质网结构异常增加。但关于其具体的机制,尚需进一步的研究。

(孙莹璞 胡琳莉 方兰兰)

第二节 女性生殖系统的结构与功能

掌握女性生殖系统解剖结构及各器官功能是了解女性生育力和实施生育力保护的根本方法。女性生殖系统包括了女性内、外生殖器,以及骨盆、骨盆底、支配和营养生殖器官的神经、血管及淋巴等。女性生殖系统解剖结构及功能异常直接影响女性的生育力。

一、外生殖器

女性外生殖器是指生殖器官的外露部分,位于两股内侧间,前为耻骨联合,后为会阴,包括阴阜、大阴唇、小阴唇、阴蒂和阴道前庭,统称为外阴(图 1-2-1)。

(一)阴阜

阴阜为耻骨联合前方的皮肤隆起,皮下脂肪组织丰富。青春期该部开始生长呈倒三角形分布的阴毛。

(二)大阴唇

大阴唇为两股内侧一对纵行隆起

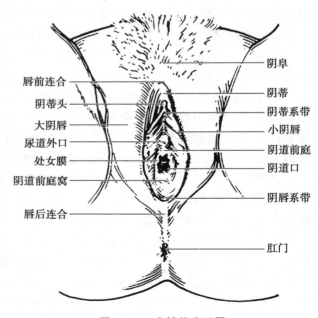

图 1-2-1 女性外生殖器

的皮肤皱襞,自阴阜向后延伸至会阴。大阴唇外侧面为皮肤,有色素沉着和阴毛,内含皮脂腺和汗腺。皮下为疏松结缔组织和脂肪组织,含丰富血管、淋巴管和神经,外伤后易形成血肿。

(三)小阴唇

小阴唇是位于两侧大阴唇内侧的一对皮肤皱襞。表面湿润、色褐、无毛,富含神经末梢。两侧小阴唇前端融合,并分为前后两叶,前叶形成阴蒂包皮,后叶形成阴蒂系带。大、小阴唇后端会合,在正中线形成阴唇系带。

(四)阴蒂

阴蒂位于两小阴唇顶端下方,部分被阴蒂包皮围绕,由海绵体构成,在性兴奋时勃起。阴蒂分为3部分:前为阴蒂头,暴露于外阴,富含神经末梢;中为阴蒂体;后为两阴蒂脚,附着于两侧耻骨支上。

(五)阴道前庭

阴道前庭为一菱形区域,前为阴蒂,后为阴唇系带,两侧为小阴唇。阴道口与阴唇系带之间有一浅窝,称为舟状窝,经产妇受分娩影响,此窝消失。

1. **前庭球** 位于前庭两侧,由具有勃起性的静脉丛组成。

2. **前庭大腺** 位于大阴唇后部,被球海绵体肌覆盖,如黄豆大,左右各一。腺管细长,向内侧开口于阴道前庭后方小阴唇与处女膜之间的沟内。性兴奋时分泌黄白色黏液起润滑作用。正常情况下不能触及此腺,若腺管口闭塞,可形成前庭大腺囊肿或前庭大腺脓肿。

3. **尿道外口** 位于阴蒂头后下方,圆形,边缘折叠而合拢。尿道外口后壁上有一对并列腺体,称为尿道旁腺,其分泌物有润滑尿道口作用。尿道旁腺开口小,容易有细菌潜伏。

4. **阴道口及处女膜** 阴道口位于尿道外口后方的前庭后部。其周缘覆有一层较薄的黏膜皱襞,称为处女膜,内含结缔组织、血管及神经末梢。处女膜多在中央有一孔,孔的大小变异很大。处女膜因性交撕裂或可因剧烈运动破裂,阴道分娩后仅留有处女膜痕。

二、内生殖器

女性的内生殖器位于真骨盆内,包括阴道、子宫、输卵管与卵巢(图1-2-2)。

(一)阴道

阴道是性交器官,也是月经血排出及胎儿娩出的通道。

1. **位置和形态** 阴道分前、后壁、上下两端。前壁短,约6~7cm,后壁较长,约7.5~9cm。上端包围子宫颈,下端开口于阴道前庭后部。环绕子宫颈周围的腔隙称阴道穹窿,分前、后、左、右四部分。后穹窿较深,其顶端与子宫直肠陷凹为腹腔最低部分,在临床上具有重要意义,是一些疾病诊断和手术的途径。后穹窿触痛对于诊断内膜异位症具有一定的指导作用。同时,后穹窿也是临床穿刺和引流的重要部位。

2. **组织结构和功能** 平常阴道前、后壁相贴,致阴道下部横断面呈H形。阴道壁自内向外由黏膜、肌层和纤维组织膜构成。阴道壁因有皱襞并富有弹力纤维,有很大的伸展性。且阴道壁富有静脉丛,局部损伤易出血或形成血肿。阴道黏膜色淡红,表面为复层鳞状上皮覆盖,无腺体。月经周期中,阴道黏膜呈现周期性变化。排卵前,在雌激素的作用下,阴道上皮增生,表层细胞出现角化。细胞内富含糖原,阴道杆菌将其分解为乳酸,可防止致病菌的

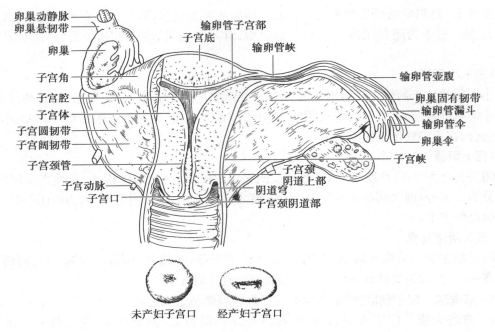

图 1-2-2 女性内生殖器

繁殖。排卵后,在孕激素的作用下,表层细胞开始脱落。在幼女及绝经后妇女,阴道黏膜菲薄,皱襞少,伸展性小,易受创伤而感染。

(二)子宫

子宫为一壁厚腔小的肌性中空器官,为胚胎着床、发育、生长及月经产生之处,其形状、大小、位置与结构随年龄的不同而异,并因月经周期和妊娠的影响而发生改变。

1. **形态** 成人正常的子宫呈倒置的梨形,前面稍凸出。重 40~50g,长 7~8cm,宽 4~5cm,厚 2~3cm;子宫腔容量约 5ml。子宫上端位于两输卵管子宫口之间钝圆、隆突的部分为子宫底,子宫底两侧为子宫角,与输卵管相通。子宫底与峡部之间的部分上宽下窄,为子宫体。子宫下部较窄呈圆柱状为子宫颈,其下 1/3 部插入阴道称宫颈阴道部;阴道以上未被阴道所包绕的部分称宫颈阴道上部。子宫体与子宫颈的比例因年龄而异,婴儿期为 1:2,青春期为 1:1,生育期为 2:1,老年期又为 1:1。颈部与宫体相接的部分稍狭细,称为子宫峡部,非孕期长约 1cm,妊娠中期以后,峡部逐渐扩展变长、变薄,临产时可达 7~11cm,形成子宫下段。子宫腔为一上宽下窄的三角形裂隙,底的两侧角各有一口为输卵管子宫口,与输卵管相通;子宫腔向下移行于子宫狭管,其为漏斗形短管。狭管的上口,在解剖学上较窄,又称解剖学内口;狭管外口因黏膜组织在此处由子宫内膜转变为宫颈内膜,故又称组织学内口,即子宫颈管内口。颈管的外口开口于阴道,简称宫口。宫口前壁短而厚,后壁长而圆的隆起部分分别称为宫颈前、后唇。

2. **组织结构和功能**

(1) 子宫体:宫体壁由三层组成:①子宫浆膜层:即覆盖子宫体底部及前后面的腹膜脏器,与肌层紧贴。②子宫肌层:为子宫壁最厚的一层,非孕时约厚 0.8cm,肌层由平滑肌束及弹性纤维组成,肌束排列交错,大致分外纵、内环、中层交错三层。妊娠期间由于肌细胞肥大、细胞外基质增多、淋巴管和血管增加,致使子宫腔隙发生巨大变化。人类子宫湿重在妊娠期增加 10 倍,子宫容量也由 5ml 增加到 4.5L。引起子宫畸形的子宫肌壁间肌瘤可引起不孕或流产,子宫腺肌瘤或子宫腺肌病也是导致不孕的常见病因。③子宫内膜层:自青春期开始,子宫内膜受卵巢激素的影响,表面的 2/3 发生周期性变化为功能层;余 1/3 与肌层相贴,无周期性变化为基底层。功能层短暂存在,由一个紧邻上皮的基质形成的致密区和一个由比较密集排列的弯曲腺体构成的中间海绵状区组成。基底层位于海绵区的下方、紧邻子宫肌层,含有子宫腺底部和支持血管。在月经周期功能层发生剧烈的进展性的组织学变化,而基底层的变化则不明显。在雌激素的作用下,子宫内膜表面上皮、腺体、间质、血管均出现增殖性变化。排卵后,黄体分泌的孕激素、雌激素使增殖期内膜继续增厚,腺体更增长弯曲,出现分泌现象;血管迅速增加,更加弯曲;间质疏松、水肿。此时内膜厚且松软,含有丰富的营养物质,有利于受精卵着床发育。子宫内膜的分泌活动于月经中期 LH 峰后第 7 天达到高峰,与囊胚植入同步。因此,排卵后的 6~10 天也称为“胚胎着床窗”。子宫的结构性改变,如子宫畸形、子宫黏膜下肌瘤、子宫内膜结核、子宫内膜息肉等均可影响受精卵着床。人工流产、慢性子宫内膜炎等造成的子宫内膜基底层受损亦可致不孕。妊娠早期子宫内膜第一个结构变化是子宫腺体分泌恢复或增加、基质水肿、出现前蜕膜反应。在孕激素的持续作用下,子宫内膜蜕膜化。蜕膜化的基质形成一个组织平面,它既允许同时又限制滋养细胞入侵和胎盘形成。绝经后子宫内膜萎缩明显,有丝分裂活动停止。上皮细胞体积缩小,基质纤维化。子宫内膜腺腔内出现致密的嗜酸性物质,偶见充满整个腺腔,称为囊性萎缩。

(2)子宫颈:主要由结缔组织构成,含少量平滑肌纤维、血管及弹力纤维。子宫颈管黏膜为单层高柱状上皮,黏膜内腺体分泌碱性黏液,形成黏液栓堵塞子宫颈管。黏液栓成分及性状受性激素影响,发生周期性变化。子宫阴道部有复层鳞状上皮覆盖,表面光滑。颈管细胞与宫颈阴道部有一条非常明显的分界线,宫颈的阴道部被覆复层扁平上皮。在卵泡期,随着雌激素水平不断提高,黏液分泌量增加,逐渐变得稀薄、透明,拉丝度增加,到排卵期最为明显;排卵后受孕激素影响,黏液分泌量减少,质地变稠而混浊,拉丝度差,易断裂。由此可见,排卵期的宫颈黏液最适宜精子通过。雌、孕激素使宫颈在月经周期中对精子穿透发挥着生物阀作用。子宫颈作为一个生物瓣膜,控制着精子和微生物进入子宫腔。在妊娠期,它还有助于保留胎儿、胎儿附属物以及宫腔内的液体直至分娩。宫颈黏液分泌异常、宫颈炎症及宫颈黏液免疫环境异常,影响精子通过,均可导致不孕。

3. 位置 子宫位于盆腔中央,前为膀胱,后为直肠,下端接阴道,两侧有输卵管和卵巢。子宫的位置受周围脏器和体位变动的影响。子宫的正常位置依靠子宫韧带及骨盆底肌和筋膜的支托,任何原因引起的盆底组织结构破坏或功能障碍均可导致子宫脱垂。

4. 子宫韧带 ①圆韧带:呈圆索状,由平滑肌和结缔组织构成,长约 10~12cm,起于子宫两侧外角、输卵管近端附着部位的前下方,止于大阴唇前端,是维持子宫前倾的主要结构。②阔韧带:为冠状位的双层腹膜皱襞,从子宫两侧向外移行于盆侧壁。阔韧带外 1/3 部由伞端下方向外延伸达骨盆壁,形成骨盆漏斗韧带,内有卵巢动静脉通过。可限制子宫向两侧移动。③主韧带:在阔韧带下部由纤维结缔组织束和平滑肌纤维构成,由子宫颈两侧和阴道两侧向外扇形扩展至盆腔侧壁,向下愈着于盆膈上筋膜。此韧带固定子宫颈,可防止子宫脱垂。④子宫骶骨韧带:由结缔组织和平滑肌纤维构成。起自宫颈后面上端,附着于第 2、3 骶椎前面的筋膜。维持子宫前倾位置。⑤耻骨宫颈韧带:起自宫颈前面,附着于耻骨盆面,可限制子宫后倾后屈。

（三）输卵管

输卵管为卵子与精子相遇受精的场所,受精后的孕卵由输卵管向子宫腔运行。输卵管促进配子运输、提供受精场所并运输早期胚胎。这些功能是靠输卵管上皮及其下面的平滑肌来完成的。

1. **输卵管的形态、结构与功能**　输卵管呈细长而弯曲的管道,左右各一。内侧与子宫角相通连,开口于子宫腔,称输卵管子宫口。外端游离,接近卵巢上端,开口于腹膜腔,称为输卵管腹腔口。全长约8~14cm。输卵管在解剖学上从近端至远端分为四个部分:间质部、峡部、壶腹部、伞部和漏斗部。间质部,位于子宫壁内的一段,在子宫角处传入子宫壁,平均长度1~1.2cm,管腔狭小;峡部,间质部外侧的一段,细直而短,长约2~3cm,管壁厚,管腔小;壶腹部,在峡部外侧,长约5~8cm,管腔较宽大,管壁薄,卵子在此受精,再经输卵管入子宫着床;漏斗部或伞部,为输卵管末端,长约1.5cm,开口于腹腔,游离端呈漏斗状,漏斗周缘有许多指状突起称输卵管伞,有"拾卵"作用。在壶腹部和峡部之间以及子宫和输卵管之间的连接区域有重要的生理括约肌,可调节卵子和早期胚胎在输卵管内存留的时间。输卵管壁由三层构成:外层为浆膜层,为腹膜一部分即阔韧带上缘;中层为平滑肌纤维,平滑肌收缩,输卵管从外端向近端蠕动,协助孕卵向子宫腔运行;内层为黏膜层,由单层柱状上皮组成,上皮细胞分纤毛细胞、无纤毛细胞、楔形细胞及未分化细胞四种。纤毛细胞的纤毛向子宫方向蠕动,协助运送卵子;无纤毛细胞有分泌作用;楔形细胞可能为无纤毛细胞的前身,两者随月经周期变化;未分化细胞为上皮的储备细胞。黏膜层有许多皱襞,以壶腹部最多。输卵管的黏膜层受激素影响,有周期性的组织学变化,但不如子宫内膜明显。

排卵时输卵管伞部变得充血和肿胀,出现脉冲性波浪式运动。伞部和漏斗部的纤毛细胞密度最大,在围排卵期这些细胞的纤毛向子宫方向有规律地摆动。输卵管伞部和纤毛细胞的协同运动有助于捕获到排出的卵子,并将它运送至壶腹部。当卵子到达输卵管壶腹部和峡部的交界处时运输停止,在这里等待受精。雌激素促进输卵管黏膜上皮纤毛细胞生长,体积增大;非纤毛细胞分泌增加,为卵子提供运输和种植前的营养物质。雌激素还促进输卵管发育及输卵管肌层的节律性收缩振幅。孕激素可抑制输卵管黏膜上皮细胞的生长,减低分泌细胞分泌黏液的功能,此外,孕激素还可抑制输卵管的节律性收缩振幅。雌、孕激素的周期性协同作用,保证受精卵在输卵管内的正常运行。慢性输卵管炎引起伞端闭锁或输卵管黏膜破坏,可使输卵管完全阻塞导致不孕。此外,输卵管发育不全、盆腔炎性疾病后遗症、子宫内膜异位症也可导致输卵管性不孕。

2. **输卵管的位置和毗邻**　输卵管行于阔韧带上缘,前后叶两层之间。在输卵管与卵巢系膜之间有输卵管系膜,系膜内含有输卵管的血管、淋巴管和神经。输卵管为腹膜内器官,移动度大,其位置随子宫位置和大小而变化。左侧输卵管与直肠和乙状结肠毗邻;右侧输卵管与小肠、阑尾和右输尿管盆腔段相邻。

（四）卵巢

卵巢是女性产生和排出卵子(卵母细胞)及分泌性激素的生殖内分泌器官。

1. **卵巢的形态、结构与功能**　卵巢左右各一,呈扁椭圆形。青春期前,表面光滑;青春期排卵后,表面逐渐凹凸不平。卵巢的形态和大小随年龄变化。成年女子的卵巢约4cm×3cm×1cm大,重约5~6g,呈灰白色。绝经期后,可缩小到原体积的1/2并变硬。卵巢前缘有卵巢系膜附着,该缘对向前外方,中部有一凹陷称卵巢门。卵巢的血管、淋巴管和神经由此出入。卵巢后缘游离,称独立缘。卵巢外侧以骨盆漏斗韧带连于骨盆壁,内侧以卵巢固有韧带与子宫连接。卵巢表面无腹膜,由单层立方上皮覆盖称生发上皮,其内有一层纤维组织,成为卵巢白膜。再往内的卵巢组织可分为皮质和髓质。皮质在外层,其中有数以万计的始基卵泡及致密的结缔组织;髓质是卵巢的中心部分,含有疏松结缔组织及丰富的血管、神经、淋巴管及少量与卵巢韧带相连续的平滑肌纤维;后者对卵巢的运动具有作用。髓质内无卵泡。卵巢是卵泡储存、发育成熟和排卵的场所,也是女性雌激素、孕激素和少量雄激素的主要来源。卵巢病变,如先天性卵巢发育不良、多囊卵巢综合征、卵巢早衰、卵巢功能性肿瘤、卵巢不敏感综合征等,均可引起排卵障碍,以致不孕。

2. 卵巢的位置和毗邻 卵巢位于子宫两侧,输卵管后下方。卵巢的移动性较大,一般位于卵巢窝内;此窝在髂内、外动脉分叉的起始部之间,前界为脐动脉索,后界为输尿管和髂内动脉,窝底腹膜外有闭孔血管和神经,闭孔肌及筋膜。卵巢以很短的系膜固定于阔韧带,还借骨盆漏斗韧带及卵巢固有韧带与盆腔侧壁和子宫相连。正常情况下卵巢不易扭转,但在卵巢肿瘤时,有时将卵巢系膜拉长,致使10%卵巢肿瘤发生蒂扭转。

三、血管、淋巴及神经

(一)动脉
女性内外生殖器官的血液供应主要来自卵巢动脉、子宫动脉、阴道动脉及阴部内动脉。

(二)静脉
盆腔静脉均与同名动脉伴行,并在相应器官及其周围形成静脉丛,且互相吻合,故盆腔静脉感染容易蔓延。卵巢静脉出卵巢门后形成静脉丛,与同名动脉伴行,右侧汇入下腔静脉,左侧汇入左肾静脉,故左侧盆腔静脉曲张较多见。

(三)淋巴
女性盆部具有丰富的淋巴系统,淋巴结一般沿相应的血管排列,其数目、大小和位置均不恒定。主要分为外生殖器淋巴与盆腔淋巴两组。当内、外生殖器官发生感染或癌瘤时,往往沿各该部回流的淋巴管传播,导致相应淋巴结肿大。

(四)神经
女性内、外生殖器官由躯体神经和自主神经共同支配。外生殖器的神经支配主要由阴部神经支配,来自骶丛分支和自主神经。内生殖器的神经支配主要由交感神经与副交感神经所支配。子宫平滑肌有自律活动,完全切除其神经后仍能有节律收缩,还能完成分娩活动。

四、骨盆

(一)骨盆的组成
骨盆由骶骨、尾骨和左右髋骨及所属韧带构成。骨骼间有坚固的关节,由韧带或软骨连结。每块髋骨又由髂骨、坐骨和耻骨融合而成。两侧髋骨的后部借髂骨及骶骨的耳状面构成骶髂关节,关节前后面有坚强的韧带加固。

(二)骨盆的分界
以耻骨联合上缘、耻骨嵴、耻骨结节、耻骨梳、髋骨的弓状线、骶翼缘及骶岬的连续为界限,将骨盆分为大骨盆和小骨盆。大骨盆位于骨盆分界线之上,为腹腔的一部分;其前为腹壁下部,两侧为髂骨翼,后为第5腰椎。小骨盆位于分界线的后下方,是胎儿娩出的通道,又称为骨产道。

五、骨盆底

骨盆底由多层肌肉和筋膜组成,封闭骨盆出口。骨盆底的前方为耻骨联合下缘,后方为尾骨尖,两侧为耻骨降支、坐骨升支及坐骨结节。两侧坐骨结节前缘的连线将骨盆底分为前、后两部。前部为尿生殖三角,有尿道和阴道通过。后部为肛门三角,有肛管通过。其功能是承载盆腔脏器并保持盆腔脏器正常位置。若骨盆底结构和功能发生异常,可影响盆腔脏器位置与功能。甚至引起分娩障碍;而分娩处理不当,亦可损伤骨盆底。

(叶 虹 沈小力)

第三节 卵母细胞产生的生殖生理

卵母细胞是女性的生殖细胞。卵母细胞的数量和质量是决定女性生育力的关键因素。因此,掌握卵母细胞产生的生殖生理是实施女性生育力保护的必需条件。

一、生殖细胞的发生

哺乳动物生殖细胞谱系在发育过程中建立很早。原始生殖细胞起源于外胚层近中心区域,靠近胚胎内胚层的外面。它们的出现受转化生长因子 -β(TGF-β)超家族成员包括骨形态形成蛋白(BMP)-2、BMP-4 及 BMP-8 的信号影响。原始生殖细胞的前体必须表达 BMP 信号的下游介体(Smad1 和 Smad5),才能成功地发育。

宫内胚胎发育到第 6~7 周时,卵原细胞群通过有丝分裂扩大到大约 1 万个细胞,第 8 周大约为 60 万个。从此时起,卵原细胞的基数同时受三个进程的影响:有丝分裂、减数分裂和卵原细胞闭锁退化。它们共同影响的结果是,到妊娠 20 周时生殖细胞数达到峰值:600 万 ~700 万。在妊娠中期,当卵巢生殖细胞基数到达顶峰时,总生殖细胞的 2/3 正处在减数分裂中的初级卵母细胞;其余的 1/3 为卵原细胞。生殖细胞的数量随后降低的一个原因是卵原细胞有丝分裂率的下降,大约在妊娠第 7 月结束有丝分裂过程。生殖细胞数减少也是卵原细胞闭锁率增加的结果,卵原细胞闭锁在妊娠 5 个月时达到顶峰,随后接着是卵泡闭锁,后一过程大约在妊娠第 6 个月开始。从妊娠中期开始不可恢复的损耗推进了性腺生殖细胞库的缩小,至出生时卵巢中只剩余 100 万 ~200 万个生殖细胞。此数量至近青春期进一步减少为 30 万个;进入青春期后,卵泡由非促性腺激素依赖发育推进至促性腺激素依赖发育并成熟,每个月发育一批卵泡,经历募集、选择、优势化,但最后只有一个卵泡发育成熟并排卵。因此,女性一生中只有约 400~500 个生殖细胞发育成熟并排卵。

二、卵泡的生命周期

卵巢的皮质中存在不同大小的代表不同发育阶段的卵泡,卵泡是卵母细胞的居住地。卵泡的发育始于始基卵泡到初级卵泡的转化,始基卵泡可在卵巢内处于休眠状态数十年。始基卵泡发育远在月经周期起始之前,从始基卵泡发育至窦前卵泡是非促性腺激素依赖发育阶段,需 9 个月以上的时间(图 1-3-1),从窦前卵泡发育到成熟卵泡经历持续生长期和指数生长期,是促性腺激素依赖发育阶段,共需 85 天,实际上跨越了 3 个月经周期(图 1-3-2)。一般卵泡生长的最后阶段正常约需 15 天左右,是月经周期的卵泡期,即卵泡指数生长阶段,该阶段卵泡对促性腺激素刺激最敏感。

（一）卵泡的生长及与卵母细胞发育成熟的关系

根据形态、大小、生长速度和组织学特征,可将卵泡的生长分为以下几个阶段:

1. 始基卵泡　又称原始卵泡,是女性的基本生殖单位,也是卵母细胞储备的唯一形式。

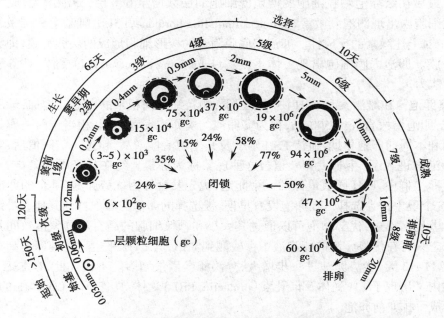

图 1-3-1　成人卵巢内卵泡的生长发育及各级生长卵泡出现的比例

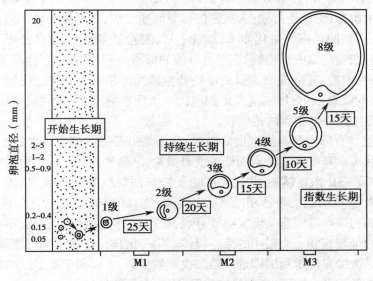

图 1-3-2　卵泡生长速率示意图

始基卵泡位于皮质浅部,体积小,数量多,始基卵泡中央有一个初级卵母细胞,周围为单层扁平的卵泡颗粒细胞。初级卵母细胞是在胚胎时期由卵原细胞分裂分化形成,随即进入第一次减数分裂,并长期停滞于分裂前期,直至排卵前才完成第一次减数分裂。

2. 窦前卵泡 由始基卵泡发育形成,为初级卵泡与次级卵泡分化阶段。始基卵泡的梭形前颗粒细胞分化为单层立方形细胞之后,称为初级卵泡。与此同时,颗粒细胞合成和分泌黏多糖,在卵母细胞周围形成一透明环形区,称透明带。颗粒细胞的胞膜突起可穿过透明带与卵母细胞的胞膜形成缝隙连接,这些胞膜的接触为卵母细胞的信息传递和营养提供了一条通道。最后初级卵泡颗粒细胞的增殖使细胞的层数增至 6~8 层,卵泡增大,成为次级卵泡。颗粒细胞内出现卵泡刺激素(follicle stimulating hormone,FSH)、雌激素和雄激素三种受体,具备了对上述激素的反应性。卵泡基底膜附近的梭形细胞形成两层卵泡膜,即卵泡内膜和卵泡外膜。卵泡内膜细胞出现黄体生成素(luteinizing hormone,LH)受体,具备了合成甾体激素的能力。

3. 窦卵泡 在雌激素和 FSH 协同作用下,颗粒细胞间积聚的卵泡液增加,最后融合形成卵泡腔,卵泡增大直径达 500μm,称为窦卵泡。窦卵泡发育后期,相当于前一卵巢周期的黄体晚期和本周期卵泡早期,血清 FSH 水平及其生物活性增高,超过一定阈值后,卵巢内有一组窦卵泡群进入了"生长发育轨道",这种现象称为募集。约在月经周期第 7 天,在被募集的发育卵泡群中,FSH 阈值最低的一个卵泡,优先发育称为优势卵泡,其余的卵泡逐渐退化闭锁,这个现象称为选择。在卵泡发育早期,被选择的卵泡与卵泡群的其他成员没有显著的形态学差别。不过,优势卵泡可以通过其大小和颗粒细胞的高有丝分裂指数同其他成员区分开来。只有在优势卵泡的卵泡液中可检测到 FSH,其 E_2 水平也比其他卵泡高很多。月经周期第 11~13 天,优势卵泡进一步增大,分泌雌激素量增多。不仅如此,在 FSH 刺激下,颗粒细胞内又出现了 LH 受体及催乳素(prolactin,PRL)受体,具备了对 LH、PRL 的反应性。此时便形成了排卵前卵泡。

4. 排卵前卵泡 为卵泡发育的最后阶段,卵泡液急骤增加,卵泡腔增大,卵泡体积显著增大,直径可达 18~23mm,血清雌激素量达到 300pg/ml 左右,卵泡移行向卵巢表面突出。其结构从外向内依次为:①卵泡外膜:为致密的卵巢间质组织,与卵巢间质无明显界限;②卵泡内膜:从卵巢皮质层间质细胞衍化而来,血管丰富,细胞呈多边形,较颗粒细胞大;③颗粒细胞:无血管存在,细胞呈立方形,其营养来自外围的卵泡内膜,在颗粒细胞层与卵泡内膜层间有一基底膜;④卵泡腔:腔内充满大量清澈的卵泡液和雌激素;⑤卵丘:突出于卵泡腔,卵母细胞深藏其中;⑥放射冠:直接围绕卵母细胞的一层颗粒细胞,呈放射状排列;⑦透明带:放射冠与卵母细胞之间一层很薄的透明膜。

排卵前卵泡具有卵泡液内高浓度雌激素、孕激素以及低浓度雄激素的特征。卵泡晚期小卵泡的激素状态以高浓度雄激素和低浓度雌激素、孕激素为特征。与血浆中的水平相比,卵泡越大,窦腔液 FSH 浓度越高,并且在可测及 FSH 的窦腔液中 E_2 水平较高。在灵长类动物排卵前卵泡的颗粒细胞上表达功能性 LH 受体,使 LH 能够替代 FSH 促进终末阶段卵泡的成熟。此时的初级卵母细胞又恢复减数分裂,在排卵前 36~48 小时完成第一次减数分裂,产生一个次级卵母细胞和一个很小的第一极体。第一极体位于次级卵母细胞和透明带之间的卵周间隙内。次级卵母细胞随即进入第二次减数分裂,并停滞于第二次减数分裂中期,此时的卵母细胞具备了受精的能力,并等待受精,称为成熟卵母细胞。

（二）卵母细胞的生长调控

卵母细胞的分化和生长是刺激卵泡生长的一个重要部分。生长中的卵母细胞是代谢活跃的细胞,在胚胎植入前的早期阶段,合成支持生长和发育的 mRNA 和蛋白的过程持续进行。事实上,卵母细胞将给发育中的胚胎提供大部分的胞质和胞核成分。卵母细胞与周围颗粒细胞跨透明带突起直接连接,即缝隙连接,通过双向转运营养、生长因子和其他分子支持卵母细胞的生长。

卵母细胞的形态改变在生长期发生,其中包括通过活跃的生产、装配以及分泌成分蛋白,形成精微的透明带。增加几种胞质细胞器的数量,尤其是线粒体,估计其数量在充分生长的人类卵母细胞内大约有 50 万个。不过,卵原细胞中存在的中心粒却在卵母细胞生长期丢失。改变细胞器的分布,包括线粒体、内质网、高尔基复合体在胞核周围邻近区域的聚集。

在生长期,卵母细胞具备了减数分裂成熟的能力。获得减数分裂能力的分子基础尚不明确。然而,只有在卵母细胞达到某种临界大小之后才会发生。有减数分裂能力的卵母细胞具有一些特性,包括细胞周期蛋白 P34cdc2、细胞周期蛋白 B 及 cdc25 水平的升高。很可能在细胞周期重新开始之前,卵母细胞必须获得的这些蛋白最低阈值数量。重要的是,在减数分裂过程中,染色体正确地分离依赖于完美的卵泡发生和卵母细胞的生长;在年长妇女的卵巢中,这些过程可能受到损害,导致染色体不分离和胚胎的非整倍性。

尽管基因组印记的再建直到胚胎发育的种植前晚期才完成,但是在卵母细胞生长期它就开始发生了,该过程至少部分受到了 DNA 甲基转移酶作用的影响。无论是卵母细胞还是男性生殖细胞中印记建立的失败,均会导致母系或父系等位基因异常表达。全部丢失卵母细胞的母系印记会导致完全性葡萄胎的形成。

除了减数分裂能力的发育,生长中的卵母细胞开始获得支持植入前胚胎发育和发育至足月的能力,即所谓的"发育能力"。迄今,对发育能力还无明确定义,不过它包括卵母细胞胞质改造精子 DNA 的能力,以及提高产生钙振荡的能力。产生的母系 mRNA 池,高度稳定,直到成熟或受精才能被翻译,这也是发育能力的一个重要方面。当卵母细胞完成了生长,转录终止,蛋白的翻译明显变慢。

（三）排卵

卵母细胞和它周围的卵丘颗粒细胞一起被排出的过程称排卵。排卵前卵泡进入排卵前状态,卵母细胞与放射冠漂浮在卵泡液中。卵泡壁颗粒细胞层和卵泡膜及其外围的卵巢组织变得很薄。卵泡突出于卵巢表面,类似一个水泡,最后破裂,出现排卵。排卵时随卵母细胞同时排出的有透明带、放射冠及小部分卵丘内的颗粒细胞。

导致排卵的内分泌调节为排卵前血 LH/FSH 峰的出现,其机制:排卵前,由成熟卵泡分泌的雌二醇在循环中达到对下丘脑起正反馈调节作用的峰值（$E_2 \geq 200pg/ml$）,促使下丘脑促性腺激素释放激素（gonadotropin releasing hormone,GnRH）的大量释放,继而引起垂体释放大量促性腺激素,出现 LH/FSH 峰。LH 峰是即将排卵的可靠指标,出现于卵泡破裂前 36 小时。LH 峰促使初级卵母细胞完成第一次减数分裂,排出次级卵母细胞和第一极体。在 LH 峰作用下排卵期卵泡黄素化,产生少量的孕酮。LH/FSH 排卵峰与孕酮协同作用,激活卵泡液内蛋白溶酶活性,使卵泡壁隆起尖端部分的胶原消化成小孔,称排卵孔。排卵前卵泡液中的前列腺素显著增加,排卵时达高峰。前列腺素可促使卵泡壁释放蛋白溶酶,有助于排卵。排卵多发生在下次月经来潮前 14 天左右。卵母细胞可由两侧卵巢轮流排出,也可由一侧卵巢连续排出。卵母细胞排出后,经输卵管伞部捡拾、输卵管壁蠕动及输卵管黏膜纤毛活动等协同作用进入输卵管,并循管腔向子宫侧运行(图1-3-3)。

卵母细胞排出后若在24小时内未受精,次级卵母细胞即退化;若与精子相遇受精,次级卵母细胞即完成第二次减数分裂,形成一个受精卵和一个第二极体。

卵母细胞成熟就是指卵母细胞减数分裂的过程,故又称成熟分裂或减数分裂。卵母细胞的减数分裂包括两次分裂过程。第一次减数分裂后,染色体数目减半,从二倍体细胞(46,XX)变为单倍体细胞(23,X)。第二次减数分裂是在排卵之后受精进行中完成,包括染色体的复制,同源染色体配对与重组、交换。完成受精的受精卵恢复为双倍体。

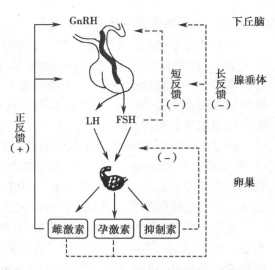

图 1-3-3 下丘脑 - 垂体 - 卵巢轴之间的相互关系

(四)黄体形成和退化

1. 黄体形成 排卵后,卵泡液流出,卵泡腔内压下降,卵泡壁塌陷,形成许多皱襞,卵泡壁的卵泡颗粒细胞和内膜细胞向内侵入,周围有结缔组织的卵泡外膜包围,共同形成黄体。排卵后的卵泡颗粒细胞和卵泡内膜细胞在 LH 峰的作用下进一步黄素化,分别形成颗粒黄体细胞及卵泡膜黄体细胞,分泌孕酮和雌二醇,黄体细胞的直径由原来的 $12\sim14\mu m$ 增大到 $35\sim50\mu m$,在血管内皮生长因子(vascular endothelial growth factor,VEGF)作用下颗粒细胞血管化,孕酮由此进入体循环中。排卵后 7~8 天黄体体积和功能达最高峰,此时黄体直径增大至 1~2cm,外观色黄。黄体血管的发育与孕酮的产生相平行。到黄体充分形成的时候,内皮细胞大约占细胞成分 50%。黄体的血管生成由血管生成因子支配,包括由 LH 触发的血管内 VEGF 和碱性 FGF。壁层颗粒细胞对 LH 峰反应所历经的明显形态学改变,统称为黄素化。正常黄体功能的建立需要正常发育的排卵前卵泡形成以及 FSH 刺激和一定水平的持续 LH 的作用。

2. 黄体退化 若排出的卵母细胞受精,黄体则在胚胎滋养细胞分泌的人绒毛膜促性腺激素(human chorionic gonadotropin,HCG)作用下增大,转变为妊娠黄体,至妊娠 3 个月末才退化。此后胎盘形成并分泌甾体激素维持妊娠。若卵母细胞未受精,黄体在排卵后 9~10 天开始退化,其机制尚未完全明确。正常月经周期黄体期限于 14 天,黄体的退化即黄体溶解包括功能性改变(如内分泌改变,最明显的是孕酮生成减少)及结构改变(如凋亡和组织退化)。退化时黄体细胞逐渐萎缩变小,周围的结缔组织及成纤维细胞侵入黄体,逐渐由结缔组织所代替,组织纤维化,外观色白称白体。黄体退化表现为雌孕激素下降致子宫内膜脱落月经来潮,卵巢中新一批卵泡开始发育,开始新的卵泡周期。

(五)卵泡闭锁

在性成熟期,除妊娠及哺乳期外,卵巢不断地重复着周期变化,但在妇女一生中,绝大多数卵泡均在发育过程中退化,成为闭锁卵泡。闭锁卵泡的组织学特征为卵母细胞退化坏死,被吞噬细胞清除,颗粒细胞层分解,细胞脂肪变性,卵泡塌陷最后纤维化。

三、卵泡及其周围物质

生长的卵母细胞表达一系列卵泡发育、受精和植入前发育的基因。基因敲除小鼠证实了一些与卵泡发育相关的卵母细胞特异性转录因子。Figla、Sohlh1 和 Lxh8 在形成始基卵泡的过程中是必需的,而 Nobox 则参与了始基卵泡到原始卵泡的转化过程。Dazl、Cpeb1 及 Ybx2 为 DNA 或 DNA 连接蛋白,参与调节卵母细胞中 mRNA 翻译。已证实几种卵母细胞内特异表达的基因为成功受精和植入前发育所必需的,包括与透明带形成有关的基因,透明带是卵母细胞周围的细胞外基质。透明带保护卵泡内生殖细胞的发育,输卵管内的卵母细胞,以及卵裂期胚胎。透明带还作为最初与精子接触的部位,在受精之后成为屏障防止多精子受精。有 3 个基因具有编码 ZP1、ZP2、ZP3 的特征,这些蛋白是透明带主要的硫酸糖蛋白。四种在卵母细胞内形成的"皮质下母体复合物"的母体相关基因为:*Nlrp5*、*Filia*、*Ooep* 及 *Tle6*。

四、卵巢衰老

伴随着年龄增长,卵泡池和卵母细胞的质量和数量都呈下降趋势。绝经后的卵巢多半缺乏卵泡,卵泡消耗在生育期最后 10 年内明显加速。在平均年龄 45~46 岁时,达到低于几千卵泡的临界数量,并出现月经不规律。部分研究认为切除单侧卵巢和未产与早绝经有关,产次增加与晚绝经有关。

绝经后卵巢重量不超过 10g,结构上无光泽,表面皱缩。衰老卵巢形态上的主要改变是体积缩小和基质纤维化增强,结缔和瘢痕组织累及。直到末次月经 5 年后还可以发现少数始基卵泡、成熟过程中卵泡及闭锁卵泡。血管网减少、血管腔缩小及血管壁增厚或硬化是其特征,这造成多普勒超声影像检查评价中卵巢基质的血流减少。随着衰老,卵巢表面上皮发生变化。突起和囊腔出现的频率减少,表面上皮细胞变得扁平,微绒毛减少并缩短。可以观察到凋亡和坏死细胞数量增多。卵巢衰老反映了决定卵泡总数的遗传因素、继发于正常细胞受损代谢的添加效应,以及影响卵泡生存力的环境因素等方面综合的作用。

（叶　虹　沈小力）

● 参考文献

1. Prior JC. Perimenopause:the complex endocrinology of the menopausal transition. Endocrine reviews,1998,19:397-428.

2. Buckler H. The menopause transition:endocrine changes and clinical symptoms. The journal of the British Menopause Society,2005.

3. Menken J,Trussell J,Larsen U. Age and infertility. Science,1986,233:1389-1394.

4. Schwartz D,Mayaux MJ. Female fecundity as a function of age:results of artificial insemination in 2193 nulliparous women with azoospermic husbands. Federation CECOS. The New England journal of medicine,1982,306:404-406.

5. Leridon H. Can assisted reproduction technology compensate for the natural decline in fertility with age? A model assessment. Human reproduction,2004,19:1548-1553.

6. Sauer MV,Paulson RJ,Lobo RA. Reversing the natural decline in human fertility. An extended clinical trial

of oocyte donation to women of advanced reproductive age. Jama,1992,268:1275-1279.

7. Templeton A,Morris JK,Parslow W. Factors that affect outcome of in-vitro fertilisation treatment. Lancet,1996,348:1402-1406.

8. Eichenlaub-Ritter U,Peschke M. Expression in in-vivo and in-vitro growing and maturing oocytes:focus on regulation of expression at the translational level. Human reproduction update,2002,8:21-41.

9. Tarin JJ,Perez-Albala S,Cano A. Cellular and morphological traits of oocytes retrieved from aging mice after exogenous ovarian stimulation. Biology of reproduction,2001,65:141-150.

10. Munne S,Alikani M,Tomkin G,et al. Embryo morphology,developmental rates,and maternal age are correlated with chromosome abnormalities. Fertility and sterility,1995,64:382-391.

11. Nybo Andersen AM,Wohlfahrt J,Christens P,et al. Maternal age and fetal loss:population based register linkage study. Bmj,2000,320:1708-1712.

12. Schmidt L,et al. Demographic and medical consequences of the postponement of parenthood. Human reproduction update,2012,18:29-43.

13. Flenady V,et al. Major risk factors for stillbirth in high-income countries:a systematic review and meta-analysis. Lancet,20011,377:1331-1340.

14. Holinka CF,Finch CE. Age-related changes in the decidual response of the C57BL/6J mouse uterus. Biology of reproduction,1977,16:385-393.

15. Finch CE,Holinka CF. Aging and uterine growth during implantation in C57BL/6J mice. Experimental gerontology,1982,17:235-241.

16. Ohta Y. Age-related decline in deciduogenic ability of the rat uterus. Biology of reproduction,1987,37:779-785.

17. Yamada Z,Kitagawa M,Takemura T,et al. Effect of maternal age on incidences of apoptotic and proliferative cells in trophoblasts of full-term human placenta. Molecular human reproduction,2001,7:1179-1185.

18. Haavaldsen C,Samuelsen SO,Eskild A. The association of maternal age with placental weight:a population-based study of 536 954 pregnancies. BJOG:an international journal of obstetrics and gynaecology,2011,118:1470-1476.

19. Smith GC,et al. The effect of delaying childbirth on primary cesarean section rates. PLoS medicine,2008,5:144.

20. Gosden RG,Hawkins HK,Gosden CA. Autofluorescent particles of human uterine muscle cells. The American journal of pathology,1978,91:155-174.

21. Drampian G,Okoev GG,Allaverdian AG. Ultrastructural characteristics of the myometrium in the lower segment of the uterus in elderly primigravidas. Akusherstvoiginekologiia,1983.

第二章　女性生育力评估

女性生育力评估主要是评估卵巢储备功能。卵巢是产生卵母细胞的唯一器官,而卵巢中的卵泡是卵母细胞的居住地,是卵巢中最重要的内分泌和生殖单位,是不可再生的组织结构,其数量决定生殖潜能和生育期限。随年龄增长,卵母细胞不断地消耗,女性一生中卵母细胞数量高峰是在胎儿期,随后就一直在闭锁。尽管许多卵泡启动发育,但是只有很少(<1%)完成排卵的全过程。女性年龄相关的生育力下降主要是由于卵母细胞数量和质量下降引起,这种年龄相关的卵巢储备下降的结果就是使女性 40 岁以后自然怀孕的能力明显下降。应注意的是,相同年龄女性生育力下降的速度是不同的,即同年龄的女性对卵巢刺激会产生不同的卵巢反应及具有不同的生殖潜能。因此,对有生育需求的女性除强调年龄外,评估卵巢储备功能就显得尤为重要。卵巢储备功能评估是通过一些卵巢储备功能试验,帮助女性了解自己的生殖潜能(包括卵母细胞的数量和质量),预测卵巢对促性腺激素治疗的反应性,鉴别卵巢低反应患者,并制订合理的生育治疗方案。

第一节　卵巢储备功能评估

卵巢储备功能试验(ovarian reserve tests,ORTs)的主要目的是筛查有生育需求的女性是否存在卵巢储备功能下降(decreased or diminished ovarian reserve,DOR),给予生育指导并制订合理的生育治疗方案。DOR 是指尚有规律月经的育龄期女性对卵巢刺激的反应或生育力较同龄人下降。DOR 与绝经或卵巢早衰不同,迄今为止,对 DOR 尚无统一可接受的定义,但 DOR 与卵母细胞数量、质量及生殖潜能下降等相关是肯定的。最新美国数据分析发现,DOR 患者 IVF 助孕出生率明显低于所有其他不孕因素的 IVF 助孕出生率。大多数情况下,DOR 的原因是不清楚的。DOR 是否代表了一种病理状态,例如:①正常卵母细胞池中的卵母细胞异常快速的闭锁;②异常小的卵母细胞池中的卵母细胞正常闭锁;③特定年龄卵母细胞数量的快速丢失。实际上,DOR 与全身化疗、盆腔接受放射性照射及遗传异常等是明显相关的,吸烟也被认为与 DOR 可能有相关性。ORTs 包括一些生化指标的测定和卵巢超声影像学检查,通过这些检测来评估卵巢储备及生殖潜能。应注意的是,大多数 ORTs 对月经规律者是不能预测绝经期或围绝经期的到来时间,主要是帮助鉴别有生育需求女性尤其有DOR 高危因素的女性是否存在生育力下降。虽然 ORTs 已广泛应用于临床,但在研究设计、分析和结局方面存在异质性,并且缺乏有效的结局观察指标,ORTs 的应用价值存在一定的局限。ORTs 并不是 100% 准确,也不是取消助孕周期或其他治疗的唯一标准。即使该女性存在 DOR,也不等同于完全没有生育的能力。

一、卵巢储备功能试验的基本原理

卵巢储备功能试验包括生化检验和超声影像学检查两方面。

（一）生化检验

分为基础检测试验和激发试验：基础检测试验包括促卵泡生成素（follicle-stimulating hormone，FSH）、雌二醇（estradiol，E_2）、抑制素 B（Inhibin B）及抗米勒管激素（anti-mullerian hormone，AMH）；激发试验包括克罗米芬刺激试验（clomiphene citrate challenge test，CCCT）。

（二）超声影像学检查

包括窦卵泡计数（antral follicle count，AFC）和卵巢容积测量。AFC 可反映剩余卵泡池的大小及卵巢刺激后的获卵数。卵巢容积随女性年龄增长而下降，可以间接反映卵巢储备潜能。

ORTs 属于筛查试验，所有筛查试验的目的都是鉴别某种疾病的高危人群，但不能诊断疾病。筛查试验有一些共同的试验特征，包括敏感性、特异性、阳性预测价值（positive predictive value，PPV）和阴性预测价值（negative predictive value，NPV）（图 2-1-1）。好的筛查试验应具有有效性，敏感性和特异性是反映有效性的两个重要指标。一个有效的试验能正确归类发生的某种疾病，称为试验阳性（高敏感性），而不发生这种疾病称为试验阴性（高特异性）。换言之，高敏感性试验是指可捕获所有 DOR 患者，高特异性试验是指正确地识别所有的非 DOR 患者。临床应用中，一种 ORT 的阈值确定需考虑 DOR 高特异性以减少假阳性发生，或者说误将正常卵巢储备归为 DOR。对临床医生而言，高特异性试验可帮助避免正常卵巢储备者的过度治疗。PPV 和 NPV 具有了解研究人群的 DOR 发生率变化的筛查试验特征，PPV 是指试验真阳性的概率，即妇女确实存在 DOR 的可能性（概率）；NPV 是指试验真阴性的概率，即妇女卵巢储备正常的可能性（概率）。ORTs 最重要的试验特征是预测价值，而非特异性和敏感性。虽然预测价值是由特异性和敏感性所决定的，但它也依赖于 DOR 在人群中的发生率，这个原则很重要，决定什么人群应该筛查。如果 DOR 低风险人群进行 ORTs 筛查，即使试验敏感性和特异性都高，但 PPV 会很低；反之，DOR 高风险人群进行 ORTs 筛查，尤其选择高特异性试验，其 PPV 会很高。因此，ORTs 的最大作用是从 DOR 高风险女性中识别 DOR。

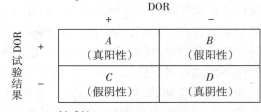

图 2-1-1　DOR 敏感性、特异性、PPV 及 NPV 计算方法

二、卵巢储备功能试验

（一）基础 FSH

FSH 是由垂体分泌的一种促性腺激素，其血清 FSH 水平受下丘脑分泌的促性腺激素释放激素（gonadotropin release hormone，GnRH）及卵巢分泌的雌、孕激素的影响。月经周期第 2~4 天血清基础 FSH（basal FSH，bFSH）升高与生殖年龄老化相关。bFSH 的检测存在明显的周期间和周期内变化，由此影响了 bFSH 检测结果的可信度，但在不同的 bFSH 检测方

法中,总体相关性是非常好的,只是测得的 bFSH 绝对值彼此可能不同。尽管存在局限,但 bFSH 的检测仍然是卵巢储备功能评估的常用手段。

(二)基础 E_2

作为 ORT 的一种方法,检测月经周期第 2~4 天血清基础 E_2(basal E_2,bE_2)值的可信度无论在周期间还是周期内均较差。单一 bE_2 检测不能用作筛查 DOR,其价值仅是帮助正确解读“正常”血清 bFSH 值。bE_2 的过早升高是生殖老化的典型特点,同时它能降低 bFSH 值至“正常范围”而引起试验的错误解读。

(三)克罗米芬刺激试验

CCCT 是指口服克罗米芬(clomiphene citrate,CC)100mg/d,连续 5 天(月经周期第 5~9 天),于 CC 刺激前(月经周期第 3 天,D3)和 CC 刺激后(月经周期第 10 天,D10)检测血清 FSH 值,发育卵泡簇生成的抑制素 B 和 E_2 可抑制 FSH 分泌,而 DOR 妇女由于仅有较少的卵泡簇被募集,相应生成的抑制素 B 和 E_2 就较低,对 FSH 的负反馈抑制减弱,使 CC 刺激后血清 FSH 值较高。因此,CC 刺激后(D10)FSH 值升高提示 DOR。

(四)抗米勒管激素

AMH 的生理作用和临床应用价值虽然未完全阐明,但目前认为 AMH 在评估卵巢储备功能方面是最具有应用前景的生化指标。AMH 具备代表窦前卵泡及小窦卵泡数的能力,AMH 为二聚体糖蛋白,属于转化生长因子-β 家族(transforming growth factor-β,TGF-β)。在男性生殖系统发育完善后,AMH 持续表达。在女性早期卵巢中仅存在微量的 AMH,出生时血清中可检测到少量 AMH,青春期达高峰,然后随年龄的增长下降,至绝经期几乎血清中检测不到;血清 AMH 水平不受月经周期影响,与窦卵泡数量和生殖年龄密切相关;虽然 AMH 开始出现是在初级卵泡的颗粒细胞,但表达高峰是在窦前卵泡和小窦卵泡(<8mm)。当窦卵泡体积增大时 AMH 表达下降,在 FSH 依赖的卵泡生长阶段的壁颗粒细胞不再表达 AMH,但排卵前卵泡的卵丘细胞则持续表达 AMH,在闭锁卵泡 AMH 无表达。有证据表明 AMH 在卵巢的生理作用是通过抑制 FSH 对窦前卵泡及小窦卵泡生长的刺激效应,抑制始基卵泡的募集,参与优势卵泡的选择,调节卵泡的生长发育。AMH 可降低被选择之前的小卵泡(<8mm)颗粒细胞芳香化能力,AMH 在基因和蛋白水平降低芳香化酶(CYP19a1)表达,使 AMH 表达的小卵泡 E_2 分泌明显减少。当卵泡(>8mm)进入选择优势化阶段,AMH 表达迅速下降,E_2 分泌迅速增加。因此,AMH 具有卵泡 E_2 产生的“守门员”作用,确保每个小窦卵泡在被选择之前仅分泌少量 E_2,使卵巢 - 垂体直接反馈调节被选择的卵泡发育,以确保排卵在正确的时间被触发。

血清 AMH 在健康女性个体间存在很大变化。在相似年龄组女性由于窦卵泡数存在非常高的差异,所以 AMH 也存在很大变化。另外种族间似乎也存在变异,非洲裔美国人和非洲裔西班牙人的血清 AMH 水平低于白种人,这可能表明卵泡数和 AMH 产生之间是存在差异的。还有一些研究提及 AMH 与体重指数(body mass index,BMI)呈负相关,但该结果并未获得一致认同。最近的一项研究认为,AMH 与 BMI 负相关是年龄依赖性的,更强调 AMH 与 BMI 及年龄的关系。矛盾的结果同样也存在与 AMH 与吸烟的关系,一些研究认为吸烟者血清 AMH 水平是降低的,但另一些研究则认为吸烟与否并不影响血清 AMH 水平。也有文献报道关于促性腺激素抑制尤其是激素类口服避孕药(oral contraception,OC)及妊娠等对血清 AMH 水平的影响。最近一项基于 863 名女性的队列研究(228 名 OC 和 504 名对照)

报道,血清 AMH 水平在 OC 组下降 29.8%。该结果进一步被 Do'lleman 等的研究证实。在一项 42 名健康女性参加的小样本随机试验中,激素避孕药通过口服、经皮肤或阴道环给予 9 周,结果发现血清 AMH 水平在各治疗组下降了近 50%。相反,血清 AMH 水平会在停用激素类避孕药后的自然月经周期升高。同样,在怀孕也有类似相关性,一项仅有的纵向研究 (n=60),AMH 水平在妊娠中晚期较早孕期明显降低,在妊娠结束时平均下降了 50%。这样的孕期 AMH 水平下降最近由 Köninger 等的横断面研究证实。虽然这无疑反映了卵泡成熟减少,但也可能是妊娠相关血液稀释,增加血浆蛋白结合所致。目前这方面的研究设计还不够科学,样本量还太少有可能影响结果的准确性,尚需更大样本量,设计严谨的研究进一步证实。有两篇前瞻性研究对月经周期内的 AMH 变化进行分析,结论是 89% 的 AMH 变化是由于测定 AMH 的方法学所致,仅 11% 的 AMH 变化是继发于个体 AMH 水平波动引起。这两项研究都发现批内系数(intra-class coefficient,ICC)为 0.89。由于 AMH 主要由非促性腺激素依赖的小卵泡颗粒细胞产生,因此,无论在正常年轻有排卵的妇女还是在不孕的妇女,其月经周期内和周期间血清 AMH 水平相对是比较恒定的。AMH 个体间变异系数 13%,个体内的波动在同一象限内的占 72%,超过两个象限的仅占 1%。与此相反,最近一项小型研究发现血清 AMH 水平在黄体期下降,个体内 AMH 差异高达 80%。一项基于 20 名女性的前瞻性研究描述了两种不同类型月经周期血清 AMH 动力学变化,结果发现"年轻卵巢"类型具有较高的平均血清 AMH 值,周期内血清 AMH 水平有明显的变化,相反,"老龄卵巢"类型具有低的平均血清 AMH 值,月经周期缩短,周期内血清 AMH 水平变化非常小,提示 DOR。血清 AMH 在周期内的非特异性波动表明固定在某一天测量 AMH 是无意义的。

应注意的是,AMH 检测试剂盒不同其 AMH 切割值也会不同。因此,探索具有很好实验室之间重复性和稳定性的 AMH 检测方法是目前需要研究的课题。就目前 AMH 试剂盒的检测特点,临床应用 AMH 切割值时,必须非常小心地确定这种 AMH 的测定方法是否是与自己生殖中心的测定方法一样,并且使用的参考研究人群是否也是一致的。此外,即使相同的检测试剂盒及方法在不同的实验室进行,其检测结果也会出现变化。理想的方法是用自己实验室的数据作为给患者提供参考的依据。

(五) AFC

AFC 是在早卵泡期经阴道超声检测的双侧卵巢窦卵泡计数之和。AFC 代表的是与获卵数相关的卵泡簇,由此可以认为 AFC 是预测可募集卵泡簇的直接指标。大多数研究定义窦卵泡是测量直径 2~10mm 的卵泡,还有一些研究定义窦卵泡是直径 3~8mm 的卵泡。AFC 具有很好的周期间的稳定性和有经验的生殖中心超声医生之间的稳定性,但临床应用会受低敏感性、B 超操作者的不同,尤其是无经验的超声医生和低质量超声设备的局限。

(六) 基础抑制素 B

基础抑制素 B 是指检测月经周期第 2~4 天血清抑制素 B 水平。抑制素 B 由小窦卵泡颗粒细胞产生,与 AMH 一样,也属于转化生长因子 -β 家族。抑制素 B 的分泌呈周期性变化,即:黄体期达最低点,黄体 - 卵泡转换期开始上升,早卵泡期和中卵泡期达最高水平,晚卵泡期开始下降,围排卵期又短暂上升。抑制素 B 对 FSH 的分泌有负反馈作用,早卵泡期抑制素 B 的下降是卵巢老化的征兆。理论上,抑制素 B 的检测可反映卵巢的储备状态,但因为血清抑制素 B 经 GnRH 或 FSH 刺激后会升高（卵巢动态试验的基础），并且抑制素 B 无论在月经周期间和周期内均有明显的变化，因此，基础抑制素 B 作为 ORTs 的一种，对卵巢储备评估的准确性有限。

（七）卵巢容积

卵巢容积是指测量每侧卵巢的三个不同径线，再通过公式计算出卵巢的容积。即：卵巢的长 × 宽 × 厚 ×0.52= 容积，平均卵巢容积是指同一妇女双侧卵巢的平均容积。卵巢容积作为卵巢储备检测的指标之一，是存在一定局限的。一些研究报道显示卵巢容积存在周期间的变化，但这结果不是连续观察获得的。通过 3D 超声获得和储存卵巢容积可缩小 B 超操作者之间及操作者本身的差异，但这要求专业的超声仪器。另外，卵巢容积的研究常已排除卵巢病理改变（包括多囊卵巢综合征、子宫内膜异位囊肿及卵巢囊肿），因此，卵巢容积的应用有一定局限。

（八）ORTs 的联合筛查

目前没有任何一种单一的卵巢储备试验具有 100% 的敏感性和特异性。理论上，生化指标和卵巢影像学检测联合应用可提高筛查的特异性和敏感性，但总结联合筛查 DOR 的有效性和可靠性时发现，ORTs 联合筛查确实存在一定的困难，因为切割值及研究中所选择的检测方法均存在异质性。ORTs 的联合筛查还存在另外一些问题，如个体化的检测已具有高度的相关性、采用一种以上筛查试验后并未发现其试验特征有持续性地改善，而且，联合 ORTs 会增加患者的筛查费用，加重经济负担。综上所述，ORTs 联合筛查并不能较单一 ORT 持续改善预测价值，两种或两种以上 ORTs 联合筛查的高危评分系统可能具有一定的临床应用价值，但需要进一步评估其有效性。

（九）其他卵巢储备功能筛查方法

由于目前上述常用的 ORTs 均不能非常准确地预测卵巢低反应及生殖潜能，有少量研究提及基础血清睾酮（testosterone，T）水平，GnRH 激动剂刺激试验（gonadotrophin-releasing hormone agonist stimulation test，GAST）及早卵泡期血清 FSH 与 LH 比值等也可作为反映卵巢储备状态的试验手段，预测卵巢低反应及生殖潜能。生理情况下，血清雄激素水平随女性年龄增长（生殖老化）而下降。雄激素在女性生殖中具有重要作用，雄激素可通过磷脂酰肌醇 3 激酶 -Akt 蛋白 -Foxo3α 途径激活始基卵泡，促进卵泡发育超越窦前阶段，并通过刺激颗粒细胞减少卵泡闭锁。有报道显示 DOR 患者补充雄激素可增加获卵数并改善妊娠结局，因此，检测血清雄激素水平理论上可反映卵巢储备状态，特别是它具有评估卵泡膜细胞功能的特点，可与评估卵泡颗粒细胞功能的指标互为补充，但遗憾的是血清雄激素的测定存在不准确性和不稳定性，能否很好预测卵巢反应性，一直未达成共识。GAST 就是在月经周期第 2~4 天查血清基础雄烯二酮（androstenedione，A）、雄激素前体 17- 羟孕酮（17-hydroxyprogesterone，17-OHP），然后给予 GnRH 激动剂 24 小时再次复查血清 A 和 17-OHP 水平，若较基础值明显升高，提示卵泡膜细胞功能良好（阳性）。GAST 原理就是利用 GnRH 激动剂的激发效应促进内源性 LH 释放并作用于卵泡膜细胞诱导 A 和 17-OHP 的迅速释放。因此，比较 GnRH 激动剂刺激前及刺激后 24 小时血清 A 和 17-OHP 水平可作为反映卵泡膜细胞功能的较好指标，可间接评估卵巢储备功能。因 DOR 与卵泡膜细胞功能不足相关，甚至可推测 AFC 少的妇女若 GAST 阳性，可作为补充外源性 LH 的指征。另有研究发现卵巢储备功能开始下降时 FSH 升高会在 LH 升高前数年就已开始，检测基础血清

FSH/LH 可反映卵巢储备状态。研究显示,血清 bFSH 及 bLH 值均在正常范围内时,月经周期第 3 天 FSH/LH≥2 或 FSH/LH>3 提示 DOR 可能,认为 FSH/LH 可作为筛查 DOR 的附加预测指标。

(叶　虹)

第二节　卵巢储备功能与卵母细胞数量

年龄和卵巢储备是反映卵母细胞数的最重要患者特征,是预测卵巢反应性的重要指标。2011 年欧洲人类生殖与胚胎学协会(European Society for Human Reproduction and Embryology,ESHRE)首次发表了卵巢低反应(poor ovarian response,POR)的共识,并推出 ESHRE 的 POR 诊断标准,又被称为博洛尼亚标准。该诊断标准为 POR 领域研究的均一性和规范性提供指引。至少满足以下三条中的两条可诊断为低反应:①年龄≥40 岁或存在其他卵巢低反应的风险;②前次卵巢低反应史(常规 COS,获卵数≤3 个);③ORTs 提示异常(AFC<5~7 个或 AMH<1.1ng/ml)。若患者 2 个周期应用了最大剂量的卵巢刺激方案仍出现 POR,可直接诊断 POR。低反应的发生率随年龄的变化而变化,<34 岁妇女低反应发生率低,34~45 岁妇女低反应发生率则高达 50%。虽然预测卵巢低反应的卵巢储备指标有很多,但均不能 100% 准确预测。

一、bFSH、bE$_2$ 与卵母细胞数

bFSH 对预测卵巢低反应的准确性不高,同时对是否获得妊娠的预测能力可能有限。针对 WHO 第二届国际标准会议提出的 bFSH 切割值,认为 bFSH>10IU/L(10~20IU/L)是预测卵巢低反应(<2~3 个卵泡或≤4 个获卵)的高特异性指标(83%~100%),但鉴别发生卵巢低反应的敏感性却变化范围大(10%~80%),随 bFSH 切割值的升高而敏感性变化范围缩小。用相似的 bFSH 切割值对预测不可能获得妊娠的敏感性则是非常低的。bFSH 切割值具有高特异性(80%~100%)和低敏感性(10%~30%)的特点。因此,许多女性(包括 DOR)常不会有异常的 bFSH 值,但 bFSH 检测仍然是有临床价值的,因为异常升高的 bFSH 值可以确定存在 DOR,尤其对高龄女性预测卵巢低反应或不可能获得妊娠的 bFSH 阳性预测价值仍然是较高的。虽然 FSH 值的波动性大,但持续升高的 bFSH 值预示预后较差。目前有限的证据建议 bFSH 值波动的女性不需等待 bFSH 正常的周期进行 IVF 的卵巢刺激(表 2-2-1)。另外,大量研究已发现 bE$_2$ 值在 DOR 与非 DOR 妇女中无论是预测卵巢刺激低反应还是预测不能获得妊娠均无明显差异。当 bFSH 值"正常"而早卵泡期 E$_2$ 升高(>60~80pg/ml)时,有证据提示与卵巢低反应、周期取消率增加及低妊娠率相关。

表 2-2-1　ORTs 价值小结

低反应 ORT	切割值	敏感性 (%)	特异性 (%)	未妊娠 敏感性(%)	未妊娠 特异性 (%)	可信度	优点	缺点
FSH(IU/L)	10~20	10~80	83~100	7~58	43~100	有限	广泛应用	可信度有限,低敏感性

续表

低反应 ORT	切割值	未妊娠				可信度	优点	缺点
		敏感性(%)	特异性(%)	敏感性(%)	特异性(%)			
AMH(ng/ml)	0.2~0.7	40~97	78~92	–a	–a	好	可信	检测方法局限,不能预测非妊娠
AFC(n)	3~10	9~73	73~100	8~33	64~100	好	可信,广泛应用	低敏感性
抑制素 B(pg/ml)	40~45	40~80	64~90	–a	—	有限	—	可信度有限,不能预测非妊娠
CCCT,D10 FSH (IU/L)	10~22	35~98	68~98	23~61	67~100	有限	较 bFSH 敏感性高	可信度有限

额外价值有限,仅较 bFSH 增加敏感性

备注:实验方法为 ELISA

a:证据不足

二、CCCT 与卵母细胞数

有关 CCCT 的研究发现,CC 刺激后的 FSH 值存在明显的周期间变化,而且基础和 CC 刺激后的抑制素 B 和 E_2 也存在变化,这就使 CCCT 结果的可信度受到质疑。2006 年的一项系统回顾显示,在 DOR 低、中和高危妇女中,CCCT 对预测卵巢低反应或 IVF 低妊娠率的 D10 FSH 值超过 10~22IU/L,对卵巢低反应的预测,D10 FSH 值的特异性是 47%~98%,敏感性是 35%~93%;而对不可能获得妊娠的预测,D10 FSH 值的特异性是 67%~100%,敏感性是 13%~66%。换言之,如果有 10 名 IVF 未妊娠的妇女,其中有 1~7 名妇女 D10 FSH 值异常(敏感性);如果有 10 名 IVF 妊娠的妇女,其中有 7~10 名妇女 D10 FSH 值正常。比较 CC 刺激前后(D3 与 D10)FSH 值的研究显示,D10 FSH 值较 bFSH(D3)值具有更高的敏感性和更低的特异性。与 bFSH 和 AFC 比较,CC 刺激后 D10 FSH 值并不能明显改善预测 IVF 卵巢低反应及低妊娠率的试验准确性。综上所述,bFSH 检测可能较 CCCT 更有意义,除非目的是特意增加检测敏感性(表 2-2-1)。

三、AMH、AFC 与卵母细胞数

AMH 的检测使预测卵巢反应性及制订个体化促排卵(Individualized controlled ovarian stimulation,iCOS)成为可能。研究显示,AMH 在预测卵巢反应性方面较年龄、bFSH、bE_2 及 inhibin B 具有更好的预测价值,AMH 与获卵数明显相关,是预测卵巢低反应和高反应的有用指标。因此,可以推测 AMH 高的妇女具有更好的卵巢储备功能,从而可获得更多的卵子,潜在增加了可利用的优质胚胎数。AMH 作为评估卵巢储备的筛查试验,有关它的研究包括了三种不同的研究人群:所有接受 IVF 助孕的妇女、DOR 低危及 DOR 高危妇女。总体上,低 AMH 值与卵巢低反应、低质量胚胎及妊娠结局差等相关,但并不一定能准确预测 IVF 中卵巢低反应、低质量胚胎及妊娠结局差。各种不同 AMH 切割值与 IVF 结局相关性

的研究中并未获得对临床有价值的 AMH 切割值。对不加选择的所有 IVF 妇女的各种研究中，低 AMH 切割值（0.2~0.7ng/ml，DSL，ELISA）对预测卵泡 <3 个或获卵≤2~4 个的敏感性是 40%~97%，特异性是 78%~92%，PPV 为 22%~88%，NPV 高达 97%~100%，但不能对妊娠结局进行预测。由于 AMH 试验特征所限及不同研究中 DOR 的发生率不同，很难将这些研究中的检测结果用于临床。有关 DOR 低危妇女 AMH 的研究较少，在这部分人群的研究中通常将高 bFSH、高龄、不排卵和严重男性因素等作为排除标准，结局判断不统一，有以获卵≤5 个至每获卵的临床妊娠率来衡量的，研究发现 AMH 切割值在 2.5~2.7ng/ml 对不可能临床妊娠预测的敏感性为 83%，特异性为 82%，PPV 为 67%~77%，NPV 为 61%~87%。也就是说，AMH<2.7ng/ml 能正确预测 10 名妇女中有 6~8 名不能妊娠，但会有 2~4 名的错误（PPV）。若 AMH 切割值为 1.4ng/ml，对预测获卵≤5 个敏感性为 76%，特异性为 86%。高 AMH 切割值会降低 DOR 预测的特异性，因为 DOR 低危妇女的 DOR 发生率较低，因此，对这部分人群的 PPV 是低的。有关 DOR 高危妇女 AMH 的研究有一些，DOR 高危包括了高龄、高 bFSH 水平或有卵巢低反应史。如果采用 AMH 低于检测限作为切割值，对预测卵泡≤3 个的 PPV 为 68%，NPV 为 92%。如果采用较高的 AMH 切割值 1.25ng/ml，对预测周期取消（卵泡≤3 个）的敏感性为 85%，特异性为 63%，PPV 为 41%，NPV 为 96%；对预测卵巢低反应（获卵≤4 个或周期取消）的敏感性为 58%，特异性为 75%，PPV 为 76%，NPV 为 57%。在 DOR 高危妇女中，AMH 应用的局限是一些 IVF 结局"正常"的人群却表现为低 AMH 值，这是因为正常卵巢储备和 DOR 妇女有部分 AMH 值即使低或甚至低于检测限也会出现重叠现象，特异性不可能达到 100%，反映了 AMH 测定阈值的局限。总体上，AMH 是一种值得信赖的筛查试验，与 DOR 低危妇女比较，AMH 可能更适合所有接受 IVF 助孕妇女或 DOR 高危妇女的筛查，低 AMH 切割值对低反应具有很好的预测特异性，但对妊娠的预测特异性不高。作为筛查试验，AMH 的进一步研究应该集中在所有接受 IVF 助孕妇女及 DOR 高危妇女，AMH 作为日常筛查 DOR 的工具，在 DOR 低危妇女并不推荐使用。另外，AMH 作为反映卵巢老化的重要指标，是否能作为预测绝经期到来时间的有用指标也一直是争议的焦点。最近一项对 27 563 名 25~55 岁妇女的大样本分析显示，血清 AMH 低于检测限（<0.2ng/ml）持续 5 年左右出现绝经，认为 AMH 是绝经年龄预测的很好的生化指标。这项研究表明了两个重要的事实：首先，该研究显示出观察到的绝经年龄与利用随着年龄增长 AMH 变化设计的回归模型预测的绝经年龄分布高度一致，绝经与 AMH 低于临界阈值（该临界阈值代表卵泡耗竭到绝经的程度）相关联；第二，该研究再次证明了之前的报道，AMH 在绝经出现前约 5 年即开始低于检测限。这种观察到的实际绝经年龄与 AMH 预测的绝经年龄的高度一致性支持 AMH 影响生殖期时间长短的假说。

低 AFC（<5~7 个）与卵巢刺激低反应和不可能获得妊娠相关，但并不能完全预测这些结果。有研究显示，如果将获卵数 5 个以下定义为卵巢低反应，其预测的敏感性为 89%，特异性为 87%。通过对接受 IVF 助孕的 DOR 低危和高危人群的研究，发现 3~4 个窦卵泡作为低 AFC 切割值具有高特异性（73%~100%）预测卵巢低反应（周期取消，<3~4 个卵泡或获卵），但敏感性较低（9%~73%），该 AFC 切割值对预测不可能获得妊娠的特异性中等（64%~100%），但敏感性很低（8%~33%）。在所有接受 IVF 助孕的人群中，各种研究显示出预测卵巢低反应 AFC 的 PPV 和 NPV 的变化范围非常大，低 AFC 的高特异性使得该检测对预测卵巢低反应和治疗失败具有应用的价值。总体上，AFC 的检测可帮助预测卵巢低反应

和妊娠结局,但不是唯一判断的标准。

研究结果表明,AMH 和 AFC 是预测 COS 卵巢反应性的最有用指标,与 COS 获卵数呈明显正相关,能很好预测卵巢高反应和低反应。虽然两者均反映的是卵巢内存储的卵泡数量,但两者所反映的卵泡大小和卵泡状态是不完全一样的,AMH 主要反映的是 1~2mm 小卵泡,虽然有部分稍大卵泡包含在内。AFC 是在早卵泡期经阴道超声测量直径 2~10mm 卵泡数之和。这一概念特别重要,促使我们不仅需要分析超声测量 AFC 与血清 AMH 的关系,还需要了解两者的临床预测关系。虽然对 AFC 和血清 AMH 之间的正相关关系已经认识超过 10 年,但仍可偶尔观察到有差异的病例。这些出现差异的病例部分可能是因为技术问题,但其他生理性原因也有可能影响预测关系。根据 2010 年 AFC 标准化的建议和目前在世界范围内的临床实践,超声计数 AFC 窦状卵泡的直径为 2~10mm,差异太大,再者,超声技术不能区分健康和闭锁卵泡。因此,影响 AFC 和血清 AMH 相关性的因素至少有两个:第一个是窦卵泡大小,如果患者 AFC 主要反映的是 1~2mm 的小卵泡,则血清 AMH 水平就主要是反映 6mm 以上的卵泡高;第二个是健康卵泡颗粒细胞才分泌 AMH,闭锁卵泡不分泌 AMH,AFC 是不能区分健康或闭锁卵泡的。因此,在临床观察中有两方面值得关注:一方面,对促性腺激素治疗开始反应的卵泡相对较大,这些卵泡有可能已丧失分泌 AMH 的能力,AFC 此时可能较血清 AMH 能更好预测卵巢反应性;另一方面,如果考虑到闭锁窦卵泡不能对外源性 FSH 产生反应,而 AFC 又不能区分并仍计数在内,那么 AMH 应该是最值得信赖的预测卵巢反应性指标。另外,AMH 还是卵巢功能的重要调节因子,而 AFC 则不具备。在卵巢,AMH 可促进许多卵泡功能的抑制作用,其中包括颗粒细胞 FSH 的敏感性。为支持这一观点,临床上为评估窦状卵泡对外源性促性腺激素产生反应的比率,采用的卵泡输出率(FORT)就是与血清 AMH 负相关。因此,从临床角度考虑,AMH 和 AFC 均能提供给医生卵巢卵泡状态和对 COS 反应性的有用信息。AMH 提供的是非常小的非闭锁卵泡数,而 AFC 可帮助确定卵泡大小和评估卵泡大小的均质性。两者结合分析可互为补充,为患者提供更有效的 COS 方案。

四、基础抑制素 B、卵巢容积与卵母细胞数

在所有接受 IVF 助孕的妇女中,卵巢低反应妇女的基础抑制素 B 较正常卵巢反应的基础抑制素 B 低。低基础抑制素 B 的切割值变异度大(40~141pg/ml),低基础抑制素 B 切割值范围在 40~45pg/ml,特异性为 64%~90%,敏感性为 40%~80%,PPV 通常较低(19%~22%),NPV 较高(95%~97%)。在 DOR 高危妇女中 PPV 能够高达 83%,大量的研究显示基础抑制素 B 不能区分妊娠和不可能妊娠。总之,基础抑制素 B 不推荐作为卵巢储备检测手段的日常应用。

卵巢容积与卵泡数和获卵相关,但与是否获得妊娠相关性差。有研究显示,低卵巢容积,尤其是 <3ml 或平均直径 <2cm,对卵巢低反应的预测具有高特异性(80%~90%),但敏感性变化范围大(11%~80%),报道的 DOR 低危人群的 PPV 仅为 17%,而 DOR 高危人群的 PPV 则高达 53%,一般情况下,卵巢容积对妊娠的预测无价值。综上所述,卵巢容积对 DOR 的预测价值有限,AFC 较卵巢容积对筛查 DOR 更有价值。

总之,ORTs 能在一定程度上预测卵母细胞数及卵巢反应性,但 bFSH、bE₂ 和 inhibin B 作为传统的 ORTs 在 IVF 治疗中预测卵巢反应性和妊娠率的价值目前已受到 AMH 和 AFC

的挑战。与 AMH 和 AFC 比较,bFSH、bE$_2$ 和 inhibin B 的预测价值低,存在月经周期依赖性变化、受实验室间测定的差异限制及缺乏明确的切割值等问题。2012 年美国生殖医学学会(American Society of Reproductive Medicine,ASRM)对各种 ORTs 的临床应用价值给出的意见如下:

1. 目前无任何一种 ORT 可作为有效预测卵巢反应性的唯一标准手段。

2. DOR 低危妇女进行 ORTs 会增加假阳性率。

3. bFSH 高切割值对预测卵巢低反应和不可能妊娠具有高特异性及低敏感性,理想状况是选择的 bFSH 切割值应基于自己实验室的数据或采用已发表的相同 FSH 检测方法得到的研究结果。

4. 不推荐之前 bFSH 值异常的妇女待 FSH 值正常的周期 COS,因为卵巢反应或妊娠率不会因此得到改善。

5. bE$_2$ 不能作为单一筛查 DOR 的试验,但 bE$_2$ 可帮助正确解读 DOR 筛查的 FSH 水平。

6. CCCT 较 bFSH 仅有轻微增加 DOR 筛查试验的敏感性。

7. 越来越多的证据支持 AMH 作为卵巢低反应筛查试验的作用,但还需要更多数据积累。有新的证据支持低 AMH 值(如低于检测限的 AMH)对筛查卵巢低反应具有高特异性,但缺乏充分证据支持可用于预测不可能妊娠的筛查。

8. 已有证据支持 AFC 少(3~10 个)对预测卵巢低反应具有中至高特异性,但缺乏充分证据支持 AFC 可作为不可能妊娠的筛查试验。

9. 不支持基础抑制素 B 作为 DOR 筛查试验的应用。

10. 反对卵巢容积作为 DOR 筛查试验。

11. 缺乏充分证据说明 DOR 联合筛查较单一筛查更有价值。

(叶　虹)

第三节　卵巢储备功能与卵母细胞质量

影响卵母细胞质量的内在因素主要包括患者年龄及不孕原因,虽然随着年龄的增长,卵巢储备功能下降,但个体间是存在很大差异的。卵巢储备功能下降降低生育力的原因至今尚未完全阐明。真正意义的卵巢储备中的卵泡数量是指卵巢内储备的始基卵泡数量。虽然目前所有 ORTs 均不能直接反映始基卵泡数量,但研究已证实 ORTs 尤其是 AMH 和 AFC 与获卵数明显相关;而卵母细胞质量虽然是一个重要的生殖特征,但对卵母细胞质量的预测研究并不多且存在矛盾的结论,因此,目前卵母细胞质量尚难以预测。

理想的评估卵母细胞质量的方法包括评估卵母细胞核和胞质的成熟,因为卵母细胞核和胞质的成熟过程是卵母细胞受精以及早期胚胎发育所必需的。卵母细胞核成熟的形态学特征是见到第一极体排出,卵母细胞达 MⅡ期,但卵母细胞胞质的成熟很难判断,没有明显的形态学变化特征。目前,评估卵母细胞质量的方法分为侵入性和非侵入性两大类,侵入性方法包括极体活检及胚胎植入前遗传学筛查(preimplantation genetic screening,PGS),主要筛查卵母细胞染色体及卵母细胞转录异常;非侵入性方法主要是卵母细胞的形态学评估,包括用光学显微镜观察卵丘形态、第一极体释放,以及偏振光显微镜观察纺锤体大小、形状、透明带的厚度等。围排卵期在 LH 峰或 HCG 作用下,卵丘细胞分泌黏多糖使卵丘细胞扩展呈放射状排列,虽然通过观察卵丘细胞可一定程度提供其内卵母细胞的质量,但相关性并不理想,偏振光显微镜观察纺锤体大小和形状及透明带的厚度等虽是可替代卵丘观察的方法,但偏振光系统价格昂贵且对卵母细胞质量预测的敏感性低,不能作为常规手段用于 IVF 实验室,目前通过显微镜观察卵母细胞第一极体释放是最能明确卵母细胞核成熟的形态学特征。其他非侵入性的评估方法,如卵丘细胞基因的特异表达预测胚胎质量及着床等尚处于研究阶段。目前对卵母细胞质量的评估,主要集中在卵母细胞或胚胎的形态学评估及 PGS 筛查胚胎的整倍性等方面。

一、卵巢储备与卵母细胞、胚胎形态学质量

虽然 bFSH 是临床上应用最广泛的评估卵巢储备的指标,但对卵母细胞和胚胎质量的预测价值非常有限。目前有限的研究主要集中在 AMH,认为 AMH 较其他卵巢储备评估指标能更好反映卵巢老化状态,AMH 可协助调节卵泡对 FSH 的敏感性,在始基卵泡募集和FSH 敏感卵泡生长的过程中 AMH 起重要作用,卵母细胞质量影响胚胎质量并与年龄相关,因此,推测 AMH 不仅可反映卵泡数量还可反映卵母细胞和胚胎质量。2007 年,Cupisti 等首先报道采卵日卵泡液中 AMH 水平低,则获成熟卵母细胞(MⅡ)数增加,即:MⅡ/AMH 具有预测卵母细胞质量的潜能,比率高则获 MⅡ 卵率增加。临床观察发现,COS 周期 FSH 刺激开始至晚卵泡期绒毛膜促性腺激素(human chorionic gonadotropin,HCG)注射日血清 AMH呈进行性下降,原因可能是小卵泡长大引起颗粒细胞分化致 AMH 分泌减少。Silberstein 等通过测定 HCG 注射日血清 AMH 水平发现,AMH≥2.7ng/ml 较 AMH<2.7ng/ml 预示胚胎形态质量更好,着床率及临床妊娠率更高。Ebner 等对月经周期第 3 天血清 AMH 检测发现,AMH<1.66ng/ml 或 AMH≥4.52ng/ml,卵母细胞形态学质量下降,卵母细胞形态学异常包括细胞质的深颗粒、折射体、黑团、空泡、滑面内质网聚集和卵周隙颗粒等;但未发现 bFSH 与卵母细胞形态学异常有关联;该研究还发现虽然月经第 3 天 AMH 水平与卵母细胞质量相关,但并未发现 AMH 水平与受精率及囊胚形成率相关。至今为止,卵巢储备指标预测卵母细胞、胚胎形态学质量并未获得一致性意见,有些研究并不认同卵巢储备指标与卵母细胞及胚胎形态质量存在相关性。

二、卵巢储备与胚胎染色体整倍性

血清 AMH 水平随年龄增长而下降,从临床角度并不清楚卵巢储备下降尤其是年轻妇女卵巢储备下降是否也存在卵母细胞质量下降。如果确实存在明确关系,那么卵巢储备下降的这部分妇女就是胚胎染色体非整倍体高危人群,卵母细胞染色体不分离和姊妹染色体单体提前分离是导致妊娠胚胎染色体异常致自然流产的重要原因。卵母细胞相关的胚胎染色体异常的发生率是随着妊娠母亲年龄的增长而增加的。非整倍体卵母细胞的增加与高龄妇女卵巢储备下降、生育力下降及流产率增加相关。但除妊娠母亲年龄以外,胚胎非整倍体与卵巢储备是否有直接相关性呢?换句话说,获卵数减少是否意味卵母细胞质量下降?在一些妇女,卵巢老化过程并不与实际年龄相符,结果是卵母细胞耗竭的速度远快于单独用年龄来预测的卵巢储备。在这些经历加速卵巢老化的女性,推测卵母细胞的质量也受到损害。如果这一假说成立,在排除了年龄因素之后,低 AMH 水平应该与胚胎非整倍体风险增加相关。而目前有限的研究,无论是采用胚胎植入前遗传学筛查还是绒毛或羊水染色体检查均未获

得母亲血清 AMH 水平与胚胎或胎儿染色体异常相关的证据。有研究认为 bFSH 升高与胚胎非整倍体及三体综合征相关。因为 bFSH 升高常是卵巢储备下降的晚期征象,bFSH 升高可能破坏卵母细胞减数分裂过程或允许异常卵母细胞募集。但 bFSH 升高与胚胎非整倍体相关性也未获得一致性认同,有些研究并不支持 bFSH 升高与胚胎非整倍体率相关。

总之,卵巢储备指标在预测卵母细胞及胚胎质量方面尚处于数据积累阶段,目前的研究结果是矛盾不统一的,未来需更多设计严谨的研究来评估预测卵母细胞及胚胎质量。

(叶 虹)

第四节 卵巢储备功能与出生率

对 IVF 治疗结果尤其是出生率的预测一直是临床研究的重点。现已认识到 DOR 是一个重要的不孕因素,是仅次于年龄排第二位的预测出生率的因素。虽然影响 IVF 出生率的因素很多,除患者年龄是首要因素外,其他与卵巢储备功能相关的获卵数、受精率、获胚胎数量及质量等也是影响 IVF 成功率的重要因素。目前,已证实获卵数和受精卵数具有极高的预测 IVF 结局价值,这表明任何指标只要能在 COS 前预测获卵数就可能是有预测出生率价值的。一项针对高龄(平均年龄 36.2 岁 ± 4.8 岁)的 18 019 个 IVF 周期的大型研究显示:bFSH >18IU/L,没有活产获得;bFSH 为 1~7IU/L,活产率相对稳定;但 bFSH 为 8~11IU/L,活产率出现下降;bFSH >12IU/L,活产率明显下降,即使在不同年龄组也显现出类似趋势。对 4 516 名接受 IVF 助孕的妇女按不同年龄分组(<35 岁、35~37 岁、37~40 岁和 >40 岁)进行回顾性分析发现,各年龄组均显示血清基础 AMH 水平与获卵数、受精卵数、可移植胚胎数及临床妊娠率呈明显正相关。AMH 另一项大样本量的回顾性分析,包括了患者年龄和月经第 2~4 天的血清 AMH、bFSH、AFC、抑制素 B 及获卵数等,分析卵巢储备指标对预测 IVF 出生率的价值。该项研究共纳入 2 495 名妇女,单因素分析结果显示,活产率随妇女年龄的增长而显著下降,同时活产率也随血清 AMH、抑制素 B 及获卵数的下降而明显下降,AMH>5.7ng/ml 者较 <1.9ng/ml 者,活产增加 3.18 倍(95%CI 1.89-5.43);采用多因素 logistic 回归分析显示,仅 AMH(OR=1.89;95% CI 1.00-3.60;P<0.05)和 AFC(OR=1.86;95% CI 1.02-3.40;P<0.05)与出生率具有显著相关性。在预测出生率方面,AMH 曲线下面积(AUC=0.60)大于 AFC(AUC=0.59)、获卵数(AUC=0.59)、抑制素 B(AUC=0.55)、FSH(ROCAUC=0.54)及年龄(ROCAUC=0.53)。该研究认为在预测 IVF 出生率方面,AMH 较抑制素 B、bFSH 及年龄具有更好的预测价值,AFC 由于可很好预测获卵数,可间接预测出生率。Hang 等回顾分析 1 156 名妇女 AMH 与累计出生率关系,发现 AMH 与妇女年龄、卵巢反应及可移植胚胎数明显相关;高 AMH 具有高累计出生率趋势;但 logistic 回归分析显示,在调整了年龄及可移植胚胎数后,AMH 对累计出生率却没有明显预测作用。该研究认为 AMH 对累计出生率的预测主要是基于对卵巢反应性的预测,也就是说 AMH 通过反映 COS 获卵数间接地预测累计出生率。但另一项大型研究发现即使调整年龄因素,AMH 与 IVF 出生率仍呈正相关,之后,A La Marca 等的研究也获得相同的结果。最近,一项大型队列研究也证实血清 AMH 浓度可预测妇女年龄超过 34 岁的 IVF 出生率。有趣的是,A La Marca 等的研究还发现即使调整获卵数因素,AMH 与 IVF 出生率仍相关,这表明 AMH 在某种程度上不仅与卵母细胞数量有关还可能与卵母细胞质量相关。但 AMH 与卵母细胞及胚胎质量的相关性并未获得一致性结果,有

研究显示 AMH 与胚胎形态质量及胚胎非整倍体率之间并无明显相关性,认为 AMH 在预测卵母细胞及胚胎质量方面并不是一个好的预测指标。

荟萃分析已证实,ORTs 可帮助预测卵巢反应性及制订个体化促排卵方案,但不能准确预测出生率。年龄仍然是预测出生率的主要因素,年轻 DOR 女性出生率明显高于年长同等 DOR 的女性。Yanushpolsky 等发现 40 岁以下女性 CCCT,若 D3 或 D10 FSH>10IU/L 出生率仅有 FSH<10IU/L 的 50% 左右。

总之,从目前的有限数据显示 ORTs 作为卵巢储备的有用指标在辅助生殖中能很好预测获卵数,但对卵子质量的预测价值是存在争议的;在 IVF 出生率预测方面,ORTs 可在一定程度上区分良好和不良的预后;IVF 是否成功除了患者年龄是最主要的影响因素外,通过 ORTs 预测获卵数也可间接预测 IVF 出生率。

小结:①卵巢储备功能是女性生育力的主要特征。目前,DOR 无统一可接受的定义,但 DOR 一定与三种不同结局相关:卵母细胞数量、卵母细胞质量或生殖潜能。②目前的有效证据显示 ORTs 的预测价值存在一定局限,这主要受研究样本较小、研究设计分析、结局存在异质性及缺乏有效结果的影响。因此,在临床应用已发表的研究结果之前,必须仔细检查该研究的设计方法。③大量不同的 ORTs 均为筛查试验,可帮助预测 IVF 成功,理想的最佳筛查试验应该具有重复性(周期间和周期内的变化小)及显现出高特异性,以减少将正常卵巢储备误诊为 DOR 的风险,筛查试验本身不能诊断 DOR。④bFSH 是最常用的 DOR 筛查试验,但 AFC 和 AMH 的预测价值更可靠。

(叶 虹)

● 参考文献

1. Bo Sun, Fang Wang, Jing Sun, et al. Basal serum testosterone levels correlate with ovarian response but do not predict pregnancy outcome in non-PCOS women undergoing IVF. J Assist Reprod Genet, 2014, 31: 829-835.

2. Qun Lu, Huan Shen, Yang Li, et al. Low testosterone levels in women with diminished ovarian reserve impair embryo implantation rate: a retrospective case-control study. J Assist Reprod Genet, 2014, 31: 485-491.

3. Jean-Nöel Hugues, Lucie Theron-Gerard, Christiane Coussieu, et al. Assessment of theca cell function prior to controlled ovarian stimulation: the predictive value of serum basal/stimulated steroid levels. Hum Reprod, 2010, 25: 228-234.

4. Sudha Prasad, Teena Gupta, Aabha Divya. Correlation of the Day 3 FSH/LH Ratio and LH Concentration in Predicting IVF Outcome. J Reprod Infertil, 2013, 14: 23-28.

5. The Practice Committee of the American Society for Reproductive Medicine. Testing and interpreting measures of ovarian reserve: a committee opinion. Fertil Steril, 2012, 98: 1407-1415.

6. La Marca A, Sighinolfi G, Radi D, et al. Anti-Mullerian hormone (AMH) as a predictive marker in assisted reproductive technology (ART). Hum Reprod, Update, 2010, 16: 113-130.

7. Hong Ye, Xiaodong Zhang, Guoning Huang. Higher likelihood of success in pregnancy in patients with high serum basal anti-müllerian hormone concentrations: An age-stratified analysis of 4516 women undergoing in vitro fertilization. Clin Obstet Gynecol Reprod Med, 2016, 2: 225-229.

8. Krzysztof Lukaszuk, Michał Kunicki, Joanna Liss, et al. Use of ovarian reserve parameters for predicting live births in women undergoing in vitro fertilization. European Journal of Obstetrics & Gynecology and Reproductive

Biology,2013,168:173-177.

9. Nelson SM,Yates RW,Fleming R. Serum anti-Müllerian hormone and FSH:prediction of live birth and extremes of response in stimulated cycles-implications for individualization of therapy. Hum Reprod,2007,22: 2414-2421.

10. La Marca A,SM Nelson C,G Sighinolfi A,et al. Anti-Müllerian hormone-based prediction model for a live birth in assisted reproduction. RBMonline,2011,22:341-349.

11. Lee TH,Liu CH,Huang CC,et al. Impact of female age and male infertility on ovarian reserve markers to predict outcome of assisted reproduction technology cycles. Reprod.Biol Endocrinol,2009,7:100.

12. Kline JK,Kinney AM,Levin B,et al. Trisomic pregnancy and elevated FSH:implications for the oocyte pool hypothesis. Hum Reprod,2011,26:1537-1550.

第三章 女性生育力的影响因素

第一节 年龄与生育力

影响女性生育力的原因有很多,其中年龄对生育力的影响已经被广泛证实。高龄人群的生育力主要表现为以下几个特点:低妊娠率、高流产率、低辅助生殖技术成功率和高比例遗传病患儿出生率。

一、年龄对生育力影响的表现

(一)年龄对妊娠率的影响

对女性个体来讲,从青春期、性成熟期、绝经过渡期到绝境后期,每个阶段的生育力都逐渐降低,这是一个自然的生理过程。而对于整个育龄期妇女来讲,通过对 19 世纪人群的调查研究发现,30 岁以上妇女的生育力明显下降,41 岁(平均年龄)时生育力完全丧失。这一趋势在现代仍然存在,文献报道称,每月受孕率从 31 岁后逐渐降低,38 岁妇女的每月受孕概率仅为 30 岁妇女的 1/4。由于现代西方国家没有生育政策的限制,年龄对于生育力的影响体现得尤为明显。在试孕 1 年未孕的妇女中,35~44 岁以上的妇女所占的比例(大于30%)是 15~24 岁妇女(6%)的 5 倍以上。排除了性交次数的减少和男方因素的干扰后,对接受供精的育龄期妇女的妊娠率研究也发现,妊娠率在年龄小于 30 岁妇女组要显著高于年龄大于 35 岁妇女组。这和近期许多流行病学的研究结果一致,即女性的生育力从 30 岁起开始下降,35 岁以后下降尤为显著。

(二)年龄对流产率的影响

大约有 50% 的早期胚胎在着床前或刚刚着床就发生了早期流产,这部分生理学妊娠很难被意识到。而当确认为临床妊娠后,又有 15% 的妊娠结局为流产,且多数发生在妊娠前 3 个月。随着年龄的增长,流产风险增加,当年龄≥35 岁时,流产的风险为 20% 左右,当年龄超过 45 岁时,流产风险可达 50%。引起流产的原因很多,包括输卵管因素、子宫疾病、内分泌疾病等,其中胚胎染色体异常是最常见的流产原因,占 60%。少于 9% 的异常染色体核型为 45,X 染色体单体,10% 为三倍体,2% 为染色体结构异常,而 30% 为染色体三体,即染色体三体是最常见的染色体异常类型。并且染色体三体在自然流产中的发病率逐年升高,通过一项对美国东部调查发现,在 20 年间,染色体三体发病率从 22% 增至 42%,平均年龄从 29 岁增至 34 岁。而高龄和染色体三体的发病率紧密相关。其发病率在小于 25 岁的妇女中仅为 2%,而在大于 40 岁的妇女中却高达 35%。

(三)年龄对出生缺陷比例的影响

随着年龄的增长,先天异常的患儿出生比例也在增加。在已经出现的百余种染色体异常的胎儿中,最常见的是 21- 三体综合征,并且 88% 的 21- 三体综合征都来自于母方,仅有

8% 的 21- 三体综合征是来自于父方,剩余 4% 可能和胚胎发育过程中有丝分裂的异常有关。早在 1993 年,女方年龄和 21- 三体综合征之间的关系就已被证实,新生儿中大多数 21- 三体综合征患儿的母方年龄都超过 35 岁。而且年龄越大,生育染色体异常胎儿的风险就越大。当母方年龄小于 24 岁时,风险低于 1/1 300;当母方年龄为 35 岁时,风险会迅速增至 1/350;而当母方年龄为 49 岁时,风险高达 1/25。

（四）年龄对辅助生殖技术妊娠结局的影响

辅助生殖技术虽然可以为不孕不育患者提供生育机会,但是其临床妊娠率和活产率仍然很低。2009 年的一项对美国 441 个生殖中心的 146 244 个周期的妊娠结局统计发现,活产率不足 1/3,且仍不能改善由于年龄导致的自然生育能力降低的情况。通过对大于 35 000 个 IVF 周期的研究发现,单胚胎移植的活产率在小于 30 岁、40~44 岁和大于 45 岁的妇女中分别为 24%、8% 及 3.5%。

综上所述,高龄妇女具有的以上特点都能表明年龄对生育力的影响。而年龄是通过什么样的机制对生育力产生影响的呢?通过对 IVF 供卵周期的研究发现,当采用年轻妇女的卵子时,首先会明显提高活产率和降低流产率,据美国辅助生殖技术资料库数据显示,45~49 岁之间和 50 岁以上的受卵者的活产率均可高达 48%;其次是每个年龄段的活产率之间均没有统计学差异,即单囊胚移植的活产率均为 55%。这些研究说明,卵巢功能减退是引起年龄相关生育力下降的最主要因素。

二、年龄对生育力影响的机制

（一）年龄对卵泡数量的影响

卵巢功能的减退可以体现在三个方面,其中之一即为卵泡数量的减少;原始生殖细胞是一种具有多种分化潜能的干细胞,对性腺发育起诱导作用。人类原始生殖细胞来源于卵黄囊尾侧的内胚层细胞,大约于胚胎第 4~6 周时开始游走进入生殖腺。到达卵巢后原始生殖细胞就改称为卵原细胞(oogonia)。原始生殖细胞在迁移途中及到达生殖嵴后迅速分裂,由胚龄 10~15 周时最初的 1 000 个原始生殖细胞分化增殖到约 60 万个卵原细胞,并继续增殖,因而卵原细胞遍布于卵巢皮质,是卵巢内繁殖分裂的干细胞。在胚龄 15~20 周,卵原细胞开始分化进入并停留在第一次减数分裂前期,此时称为初级卵母细胞(primary oocyte)。卵巢中只有 5% 的卵原细胞可以发育成活,其余绝大多数均走向闭锁。在第 15~17 周,卵泡细胞伸入卵母细胞间,卵母细胞间的相互联系消失,这些停留在减数分裂双线期的初级卵母细胞及环绕其周围的一层扁平的颗粒细胞一起,形成始基卵泡,在 20 周左右,始基卵泡的数量达到顶峰,为 600 万 ~700 万个,组成卵巢的基本生殖单位 - 始基卵泡池(primordial follicle pool),主要位于皮髓交界区。而始基卵泡池内超过 99.9% 的卵泡都不会发育为优势卵泡,最常见的命运是闭锁。出生时,经历了快速闭锁后,新生儿期两侧卵巢有约 70 万 ~200 万个始基卵泡,随后,始基卵泡闭锁的速率减慢,至青春期约有 30 万个,在 40~50 岁时只剩下数百个始基卵泡。在生育期(青春期至绝经期之间的 30~40 年),卵巢在下丘脑及垂体的调节下开始有周期性排卵,但妇女一生之中仅有 400~500 个卵泡可以发育成熟并排卵,其余的则发生闭锁。通过对卵泡池内卵泡数量经历的这一复杂的生理过程可以看出,卵泡数量随年龄增加而减少是引起生育力降低的主要原因。

（二）年龄对卵子质量的影响

伴随着女性年龄的增长和卵泡数量的降低，卵子质量也逐渐下降，这是年龄导致生育力降低的又一主要原因。评价卵子质量的重要指标是染色体异常的发生率。而年龄是目前已知的和染色体异常的形成紧密相关的因素之一。年龄超过 35 岁以后，非整倍体的卵子出现的比例显著升高，40 岁以上的妇女的成熟卵子中 50%~70% 都存在染色体的异常，并且随着年龄的增长，生育染色体异常患儿的风险增大，在绝经前 10 年，该风险会随着年龄的增大呈现出指数增长。

1. 非整倍体卵子的发生和黏连蛋白的减少有关 在人卵和鼠卵中的实验均发现，年长者的双线期卵泡分泌的减数分裂特有的黏连蛋白（REC8 和 SMC1β）会减少。并且黏连蛋白的水平和年龄呈负相关，年龄越大，对胎儿时期产生的黏连蛋白的损伤会逐渐增加，维持姐妹染色单体的交叉和粘连状态的能力也逐渐降低，使得越靠近端粒的姐妹染色体交叉的部位越容易发生异常分离，导致非整倍体卵子的形成。

2. 非整倍体卵子的发生和减数分裂过程中纺锤体功能的异常相关 纺锤体调控检查点（spindle regulator mechanism or checkpoint）是保障减数分裂过程中纺锤体正常工作的关键因素，只有当所有的染色体都正确的排列在赤道板后，纺锤体调控检查点才启动减数分裂的继续进行。当纺锤体调控检查点的工作效率降低时，会在染色体尚未集合在赤道板时就允许细胞周期的进行，造成染色体的不均衡分离。研究发现，从 35 岁起染色体错误分离的频率会显著升高，这表明年龄的增大会引起纺锤体调控检查点的失效。

3. 非整倍体卵子的发生和线粒体功能的失调相关 卵子是人体内最大的细胞，其发育、成熟要经过一系列复杂的过程。需要经过从细胞质成熟到细胞核成熟后才具备受精和进一步发育的能力。线粒体是卵子细胞质中含量最丰富的细胞器，在人类成熟卵子中大约含有 20 万个线粒体。线粒体作为细胞的"供能中心"，其结构以及分布在卵母细胞发育成熟过程中会出现显著的变化。颗粒细胞内也有一定数量的线粒体，在卵母细胞减数分裂的过程中，产生 ATP 并通过缝隙连接传输给卵母细胞，当卵子和精子结合形成受精卵后，线粒体 DNA 的复制会暂停，直到囊胚形成后又恢复复制；因此，充足的具有正常功能的线粒体在卵子成熟及其后胚胎发育的过程中发挥了极其重要的作用。而随着年龄的增大，线粒体的功能会逐渐被损害，文献表明颗粒细胞内有功能的线粒体的数目在年龄大于 38 岁的妇女体内明显减少。同样的，来自卵母细胞线粒体移植的研究证实，将年轻妇女的卵母细胞线粒体移植入老龄妇女的卵子细胞质，后者的 ATP 含量会明显升高，并改善了其卵母细胞及胚胎发育能力，可见细胞质线粒体的含量及活性不仅仅决定了卵子的质量，还影响卵子的受精和发育能力。

4. 卵子质量和年龄相关的表观遗传学改变之间的关系 除了可以通过增加非整倍体的卵子发生率影响卵子质量外，年龄相关的表观遗传学改变也会降低卵子的质量。排卵后老化的卵子会使后代出现如生长发育迟缓、高频的自主活动和情绪化等先天缺陷，影响后代寿命。有学者推测这些改变可能和表观遗传学的改变相关。在小鼠模型中，通过对比年轻（6~8 周）和年长（35~40 周）母鼠来源的植入前胚胎和卵子的整体甲基化水平，发现随着年龄的增长，植入前胚胎和卵子的整体甲基化水平降低；相应的年长母鼠的卵裂率、囊胚形成率和妊娠率也随着下降。此外，在年长的母鼠体内，卵子特有的 DNA 甲基化转移酶和体细胞来源的 DNA 甲基化转移酶（DNMT1o 和 DNMT1s）的含量均降低，DNA 甲基化转移酶相关蛋白的含量也减少。除 DNA 甲基化程度随年龄改变外,组蛋白赖氨酸位点的表观遗传修饰也发生了改变;文献报道称和年轻母鼠(2 个月)相比,年长母鼠(10 个月)来源的 GV 期卵子和 MⅡ期卵子内,H3K9me3/H3K36me2/H3K79me2/H4K20me2 的甲基化水平显著降低。组蛋白的乙酰化水平随年龄也发生了改变,当 3 周大的母鼠 MⅡ期的卵子的 H4K12 位点去乙酰化已经完成时,10 个月大母鼠的 MⅡ期卵子的 H4K12 位点仍有 40% 处于乙酰化的状态。在人卵中也发现了同样的改变;H4K12 乙酰化水平在不同年龄来源的人卵中存在差异,年龄越大,H4K12 位点乙酰化的卵子数量越多;而 H4K12 位点的去乙酰化水平降低会增加染色体的错配,使得非整倍体卵子数增加,影响卵子质量。

(三)年龄对神经内分泌的影响

即使在卵泡数量充足的情况下,年龄还可以通过对神经内分泌系统的影响,引起激素水平的改变,改变月经周期,影响生育力。正常的月经周期平均为 28 天,并且在个体间差异很小,主要包括黄体卵泡过渡期(即月经期)、卵泡募集、优势卵泡选择、排卵、黄体形成、黄体退化 6 阶段循环往复,对这一精密过程的调控需要依赖于下丘脑-垂体-卵巢轴。虽然卵巢池内经历了复杂的皱缩过程,但卵巢功能的减退很少能被注意到,只有当月经周期表现为不规律时,才会开始被意识到;然而在引起月经周期不规律之前,年龄即可通过对下丘脑-垂体-卵巢轴的影响,使卵泡期缩短 2~3 天。月经周期的长短和妊娠率及活产率成线性相关,相比于月经周期小于 26 天的妇女,月经周期大于 34 天妇女的妊娠率明显增高,这主要是由于随着年龄的增长,FSH 会逐渐升高。并且在 FSH 升高的初级阶段,仍然表现为规律的月经。正常情况下 FSH 是从黄体晚期开始升高,到卵泡期早期时达到顶峰,随后由于优势卵泡的出现而逐渐下降;而 FSH 过快的升高会使早卵泡期 FSH 迅速达到顶峰,缩短了卵泡的募集时间,使优势卵泡的筛选提前,同时也加快了卵巢池的皱缩。有学者认为,FSH 的升高和抑制素 B 相关;随着卵泡池内卵泡数量的减少,窦状卵泡分泌的抑制素 B 逐渐减少,从而减弱了对 FSH 分泌的抑制作用;当卵泡池内卵泡数量的进一步减少时,剩余的卵泡数不足以维持规律的月经周期而表现为月经周期的不规律,称为绝经过渡期。文献报道称这一时期内,只有 1/3 的月经周期是有排卵的,生育力呈指数下降。除 FSH 的分泌受年龄影响外,LH 和脉冲式分泌的 GnRH 分泌也同样受影响,通过对啮齿类动物的研究发现,随着年龄的增长,这两种激素的分泌会逐渐减少,并且雌激素的负反馈也逐渐减弱,从而引起卵泡生长的停滞。而这种机制即使在卵巢储备充足的情况下也能降低生育力。

(四)年龄对胚胎代谢的影响

年龄除了可以通过增加异常染色体胚胎的比率来影响生育力外,还能对具有正常染色体胚胎的代谢进行调控,降低活产率。动物实验表明,年龄大的母鼠形成的胚胎存在发育迟缓、细胞数减少(主要为 TE 细胞)、异常代谢等特点。通过对不同年龄来源母鼠形成的胚胎的培养基内物质分析发现,来源于年长母鼠的胚胎会摄入更多的葡萄糖,但是产生的乳酸量却没有改变。这些葡萄糖可能会在囊胚内堆积,从而影响胚胎的发育。在人体内,这种碳水化合物的异常代谢也被报道和流产相关。

(五)年龄对子宫内膜容受性的影响

胚胎、子宫和良好的子宫内膜环境之间的相互合作是成功妊娠所必需的,不明原因的不孕可能和子宫动脉流速减慢、排卵前子宫内膜下动脉阻力增加,以及增殖中期子宫内膜形态不佳有关。人子宫内膜在每个月经周期都会经历增殖期和分泌期,却只在一个很短的时间内具有容受性,即胚胎种植窗。子宫内膜的微环境和容受性都会受年龄的影响,并随年龄的增长发生改变;其中子宫内膜容受性随年龄的增长逐渐降低,这也解释了为什么种植失败率和流产率在高龄妇女中发生率高。子宫内膜容受性的标记物 HOXA10、VEGF 和胎盘蛋白的表达与年龄负相关,表明年龄可以在分子水平上影响子宫内膜容受性。

（孙莹璞　胡琳莉　方兰兰）

第二节　肿瘤与生育力

一、良性肿瘤对生育力的影响

（一）子宫肌瘤对生育力的影响

子宫肌瘤是最常见的女性良性生殖道单克隆肿瘤,在育龄期妇女中的发病率为30%~70%,且随着女性年龄的增加而上升。子宫肌瘤根据其与子宫肌壁的位置关系分为肌壁间肌瘤、浆膜下肌瘤、黏膜下肌瘤。肌瘤和女性不孕之间的关系已经被很多文献证实,大约有 5%~10% 的不孕症妇女患有子宫肌瘤,并且是 1%~2.4% 的不孕症患者唯一异常的临床表现。目前,所有关于子宫肌瘤和女性不孕之间关系研究的 meta 分析均表明,肌瘤对生育力的影响随着肌瘤对子宫内膜影响的增大而增大。尤其是对于侵犯子宫内膜的黏膜下肌瘤,和无肌瘤的女性相比,许多文献均表明其临床妊娠率、种植率和活产率显著降低,流产率明显增加。即使是对于不改变宫腔形态的肌壁间肌瘤,有学者认为当肌壁间肌瘤直径超过 4cm 时,虽然危险程度没有黏膜下肌瘤的高,但也能造成女性种植率和临床妊娠率的下降,相比之下,浆膜下肌瘤对女性生育力的影响较小。除非是多个较大的浆膜下肌瘤使卵巢和输卵管间的解剖结构发生改变,否则,浆膜下肌瘤对于早期妊娠的影响是可以忽略不计的,而对于多发性子宫肌瘤,文献表明,有 2 个以上肌瘤妇女的流产率要明显高于没有肌瘤的妇女。但根据其位置和大小的不同,对女性生育力的影响不可一概而论。

子宫肌瘤对女性生育的影响机制可以从以下方面来解释:①使宫腔形态发生改变的子宫肌瘤可影响精子的移动、卵子的运输及胚胎的种植。在月经周期的增殖期和排卵前期,超过80% 的子宫肌层收缩都具有规律性和匀称性,即同时从左右侧子宫宫角处发出,朝向子宫基底层,随着排卵的接近,这一收缩的频率和振幅会加强,到排卵后期,为了指导胚胎植入的位置,子宫的收缩会失去规律性且变为逆行性收缩。有文献通过对比正常肌细胞、无肿瘤处的肌细胞和有肿瘤处的肌细胞的超微结构发现,质膜致密带的结构异常会扰乱肌细胞的钙离子通道,影响肌细胞的上述规律性收缩,从而使精子运输及受精卵定位、黏附等生理过程受到影响。此外,子宫肌瘤造成宫腔形态的改变也会使精子需要经过一段更远的距离才能受精,这也是降低妊娠率的一个因素。②通过炎症因子旁路等损伤子宫内膜和肌细胞的血供。有研究通过对肌瘤和其邻近的子宫肌层细胞内基因的表达谱进行分析发现,有肌瘤的子宫肌层内会出现表达上调的基质金属蛋白酶和增多的炎性细胞因子,如有肌瘤的子宫肌细胞分泌的 $TGF-\beta_3$ 表达是正常肌细胞的 3~5 倍,$TGF-\beta_3$ 可以调控细胞的增殖凋亡和迁移,而过多的 $TGF-\beta_3$ 会和 BMP 受体结合,抑制子宫内膜基质细胞内 BMP2 的表达,干扰子宫内膜的蜕膜化,此外,肌瘤患者子宫内膜巨噬细胞的渗透性和趋化因子 CCL2 及 PGF_2 的表达也会增多,这些因子的增多使得宫腔内液体不利于精子的穿透,同时也会干扰内膜蜕膜化,影响胚胎着床;这些异常表达的因子也被相关文献证实和早产有关,尤其当多个肌瘤同时存在或者当胎盘位于肌瘤附近时。③肌瘤会造成子宫内激素水平和某些相关基因表达的改变,损伤生殖细胞的运输,降低胚胎的种植率。有文献研究发现,有肌瘤的子宫内雌激素水平明显升高,而高水平的雌激素会导致无排卵性的月经周期。此外,子宫内膜和肌层病理学的改变如内膜增生、延伸和性腺的扭曲也会导致胚胎种植失败。④子宫肌层血供的改变也被认为是一种肌瘤相关的不孕因素,有学者通过对比肌瘤处、肌瘤邻近组织和正常子宫肌层三者之间的血流发现,肌瘤处和肌瘤邻近组织处的血供明显减少,这可能与肌瘤导致的静脉的扩张和堵塞有关,从而改变子宫内膜的环境,影响胚胎着床。

综上所述,育龄女性子宫肌瘤的检出率随着超声技术的提高和女性生育年龄的推迟而明显增加。尽管大部分子宫肌瘤无症状,但其对女性生育力的潜在危害不容小视。学术界公认黏膜下肌瘤对女性生育能力具有显著影响,可以通过宫腔镜下子宫肌瘤剔除术进行手术处理;肌壁间肌瘤对女性生育能力的影响并无定论,是否应用手术治疗仍需更多大样本的前瞻性对照研究;浆膜下肌瘤对女性生育力影响微小,如有需要可行腹腔镜下子宫肌瘤剔除术。

(二)卵巢良性肿瘤对生育力的影响

卵巢良性肿瘤占卵巢肿瘤的75%,常见类型包括浆液性腺瘤、黏液性腺瘤、囊性成熟畸胎瘤、纤维瘤。目前,关于卵巢良性肿瘤和不孕症之间关系的研究较少,结论仍存在争议;卵巢良性肿瘤对生育力的影响主要与肿瘤性质、大小及个数有关。

一般情况下卵巢良性肿瘤对卵巢功能无影响或影响较小。对生育力的影响也主要体现在以下几种情况:①当卵巢良性肿瘤生长过快、体积增大时,可使卵巢的血运、卵巢的储备功能降低,影响卵巢组织自分泌和旁分泌生长因子,使得腔前卵泡的发生与募集减少,以及有腔卵泡的发生、发育和排卵。②卵巢良性肿瘤蒂扭转时,可导致患侧卵巢及输卵管扭转、坏死,使卵巢储备降低一半。另外,卵巢肿瘤的不断生长可破坏卵巢结构,使正常卵巢组织和卵泡数减少,卵泡凋亡、闭锁增加,从而导致储备功能和卵巢生殖内分泌功能下降。③部分功能性性索 - 间质肿瘤如卵泡膜细胞瘤等可分泌激素引起内分泌失调,影响有腔卵泡的发生、周期募集、发育和排卵,导致月经减少、闭经等。

二、恶性肿瘤对生育力的影响

育龄期妇女在过去15年内恶性肿瘤的患病率增加了1%,在美国,每年有1.2万例50岁以下女性被诊断为癌症。但是癌症的致死率却以每年1%~2%的速率降低。和年龄匹配的正常人群相比,癌症患者的5年生存率在3年内从50%升高到了68%,这可能和医学的进步、诊断技术的提高、手术方式的改良、新的化疗药物不断涌现、放疗设备的提高有关。但随着癌症患者生活质量的提高,女性的生育力却在降低。

闭经似乎成了癌症生存者不孕的标志。急性卵巢早衰在儿童恶性肿瘤生存者中的发病率为6.3%~12%,在成人的发病率高达50%。一些恶性肿瘤可直接影响生育功能,如生殖道恶性肿瘤,因其发生部位均为女性生殖器官可直接降低生育力;卵巢癌可影响卵巢的储备、卵子的发育、排卵和激素的分泌,输卵管癌可影响精子和卵子的受精;子宫内膜癌可影响子宫内膜容受性、干扰母胎之间的对话;宫颈癌可因宫颈管的阻塞,阻碍精子穿透。还有一些恶性肿瘤由于其治疗方式（放射治疗、化学治疗、生物治疗等）可能具有不同程度的性腺毒性，会加剧卵巢池的萎缩，影响生育力。

（孙莹璞）

第三节　感染性疾病与生育力

广义的感染性疾病是指由各种致病原体，如真菌、细菌、病毒、衣原体、支原体、螺旋体等，通过不同方式引起人体发生感染并出现临床症状的疾病。在临床工作中，和女性生育力密切相关的病原体主要有衣原体和支原体、结核分枝杆菌、乙型肝炎病毒、梅毒螺旋体等。

一、支原体和衣原体

支原体和衣原体是寄生于人类生殖道中十分常见的原核微生物，在临床上常同时存在，可引起生殖系统的一系列炎症，造成不孕。由于感染早期多无明显临床症状，因此诊断非常困难。研究表明，支原体和衣原体感染可以造成睾丸萎缩而影响正常生精功能，还可造成附睾或输精管炎症，形成梗阻性无精子症。同样，支原体和衣原体感染与宫颈炎、子宫内膜炎、慢性盆腔炎、输卵管炎密切相关，从而导致女性不孕。在输卵管因素不孕的女性中，约 1/4 患者有支原体或衣原体感染发生。

支原体没有细胞壁，生命力顽强，可生存在没有细胞培养基的环境下。支原体有很多种类型，比较常见的是解脲支原体，体内含有尿素酶，因生长需要尿素和胆固醇而得名；另一种常见的类型是人型支原体。支原体引起女性不孕的可能机制有：支原体可以引发逆行感染，通过女性生殖道蔓延至输卵管。直接造成输卵管黏膜的破损、水肿和充血，输卵管内纤毛摆动功能下降，使输卵管运输卵子功能下降，严重者可导致管腔的完全闭锁，出现输卵管完全性梗阻。另外，支原体还可通过免疫损伤造成不孕。人体感染支原体不仅可以引发机体局部的细胞免疫，还可诱导机体产生抗体。而这种抗体既可以针对支原体本身，又能引起女性机体局部和全身的免疫反应，对细胞和组织造成破坏，引发炎症从而导致不孕。

衣原体在自然界中广泛存在，是革兰氏阴性病原体，主要通过性接触传播。衣原体有沙眼衣原体、肺炎衣原体、鹦鹉热衣原体和家畜衣原体，而和女性生殖系统密切相关的是沙眼衣原体，不仅可以引起眼科疾病，还常寄生于人的泌尿道，通过杀伤细胞引起生殖系统炎症。在正常育龄期女性中，沙眼衣原体的感染率一般低于 10%，而在不孕的女性中感染率显著升高，可达 20%~30%。沙眼衣原体引起女性不孕的机制和支原体大致相同，均包括物理性损害和免疫损伤。有研究表明，将人泌尿道分离出来的沙眼衣原体和动物的输卵管共培养后，可以直观看到输卵管纤毛的损伤；而沙眼衣原体在侵犯生殖道黏膜并进入宿主细胞后可释放内毒素，导致非特异性炎症的发生。

综上所述，支原体和衣原体对女性生育力的影响是非常大的，一旦造成生殖系统的器质性损伤，尤其是造成输卵管炎症和盆腔粘连，逆转的可能性非常小。因此在感染初期，应及时正规使用罗红霉素治疗，可取得确切疗效。

二、结核分枝杆菌

近年来，由于医学诊疗水平的不断进步，结核分枝杆菌感染已经得到非常好的控制。但在一些发展中国家和地区,结核分枝杆菌对人类健康仍存在重大威胁。女性生殖器结核多见于年龄在 20~40 岁的育龄期和性成熟妇女,常继发于肺结核,结核分枝杆菌可通过血行传播至输卵管、卵巢和盆腔等部位。其中输卵管最常见,约 90% 的生殖器结核伴有输卵管病变;其次是子宫内膜病变,约占 50%~60%。另外,淋巴扩散和性传播都可能是结核感染的方式。对患有生殖器结核的人群采用常规的胸片检查、结核菌素试验和痰培养等方法,很难检测出结核分枝杆菌,通常只有在进行子宫输卵管造影、诊断性刮宫或宫腹腔镜探查时才得以诊断。另外,生殖器结核在初期除了一些非特异性的月经量少、低热等临床表现外,并无特异性症状,因此常被漏诊。由于上述原因的存在,生殖器结核在不孕妇女中的发生情况也难以精确统计。有资料表明,在不孕妇女人群中,大约 5%~10% 的患者有生殖器结核,其中在美国最低约为 1%,而在印度则高达 13%。印度的一个回顾性研究发现,在 70 名输卵管因素不孕妇女中,34 名(48.5%)患者有生殖器结核。但是,这些患者平日并无明显症状,仅其中 8 人有月经量少或继发闭经的临床表现。

结核分枝杆菌侵入机体组织后,会立刻引起急性炎症反应。组织或血液中的巨噬细胞增多,吞噬结核分枝杆菌后体积变大,并且其形态特征在短时间内可发生显著变化,表现为细胞质苍白且丰富,细胞核增长,有空泡。巨噬细胞的这种上皮样改变是结核感染后常见的病理改变,但并不具有特异性,也可见于其他炎症性病变。除此之外,一些巨噬细胞并没有发生上皮样细胞转变,而是形成了结核病变最具特征性的朗格汉斯巨细胞。巨噬细胞的上述变化是机体的一种自我保护机制,但同时也对正常组织造成了破坏。在输卵管,结核分枝杆菌主要破坏输卵管壁,使得整条输卵管僵硬,摆动幅度降低,纤毛丧失输送卵子功能,输卵管造影有时可见典型的串珠样改变。虽然输卵管管腔仍可能会表现为通畅,但由于其功能发生了严重损伤,使得自然受孕能力降低或丧失。而在一些更典型的病例中,结核分枝杆菌引起的结核结节会发生明显的干酪样改变,造成输卵管腔的完全阻塞。若结核病变从输卵管迁延至子宫腔,则会对子宫内膜造成严重损害,在感染早期可能因为内膜充血、坏死、溃烂后排出宫腔而表现为月经量过多,但在后期由于子宫内膜功能层的长期受损,使得宫腔变小,月经量少,严重时可造成宫腔粘连而出现继发性闭经。另外,当盆腔、腹膜壁或卵巢出现结核病变时,会破坏盆腔的正常解剖结构和卵巢的排卵功能,也会影响女性的受孕能力。

对于因生殖器结核导致的不孕症患者来讲,体外受精 - 胚胎移植助孕方式是最佳的治疗手段。在给予正规合理的抗结核治疗后,和正常人群相比,此类患者的 IVF 妊娠率并未见明显降低。然而由于结核分枝杆菌的侵犯,卵巢附近组织受累,可能会对卵巢血液供应造成一定损伤,使卵巢储备受损。另外,对子宫内膜的影响也不容忽视,在处理结核性薄型子宫内膜时需格外注意。

三、乙型肝炎病毒

乙型肝炎病毒(hepatitis B virus,HBV)是一种 DNA 病毒,具有嗜肝性,是肝癌的一个重要致病因素。HBV 对人类健康造成重大威胁,据不完全统计,全球约有 20 多亿人有 HBV 感染史,并且具有明显的地域差异。我国是 HBV 感染的高发区,整个人群中近 10% 为 HBV 阳性。虽然 HBV 主要在肝脏中活动,但也可在肝外组织如卵巢和睾丸等生殖系统中表达,如 HBV 感染患者的卵母细胞和精子中都可发现病毒 DNA 的表达。另外,在进行 IVF 助孕的不孕症患者中,当夫妻单方或双方同时表现为 HBV 阳性时,在他们形成的胚胎中也可以直观看到 HBV 的表达,这为 HBV 的垂直传播途径提供了直接证据。

虽然 HBV 的感染在育龄期女性中非常普遍,但目前并没有研究表明 HBV 感染的女性生育力会有所下降。而国内一些小型流行病调查研究发现,和正常人群相比,不孕症患者中 HBV 感染率并未见增加。仅有少量的小样本回顾性研究发现,在输卵管性不孕症中 HBV 阳性妇女发生率较高,这可能和 HBV 感染后易发生输卵管炎有关。还有文献报道称,当不孕女性的体内 HBV-DNA≥500IU/ml 时,卵巢储备下降的风险更大。但这也可能与 HBV 感染时间较长、年龄偏大有关,而与 HBV 感染本身并无直接关系。

此外,在进行 IVF 助孕的不孕症患者中,未见关于 HBV 阳性妇女的不良妊娠结局发生率增加的相关报道。国内外众多研究一致表明,在基础条件(年龄、体重指数、不孕原因)一致的情况下,HBV 患者使用促排卵药物的天数和剂量、获卵数、可利用胚胎数、着床率和临床妊娠率并不低于 HBV 阴性患者。

综上所述,HBV 感染对女性生育力可能并无直接影响,并且也不影响辅助生殖技术的妊娠结局,但存在垂直传播风险。由于 HBV 感染患者在助孕和妊娠期间更容易出现肝功能异常,以及各种危及母婴安全的并发症,应该引起重视。

四、其他病原体

在临床工作中,育龄期妇女常见的其他感染性疾病还有 TORCH、HIV、梅毒等。但未见有相关此类病原体感染可直接导致患者不孕的报道。而且在采用辅助生殖技术助孕的患者中,也有研究表明感染上述病原体后,经过正规治疗,临床妊娠结局和对照组并无明显差异。然而,由于妊娠期妇女或新生儿感染后,对母婴危害极大,尤其是对于 HIV 感染者,需要综合多专业知识,对其妊娠给予科学合理的指导。

TORCH 是一组病原微生物英文字母的缩写:T(toxoplasma)代表弓形体原虫;R(rubella virus)代表风疹病毒;C(cytomegalo virus)代表巨细胞病毒;H(herpes simplex virus)代表单纯疱疹病毒Ⅰ型和Ⅱ型;O(others)代表其他多种病原体,也包括梅毒螺旋体等。人体感染 TORCH 后,一般呈亚临床感染,无明显症状。但是母体内的病原体可通过胎盘或生产时经产道传播给胎儿及新生儿。宫内胎儿感染后,可引起早产、流产、胎儿畸形或死胎等。当新生儿通过产道或母乳喂养的方式感染此类病毒后,会对新生儿的智力、视力、神经运动系统等造成极大危害,因此建议在孕前或孕期加强监测,必要时终止妊娠。

人类免疫缺陷病毒(human immunodeficiency virus,HIV)可破坏人体内的 T 淋巴细胞,造成人类免疫系统缺陷。由于 HIV 的变异极其迅速,目前难以生产特异性疫苗,对人类健康造成极大威胁。人体感染 HIV 后免疫力下降,更容易受到各种病原体的侵害,妇科炎症及 HPV 感染率增加,自然妊娠率也可能受到影响。

目前,HIV 感染者在得到合理治疗病情控制后可以正常妊娠,但母婴传播是新生儿感染 HIV 的最主要途径,占所有新生儿 HIV 感染者的 90%。其感染机制主要是通过宫内感染;也可由于产道出血,病毒通过胎儿破损皮肤进入胎儿体内;另外,由于母乳中含有 HIV 病毒,可通过母乳喂养直接传染给新生儿。由于抗病毒药物对胎儿危害较大,在妊娠期可权衡利弊选择是否终止妊娠。若考虑继续妊娠及分娩,目前认为药物治疗、产科干预及人工喂养可有效降低母婴垂直传播风险。产科干预时要避免产前及产时创伤性检查,注意分娩前清理产道及合理使用剖宫产等。

虽然 HIV 感染者可自由选择是否自然妊娠,但对于合并不孕症的 HIV 感染者而言,仍有一些国家和地区拒绝为其提供人工助孕治疗。目前大部分学者认为,无论是从人权还是从安全性的角度出发,都不应该拒绝 HIV 感染者的助孕请求,否则他们可能会为了妊娠而进行无保护措施的性生活。在助孕过程中,对精液的合理处理可以显著降低 HIV 病毒感染的风险,还需要注意在开始助孕前需要和产科、感染科及心理咨询科医师充分沟通,在合理应用抗病毒药物的同时,注意降低多胎妊娠的发生。

（胡琳莉 卜志勤）

第四节 子宫内膜异位症及子宫腺肌病与生育力

子宫内膜异位症是指具有功能性的子宫内膜生长在宫腔之外,具有雌激素依赖性,并且病情可逐渐加重;而子宫腺肌病是一种良性疾病,子宫内膜腺体和间质侵入子宫肌层,基底层的内膜向肌层良性浸润并在其内弥漫性生长,同时异位的子宫内膜组织刺激局部产生炎症反应导致周围子宫肌纤维增生肥大。子宫内膜异位症和子宫腺肌病在发病机制和对女性生育力的影响方面虽有相似之处,但也有较大差异。

一、子宫内膜异位症

子宫内膜异位症可引起腹痛、性交痛等不适,并且可导致育龄期妇女的不孕。由于子宫内膜异位症可引起多种不适,并且这种不适症状和其他疾病如肠激惹综合征、慢性盆腔炎等较类似,因此单纯依靠症状很难诊断子宫内膜异位症。子宫内膜异位症最常见的影响部位是盆腔内部器官,如卵巢、腹壁和盆腔壁,其他不常见的部位有肺部等。该疾病从首次报道至今已有一百余年,但目前发病率仍无确切数据。虽然子宫内膜异位症和不孕密切相关,但很多子宫内膜异位症患者也可以正常生育,因此漏诊概率较大。另外,由于子宫内膜异位症的最佳诊断标准仍是腹腔镜探查,这又为其诊断增加了一定难度。

子宫内膜异位症对生育力的影响主要表现在两方面:一是疾病本身对生育力的影响;二是对子宫内膜异位症进行处理的各种措施对生育力的影响,如药物治疗、手术治疗等。

（一）子宫内膜异位症对女性自然妊娠的影响

正常夫妇在不采取避孕措施的情况下,每个月妊娠的概率大约为 15%~20%,而对于子宫内膜异位症患者而言,在不进行治疗的情况下,每个月妊娠的概率仅有 5% 左右。虽然子宫内膜异位症和不孕关系密切,但其影响生育力的具体机制仍不明确。有学者提出,子宫内膜异位症本身并不能直接引起不孕,该疾病可引起盆腔慢性炎症,影响卵子或胚胎质量,降低子宫内膜容受性,降低卵巢储备等对女性生育力造成不良影响。子宫内膜异位症影响女性自然妊娠的可能机制如下:

1. 解剖结构异常 子宫内膜异位症可以引起卵巢、腹膜壁出现典型的黑色或棕色的病变结节,或者包含有陈旧性出血的小囊肿,囊肿破裂后可释放出大量黑褐色浓稠液体。其他不典型的轻微病变可能仅出现片状的红色斑点。子宫内膜异位症可以引起输卵管、卵巢和盆腔的粘连,严重者甚至造成子宫直肠凹的闭锁,严重影响卵巢的正常排卵活动和输卵管的运输功能。输卵管伞端的粘连常会引起末端病变,和卵巢之间的粘连可以降低输卵管的活动性。子宫内膜异位症通常可以引起输卵管远端的完全封闭,通过子宫输卵管造影可以很容易诊断。如果远端病变不断发展,可以引起输卵管积水,使输卵管功能完全丧失。发生病变的输卵管可肿大膨胀,内部的纤毛摆动能力下降,进一步影响卵子的正常运输功能。

2. 影响正常排卵 很多研究均支持子宫内膜异位症患者容易伴有排卵功能异常这一观点,这可能也是子宫内膜异位症容易造成不孕的重要原因。早在30多年前,有学者对普通不孕症患者和子宫内膜异位症患者进行腹腔镜探查术,前组患者中卵巢有排卵斑的比例为94%,而子宫内膜异位症患者中仅有21%具有排卵斑。另外,有研究表明子宫内膜异位症容易出现未破裂卵泡黄素化综合征(luteinized unrupture follicle syndrome,LUFS),这可能和子宫内膜异位症容易造成卵巢表面和周围组织粘连,阻碍正常排卵活动有关。由于LUFS患者在排卵前有正常的卵泡发育,且患者自测体温可观察到月经后期的基础体温升高,并伴有孕酮的上升,因此容易被误认为有正常排卵活动而延误就诊时间。

子宫内膜异位症影响正常妊娠的另一个原因可能和黄体功能不足有关。研究表明,子宫内膜异位症患者容易出现排卵后孕酮水平较低且黄体持续时间较短等不足,这对正常妊娠的维持是不利的。

3. 影响卵巢储备功能 子宫内膜如果异位生长在卵巢上可引起巧克力囊肿,尤其是双侧卵巢发病时,可对卵巢储备功能造成不良影响。无论是自然妊娠还是在体外受精 - 胚胎移植助孕过程中,子宫内膜异位症都可以明显影响卵子甚至胚胎质量,造成不良的妊娠结局。由于子宫内膜异位症的症状多样,且在发病早期症状并不具有特异性,因此很多患者早期并未及时就医,这在一定程度上推迟了女性的生育时间。另外,一些研究表明,巧克力囊肿本身对正常的卵巢组织就有不良影响。和巧克力囊肿紧密相连的正常卵巢组织,形态已发生改变,其包含的卵泡结构发生变化,并且极有可能丧失了排卵功能。和正常卵巢的皮质相比,囊肿旁的卵巢组织内卵泡密度明显降低。有研究表明,和正常对照组患者相比,子宫内膜异位症患者的卵泡生长速度更慢且雌激素峰值水平下降,内分泌受到了明显的影响。

但也有研究表明,子宫内膜异位症本身可能并不影响卵巢储备。Uncu 等人开展了一项前瞻性研究,共纳入了 30 名巧克力囊肿患者和 30 名正常对照妇女。研究结果显示,和对照组相比,巧克力囊肿患者的基础窦卵泡个数和 AMH 水平均明显降低。但上述研究均存在一定的缺陷,对于研究者所说的“正常”对照患者,并未采取腹腔镜等其他方式去证实她们的确没有盆腔子宫内膜异位症。因此,对于对照组人群的筛选非常重要。Streuli 等人对 313 名经病理组织学确认为子宫内膜异位症的患者进行研究(她们之中有 40% 伴有不孕症,254 名曾经因子宫内膜异位症进行手术治疗),有趣的是,对于那些有子宫内膜异位症但未进行手术处理的患者而言,和对照组相比,其基础 AFC 和 AMH 水平并未发生明显改变。并且,无论这些患者的子宫内膜异位症是仅局限于盆腔表面,还是深度浸润型或巧克力囊肿,只要无手术处理史,都没有证据表明其卵巢储备功能发生了下降。因此,有学者提出,子宫内膜异位症本身对卵巢储备功能可能无不良影响,是在采用手术方式对子宫内膜异位症进行治疗时对正常卵巢组织造成一定损伤,引起卵巢功能下降。

(二)子宫内膜异位症的处理对卵巢储备的影响

子宫内膜异位症的治疗手段主要分为非手术治疗和手术治疗。在针对子宫内膜异位症的非手术治疗措施中,药物治疗是最常用的,如口服避孕药、孕激素、GnRH-a 和达那唑,基本都是以阻断卵巢功能、缓解症状为主。因此,对于有生育要求的患者而言,长期采用此治疗手段是不现实的。子宫内膜异位症的传统手术治疗方法,包括子宫内膜异位病灶的清除、盆腔粘连分解以恢复卵巢和输卵管正常功能,以及巧克力囊肿的手术(包括囊肿分离剥除和穿刺抽吸等)。手术方式的不同,直接决定了后续子宫内膜异位症的复发情况和对卵巢储备的影响情况。

巧克力囊肿的结构和组织学特点和其他卵巢囊肿是迥然不同的。对其他囊肿,如浆液性或黏液性囊肿等壁层结构清晰明了的,手术处理后仅有极少部分的正常卵巢组织受到影响;而对于巧克力囊肿而言,剥除时由于和正常卵巢组织界限不清,大量的正常卵巢组织被破坏。另外,由于在手术过程中能量器械的使用,比如电凝时对卵巢血管的损伤,以及后续伴发的炎症,对卵巢同样有一定程度的损害。

Raffi 等开展的 meta 分析共纳入了 8 篇前瞻性研究,包括 237 名患者。在所有的研究中,均对术前和术后的 AMH 水平进行了测定。研究结果显示,术后的 AMH 水平均明显降低,平均下降 1.13ng/ml;其中单侧巧克力囊肿切除患者的 AMH 降低了 30%,而双侧巧克力囊肿切除患者的 AMH 降低了 44%。2012 年开展的 meta 分析共纳入了 1990~2012 年的 11 个研究,其中的 9 个研究均提示 AMH 水平在巧克力囊肿术后出现了下降,而另外两个提示 AMH 水平未下降的文章均来自于同一个研究小组。另外,AMH 水平在双侧巧克力囊肿剥除患者中下降最为明显。但是,有研究表明,即使仅剥除单侧巧克力囊肿,术后 6 个月 AMH 和 AFC 的水平也会出现明显下降。因此,欧洲人类生殖与胚胎协会的指南指出,在对巧克力囊肿患者进行手术之前,需要告知她们术后可能出现卵巢储备下降的风险。

(三)子宫内膜异位症和辅助生殖技术妊娠结局

子宫内膜异位症和不孕关系密切,而很多临床指南中,已经将子宫内膜异位症列为进行体外受精 - 胚胎移植(in vitro fertilization and embryo transfer,IVF-ET)的适应证。总体而言,对于轻度的子宫内膜异位症患者,在双侧输卵管通畅的情况下,已有随机对照研究的结果表明,和保守的期待妊娠相比,仅使用促排卵指导同房或者进行夫精人工授精的方法便会使她们妊娠概率增高。另外,虽然 IVF 在一定程度上,更能够有效地解决子宫内膜异位症患者的生育问题,但是和输卵管因素等其他原因进行 IVF 的患者相比,子宫内膜异位症是否影响辅助生殖技术的结局仍有很大的争议。

许多学者认为,由于子宫内膜异位症,尤其是巧克力囊肿存在的情况下,在促排卵过程中,对多卵泡的发育形成了物理性的障碍,因此很多研究均表明和输卵管因素或者不明原因不孕的患者相比,子宫内膜异位症患者的平均获卵数会明显减少。更为重要的是,子宫内膜异位症对卵子的质量也有不利影响。在供卵体外受精 - 胚胎移植过程中,若受卵者的卵源来自于子宫内膜异位症患者,那么在控制其他相关因素后,她们的临床妊娠率明显低于正常对照人群(卵源来源于非子宫内膜异位症患者)。另外,有研究表明,即使轻微的盆腔或者腹壁型子宫内膜异位症患者的腹腔液,也可能严重影响卵子的功能,甚至胚胎的正常卵裂。子宫内膜异位症这一疾病本身似乎对 ART 有着严重的不良影响。

二、子宫腺肌病

第一例子宫腺肌病是在 20 世纪初由奥地利妇产科医生发现,距今已有 100 余年的时间。和子宫内膜异位症比较相似的是,目前仍没有关于其发病率的准确流行病资料。虽然典型的子宫腺肌病一般会有痛经,并且进行性加重,同时伴有月经失调、周期性直肠刺激症状等各种不适,但仍有约 1/3 的患者没有明显的症状和体征;而确切的诊断多需手术切除后病理检查,因此其实际发病率会高于文献报道的数据。现在,随着各种辅助检查手段(如超声及MRI)的不断发展,子宫腺肌病的检出率有所增高,但由于经济成本的一些限制,目前对子宫腺肌病诊断的特异性和敏感性仍需提高。

过去子宫腺肌病和女性生育力的关系并未引起学者们的重视。这是因为由于检测手段有限,一些不孕患者往往并不知晓她们患有子宫腺肌病。并且,子宫腺肌病一般是在具有生育史的妇女行子宫切除术的时候才得以发现,因此曾一度被认为该疾病是经产妇的特有疾病,不会在未产妇中发生。现在随着各种辅助检查的发展,子宫腺肌病和女性生育力的关系才得以引起广大学者的关注。

(一)子宫腺肌病影响生育力的机制

1. 宫腔形态的改变 各种影像学检查,如子宫三维超声成像、MRI及子宫输卵管造影,均可见子宫腺肌病患者宫腔形态的改变。典型的改变可见子宫体积增大成球形,宫底饱满;子宫前后壁基层呈不均匀的增厚,子宫内膜线受压前移呈弧形。虽然没有确切的证据表明子宫腺肌病患者的宫腔改变和不孕有确切关系,但有学者推测这可能会合并输卵管蠕动减弱,降低运输精子和卵子的能力,从而造成生育力的下降。另外,若伴有典型的子宫腺肌瘤,则宫腔形态完全失常,对胚胎的正常着床有不利影响。

2. 子宫结合带的改变 随着MRI技术的不断发展,学者们在子宫壁中发现了一个新的功能层;即子宫结合带(uterine junctional zone)。其实,组织学和解剖学上并无这一名词,是MRI上显示的子宫壁正常结构;该层位于子宫内膜和内侧子宫肌层之间,起到连接子宫内膜和子宫肌层的作用。但它并非真正黏膜下层的结缔组织,而是一层肌肉组织,和子宫肌层相连但又区别于外层子宫肌层。在子宫腺肌病患者中,子宫结合带厚度一般会增厚,有学者的研究表明,子宫结合带的厚度和着床呈明显的负相关关系。当子宫结合带厚度>7mm时,胚胎的着床能力会明显下降。

3. 着床相关因子的改变 在胚胎着床过程中,一些细胞黏附因子,比如整合素、选择蛋白、钙黏着蛋白等,对胚胎和子宫内膜之间的应答起到非常重要的作用。虽然有高质量的胚胎,但由于上述相关因子在子宫腺肌病患者中的正常表达受到改变,其着床能力明显下降。另外,众多研究亦表明,和着床相关的其他因子如白血病抑制因子(leukemia inhibitory factor,LIF),还有着床相关基因 *HOXA10* 等,在子宫腺肌病患者中的表达均有改变。在正常对照组的患者中,LIF和HOXA10在黄体中期,即着床窗开启时高表达;而子宫腺肌病患者的子宫内膜中,上述因子的表达明显低于对照组。

因此,子宫腺肌病对女性生育力的影响是多方面的。除了上述机制外,子宫腺肌病患者往往合并痛经及性交痛,使得正常性生活受到影响,从而降低妊娠概率。另外,即使胚胎能够正常成功着床,由于子宫腺肌病患者子宫体积大,子宫肌层功能受损,维持正常妊娠能力下降。有研究表明,在进行供卵体外受精-胚胎移植的患者中,伴有子宫腺肌病的患者着床率和临床妊娠率并未见降低,但妊娠早期自然流产率却显著高于具有正常子宫的患者。

(二)子宫腺肌病不孕患者的治疗

早在20世纪90年代,就不断有个案报道和小样本的回顾性研究,表明子宫腺肌病患者在接受促性腺激素释放激素类似物(Gonadotrophin-releasing hormone analog,GnRH-a)治疗后,能够自然妊娠并足月分娩正常健康婴儿。然而,使用长效GnRH-a,尤其是对于子宫腺肌病患者连续使用多次后,卵巢恢复排卵需要较长时间,妊娠机会并不大。若患者长期使用并盲目等待,卵巢储备功能不断下降,有错失妊娠最佳时机的风险。

和单纯使用 GnRH-a 相比,保守性手术不仅能显著提高术后自然妊娠概率,还可以明显减轻患者痛经的症状。2009 年的一项研究表明,子宫腺肌病患者在接受手术治疗后,无论是否合并使用长效 GnRH-a,3 年内的临床妊娠率和活产率均高于单纯使用长效 GnRH-a 6 个月的患者。因此,目前对于具有生育要求的子宫腺肌病患者,应该联合使用保守性手术治疗和长效 GnRH-a 这一观点,已被广大学者所接受。

对于合并其他不孕因素或保守治疗无效的患者,IVF/ICSI 助孕往往成为她们的最终选择。最初有文献报道,若对进行 IVF/ICSI 助孕的子宫腺肌病患者不进行任何处理,则她们的临床妊娠率和活产率会显著低于正常对照人群,但是这种情况通常在未使用长效 GnRH-a 的普通长方案或者拮抗剂方案中发生。有研究表明,在 IVF/ICSI 助孕过程中,对子宫腺肌病患者采用长效 GnRH-a 进行预处理和垂体降调节后,其临床妊娠结局并不低于正常对照患者。但是,需要注意的是,子宫腺肌病患者的子宫体积在应用长效 GnRH-a 后会显著缩小,但随着后续促排卵药物的应用,卵泡发育雌激素水平的升高,子宫体积会逐渐增大,可考虑全胚冷冻,日后再次使用长效 GnRH-a 后行冻融胚胎移植。

美国生殖协会数据库的一项大样本研究,共纳入了 2008—2010 年 347 185 个周期的资料,其中具有子宫内膜异位症诊断的周期占 11%。与其他因素而进行 IVF 的患者相比,子宫内膜异位症患者的获卵数的确明显降低,不过这可能是由于子宫内膜异位症患者大多数均有卵巢手术史的缘故。从整体上看,子宫内膜异位症患者的临床妊娠率、着床率低于其他患者,其中存在很多混杂因素,因为子宫内膜异位症常同时合并男性因素、输卵管和盆腔因素、卵巢低储备等其他不孕原因。对于那些单纯性子宫内膜异位症患者而言,其临床妊娠率和其他患者基本一致,甚至稍高于其他因素的不孕患者。一些高质量的 meta 分析结果也表明,和其他进行 IVF 的患者相比,巧克力囊肿患者通常需要更大剂量的促性腺激素来进行卵巢刺激,但获卵数却明显减少,提示此类患者卵巢储备可能存在不足,但其活产率、临床妊娠率和流产率却未见明显改变。

(胡琳莉 卜志勤)

第五节 内分泌疾病与生育力

在不孕(育)症夫妇中,单纯女性因素不孕者占 1/3 左右,而单纯女性因素不孕中由排卵障碍所致者占一半以上。卵巢正常排卵受下丘脑 - 垂体 - 卵巢轴(hypothalamus-pituitary-ovary axis,HPOA)严密调控,HPOA 腺体功能异常、正负反馈调节紊乱,将导致卵泡发育异常和排卵障碍。此外,女性生殖轴外的其他内分泌器官(包括甲状腺、肾上腺、胰腺等)与 HPOA 间存在持续性的交互作用,这些内分泌器官的功能和结构异常可在多个水平影响女性 HPOA,进而导致卵巢排卵障碍、月经紊乱或闭经等,最终损害女性生育力。本节将主要介绍各种内分泌疾病对女性生育力的影响。

一、下丘脑 - 垂体 - 卵巢疾病

(一)下丘脑疾病与女性生育力

下丘脑出现病变或功能异常时常导致下丘脑性闭经,而下丘脑性闭经是低促性腺激素

（Gn）分泌性闭经中常见的原因。常由于中枢神经系统器质性或功能性疾病导致下丘脑的促性腺激素释放激素（GnRH）脉冲分泌异常所致，包括下丘脑发育异常性囊肿、颅咽管瘤（累及蝶鞍部位时）、生殖细胞瘤、下丘脑错构瘤、脊索瘤、表皮样和皮样病变、中枢神经系统原发性肿瘤、蝶鞍周围的脑膜瘤、视神经胶质瘤、室管膜细胞瘤、中枢神经系统恶性及广泛病变、霍奇金病、非霍奇金淋巴瘤、白血病浸润、组织细胞增多病、嗜曙红细胞肉芽肿、巨细胞肉芽肿、肉芽肿性病变、神经系统结节病、韦氏肉芽肿病、结核、梅毒等。临床特点为：低或正常的Gn、PRL 正常、蝶鞍正常；排卵障碍，生育力明显下降。

1. **功能性下丘脑性闭经**　功能性下丘脑性闭经（functional hypothalamic amenorrhea，FHA）是以 GnRH 脉冲释放受损为特征的非器质性、可逆性闭经，是继发性闭经的最主要类型（占 15%~55%）。诊断 FHA，须先除外下丘脑 - 垂体器质性病变、内分泌疾病（高泌乳素血症、肾上腺功能低下或亢进、甲状腺功能低下或亢进）及全身性疾病等。FHA 按诱因可分为 3 种类型：精神压力相关的闭经、体重减轻相关的闭经和运动相关的闭经。按血液循环内 Gn 水平，FHA 分为促性腺激素正常型和促性腺激素低下型，前者为正反馈缺乏，促卵泡激素（FSH）、促黄体激素（LH）为正常月经时的早卵泡期水平；后者促性腺激素非常低下且孕激素撤退试验阴性。FHA 诱发因素为应激（代谢性、生理性、心理性）、因节食而导致的体重快速下降及过度运动。FHA 在青少年女性可表现为原发性闭经；在成年女性，如遇危及生命的情况（如囚禁、战争等）可导致 40% 以上女性出现闭经，而在周围状况改善后绝大多数闭经女性可恢复正常月经；在精神压力过大、过度而快速的体重下降或过度锻炼的女性，可出现黄体功能不全、月经稀发或继发性闭经，生育力下降。过度渴望生育的心理也可导致FHA。体重指数（BMI）<19kg/m^2 或体脂比 <20% 亦可导致闭经。FHA 的病理生理基础非常复杂，目前尚未完全明了。其病理生理核心表现为 GnRH 释放的脉冲频率和幅度下降，导致垂体 FSH、LH 合成和分泌不足，继而导致卵泡发育障碍、排卵障碍等。GnRH-FSH 释放异常，导致卵泡发育障碍，雌激素轻度或严重低落；GnRH-LH 释放异常导致 LH 脉冲频率下降、无LH 峰或 LH 分泌量正常而脉冲频率过高，影响卵泡发育和排卵，雌激素轻度或严重低落，孕激素缺乏。FHA 患者可同时伴有泌乳素水平异常、肾上腺皮质激素分泌增加等。

2. **先天性低促性腺素性功能减退症**　先天性低促性腺素性功能减退症（congenital hypogonadotropic hypogonadism，CHH）是一种由 GnRH 分泌缺陷引起的少见的遗传异质性疾病，临床表现为原发性闭经、第二性征不发育或发育差、Gn 水平低、E$_2$ 水平极低，约 50% 的CHH 患者伴有嗅觉丧失或减退（Kallmann 综合征）。Kallmann 综合征具有正常女性染色体核型，而自幼丧失嗅觉或嗅觉减退，特别不能辩别香味和咖啡。其发病机制与嗅神经元和GnRH 神经元移行出现异常有关。胚胎期时期分泌 GnRH 的神经元与嗅觉神经元具有相同的来源，两者在发育过程中的移行途径也相同。嗅神经正常情况下向前脑移行，经过筛板和脑膜到达嗅球，GnRH 神经元沿嗅神经穿过嗅球到达下丘脑。Kallmann 综合征的发病是由于嗅神经元向前脑移行障碍，未达嗅球；伴行的 GnRH 神经元移行亦中断。

3. **颅咽管瘤**　颅咽管瘤好发部位是蝶鞍之上垂体柄漏斗部前方，是常见的下丘脑肿瘤。肿瘤常因压迫垂体柄而引起颅内高压、视力障碍、下丘脑和垂体功能异常。发病在青春期前表现为原发闭经、性幼稚、生长障碍，可引起弗勒赫利希综合征。

4. **Laurence-Moon-Biedl 综合征**　是一种常染色体隐性遗传病。临床表现为肥胖、性腺发育不全、视网膜色素变性，多伴有多指，以近亲结婚的后代多见。

（二）垂体疾病与生育力

垂体前叶分泌生长激素（GH）、泌乳素（PRL）、LH、FSH、促肾上腺皮质激素（ACTH）、和促甲状腺激素（TSH）。垂体前叶在下丘脑的控制下调节其靶器官如性腺、甲状腺和肾上腺的功能，生长激素促使生长，泌乳素促使泌乳。当垂体的某一方面或几个方面出现问题时，可影响生殖内分泌轴、甲状腺、肾上腺等，导致生育力下降或丧失。

1. 席汉综合征 席汉综合征由 Sheehan 于 1939 年首次描述，是由于分娩期产后大出血，特别是伴有较长时间的低血容量休克导致的垂体前叶缺血性坏死、纤维性萎缩而造成垂体功能不全，继发垂体前叶多种激素分泌减退或缺乏，导致性腺功能、甲状腺功能和肾上腺皮质功能低下等一系列症状。发生率约占产后出血性休克的 25%。产后大出血引起垂体前叶功能减退的原因与如下因素有关。首先，妊娠期垂体呈生理性肥大，需氧量增加，对缺氧敏感，当全身循环衰竭，垂体前叶血流明显减少，易引起梗死。其次，由于垂体前叶 80% 的血运来源于垂体上动脉和门脉丛，休克时动脉和门脉循环血量骤减，缺血时间越长，垂体坏死和功能损害越严重。当垂体组织破坏超过 50% 时，将出现临床症状；超过 75% 时，症状明显；超过 90% 时，症状严重。当临床表现以激素缺乏为主时，依下列顺序出现：①促性腺激素分泌不足症候群：产后无乳，无卵泡发育，雌激素低落，闭经，生殖器官萎缩，同时雄激素也出现低落；②促甲状腺激素不足症候群：乏力，表情淡漠，智力减退，动作迟缓，食欲减退，畏寒，皮肤干燥，面部水肿、苍黄，甚至出现黏液性水肿等；③促肾上腺皮质激素不足症候群：面色苍白，头晕，虚弱无力，恶心、呕吐，腹痛、腹泻，体重减轻，血压低，易感染和晕厥，甚至休克、昏迷等。

2. 垂体单一性 Gn 缺乏症 垂体除分泌 Gn 缺乏外，其他功能均正常，可能是 Gn 亚单位或受体异常所致。血卵泡刺激素（FSH）、黄体生成激素（LH）和雌激素水平均低下。主要表现为原发闭经，性腺、性器官和第二性征不发育。

3. 垂体生长激素缺乏症 为垂体前叶生长激素（Gn）分泌不足所致。患者体型、面貌酷似儿童，身材矮小，但体态匀称，智力正常。青春期后，内外生殖器及第二性征均不发育，表现为原发闭经。

4. 垂体肿瘤 垂体前叶肿瘤约占颅内肿瘤的 7%~10%。垂体肿瘤按病理形态来源分为嗜酸、嗜碱和嫌色细胞 3 种，其中嫌色细胞占 85%。如果按分泌激素的种类区分，常见的有垂体腺瘤、生长激素腺瘤、促肾上腺皮质激素腺瘤、促甲状腺素腺瘤等。不同性质的肿瘤可引起不同的症状，但多有闭经的表现。垂体肿瘤中有 80% 分泌催乳素，而高泌乳素血症患者中，50% 的患者有垂体腺瘤，而且几乎所有患者的催乳素均大于 200μg/L。

（1）催乳素瘤：是垂体前叶有功能的腺瘤，生长速度缓慢，为良性，是妇科内分泌病中的常见垂体肿瘤。临床表现为闭经、泌乳、不孕、肿瘤压迫症状、低雌激素症状和高泌乳素血症。

（2）垂体促性腺素瘤：占临床上非功能性垂体腺瘤的 80%~90%，占垂体巨腺瘤的 40%~50%，男女性发病率相当。垂体促性腺素瘤很少产生临床症状，比较常见的为腺瘤增大（>20mm）产生的压迫症状，如视野缺失（最常见为双颞侧偏盲）、失明、头痛等。少数垂体促性腺素瘤患者可出现月经紊乱（如闭经、月经稀发、月经过少，少见出现月经过多）、溢乳、不孕及自发性卵巢过度刺激综合征（OHSS）。患者 FSH 水平升高或正常，LH 水平下降，而雌二醇及 PRL 水平明显升高。垂体促性腺素瘤患者发生自发性 OHSS 可能与垂体分泌 FSH

增加、FSH生物活性增加及卵巢FSH受体异常相关。垂体促性腺素肿瘤药物治疗无效,尤其是GnRH-a治疗可能导致OHSS症状恶化。应行手术治疗,手术方式可采用经蝶窦肿瘤切除术,但术后复发率较高,复发患者需进一步行放疗。

(3)生长激素肿瘤:是垂体前叶嗜酸细胞瘤,可分泌大量GH。如在未成年前发病,常表现为巨人症,伴有性腺发育不全和原发闭经。

5. 空泡蝶鞍综合征 如患者蝶鞍异常而非肿瘤所致,则为空泡蝶鞍综合征,是一种先天性的蝶鞍隔缺陷,使蛛网膜下腔陷入垂体窝内,导致腺垂体被挤压并与下丘脑分离,表现为闭经、泌乳;也可继发于手术、放疗或垂体肿瘤梗死后。

(三)卵巢疾病与生育力

1. 特纳综合征 由1条X染色体缺失或变异所致,染色体核型为45,XO。表现为卵巢不发育、第二性征缺失、子宫发育不良。患者具有特征性体貌、体态,常合并泌尿系统和心血管系统异常。

2. 单纯性性腺发育不全 为先天性卵巢发育不全,染色体核型为46,XX或46,XY(Swyer综合征)。可能原因是妊娠早期病毒感染和代谢性影响,使其生殖腺遭到破坏而无法进一步发育所致,因决定性腺发育的基因失活,导致性腺发育不全。

3. 卵巢抵抗综合征(resistant ovary syndrome) 即卵巢不敏感综合征,罕见。可能是由于卵巢缺乏Gn受体或Gn受体变异,或因卵巢局部调节因子异常,卵巢对内、外源性Gn缺乏有效反应。患者卵巢内有众多始基卵泡,仅极少数能发育到窦状卵泡期,几乎不能达到成熟期,多数卵泡在窦状卵泡前期呈局灶或弥漫性透明变性。表现为原发性闭经,而生长发育正常。染色体核型为46,XX。

4. 雄激素不敏感综合征(androgen insensitivity syndrome) 为男性假两性畸形,染色体核型为46,XY。性腺为睾丸,分泌睾酮,但因靶组织睾酮受体缺陷,不发挥生物学效应,故睾酮通过芳香化为雌激素而表型为女性。

5. 卵巢酶缺乏 如17α-羟化酶缺乏综合征,17、20-碳链裂解酶缺乏综合征。卵巢合成雌激素需雄激素作为底物,雄激素经两条途径合成:①17α-羟孕酮、雄烯二酮的Δ4途径;②17α-羟烯醇酮、脱氢表雄酮、雄烯二醇的Δ5途径。无论是哪条途径,17α-羟化酶,17、20-碳链裂解酶在雄激素合成途径中均发挥着关键性的作用,若先天性缺乏,则肾上腺和卵巢雌、雄激素合成受阻,卵泡发育障碍,导致原发性闭经。常伴有高血压、高钾血症和高孕激素血症,无第二性征发育。

二、多囊卵巢综合征

多囊卵巢综合征(polycystic ovarian syndrome,PCOS)是一种发病多因性、临床表现多态性的内分泌综合征,是妇科内分泌临床最常见、最复杂的疾病,育龄女性的患病率高达5%~10%。

(一)多囊卵巢综合征的发病机制

1. 下丘脑垂体功能轴异常 PCOS的促性腺激素分泌表现为不协调。在卵泡期,LH明显高于FSH,并缺乏排卵前的LH峰。下丘脑GnRH分泌脉冲频率升高,LH分泌幅度随之上升,而FSH正常或略低的现象,一般认为与下列因素有关:①卵巢及肾上腺分泌过多的雄激素,经腺体外转化为以雌酮为主的雌激素不出现周期性变化加上孕酮缺乏,对下丘脑及垂体形成不适当反馈,致 GnRH 分泌频率增加;②下丘脑及垂体的自身功能异常,目前认为 PCOS 妇女有多巴胺活性及数量方面的相对不足;③垂体分泌 LH、FSH 的敏感性出现分离。高雌激素环境增加了 GnRH 促垂体分泌 LH 的敏感性,但 GnRH 脉冲频率的增加,其刺激垂体释放 FSH 存在相对不敏感性;④多囊性卵巢合成过多的抑制素可以选择性抑制 FSH 的释放。总之,由于下丘脑脉冲分泌 GnRH 增加,使 LH 水平上升,但 FSH 不与 LH 同步增加。LH 水平上升又可促进卵泡内膜 - 间质细胞及肾上腺分泌雄激素,进一步形成雄激素过多、持续无排卵的恶性循环。

2. 胰岛素抵抗和高雄激素血症 胰岛素抵抗(insulin resistance,IR)和高胰岛素血症在 PCOS 的病理生理学改变及发病过程中起重要作用。有研究表明,肥胖的 PCOS 患者中有 30%~45% 存在高胰岛素血症和 IR。高胰岛素血症及 IR 发生的原因可能涉及以下因素:①胰岛素受体等位基因突变使前受体不能裂解为成熟的 α、β 亚单位,因而不能形成功能胰岛素受体;②PCOS 的胰岛素受体有数量不足及亲和力下降。高胰岛素血症可抑制肝脏性激素结合球蛋白的合成,使游离雄激素增加;或促进垂体 LH 脉冲分泌并与 LH 协同作用使卵巢发生多囊样变及不排卵。

3. 肾上腺功能异常 肾上腺源性皮质醇与雄激素的分泌在 PCOS 存在不协调。胰岛素对肾上腺源性的雄激素如脱氢表雄酮(DHEA)、硫酸脱氢表雄酮(DHEA-S)的合成起抑制作用。当 PCOS 患者合并胰岛素抵抗时,DHEA 及 DHEA-S 合成不被抑制,而出现高雄激素血症。DHEA-S 可作为多囊性卵巢合成其甾体激素的前体,DHEA-S 增加,卵巢合成雄激素也增加。

(二)多囊卵巢综合征的诊断

PCOS 临床表现的多样性和高度异质性以及与正常人群表现的重叠,使 PCOS 的诊断一直存在较大争议。自 1935 年首次发现这一疾病以来,国际上先后出现了 3 个诊断共识,分别是美国国立卫生研究院(NIH)提出的 NIH 标准、欧洲生殖和胚胎医学会(ESHRE)与美国生殖医学会(ASRM)提出的"Rotterdam 标准",以及美国雄激素学会(AES)提出的 AES 标准。中华医学会妇科内分泌学组根据汉族女性的特点,在 Rotterdam 诊断标准的基础上,完成了中国 PCOS 诊断标准的制订。

中国 PCOS 诊断标准:疑似 PCOS:月经稀发或闭经或不规则子宫出血是诊断 PCOS 必须条件。另外,再符合下列两项中的一项:①高雄激素的临床表现或高雄激素血症;②超声表现为 PCO。确诊 PCOS:具备上述疑似 PCOS 诊断条件后还必须逐一排除其他可能引起高雄激素的疾病和引起排卵异常的疾病才能确定诊断。排除疾病:迟发型先天性肾上腺皮质增生、库欣综合征、低促性腺激素低性腺激素性闭经、卵巢或肾上腺分泌雄激素肿瘤、甲状腺功能异常、高催乳素血症。

(三)多囊卵巢综合征与女性生育力

PCOS 是引起月经失调和不孕的最常见的女性内分泌疾病。基于普通人群的流行病学结果显示,PCOS 群体中不孕症的发生率高达 72%,而非 PCOS 人群不孕症的发生率为 16%,也即 PCOS 不孕症发生率是正常女性的 15 倍。PCOS 不孕的主要原因是无排卵,此外还可能与 PCOS 患者卵母细胞质量下降、内膜容受性受损相关。

1. PCOS 患者的卵子质量 PCOS 患者对卵子质量的影响尚有争议。多数研究者认为 PCOS 患者的卵子质量比输卵管性不孕患者的稍差,导致受精率低且胚胎质量差,尤其在合并有肥胖、高雄激素血症或高胰岛素血症者,但由于PCOS患者往往获卵数多,可以在一定程度上弥补受精率低的缺陷。

2. **PCOS与子宫内膜容受性** 研究发现,PCOS患者由于长期的内分泌及代谢的改变,孕激素、雌激素水平偏高,高雄激素血症和高胰岛素血症,导致子宫内膜HOXA-10、LIF等内膜容受性分子表达改变,降低了子宫内膜的容受性,导致PCOS助孕后出现低妊娠率和高流产率。

3. **PCOS患者的产科结局** PCOS患者发生妊娠期糖尿病、先兆子痫和早产的危险率增加;PCOS患者分娩的新生儿需要ICU治疗的比例高,且围产期死亡率也升高。

三、未破裂卵泡黄素化综合征

未破裂卵泡黄素化综合征(luteinized unruptured follicle syndrome,LUFS)是无排卵性月经的一种特殊类型,是指卵泡成熟但不破裂,卵细胞未排出而原位黄素化,形成黄体并分泌孕激素,使身体效应器官发生一系列类似排卵周期的改变。LUFS患者具有正常月经周期,基础体温呈双相性,宫颈黏液呈周期性变化,子宫内膜呈现出分泌性改变,形成"排卵"假象。1975年Jewelewicz首次报道该现象,他观察使用氯米酚后可出现卵泡不破裂而黄素化的现象,并命名为LUFS。1978年Marik等用腹腔镜直接观察卵巢表面,发现在部分早期黄体表面并无排卵裂孔而进一步证实。临床观察发现,LUFS可能与子宫内膜异位症和垂体功能异常有关,可引起不孕和卵巢囊肿。

(一)发病机制

排卵的实质是一个急性自控性的炎症反应。正常排卵过程包括局部水肿、白细胞从血管渗出、蛋白水解酶/胶原溶解酶激活等,最终导致卵泡壁破裂,卵子释放。排卵需要LH、FSH及孕酮的参与,并与多种蛋白酶以及细胞因子作用有关。如LH刺激前列腺素(PG)生成,增加了液体渗出,提高溶酶体酶活性表达,增加纤维蛋白溶酶及基质金属蛋白酶(MMPs)活性,使胶原溶解,细胞凋亡从而使卵巢局部卵泡壁组织降解,形成排卵。各种原因导致的排卵所需的内分泌及局部环境的异常,均能引起卵泡排出障碍而发生黄素化的现象。LUFS发病机制主要涉及以下四个方面:

1. **内分泌因素**

(1)卵巢周期调控紊乱:PCOS及高泌乳素血症患者促性腺素释放激素失去正常的脉冲性释放频率和振幅,LH分泌异常、LH峰过弱或无法形成LH峰,进而影响排卵。

(2)卵巢因子局部调控紊乱:正常排卵也受卵巢局部多种因子的介导,如PG、抑制素、激活素、血管内皮生长因子、肿瘤坏死因子及白细胞介素等。在子宫内膜异位症、PCOS的患者,上述因子可出现改变,导致LUFS。

2. **机械性因素** 如输卵管梗阻、子宫内膜异位症、慢性盆腔炎等,盆腔组织会形成粘连、增厚,如发生于卵巢(特别是排卵位置)就会阻碍卵泡破裂与卵子排出。机械性因素导致的LUFS持续时间较长,复发率也较高。

3. **医源性因素** LUFS较常见于促排卵过程中。例如氯米酚促排卵治疗时,由于其弱抗雌激素效应使LH峰水平下降,影响卵巢内环磷酸腺苷的增加,使孕酮分泌减少;LH水平下降还可导致胶原酶及纤维蛋白溶酶活性降低,使卵泡壁溶解能力下降从而影响排卵。长期使用抗前列腺素制剂(如非甾体抗炎药)使PGE_2等生成障碍,导致卵泡不破裂。

4. 精神和心理因素 精神因素和应激压力可导致患者血中 PRL 升高,进而降低 LH 受体的数量,使卵泡对 LH 敏感性降低,导致 LUFS 发生。同时,神经内分泌功能失调时 PRL 升高,还可通过多巴胺减少 Gn 的分泌而影响卵巢的功能,继而发展为 LUFS。

(二)诊断

1. B 超检查 B 超检查结合孕酮检测是目前 LUFS 首先诊断方法。在出现 LH 峰 2 天后或注射外源性 HCG 36~48 小时后,B 超检查卵泡仍未排出继续生长,且出现孕酮升高即可诊断。B 超下 LUFS 可表现为:①发育正常的卵泡不破裂而持续性增大;②包膜逐渐增厚,界限模糊,张力降低;③囊泡内由无回声暗区逐渐变成光带状强回声;④直到下次月经来潮后黄素化卵泡才逐渐萎缩消失。

2. 腹腔镜诊断 在预测排卵日后 4~7 天,腹腔镜检查卵巢表面未发现排卵孔,腹腔液量较少,迅速凝固,即可诊断。

(三)LUFS 与女性生育力

LUFS 是无排卵月经的一种特殊类型,也是女性不孕原因之一,属于排卵障碍性不孕。LUFS 在正常生育年龄妇女中的发病率为 5%~10%,在不孕症妇女中发生率为 25%~43%。一过性精神、心理因素导致的 LUFS 一般是可逆的,可予期待观察。合并肥胖、PCOS、高泌乳素血症、甲状腺功能亢进或减退等疾病时,需在处理基础疾病后再给予进一步治疗。药物促排卵后出现的 LUFS,可考虑更改促排卵方案,或加用 HCG、GnRH-a 等诱导排卵。另外近年来有研究发现排卵前注射粒细胞 - 集落刺激因子可改善排卵。子宫内膜异位症合并 LUFS 在有手术指征时可考虑手术,通过恢复盆腔解剖提高排卵率。反复出现的 LUFS、经治疗无效的患者,可考虑行 IVF/ICSI-ET 助孕治疗。

四、黄体功能不全

黄体来自排卵后的卵泡壁细胞;其中卵泡颗粒细胞排卵后形成大黄体细胞,因其表面无 LH 受体,故对 LH 刺激无反应,大黄体细胞可分泌孕酮、雌激素及各种自分泌 / 旁分泌因子;卵泡膜细胞在排卵后形成小黄体细胞,其表面具有 LH 受体丰富表达,在 LH 脉冲刺激下分泌孕酮。黄体形成后如未受孕仅存活 14~16 天;一旦妊娠,黄体将持续存在并维持其内分泌功能至 10~12 周。黄体具有控制月经周期及支持早孕的双重功能。正常的黄体功能取决于正常的卵泡发育、黄体期合适的 FSH/LH 脉冲分泌及协调的局部旁分泌,以及内分泌的调控等。上述任何一个环节出现异常或不匹配均可导致排卵后形成的黄体功能异常。

1949 年 Jones 首先提出黄体功能不全(luteal phase defect,LPD)的概念,且沿用至今。LPD 是指由于黄体发育不全或过早退化,导致孕酮分泌不足或分泌时间过短,或子宫内膜对孕酮反应性降低,临床表现为分泌期子宫内膜发育延缓或停滞,基质和腺体发育不同步。但黄体功能不全作为临床诊断术语,其定义、诊断标准目前仍未达成共识。

(一)黄体功能不全的病因

1. 自发性 LPD 自发性 LPD 的病因可出现于卵泡期、黄体期及早孕期。每一期内,内分泌调节异常,卵巢和黄体自分泌、旁分泌异常及子宫内膜对孕酮反应性降低均可导致 LPD。

卵泡期因 GnRH 脉冲分泌异常、FSH 水平过低或 FSH/LH 比例降低、颗粒细胞上 FSH 受体不足、甲状腺疾病、高泌乳素血症、排卵时 LH/FSH 峰过低等,可导致卵巢颗粒细胞、卵泡膜细胞发育及分化不足,致使黄体发育不良。黄体期 LH 分泌不足及 LH 脉冲频率的改变、黄体细胞对 LH 反应性下降、甲状腺疾病、高泌乳素血症等致使黄体过早萎缩,分泌功能缺陷,出现 LPD。早孕期由于 hCG 分泌不足或生物活性度下降,可影响小黄体细胞,引起 LPD。子宫内膜孕激素受体表达过低,致使黄体期子宫内膜对孕激素作用缺乏足够反应;高泌乳素血症可通过干扰下丘脑 GnRH 分泌;女性在遭受重大精神应激事件和社会环境创伤时,下丘脑促肾上腺皮质激素释放素分泌亢进,内源性多巴胺、阿片肽升高,在下丘脑水平抑制 GnRH 神经元的脉冲分泌,下丘脑 - 垂体 - 卵巢轴紊乱,最终导致 LPD。

虽然 LPD 病因比较多样,但目前认为约 50% 以上的 LPD 发生是由于下丘脑 GnRH 脉冲发生器异常。当下丘脑脉冲发生器受到内分泌、雌孕激素正负反馈及中枢神经系统等异常调控影响时,出现垂体 LH 脉冲不足,导致黄体功能不足或黄体生存期缩短,出现 LPD。

2. **医源性 LPD** 主要见于辅助生殖技术中的促排卵中。促排卵过程中 GnRH-a 和 GnRH-A 的应用,抑制了内源性 LH 的分泌;高水平的雌孕激素对下丘脑垂体的负反馈,导致黄体期 LH 脉冲分泌下降,出现黄体过早溶解;在取卵过程抽吸掉卵泡的颗粒细胞,减少了颗粒黄体细胞的数量,导致黄体功能不足。

(二)黄体功能不全的诊断

目前 LPD 尚无统一的诊断标准,比较公认的判定方法有基础体温测定、子宫内膜活检及黄体中期孕酮水平的测定。

1. **基础体温测定** 孕酮可上调下丘脑体温调控中枢的调定点。当血清孕酮水平升高 2.5ng/ml,基础体温即可上升 0.3~0.5℃;此为基础体温测定的原理。传统上,基础体温的高温相在 12~15 天被认为属于正常。如果基础体温上升过慢或高温相持续 ≤11 天,为 LPD。但基础体温测定不能定量反映血清孕酮水平,因为孕酮浓度达到 3ng/ml 即可引起基础体温的最大限度升高。此外,实验表明黄体期缩短可能是 LPD 的严重表现,因此此法并不敏感。

2. **子宫内膜活检** 是诊断 LPD 最常用的方法。1950 年 Noyes 等详细地描述了排卵后至月经来潮间子宫内膜每天的变化。以末次月经减去 14 天作为理论排卵日,确定活检在排卵后第几天,然后根据内膜特点判定子宫内膜属于排卵后第几天,两者相差在 2 天以内为正常,若连续两个周期后者落后前者 2 天以上即可诊断为 LPD。活检时间一般在 BBT 上升 12 天或 LH 峰值后 13 天。值得注意的是,按 Noyes 组织学标准来判定内膜所处的月经周期日,存在很大的观测者个体间及个体内变异,并且同一患者不同月经周期间内膜活检的结果变异很大;此外不孕症与正常妊娠女性相比,两者内膜活检的时相变化并无显著差异,这些均影响了子宫内膜活检在诊断 LPD 中的敏感性和特异性。

3. **孕酮水平的测定** 在黄体中期(排卵后 5~9 天)单次测定血清孕酮值 <10ng/ml,或随机三次测定血清孕酮值总和 <30ng/ml 作为诊断标准。由于黄体中期孕酮呈脉冲分泌,间隔 90 分钟测定血孕酮水平可相差 8 倍以上;孕酮出现的时间及脉冲大小也存在很大的个体差异;餐后孕酮水平可暂时显著下降也影响测定的可靠性。因此单次测定孕酮诊断 LPD 存在很高的误诊率(大约 15%)。

总之,由于迄今尚缺乏具有可重复性、与疾病病理生理相关及临床切实可行的诊断 LPD 的方法,基础体温测定、黄体中期孕酮测定及子宫内膜活等方法在 LPD 诊断中的价值无切实依据,所以目前不推荐将这些方法用于 LPD 的诊断。

（三）黄体功能不全与女性生育力

理论上各种病因诱发的黄体功能不全,因孕酮分泌不足或黄体过早退化及子宫内膜对孕酮反应性低下,导致分泌期内膜发育延缓或停滞,子宫内膜与胚胎发育不同步,从而干扰胚胎种植,出现不孕和自然流产。目前,除继发于促排卵后的医源性LPD确定影响胚胎种植及妊娠外,其他情况下LPD作为独立的不孕症病因仍有极大争议。

1. LPD与不孕 临床上常是在未发现其他明确的不孕(育)症因素时,不孕症医师才会作出黄体功能不全的临床诊断;而且很多情况下这一诊断首先是由患者提出的。由于目前LPD无明确、统一的诊断标准,也缺乏大样本前瞻性随机对照研究,LPD与不孕的关系仍有争议。采用现有的LPD诊断方法,多个研究中并未提示不孕症女性和正常女性的LPD发生率存在差异;而被诊断为LPD的女性仍可实现自然妊娠并足月分娩。还有研究认为LPD的严重程度与不孕症发病相关,例如在内膜发育滞后于月经周期5天及以上的患者,采用克罗米芬治疗后妊娠率可达到79%,而内膜发育滞后小于5天的患者采用相同的治疗,妊娠率仅为8.9%。

2. LPD与复发性流产 采用子宫内膜活检的诊断方法,在复发性流产妇女中诊断出LPD占17.4%~28%;在具有正常月经周期、无复发性流产史的女性行内膜活检,内膜发育滞后2天以上的比例达26.7%。在一项纳入197例复发性流产患者的前瞻性研究中,单次黄体中期(排卵后5~9天)血清孕酮值<10ng/ml(可诊断为LPD)并不能预测妊娠结局。研究发现,36名复发性流产女性根据内膜活检和定期结果分为LPD及非LPD组,两组患者的子宫内膜特异性细胞和分子标志物的表达并无显著差异(如CD45、CD4、CD3、雌孕激素受体、白血病抑制因子及IL-6等)。尽管目前并不确定LPD与复发性流产间的关系,但对于复发性流产女性指南仍推荐采用黄体支持治疗。

五、甲状腺疾病

甲状腺是人体重要的内分泌器官,其功能是分泌甲状腺激素(TH)以调节机体代谢。甲状腺功能异常是育龄期人群的常见疾病,女性发病率明显高于男性。不孕症患者中甲状腺功能亢进和甲状腺功能减退的发病率较正常人群升高;亚临床甲状腺功能减退的发病率更高达14%。可见甲状腺功能与女性生育力密切相关。研究发现:甲状腺功能异常可导致女性血清促性腺激素和性激素水平异常;甲状腺激素可直接作用于卵巢,过多或过少均可影响卵泡发育,损害卵巢储备力;甲状腺激素可直接参与调节子宫内膜生理功能,影响子宫内膜容受性;甲状腺疾病可能影响宫腔对妊娠的承受能力,增加产科并发症和不良妊娠结局的发生。

（一）甲状腺功能亢进与生育力

与甲状腺功能正常的女性相比,甲状腺毒症女性血清内性激素结合球蛋白(SHBG)及雌二醇(E_2)的水平增加。血清雌二醇水平增加,推测可能与血液循环内和SHBG结合的E_2清除减慢及E_2、睾酮、雄烯二酮合成增加有关。未接受治疗的格雷夫斯病患者,相较甲状腺功能正常者和接受抗甲状腺药物治疗的患者相比,其体内LH分泌增加。格雷夫斯病患者LH分泌增加的原因目前尚不清楚,可能与这些患者垂体对GnRH刺激敏感性上调相关。

近年来临床报道,月经异常(月经紊乱、经量过多、经期过长等)发生率在甲状腺毒症患者中为21.5%,虽然显著高于甲状腺功能正常患者中的8.4%,但较早期报道的在甲状腺毒症中高达 50% 的发生率明显下降。可能与近年来甲状腺毒症的早期诊断和治疗有关。尽管大部分甲状腺毒症患者仍有排卵,但其生育力却显著下降。

^{131}I 是常用的治疗甲状腺毒症和分化型甲状腺癌的药物。在甲状腺毒症患者,平均 ^{131}I 用量为 10mCi(370MBp)。这一剂量对女性生育力的影响可以忽略,也不会对子代的健康造成不良影响。即 ^{131}I 治疗不会损害甲状腺毒症女性患者的生殖腺体。临床上推荐 ^{131}I 治疗后应避孕 6 个月,主要是避免 ^{131}I 治疗后甲状腺功能低下带来的不良妊娠结局,而并非为了规避 ^{131}I 的致畸作用。

(二)甲状腺功能减退与生育力

甲状腺功能减退患者,血液循环中雄烯二酮、雌酮的清除率下降,而外周芳香化酶的活性增加。由于甲状腺功能减退患者血液内 SHBG 水平下降,导致血液内总睾酮及雌二醇的浓度降低,但其非结合部分增加。患者 FSH、LH 水平正常,但部分患者可表现为垂体对 GnRH-a 刺激后的 LH 分泌反应迟钝或延迟。另外,部分患者由于下丘脑促甲状腺释放激素(TRH)分泌增加,还可能出现血 PRL 上升。外周血内雌激素代谢异常、高泌乳素血症、凝血功能缺陷、LH 脉冲分泌异常等是导致甲状腺功能减退患者不孕的主要原因。

约 25%~60% 的育龄期甲状腺功能减退患者存在月经异常,并且月经异常的严重程度与甲状腺功能减退病情呈正相关。患者的月经异常包括:月经稀发、频发,月经过多或经期延长等。雌激素突破性出血或无排卵,导致月经经期及月经量的改变;患者合并的凝血因子缺陷(如凝血因子Ⅶ、Ⅷ、Ⅸ 及 Ⅺ 水平下降)可导致月经量过多及月经频发。

LH/FSH 及 T_4 水平正常是实现 IVF 最佳受精率及囊胚形成率所必需的。Cramer 等的研究发现,高 TSH 水平与 IVF 体外受精失败呈明显正相关,提示甲状腺参与了卵子生长发育的调控。甲状腺功能低下患者行左旋甲状腺激素(LT₄)治疗后,可明显改善 GnRH-a 刺激后的 LH 脉冲分泌,短期内使 PRL 水平恢复正常,降低月经紊乱的发生率,进而可提高自然妊娠率。

没有得到及时补充甲状腺素的妊娠期甲减及亚临床甲减孕妇产科并发症发生率增高,包括贫血、先兆子痫、心功能不全、胎盘早剥、产后出血等,以及胎儿并发症如早产、低出生体重、分娩期胎儿窘迫、围产儿死亡和先天性甲状腺功能低下等。

甲状腺功能异常可导致一系列性激素水平的改变,导致月经异常、排卵障碍,进而影响女性生育力。考虑到甲状腺功能对生育的潜在影响,在不孕患者中进行甲状腺功能的监测是必要的。

六、肾上腺疾病

先天性肾上腺皮质增生症(congenital adrenal hyperplasia,CAH)是由于编码肾上腺皮质激素合成酶的基因突变引起酶的缺陷,导致肾上腺皮质激素合成不足或严重缺乏、前体物质堆积的一组单基因遗传病,也是较常见的常染色体隐性遗传病。

1. 临床表现　21-羟化酶缺陷(21 hydroxylase deficiency,21-OHD)是 CAH 最常见类型,占 CAH 人群的 90%~95%。其发病机制是第 6 号染色体短臂的 *CYP21* 基因突变,引起皮质醇甚至醛固酮的合成障碍,负反馈导致 ACTH 水平过高、雄性激素分泌过多,孕酮和 17-羟孕酮等中间代谢产物增加。CYP21 基因型与临床型存在一定相关性,能导致严重羟化酶缺乏的基因突变称为严重突变型;可引起轻中度酶缺陷的基因突变则称为温和突变型。按

21-羟化酶缺乏的程度在临床上可分为失盐型、单纯男性化型和非经典型 CAH,其中前两者并称经典型。失盐型 CAH 在婴儿期即可出现典型的临床表现,如严重呕吐、喂养困难、体重不增,电解质紊乱则表现为低钠血症和高钾血症,同时女性伴有外生殖器的男性化等;如未及时诊治,预后不良。单纯男性化型 CAH 出生时伴或不伴明显的外生殖器异常,大多至青春期则表现为女性阴蒂增大、男性性早熟。非典型 CAH 往往出生时无典型的临床特征,成年后多因女性不孕或男性不育就诊时被发现。21-OHD 患者生育力下降的原因复杂,包括性激素分泌异常、内分泌异常导致的生殖细胞生成障碍、生殖道重建术对性生活不良影响、糖皮质激素治疗不当及精神心理因素等。

2. CAH 对女性生育力的影响　CAH 女性生育力往往低于正常人群。单纯男性化 CAH 女性的妊娠率最高,而失盐型的妊娠率最低。英国一项对经典型育龄女性的研究中,有妊娠意愿的 23 例患者的妊娠率为 91.3%,与正常人群的妊娠率相当(95%),但总体的生育率(总出生数与相应人口中育龄妇女人数之间的比例)明显低于正常人群(0.25∶1.8)。目前,随着非经典型患者被越来越多的发现,CAH 中非经典型是不孕症临床中最常见的类型。非经典型 CAH 大多因原发不孕就医时被确诊。回顾性研究发现,在有生育需求的非经典型 CAH 患者妊娠率可达为 89.5%,且大部分妊娠(57.2%)是在未行任何干预下实现的。CAH 影响女性生殖生育能力的原因主要是雄激素过多,导致女性外生殖器男性化及干扰下丘脑 - 垂体 - 卵巢轴的内分泌功能等。

3. CAH 对女性生殖系统发育的影响　CAH 是引起女性外生殖器男性化最常见的病因。在妊娠 6~7 周胎儿完成外生殖器的分化,而肾上腺皮质妊娠 7 周时开始具有分泌功能。21-OHD 女胎在孕早期暴露于高肾上腺源性雄激素环境中,外生殖器呈现不同程度男性化。男性化范围从阴蒂到尿道海绵体,如阴蒂肥大、阴唇皮肤皱缩、阴道狭窄等。严重的男性化需手术治疗,但长期随访结果表明,经历手术治疗的经典型患者的生育能力并没有提高。因那些经历阴道重建术的患者,往往合并膀胱感染及局部脓肿、瘢痕形成及阴道挛缩等,给患者身体和心理上带来很大痛苦。而且外生殖器整形手术导致夫妻双方对性生活的满意度下降,约 50% 的术后女性对性生活不满。与正常对照组和非手术组相比,接受手术治疗的经典型女性的阴蒂敏感度严重受损、性快感缺失及性交痛等,均是影响性生活的不良因素。虽然手术术式不断改进,但远期的效果尚未获得研究证实。对于女性 CAH 患者外生殖器两性化的治疗,目前更多关注于药物和精神心理治疗方面。21-OHD 的 CAH 女性更多表现为外生殖器男性化,而子宫、输卵管、卵巢基本与正常人群无明显差异。多囊卵巢综合征在 CAH 女性中非常常见,多与内分泌异常有关。

4. CAH 对女性生殖内分泌的影响　CAH 体内高雄激素可引起 LH/FSH 比值改变,诱导排卵异常。升高的孕激素对于子宫内膜容受性、胚胎着床等的不利影响,也是 CAH 女性不孕的原因,受影响的程度与激素异常的程度相关。雄激素作用于 GnRH 的受体,使 LH 分泌增加,从而干扰排卵,这种观点已在体外得到证实。高雄激素在外周转化为雌酮,对子宫内膜长期慢性刺激,使子宫内膜不典型增生及肿瘤发生风险增加,对生育力造成不良影响。此外,CAH 人群中的孕酮水平是正常人的 50 倍。升高的孕激素水平不仅影响 GnRH 脉冲频率、卵母细胞、输卵管活动、宫颈黏液、精子穿透,还可对子宫内膜容受性产生不良影响。因为在人类辅助生殖技术的研究结果显示,当孕激素水平超过 150ng/dl 时与妊娠率降低相关。

5. CAH 对妊娠结局的影响　CAH 对妊娠结局可能不利的影响包括:流产率增加、胎儿生长受限、活产率降低等。经典型 CAH 女性妊娠后约 10% 发生自然流产。复发性流产还可能是非经典型 CAH 女性最初就诊的原因。自然流产的发生机制还不确切,升高的孕激素影响了调节子宫内膜环境的基因表达,致使胚胎延迟着床,可能是自然流产发生的原因之一;此外,CAH 患者合并有黄体功能不足、高雄激素导致的子宫内膜容受性差及胚胎染色体异常等也可能是流产的发病原因。糖皮质激素治疗是改善 21-OHD 的 CAH 患者妊娠结局的有效手段,其可显著降低患者的自然流产率。CAH 还可能是胎儿宫内生长迟缓危险因素,对夫妇任一方为 CAH 携带或患病者,应严密监测胎儿宫内生长情况。21-OHD 的 CAH 患者活产和足月产数与 *CYP21* 基因突变严重程度密切相关。严重突变型的活产数明显减少,失盐型女性的活产率是 0~10%,单纯男性化型是 33%~55%,非经典型则是 63%~90%。妊娠结局不仅受 CAH 影响,年龄、母体基础疾病都可能导致不良的母儿临床结局。

七、糖尿病

1 型糖尿病患者以年轻人为主,它在全世界的患病人数正以每年 3% 的增速持续增加。每年有 70 000 名 14 岁及以下的儿童发生 1 型糖尿病。而随着肥胖儿童和青少年人群的急剧增多,无论是在发达国家还是在发展中国家,2 型糖尿病的发病人数也在逐年增长。

(一)糖尿病与女性生育力

1. 1 型糖尿病与女性生育力 1 型糖尿病影响女性月经初潮和月经周期,导致患者生育力下降。在 1922 年胰岛素开始应用于 1 型糖尿病的治疗之前,儿童时期发生糖尿病的女孩绝大多数没有月经初潮,或者即使短暂月经来潮也通常会停经。只有 2% 的 1 型糖尿病女性成功受孕。而接受胰岛素治疗后,大部分的女性糖尿病患者可出现月经,但仍有很高比例的患者存在月经紊乱(以继发性闭经和月经稀少为主)的情况,发生率是非糖尿病患者的 3 倍。

2. 2 型糖尿病与女性生育力 大部分 2 型糖尿病女性患者是绝经后女性,但随着饮食和生活方式的变化,肥胖越来越普遍,生育年龄女性发生 2 型糖尿病的风险逐年增加。2 型糖尿病和女性不孕、月经周期改变、绝经年龄相关。

(二)糖尿病损害女性生育力的病理机制

1. 1 型糖尿病与下丘脑性无排卵 1 型糖尿病可引起厌食症样下丘脑性无排卵,进而影响下丘脑 - 垂体 - 卵巢轴。低体重指数的糖尿病女性患者更易出现月经紊乱。糖尿病年轻女性患者的分解代谢和饮食限制会导致细胞内营养匮乏,这种情况在诊断糖尿病和开始胰岛素治疗前更易出现。继之可能破坏下丘脑 GnRH 的脉冲式分泌,引起促性腺激素分泌减少。接受胰岛素治疗的 1 型糖尿病患者,可能出现胰岛素超生理剂量,继之发生雄激素过多和 PCOS。除了外源性高胰岛素血症,1 型糖尿病女性患者也可由于肌肉摄取葡萄糖减少而导致胰岛素抵抗,进而可能出现雄激素分泌过多。

2. 2 型糖尿病与肥胖和 PCOS Amini 等的研究发现,PCOS 在 2 型糖尿病中的发病率增高。2 型糖尿病和 PCOS 有共同的危险因素,如高血压、肥胖、血脂异常和高胰岛素血症。胰岛素抵抗可导致高胰岛素血症,高胰岛素血症通过 IGFBP、IGF1、SHBG 水平的改变来刺激肾上腺和卵巢雄激素分泌增加,继而卵巢停止排卵。肥胖在 2 型糖尿病女性和 PCOS 患者中都很普遍。研究显示,肥胖女性需要更长时间受孕,与年龄、周期规律无关,提示期间卵巢功能的改变。

3. 糖尿病影响女性绝经年龄 现已知糖尿病患者的细胞衰老早于正常人群。Dorman

等对 143 位 1 型糖尿病高加索女性的绝经年龄与非糖尿病姐妹、无亲缘关系的非糖尿病对象进行比较,发现 1 型糖尿病是过早绝经的独立危险因素。由于 1 型糖尿病女性的初潮年龄明显大于非糖尿病女性,加之过早绝经,这两者使得 1 型糖尿病女性的生育期缩短了 6 年。目前的研究尚未提示 2 型糖尿病女性有发生过早停经的风险。1 型糖尿病女性提早绝经可能与自身免疫有关。

4. 糖尿病患者自身免疫性疾病发生率增高 自身免疫疾病,包括卵巢炎、睾丸炎和甲状腺功能减退,是已知的不孕病因。1 型糖尿病患者中桥本氏甲状腺炎、抗甲状腺过氧化物酶抗体及抗卵巢自身抗体阳性率明显增高,损害患者的生育力。

5. 糖尿病患者性功能障碍发生率增高 14%~45% 的糖尿病女性有性刺激障碍和润滑不良,明显高于健康对照者。女性性功能障碍可能会因性欲减低和性行为减少而对不孕产生继发影响,尤其在排卵时期。

总之,糖尿病可通过多种病理生理机制损害女性生育力(图 3-5-1)。糖尿病对女性生育力有明确不利影响,而通过严格血糖代谢控制,可改善患者的月经紊乱、生育率。对部分糖尿病患者在代谢控制后仍有月经紊乱,应进一步检查下丘脑 - 垂体 - 卵巢轴是否异常,并评价激素状态(GnRH、LH、FSH)和与糖尿病相关的自身免疫病因。

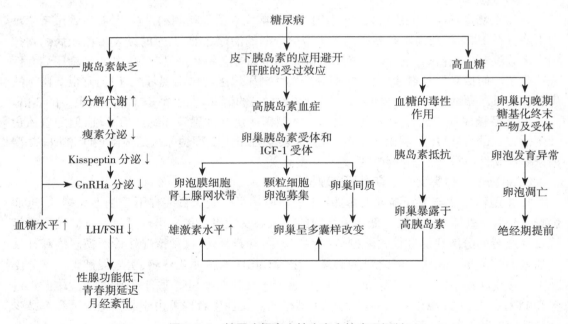

图 3-5-1 糖尿病损害女性生育力的病理机制

(高　颖　李艳辉)

第六节 子宫内膜病变与生育力

子宫内膜是孕卵着床及胚胎发育的场所,子宫内膜病变如子宫内膜息肉、宫腔粘连及子宫内膜增生异常等将会导致女性生育力降低。

一、子宫内膜息肉与女性生育力

子宫内膜息肉（endometrial polyps，EP）是局部的内膜组织过度增生形成的有蒂或无蒂的赘生物，由少量致密的纤维结缔组织间质、管壁较厚的血管及子宫内膜腺体组成，可呈圆形、椭圆形或乳头形，可单发或多发，是一种常见的良性病变。EP 患病率为 7.8%~34.9%，临床表现主要为阴道不规则出血、月经量增多、经期延长等，但约 41% 患者可无明显临床症状，仅在行超声检查时发现宫腔内异常回声。EP 可导致不孕、反复流产等，且有一定的恶变率。其恶变的高危因素为绝经、异常阴道流血，绝经后恶变率可高达 10%。随着宫腔镜的发展，子宫内膜息肉的检出率明显增加，IVF 助孕前常规宫腔镜检查时 EP 检出率高达 23.6%。虽然宫腔镜下行子宫内膜息肉摘除是治疗的最佳方式，但仍存在较高的复发率。

（一）子宫内膜息肉的病因及发病机制

子宫内膜息肉的病因及发病机制尚未完全明确，目前研究主要认为可能与以下两个因素相关：

1. 雌孕激素受体表达失衡　EP 患者多合并不孕、PCOS、子宫内膜异位症及子宫腺肌病，推断 EP 与以上疾病发病机制相似，均为激素依赖性疾病。既往研究者认为绝经前子宫内膜息肉组织腺体中雌激素受体高表达，孕激素受体相对低表达，致使子宫内膜对雌激素过度反应增生形成息肉。但此后的多个研究中，对 EP 内膜组织雌孕激素受体表达水平变化的结论并不一致，因此雌、孕激素受体表达变化在 EP 发病中的作用仍需更多研究探索。

2. 局部内膜组织内雌激素合成增加　在 EP 组织局部存在 CYP450 的高表达，能在内膜组织局部合成雌激素。EP 为雌激素依赖性疾病，但 EP 患者血液内雌激素水平相较无内膜病变女性并无改变。因此，有研究者提出内膜息肉的形成与局部内膜组织内雌激素合成增加有关。

（二）子宫内膜息肉对女性生育力的影响

不孕症患者 EP 的发病率增高，且患者年龄越大发病风险越大；而在行 EP 摘除术后患者的妊娠率可以提高到 35%~65%，因此 EP 是导致子宫性不孕的病因之一。尽管 EP 损害女性生育力的具体机制目前尚不清楚。但 EP 破坏了正常的子宫内膜环境，导致异常的内膜出血，子宫内膜容受性降低和胚胎正常着床受抑；此外宫角部、子宫峡部的息肉还可机械性堵塞输卵管、子宫口，影响配子的运输。

EP 对生育力的影响可能与内膜息肉的位置、大小和个数相关。早期的研究认为息肉大小在 2cm 或 1.5cm 以下，对生育力无明显影响。但此后研究发现，行息肉摘除提高妊娠率的效果不依赖于息肉的大小、个数，因此建议在未发现其他导致不孕的原因时，应摘除所见的宫腔内膜息肉。Yanaihara 等在对 230 例有内膜息肉的不孕患者的研究中发现，不同部位的息肉切除可获得不同的妊娠率，在子宫输卵管结合部后壁、前壁、侧壁及多发性息肉切除后的妊娠率分别为 57.4%、28.5%、14.8%、18.8%、40.3%。

总之，EP 可导致女性生育力下降。合并 EP 的不孕症妇女，无论息肉大小均具有宫腔镜检查和切除的指征；对于多发性和子宫输卵管连接部位的息肉则指征更明确。在行辅助生殖技术前切除息肉可以增加妊娠率，尤其是子宫输卵管结合部的息肉。

二、宫腔粘连与女性生育力

宫腔粘连（intrauterine adhesion，IUA）又名阿谢曼综合征，是指宫腔内子宫内膜受损后形成宫腔部分或全部粘连的现象。90% 以上为刮宫损伤子宫内膜所致，其他原因包括子宫内膜结核、子宫血管的结扎或栓塞、盆腔放射治疗等。任何引起子宫内膜基底层损伤的情况均可导致宫腔粘连。过期流产、产后刮宫是引起宫腔粘连的高危因素。其他因素有黏膜下肌瘤剔除、子宫纵隔切除、子宫内膜息肉切除术等宫腔镜术后并发症，子宫内膜炎症也可引起宫腔粘连。

美国不育症协会根据宫腔粘连的范围、类型及月经情况，将宫腔粘连分为轻、中、重3 型：

粘连累及宫腔范围 <1/3 时，评 1 分，累及范围达 1/3~2/3 时，评 2 分，累及范围大于 2/3 时，评 4 分；粘连组织菲薄，评 1 分，粘连部分菲薄部分致密，评 2 分，粘连组织致密，评 4 分；月经量无改变，评 0 分，月经量减少，评 2 分，出现闭经，评 4 分。总评分 1~4 分为轻度宫腔粘连或宫腔粘连 I 级，5~8 分为中度宫腔粘连或宫腔粘连 II 级，8~12 分为重度宫腔粘连或宫腔粘连 III 级。

宫腔粘连患者可无临床症状，可能出现的症状包括痛经、经量减少 / 闭经、不孕等。诊断性宫腔镜是确诊宫腔粘连的金标准，HSG 敏感度和特异度分别为 81.2% 和 80.4%，超声检查诊断宫腔粘连的敏感度较低。

宫腔粘连可导致宫腔内肉芽形成，宫腔局部 / 完全闭锁，并导致异位妊娠、复发性流产、早产、胎盘粘连、胎盘植入、前置胎盘等风险增加，在子宫性不孕中宫腔粘连的发生率为 0.3%~14%。

三、子宫内膜增生症与女性生育力

子宫内膜增生症（endometrial hyperplasia，EH）是一种较为常见的妇科疾病，发生于育龄期和未绝经期的妇女，且发病有年轻化趋势。EH 的主要症状为异常子宫出血、不孕等，包括子宫内膜单纯性增生、子宫内膜复杂性增生及子宫内膜不典型增生。大多数子宫内膜增生是一种可逆性病变，或保持一种持续的良性状态，甚至可随月经期内膜的剥脱而自然消退，但也可能经单纯性增生、复杂性增生、不典型增生，最后发展为子宫内膜癌。目前认为子宫内膜不典型增生是子宫内膜癌的癌前病变。研究表明：由单纯性或复杂性子宫内膜增生发展为子宫内膜癌的概率分别为 1% 和 3%，平均进展时间大约为 10 年；而单纯性不典型增生和复杂性不典型增生发展为子宫内膜癌的概率分别为 8% 和 29%，平均进展时间为 4.1 年。

EH 的产生与雌激素持续作用而无孕酮拮抗密切相关。由于多囊卵巢综合征、肥胖等导致的内源性雌激素水平升高，或长期使用具有类雌激素作用的药物治疗（如他莫昔芬、米非司酮等）及单雌激素替代治疗导致外源性雌激素的持续增多，均造成子宫内膜腺体与间质的增殖性生长，此时内膜缺乏孕激素的拮抗，不能发生分泌期转化，最终导致了 EH 的发生。此外，遗传因素在 EH 发病中也起到重要作用，如 *PTEN* 基因突变、孕激素受体 B 表达降低等均可促进 EH 的发生发展。

生育年龄 EH 患者多继发于 PCOS、肥胖等，很难考量 EP 在患者不孕中所起作用的具体大小。目前尚无相关的 EH 对女性生育力影响的研究报道。理论上子宫内膜增生过长、内膜转化分泌不足及内膜的不规则出血等,将影响内膜的容受性和胚胎种植,最终导致女性生育力的下降。EH 对生育力的影响与内膜病变的严重程度相关,一般来说,复杂增生者治疗后受孕成功率高,轻度不典型增生次之,中度不典型增生及重度不典型增生受孕率较低。

对无非典型增生的 EH 患者,治疗后的妊娠率与患者的年龄及基础疾病相关。由于大部分的患者为 PCOS 患者,因此在治疗 EH 后,可通过控制体重、促排卵治疗或 IVF-ET 实现妊娠。

对于子宫内膜非典型增生患者,由于内膜非典型增生为癌前病变,药物治疗后仍有复发的风险。因此这些患者应在内膜再次出现异常前尽快完成生育,同时妊娠过程中的高孕激素状态也可对疾病起到保护作用。现有的关于子宫内膜非典型增生患者保守治疗后妊娠情况的文献多为病例报道。这类患者是否应进行助孕,以及采用何种方式助孕尚无定论。多数研究认为子宫内膜非典型增生及内膜癌患者保守治疗后能够成功妊娠,但自然妊娠率低,常需 IVF 助孕治疗,以实现尽快妊娠,降低复发风险。

（高　颖　李艳辉）

第七节　免疫性疾病与生育力

局部或全身的免疫平衡失调均会对女性生育力造成不利影响。其中卵巢具备的两项主要功能:分泌类固醇激素和排卵都有可能受到免疫性疾病的干扰而导致功能障碍。免疫失衡导致的自身免疫性卵巢疾病会破坏卵巢滤泡结构,窦卵泡减少甚至完全减灭,出现卵巢功能减退。

女性卵巢分泌类固醇激素的特征常与机体免疫状态存在关联,但目前两者之间确切的因果关系尚未明确。卵巢功能下降,分泌雌孕激素水平异常,同时合并出现其他免疫异常性疾病,两者之间孰因孰果或者互为促进,还在研究中。通过观察性研究发现卵巢早衰的发病除基因、医源性因素(手术、放疗、化疗)外,约 1/4~1/3 的患者病因与自身免疫有关。近年文献报道约 18%~93% 的 POF 患者存在自身免疫异常,约 30% 的 POF 患者合并其他自身免疫性疾病;有 12% 的 POF 患者虽然没有自身免疫性疾病的临床表现,但是其自身免疫应答水平已明显升高。

一、细胞免疫

(一)卵巢及其他相关抗体

1966 年,Vallotton 和 Forbes 首先报道在 POF 患者血清中发现了抗卵巢的抗体,此后有许多研究发现了卵巢相关抗体的存在。卵巢内本身包含处于不同发育时期的卵细胞、透明带、颗粒细胞、黄体细胞、内皮细胞等多种组织成分。每种成分都可能因其抗原的异常表达而引起抗卵巢抗体(antiovarianantibodies,AOAbs)的产生。卵巢抗体可以和多种产生类固醇激素的细胞及其表面的促性腺激素受体结合,正常妇女体内存在一定量的非致病性 AOAbs,可能与清除体内衰老组织细胞有关。某种情况下免疫细胞异常引起卵巢损伤引发自身免疫反应,导致某些特定分子量的 AOAbs 产生增多或产生新的异常 AOAbs,作用于上述卵巢内特异性靶细胞,引起过度的抗原抗体反应,导致卵巢细胞的病理性损伤,使卵泡过度闭锁。

抗透明带抗体、抗心磷脂抗体、抗核抗体等都属于卵巢相关抗体,通过不同的病理途径对卵巢组织产生破坏。研究发现抗透明带抗体(anti zonapellucida antibody，AZpAb)是导致免疫性卵巢炎的重要因素。透明带是包围在哺乳动物卵母细胞外层的一种细胞外基质，分子结构中包含具有强烈抗原性的糖蛋白，因此较为容易引发抗体的产生。由于排卵过程中反复的透明带破裂及吸收，使机体处于抗原刺激的敏感状态而产生 AZpAb，引发 T 细胞介导的自身免疫性卵巢炎，表现为卵巢间质的局限或弥漫炎症及大量单核细胞聚集。间质炎症可能局限于卵巢门、卵泡周围区域或整个卵巢。炎症损害范围与临床表现密切相关，可从无症状卵巢炎发展到月经紊乱、POF。将人和猴的透明带抗体注射给短尾猴后，发现后者卵巢间质中出现大量 T 淋巴细胞和巨噬细胞聚集的现象，始基卵泡和生长卵泡减少。我国学者使用猪卵透明带抗原对小鼠进行注射后，也发现小鼠卵巢闭锁滤泡增加，局部免疫调节紊乱，滤泡耗竭加速。

由于检测方法、检测抗体群及纳入人群标准的差异，目前报道在 POF 患者中 AOAbs 的检出率为 3%~66%，有学者提出 AOAbs 的出现早于卵巢早衰临床症状的出现，可以用来预测 POF 的发生，但目前临床缺乏统一方法和标准检测 AOAbs，且其在正常女性外周血中普遍存在，假阳性率较高，尚未广泛应用于临床。

许多 POF 患者体内有多重器官特异性自身抗体并存。有学者检测了 POF 患者的多项抗体，发现除抗卵巢自身抗体外，不同比例患者还可并存其他非器官特异性和器官特异性抗体，如抗核抗体(42%)、抗双链 DNA(25%)、类风湿因子(41%)、抗平滑肌抗体(53%)、抗壁细胞抗体(23%)、朗格汉斯细胞抗体(20%)及肾上腺抗体(15%)等。以上抗体的升高被认为是自身免疫状态失衡的标志，对于机体免疫细胞功能具有应激性刺激作用。例如异常比例较高的抗核抗体，目前认为抗核抗体在自身免疫性卵巢炎的发病中起到了打破自身 T 细胞耐受，激活 T 辅助细胞，从而促发单核细胞对卵巢组织的浸润和破坏的作用，进一步加剧了局部卵巢的损伤。

(二)T 淋巴细胞分布异常

在 POF 发病的细胞免疫机制中，主要发挥作用的是 $CD4^+$ 和 $CD8^+T$ 细胞，它们表达和分泌的细胞因子可直接作用于 B 细胞产生抗体，破坏卵巢组织。研究发现，健康育龄妇女、POF 及自然绝经妇女，外周血成熟 T 淋巴细胞总体水平一致，但 POF 和自然绝经后妇女的 $CD8^+$、$CD16^+T$ 细胞数明显升高，补体 C4 显著高于健康育龄妇女，$CD4/CD8^+T$ 淋巴细胞比例明显降低，且其亚群出现比例失衡。提示 POF 及自然绝经女性体内的细胞免疫、补体水平接近，POF 患者的免疫调节和应答均处于衰老状态。

$CD4^+$ 细胞根据分泌细胞因子的不同，分为 Th_1 和 Th_2 型两大类，分别参与细胞免疫和体液免疫，两者之间为动态平衡。在 POF 患者中，Th_1/Th_2 细胞比例失衡，表现为 Th_1 细胞占优势，其分泌的细胞因子白细胞介素 -2(interleukin-2，IL-2)、γ- 干扰素(interferon-γ，IFN-γ)等可诱导颗粒细胞及黄体细胞 MHCII 类 Ag 的表达，也可作用于 B 细胞，促进后者的增殖、分化和分泌细胞因子。同时，B 细胞也可诱导包括自然杀伤细胞在内的多种杀伤细胞分化和发挥效应，诱发自身免疫应答，导致卵巢的抗原靶细胞损伤或凋亡(如颗粒细胞、黄体细胞等)。由于卵泡结构受到破坏进而闭锁，最终发展为 POF。

POF 患者卵巢功能减退导致闭经时，$CD8^+T$ 细胞数量增加被认为是自身免疫性卵巢炎在外周血的反映。有学者在部分 POF 患者中发现其外周血中 $CD8^+T$ 数量明显增加，并且发现 $CD8^+$ 细胞亚群的升高程度与疾病的严重程度、病情变化、治疗反应及预后密切相关。因此,POF 患者出现闭经、衰老与体内免疫异常,不仅与 T 细胞相对数量有关,还与其调节功能,即淋巴细胞亚群失衡有关。对于存在 CD8$^+$T 细胞明显升高、CD4$^+$/CD8$^+$ 下降的 POF 患者,使用雌孕激素进行周期替代治疗后,部分患者出现 FSH 水平下降伴随外周血 CD8$^+$T 细胞下降,CD4$^+$/CD8$^+$ 恢复,证实了 T 细胞亚群比值失衡与卵巢功能的关系。

另外,在部分 POF 患者中也发现外周血有 CD16$^+$ 细胞的显著升高,推测与 CD16$^+$ 细胞亚群中的自然杀伤细胞细胞参与自身免疫性卵巢炎有关。

(三)细胞因子的作用

细胞因子是一类具有广泛生物活性的激素样多肽。近年来细胞因子对卵巢功能的作用日益被人们所认识和关注。已经发现,肿瘤坏死因子 -α(tumor necrosis factor α,TNF-α)、IL-1、IL-6、IL-8、IFN-γ、粒细胞 - 巨噬细胞集落刺激因子(granulocyte-macrophage colony stimulating factor,GM-CSF)等多种细胞因子都参与卵巢功能的调节。这些细胞因子在免疫系统与内分泌系统之间起着信息传递的作用。

IFN-γ 是由 Th$_1$ 型 CD4$^+$T 细胞分泌的,当 POF 患者体内 CD4$^+$ 细胞的 Th$_1$ 型细胞比例增加时,IFN-γ 分泌升高。它刺激颗粒细胞表面 MHCⅡ类抗原表达,继而发生自身诱导 MHCⅡ类免疫应答,导致卵巢破坏。IL-6 具有广泛调节炎性反应的作用,可控制未成熟卵泡的发育和优势卵泡的选择并促进卵泡闭锁。正常情况下,局部产生的 IL-6 可影响下丘脑 - 垂体及卵巢的激素分泌,IL-6 下降与 POF 的发生有关。

二、体液免疫

临床研究中发现,20%~22% 的 POF 患者同时患有其他自身免疫性疾病,构成多发性内分泌器官功能减退。其中自身免疫性甲状腺疾病最常见,其次为原发性肾上腺功能减退(艾迪生病)、类风湿性关节炎、系统性红斑狼疮、突发性血小板减少性紫癜等。Nanette 等发现,27% 的 POF 患者合并甲状腺功能减退,艾迪生病合并甲状腺炎的患者中抗卵巢抗体阳性率高达 60%~80%,而在胰岛素依赖型糖尿病、慢性活动性肝炎、肾小球肾炎、系统性红斑狼疮、类风湿性关节炎等疾病中,患者外周血抗卵巢抗体的检出率达到 30%~60%。

(一)自身免疫性甲状腺疾病

甲状腺是体内较容易发生器官特异性自身免疫疾病的组织,在免疫失衡的状态下,甲状腺自身抗原刺激机体产生相应抗体,从而引发自身免疫性甲状腺疾病(autoimmune thyroid disease,AITD),造成甲状腺细胞破坏或甲状腺细胞代谢改变,产生不同临床表现,常见的甲状腺抗体为促甲状腺激素受体抗体(thyroid stimulating hoemone receptor antibody,TR-Ab)、甲状腺球蛋白抗体(thyroglobulin antibody,TG-Ab)、甲状腺过氧化物抗体(thyroid oeroxidase antibody,TPO-Ab)等。POF 患者在细胞免疫失衡的状态下,伴随发生甲状腺的自身免疫性反应,可表现为毒性弥漫性甲状腺肿(Grave's disease,GD)、桥本甲状腺炎、淋巴细胞性甲状腺炎等。AITD 对女性生育力的影响表现在多个方面,其中 TPO-Ab 与 TPO 结合后抑制酶的活性,引发补体效应,通过激活淋巴细胞介导的细胞裂解作用,破坏甲状腺细胞,导致甲状腺功能减退。同时,甲状腺抗体还可与胎盘抗原直接结合,影响滋养层细胞的增殖、分化等;AITD 会引起 T 细胞功能失调,进而降低子宫内膜容受性,母体对胚胎的免疫排斥作用增强;AITD 女性维生素 D 缺乏的发生率为正常育龄女性的 2.5 倍,而维生素 D 可调节和激活同型基因 *HOXA10*,此基因是决定胚胎植入过程中的重要靶基因。

（二）艾迪生病

艾迪生病又称原发性慢性肾上腺皮质功能减退症，是由于肾上腺功能低下无法分泌足够的皮质醇而引发。患者表现为倦怠、皮肤颜色加深、易怒、体重减轻、四肢肌力下降等，出现肾上腺危象时可能危及生命。大约 10%~20% 的艾迪生病患者合并 POF，2.5%~20% 的 POF 患者存在抗肾上腺抗体。两者合并发生的机制在于免疫性卵巢炎中，有一类抗体称之为类固醇细胞抗体（steroid cell antibodies，StCAs），其抗原来源于性腺组织中各类生成类固醇激素的细胞。肾上腺皮质细胞与卵巢颗粒细胞均可以产生类固醇样激素，因此在两者交叉反应抗体存在时，可能同时引发两种疾病。有研究发现 POF 患者中检出 StCAs 阳性时，有 60%~87% 存在肾上腺功能异常。17α- 羟化酶和细胞色素 P450 侧链裂解酶是 StCAs 的主要攻击靶点，检测 17α- 羟化酶和细胞色素 P450 侧链裂解酶抗体对于艾迪生病患者预测 POF 是较好的指标，而 POF 患者通过检测 21- 羟化酶抗体则可预测艾迪生病的发生。艾迪生病是一种可致命的疾病，尤其在孕期未经治疗的艾迪生病可能导致严重的母胎或母婴并发症，如新生儿肾上腺危象。由于一定比例的 POF 患者合并隐匿性的艾迪生病，而目前 POF 患者通过受卵 - 体外受精助孕可能获得妊娠，仍存在妊娠期或新生儿肾上腺功能异常的风险。因此，POF 患者进行受卵助孕之前，进行肾上腺功能的检测是十分必要的。由于清晨外周血中检测糖皮质激素的敏感性和特异性较低，建议检测患者 21- 羟化酶抗体或进行标准的肾上腺皮质激素释放实验。必要时，可与内分泌专科医师共同会诊，排除其他内分泌腺体的异常状态，保证患者妊娠的顺利进行。

（三）系统性红斑狼疮

系统性红斑狼疮（systemic lupus erythematosus，SLE）是一种病因不明的慢性、多系统性、炎症性自身免疫性疾病，临床特征包括多种非器官特异性自身抗体的产生以及多器官受累的临床表现，可累及关节、肾脏、浆膜表面和血管壁等。SLE 多发于女性，性别比例可高达 9∶1（女性∶男性），尤其好发于育龄期女性。

SLE 对生育能力的影响存在多种途径：

1. 疾病本身伴随自身免疫性卵巢炎而导致卵巢组织的炎性浸润和破坏。

2. SLE 的治疗药包括非甾体抗炎药、免疫调节剂或免疫抑制剂 / 细胞毒性药物，如羟氯喹、氨甲蝶呤和环磷酰胺等，均可能对卵巢功能产生不利影响，其中环磷酰胺既是严重 SLE 的优选治疗药物，又可减少卵巢卵泡储备而导致卵巢衰竭。

3. 免疫性炎症引起下丘脑 - 垂体 - 卵巢轴的功能异常。

4. 妊娠期并发症如流产、早产、胎儿宫内生长受限、先兆子痫、胎儿先天性心脏传导阻滞等发生率明显增加。

综上所述，免疫失调或免疫性疾病对女性生育力的影响表现为多个方面。对于可疑免疫异常的不孕不育患者进行局部及全身免疫因素的相关检测，不仅可以寻找病因，还进一步的治疗和妊娠可能性的评估有重要作用，应引起临床医生的足够重视。

（牛志宏　冯　云）

第八节　医源性损伤与生育力

医源性损伤是指在使用药物、手术等方式对疾病进行检查或治疗时，造成靶器官或其他器官的非治疗目的性损伤。

一、药物损伤

（一）免疫调节剂

雷公藤多苷是中药雷公藤根的水 - 氯仿提取物,作为一种传统中药,具有免疫抑制、抗炎作用,由于其能抑制多种细胞因子的合成,并可在转录水平调节细胞因子的表达及活性,目前广泛应用于自身免疫性疾病,如肾小球肾炎、类风湿关节炎等的治疗。同时,雷公藤具有引起细胞 DNA 断裂、诱导细胞凋亡的作用,表现出较强烈的生殖系统毒性。临床观察中,年轻女性服用雷公藤多苷 1~3 个月即会出现月经周期紊乱,而长期服用(3~5 年)可导致完全闭经。动物研究发现,较低剂量的雷公藤即可诱导小鼠卵巢颗粒细胞凋亡,造成各级发育卵泡丢失,闭锁卵泡增多。值得注意的是,雷公藤导致的卵巢功能下降并非完全不可逆,有的患者可在停药后 2~5 年恢复部分卵巢功能。

环磷酰胺为最常用的烷化剂类抗肿瘤药,进入体内后,在肝微粒体酶催化下分解释出烷化作用很强的氯乙基磷酰胺(或称磷酰胺氮芥),对肿瘤细胞产生细胞毒作用,此外还具有显著免疫抑制作用,也是治疗系统性红斑狼疮、类风湿关节炎等免疫疾病的常用药物,同样具有较强的生殖毒性。在每日口服环磷酰胺的患者中,有 70% 在 1 年内发生永久性卵巢衰竭。而每月静脉单次使用环磷酰胺的患者中,也有多达 45% 者发生闭经,年龄在 31 岁以上的患者接受环磷酰胺治疗后闭经几乎无可避免。环磷酰胺与雷公藤合用时,会产生卵巢功能受损的叠加效应。

（二）非甾体抗炎药

非甾体抗炎药(nonsteroidal anti-inflammatory drugs,NSAIDs)是一类以抗炎为主,兼有解热、镇痛、抗风湿作用的药物。此类药的不成瘾性和不依赖性使得其在风湿性疾病、心血管疾病、肿瘤等防治中广泛使用。NSAIDs 通过抑制环氧合酶活性,进而抑制前列腺素的合成。临床常用的芬必得、布洛芬、萘普生、吲哚美辛等,均可同时抑制环氧合酶 -1 及环氧合酶 -2。女性正常排卵过程中需要前列腺素的参与,当 NSAIDs 抑制环氧合酶 -2 时,可能导致卵巢内部合成前列腺素障碍而发生黄素化不破裂卵泡的临床表现。因此,在某些长期服用 NSAIDs 的育龄女性中,可能出现由于排卵障碍而导致的生育力下降。

（三）抗肿瘤药物

早期诊断和强有力的化疗已经极大提高了年轻女性恶性肿瘤患者的长期生存率,但化疗药物的细胞毒性不同程度地影响了这些女性的卵巢功能,降低其生育力。化疗药物治疗肿瘤的机制在于,先损伤细胞 DNA 双链结构,进而干预 DNA 修复机制并诱导细胞凋亡。但同时卵巢也会受到化疗药物的影响,生殖细胞遭到破坏,表现为卵巢内窦卵泡数目的减少以至完全减灭。抗米勒管激素(anti-Müllerianhormone,AMH)由卵巢颗粒细胞分泌,体现卵巢内进入窦卵泡状态的数量,化疗药物对卵泡的募集具有抑制作用,化疗后卵泡颗粒细胞受损,AMH 下降,反而导致卵泡募集增加,而进入生长轨道的卵泡比静息状态下的始基卵泡敏感性增加,更容易受化疗药物的影响。由此构成的恶性循环是化疗导致卵巢储备"燃尽"(burn-out)机制的理论基础。

组织学研究表明,化疗可导致卵巢皮质的基质部分出现纤维化,血管出现玻璃样变,从而使卵巢皮质缺血。同时,在肿瘤化疗方案中,不论是否包含烷化剂及卵子受损情况如何,都存在卵巢皮质和基质功能的下降,从长远来看卵巢基质受损与卵巢功能耗竭密切相关。

化疗后许多患者即使月经周期恢复正常,其卵巢体积、窦卵泡数及对促排卵药物的反应性也会明显下降,绝经年龄提前。因此,月经周期并不能反映肿瘤治疗后卵巢储备的真实情况。目前推荐以血清 AMH 水平及超声下窦卵泡计数来评估卵巢受损情况。自然的生殖老化过程中,AMH 存在生理性衰减,化疗后的育龄女性 AMH 水平接近生育晚期甚至是围绝经期女性。化疗结束后 AMH 可缓慢上升,其升高速度与化疗前的 AMH 水平有关,治疗前 AMH 较高者恢复较快,但基本所有患者都难以恢复到治疗前水平。从流产 20 周的胎儿获取人卵巢皮质组织移植到裸鼠体内,可用于研究化疗对人类卵巢储备的影响。这一模型中,给小鼠注射环磷酰胺 200mg/kg 后 12 小时,就可观察到裸鼠体内的胎儿卵巢皮质始基卵泡减少 12%,且所有卵细胞及部分前颗粒细胞呈现细胞凋亡早期改变。给药后 48 小时,始基卵泡较给药前减少 93%。由此说明,烷化剂等化疗药物可在短时间导致大量生殖细胞的凋亡,从而降低卵巢储备。环磷酰胺等烷化剂是细胞周期非特异性抗肿瘤药物,可导致处于静息状态的始基卵泡也发生凋亡。

常用化疗药物根据对性腺的毒性大小可分为高危、中危和低危 3 类。低危组包括长春新碱、氨甲蝶呤、放线菌素 D、博来霉素、长春碱、氟尿嘧啶等;中危组包括顺铂、卡铂、多柔比星等;高危组包括环磷酰胺、异环磷酰胺、氮芥、白消安、丙卡巴肼、替莫唑胺、噻替哌及苯丁酸氮芥等。由于多数化疗方案都不只使用一种化疗药物,所以难以单独比较某一种化疗药物对卵巢储备和生育力的影响,实际上化疗方案的整体毒性更具有临床研究价值。常用的化疗方案中,ABVD 方案(多柔比星、博来霉素、长春碱、氮烯唑胺)的生殖毒性较低,连续 3 年或以上完全缓解的霍奇金淋巴瘤患者的生育力与正常人群相比无明显下降。但任何化疗方案在短期内都会造成卵巢储备的下降,即使是年轻、卵巢储备好的女性也不例外。

二、手术损伤

某些影响女性生育的盆腔疾病,如子宫内膜异位症、输卵管积水、宫腔粘连、子宫肌瘤等,均需要手术治疗。盆腔手术对于改善这部分女性的生育力具有重要作用,但手术也可能对生育力产生新的不利影响。

(一)子宫内膜异位症手术

子宫内膜异位症是育龄女性发病率较高的一种盆腔疾患,腹腔镜手术具有创伤较小、术中视野开阔清晰、术后恢复快、粘连少的优点,是目前治疗子宫内膜异位症的主要手术方式。但腹腔镜在剥除卵巢内膜囊肿和分解粘连时,如手术操作不当可造成较多正常卵巢组织的丢失,对创面出血的不同处理方式也会对卵巢功能产生不同程度的影响。2006 年,Busaeca M 等提出腹腔镜下双侧子宫内膜异位囊肿剥除术后可能对卵巢功能产生影响,并指出术后卵巢早衰的发生率约为 2.4%,分析原因可能为:①电凝止血时对卵巢血液循环产生了不可逆的创伤;②切除了过多的卵巢组织;③严重的局部炎症,引发机体自动免疫反应。国内学者的研究也证实,卵巢子宫内膜异位症囊肿无论采用腹腔镜手术还是开腹手术对卵巢基础功能均有影响。卵巢手术后卵泡数目减少,卵巢对促性腺素的反应性下降,卵巢储备能力降低,在体外受精助孕过程中,促排卵时促性腺激素的用量及天数也会增加。这可能与手术中丢失部分正常卵巢组织,以及手术后盆腔粘连影响卵巢的血液循环,从而影响卵泡的发育及排卵有关。一般认为,如果需要去除卵巢囊肿,剥除比电灼术效果更好。当囊肿壁和卵巢周围组织界限不清时,盲目撕拉会导致过多正常卵巢组织丢失,或因撕拉卵巢门附近组织损伤血管导致出血过多。

目前常用的创面止血方式有两种：①缝合止血：止血效果最确切，对卵巢窦卵泡数目和基质血流的影响幅度小于电凝止血，且术后 6 个月可恢复正常。但镜下缝合对术者要求较高。②电凝止血：简单易行，使用更为广泛。单极电凝热扩散范围最广，特别容易引起周围组织损伤，较少用于卵巢囊肿手术。双极电凝电量减少，热量扩散和周围损伤减少，现最为常用。但最佳的电凝功率和时间较难把握，且常由于电极与组织间结痂过度不易分离，撕脱时再出血而长时间反复电凝，导致电极周围的卵巢组织过度凝固，加重电损伤。动物实验表明，电凝后的卵巢组织病理改变为受损区中央不同程度的小片状或大片状坏死区域，失去细胞正常结构。临床研究也证实采用双极电凝组的患者卵巢基础窦状卵泡数和卵巢基质血流明显下降并且无法恢复，卵巢出现不可逆损伤。智能化双极与超声刀是双极电凝的升级，其工作原理是组织反应发生器感受两钳之间将要熔合的组织密度，自动调整参数释放适当的能量闭合组织。与普通双极电凝相比热损伤范围小，但其原理也是通过局部热能使组织凝结而达到止血的目的，对周围组织的损伤仍不可完全避免。

卵巢囊肿手术中应注意三个原则：分清剥离层次，轻柔操作，尽量减少正常卵巢组织的丢失；手术切口尽可能远离卵巢门；尽量减少或避免电凝止血。

（二）子宫肌瘤手术

1. 子宫肌瘤剔除术 是去除肌瘤且保留生育力的主要方法。一般认为肌瘤剔除术中正确仔细的操作对卵巢储备功能基本没有影响。即使是子宫动脉阻断后再行肌瘤剔除术的观察中，也未发现手术对卵巢的分泌功能及 AMH 水平有影响。但较大肌瘤尤其是黏膜下肌瘤的剔除手术可能会对术后生育力产生负面影响，如影响宫腔的完整性和内膜的活力，增加感染、输血和妊娠期子宫破裂的风险，以及腹腔镜和开腹手术带来的盆腔粘连等。

2. 子宫动脉栓塞术 法国医生 Ravina 于 1995 年首次报道了用子宫动脉栓塞术（uterine artery embolization，UAE）治疗子宫肌瘤，使肌瘤的体积平均缩小 50%~60%，并使相关症状得到改善。对有症状而不愿意行手术治疗的子宫肌瘤患者，UAE 是一种安全而有效的治疗方法。UAE 治疗后子宫肌瘤细胞短时间内即出现超微结构的改变，且随着术后时间的延长，肌瘤细胞内细胞器的坏死越来越明显，直至溶解、消失。目前，少量的关于 UAE 术后随访研究未发现 UAE 对女性生育力存在不利影响。

3. 高强度聚焦超声刀 高强度聚焦超声刀（high intensity focused ultrasound，HIFU）是物理热消融治疗，原理是利用聚焦于生物组织中的高强度超声产生的热效应，使焦域处的组织瞬间凝固性坏死，坏死组织可逐渐被吸收或瘢痕化。HIFU 的治疗关键在于聚焦频率及焦距的掌握，过强或过大范围均会对正常子宫组织造成损伤，造成局部瘢痕，增加妊娠期子宫破裂的风险。

（三）宫腔手术

涉及宫腔操作的手术如人工流产、清宫术、诊断性刮宫、黏膜下子宫肌瘤切除和宫腔镜手术等，手术范围累及宫腔内膜层，如操作不当或术后感染易导致内膜基底层受损甚至宫腔粘连。临床表现主要是不孕、月经量少、闭经和习惯性流产，但也可以无临床症状。影像学检查中，普通超声仅能发现内膜厚度或回声的异常，而磁共振能够更加准确地反映内膜基底层变薄或宫腔粘连的位置和程度。在影像学检查的基础上，宫腔镜检查是诊断内膜受损或粘连的金标准。

（四）输卵管手术

输卵管手术对卵巢功能的影响尤其应该引起临床医生的重视。输卵管与卵巢的血供均来自子宫动脉和卵巢动脉发出的输卵管支及卵巢支,这些分支在输卵管系膜内相互吻合形成丰富的血管网络,从卵巢门进入卵巢髓质并在其周缘形成动脉丛,然后再发出细小分支深入卵巢皮质内,并在卵泡膜和黄体处形成毛细血管网,继而汇集成微静脉进入卵巢髓质,然后汇集成小静脉出卵巢门汇入卵巢蔓状静脉丛。卵巢和输卵管的血液供应在解剖上密切相关,为输卵管手术损伤卵巢血供提供了理论依据。而输卵管手术造成的粘连、局部瘢痕形成也可影响卵巢血液循环,使卵巢血供减少,导致皮质区域内卵泡生长发育的多个环节障碍。

输卵管的手术方式一般有以下几种:

1. 输卵管"开窗"术 / 造口术　输卵管妊娠手术时采用的输卵管"开窗"术或输卵管积水患者实施的输卵管造口术,手术操作主要集中在输卵管上,对输卵管系膜中血管破坏的风险较小,对卵巢功能影响不大。但保留的输卵管可能发生管壁纤维化僵硬,导致再次发生异位妊娠或造口的伞端再度粘连而使积水复发。

2. 输卵管结扎术　输卵管积水除了可以引起输卵管性不孕外,积水产生的细胞因子还可直接或间接影响精子卵子质量、受精环境及胚胎质量,降低种植率和妊娠率。输卵管结扎术既可以防止有"毒性"的积水倒流入宫腔对胚胎产生不利影响,又可避免输卵管切除对卵巢血管可能的破坏,是临床处理 IVF 助孕患者输卵管积水的常用方法。从理论上讲,单纯结扎输卵管不会影响系膜内的血管网络,但手术中电凝范围过大、电热波损伤输卵管内血管,也可降低卵巢储备功能。

3. 输卵管切除术　单侧输卵管切除术对卵巢的整体储备功能是否一定存在负面影响,尚无定论。由于卵巢供应血管主要在输卵管系膜交汇进入卵巢门,输卵管切除术很可能会损伤该处的动脉分支或吻合支,使卵巢血供减少;或影响静脉循环,致使卵巢淤血,进而影响卵巢储备。研究表明,双侧输卵管切除与单侧输卵管切除及输卵管未切除的患者相比,促排卵的反应性下降。因此,输卵管切除多少会对卵巢血供有影响,术前应对卵巢功能做确切评价,权衡利弊,慎重手术。

输卵管手术是否影响卵巢功能,手术者的意识、操作方式、技巧很重要。对输卵管妊娠的患者应尽量争取早期诊断,在未破裂及流产前尽量药物保守治疗,若需手术,如患者年轻要求保留生育功能,应尽量行保守手术以保留输卵管。如盆腹腔大量出血伴休克,为尽快抢救患者而行输卵管切除术,应紧贴输卵管侧,尽量多保留输卵管系膜;视术中情况,切除病灶并结扎近端即可,不强调彻底切除输卵管,术时应谨慎应用电凝。若输卵管与卵巢有粘连,宁可保留部分输卵管组织,而没必要为完成一个彻底的输卵管切除术而损伤卵巢血供。

（五）其他盆腔手术

除妇科相关疾病的盆腔手术外,某些泌尿系统、下消化道手术也需要进行盆腔操作,无论是疾病所致或是术中出血、止血等操作,均有可能导致盆腔粘连,影响输卵管通畅程度或蠕动功能,降低女性自然生育的能力。

三、放射治疗损伤

（一）良性疾病的放射治疗

近年随着生物物理技术的发展,微波开始被用于治疗良性卵巢囊肿及宫颈糜烂。利用微波产生的非热效应和内生热效应调整不同频率,可促进血液循环,使局部水分和炎性渗出吸收,改善对细胞的营养供给,被用于慢性盆腔炎治疗或使局部组织瞬间凝固产生止血作用。微波治疗的优点是组织穿透力强且定位较准确,但若输出量过大可造成卵巢正常组织的损伤而影响卵巢窦卵泡储备。动物实验发现,连续较大功率的微波辐射可以引起雌性大鼠雌二醇水平降低、卵泡和黄体直径变小,以及颗粒细胞层数和数量减少。

(二)恶性肿瘤的放射治疗

恶性肿瘤放射治疗的目的是破坏细胞,尤其是处于活跃生长周期的细胞DNA,从而达到肿瘤缩小甚至消失的目标。卵巢对放射线极为敏感,2Gy以下的放射剂量即足以破坏整个卵泡池中一半的卵细胞。而放、化疗联用时,卵巢功能受损或衰竭的风险达到100%。放疗对卵巢的损伤同样存在"燃尽"机制,但不同部位的放疗对卵巢储备功能影响存在差异。盆腔和脊髓的放疗直接照射卵巢,可直接导致卵巢中各级卵泡的凋亡。定义97.5%的患者在接受放疗后短期内即发生POF的放射线总剂量为"有效绝育剂量",这一界值在新生女婴为20.3Gy、在10岁女童为18.4Gy、在20岁女性为16.5Gy、在30岁女性仅为14.3Gy。青春期前的儿童在接受18~24Gy剂量的颅脑放疗后,可因下丘脑-垂体-卵巢轴功能异常而出现初潮年龄提前,而腰骶部放疗则可出现初潮年龄延迟。采用放疗前的卵巢移位可以使卵巢避开射线损伤,在一定程度上减少窦卵泡的损耗,保留部分生育能力。

此外,幼年及青春期的盆腹腔放疗可能导致子宫基层伸展性、血管结构及妊娠后胎盘、脐带形成异常,导致自然流产、早产及胎儿宫内生长受限发生率增加,且流产风险以孕中期更为显著。青春期前幼女盆腹腔放疗的剂量为5Gy以上时,分娩小于胎龄儿的风险明显上升;剂量为10Gy以上时,死产可能性增加。因此,曾有盆腹腔放疗史的孕产妇应受到高度重视和监护。

无论手术还是肿瘤的放、化疗治疗,如果患者较为年轻且预测生存率较高,在治疗前都应该充分考虑治愈后的生育问题。在治疗前进行血清AMH和超声下窦卵泡计数的检测,对于评估患者的卵巢功能和生育力具有重要意义,治疗中应尽量采用对生育力影响较小的方案或术式。治疗后如患者有生育要求,应尽早开始相关检查和采用辅助手段,帮助患者尽快妊娠,降低医源性因素对生育力的不利影响。

(牛志宏　冯　云)

第九节　生殖器官发育异常与生育力

生殖系统的器官由生殖腺、生殖管道及外生殖器组成,其形成和发育受到多方面因素的支配与调控。当受到某些内源性因素(如基因或染色体异常等)或外源性因素(如使用性激素类药物)的影响,原始性腺的分化发育、内生殖器始基的融合、生殖管道腔化和发育,以及外生殖器的衍变可发生改变,导致各种女性内外生殖器官发育异常,从而可能从性交、排卵、受精、着床、胎儿生长发育等各个方面影响患者的生殖能力。

一、生殖腺发育异常

大部分卵巢发育异常患者常合并染色体异常。

1. 卵巢未发育或发育不良　一侧或双侧卵巢发育不良者卵巢外观呈白色,细长呈索状,质硬,仅含有纤维组织而无正常卵泡。临床上主要表现为原发性闭经、月经稀少或第二性征发育不良,常伴有其他系统畸形,如同侧肾脏发育异常等。卵巢发育不良患者具有一定生育力,妊娠后发生流产、死产及胎儿畸形的风险高。

2. 异位卵巢　主要分两种:一种为卵巢形成后仍停留在原始生殖嵴部位,未下降;另一种为卵巢过度下降,可位于直肠子宫陷凹,少见降入腹股沟内,形成腹股沟疝。若卵巢发育异常或卵巢功能受到解剖位置影响,可引起相应临床表现。

3. 副卵巢　出现副卵巢极为罕见,常为偶然发现,一般远离正常卵巢位置,临床多无症状,生育力受到卵巢解剖位置的影响。

二、米勒管发育异常

女性生殖管道的形成来自于米勒管的发育。在女胎 9 周时,双侧米勒管头段形成两侧输卵管,左右米勒管的中段和尾段在中线合并形成子宫体、子宫颈及阴道穹窿,最初合并时尚保持中隔分为两个腔。在以后的发育中中隔消失,形成单一的内腔。米勒管发育异常在人群发生率为 0.1%~3.8%,在不孕女性中发生率为 6.3%。

女性生殖道畸形存在多种分类方法,最常用的分类系统是由 Buttram 和 Gibbons 于 1979 年提出的,已被美国生殖学会(American Fertility Society,AFS)采纳,是目前国际上被广泛应用的一种分类方法。该系统将米勒管的胚胎发育缺陷分为:

Ⅰ. 米勒管阶段性发育不全或发育缺陷:a. 阴道发育不全;b. 子宫发育不全;c. 输卵管发育不全;d. 复合式发育不全。

Ⅱ. 单角子宫(按未发育侧子宫发育情况与发育侧的关系):a. 残角子宫有宫腔,与发育侧的单角子宫腔相通;b. 残角子宫有宫腔,与发育侧的单角子宫腔不通;c. 残角子宫无宫腔(为始基子宫,发育不全的实体子宫无宫腔、无宫颈,以纤维素与发育侧子宫相连);d. 只有发育侧的单角子宫,另一侧子宫完全未发育。

Ⅲ. 双子宫(完全分离的两个宫体与宫颈)

Ⅳ. 双角子宫:a. 完全双角子宫(双侧宫角分离在宫颈内口处);b. 部分双角子宫(双侧宫角分离在宫颈内口之上的任何部分)。

Ⅴ. 纵隔子宫:a. 完全纵隔子宫;b. 部分纵隔子宫。

Ⅵ. 弓形子宫(宫底中凹陷,宫壁向宫腔突出如马鞍状)

Ⅶ. 与己烯雌酚有关的发育异常

(一)输卵管发育异常

临床上,输卵管发育异常较少见,常于盆腔手术时被发现,往往合并其他生殖系统发育异常。输卵管发育异常主要包括输卵管缺失、输卵管发育不良、双输卵管或副输卵管和输卵管憩室,极可能会导致不孕或宫外孕。

(二)子宫发育异常

1. 不同程度的子宫发育不全或缺失

(1)先天性无子宫:米勒管不发育或发育不完全,形成无子宫畸形。先天性无子宫患者,一般可有正常的卵巢、正常或发育不良的输卵管,常合并先天性无阴道。若双侧米勒管在向中线延伸过程中停止发育,则形成两侧实质性肌性结节,称残遗子宫。患者因无子宫而无月经来潮,也不具备妊娠能力。

（2）始基子宫：若双侧米勒管向中线融合不久便停止发育，则形成始基子宫。子宫极小，多无子宫腔或有宫腔但多无内膜生长，可伴有无阴道，表现为原发性闭经，无生育能力。

（3）幼稚子宫：为双侧米勒管融合形成子宫后发育停止所致，有子宫内膜。幼稚子宫的结构和形态正常，但子宫体小、子宫颈长，因而不易受孕。幼稚子宫的患者常表现为月经初潮延迟、月经稀少、痛经，甚至闭经。有的合并有卵巢发育不全，从而出现内分泌异常，第二性征发育不全。

2. 单角子宫 为一侧米勒管发育停滞或缺陷所致。不孕症、子宫内膜异位症和痛经的发生率增高，产科并发如流产、早产、臀位、胎儿发育迟缓、梗阻性分娩和剖宫产率均增加。约65%的单角子宫合并残角子宫，其中，不与发育侧子宫相通的残角子宫妊娠发生破裂的可能性大，孕产妇死亡风险高，故一经诊断即应予以切除。对于不具备功能的残角子宫（实体，没有功能性内膜）不推荐行常规切除术。

3. 双子宫 两侧米勒管未融合，各自发育形成子宫和宫颈，可伴有阴道纵隔或斜隔。双子宫伴阴道斜隔时应做斜隔切除术。双子宫患者生育能力正常，因其自然流产率与子宫正常的妇女相似，故不常规做子宫矫正术。对于反复晚孕期妊娠丢失或早产者，在除外其他病因后可行矫正术。

4. 双角子宫 为双侧米勒管融合不全导致，可分为完全性双角子宫（从宫颈内口处分开）和部分性双角子宫（从宫颈内口以上处分开）。临床上一般无症状，偶有月经量过多。双角子宫患者可正常受孕，但易引起流产及胎位异常，多次不明原因自然流产的患者可以考虑双角子宫矫正术。子宫矫正术后的患者分娩方式应选择剖宫产术，以防子宫破裂。

5. 纵隔子宫 为双侧米勒管融合后中隔吸收异常所致。子宫外形正常，可分为完全纵隔子宫（纵隔由宫底至宫颈内口以下）和不完全纵隔子宫（纵隔止于宫颈内口之上）。纵隔子宫常伴有阴道纵隔。纵隔子宫并不增加早产率和剖宫产率，但与自然流产率的增加显著相关。Woelfer 等报道，纵隔子宫的早孕期自然流产率达42%。有学者提出，在以下情况下应考虑纵隔切除术：①反复流产，排除了其他流产原因；②长时间不明原因不孕，经系统检查排除了其他不孕因素；③年龄大于35岁；④因其他原因接受宫腹腔镜手术；⑤接受助孕技术前。目前通过宫腔镜行纵隔切除是最常用的方法，术后妊娠结局良好。

6. 弓形子宫 为宫底部发育不良所致，宫底中间凹陷，宫壁向宫腔突出。弓形子宫是一种很轻微的子宫异常，患者多无症状，可不予处理。若出现反复流产时，应排除其他自然流产的因素后再考虑子宫整形术。

7. 己烯雌酚相关的异常 母亲在妊娠早期接受 DES 治疗，所生女儿中22%~58%会发生不同程度的宫颈和阴道畸形、阴道腺病或肿瘤。有 DES 暴露史的女性生育能力降低，可能与宫颈发育不全和宫颈闭锁有关。即使妊娠成功，自然流产、宫外孕和早产率均增加，特别是那些有明确结构异常的患者，当出现宫颈机能不全时应行宫颈环扎术预防早产。

（三）阴道发育异常

胚胎9周时，双侧米勒管融合形成子宫和部分阴道并向下延伸。泌尿生殖窦上端细胞增殖隆起，形成阴道球，并进一步增殖形成阴道板。妊娠11周阴道板腔化，下端形成空泡，向上融合成腔，形成阴道。因此，米勒管发育或融合异常、泌尿生殖窦发育或融合异常均可导致阴道的发育异常。阴道发育异常可分为先天性无阴道、阴道闭锁、阴道横隔、阴道纵隔及阴道斜隔。

1. 先天性无阴道　是由于米勒管不发育、发育不全或双侧头端发育不良造成。发生率为 1/5 000~1/4 000。患者染色体核型无异常，卵巢正常发育，因此女性第二性征发育正常。先天性无阴道大多数合并无子宫或仅有始基子宫。临床表现为原发性闭经及性生活困难，体格检查可见患者第二性征及外阴发育无异常，但无阴道口，部分患者在阴道前庭部可见一浅凹陷，偶见短浅阴道盲端。约 45%~50% 患者伴有泌尿系统异常。对于有功能性子宫的患者，可采用阴道成形术，手术后患者有妊娠的可能。常见术式有羊膜阴道成形术、乙状结肠阴道成形术、腹膜阴道成形术及皮瓣阴道成形术等。

2. 阴道闭锁　多为泌尿生殖窦未参与形成阴道下段所致。闭锁位于下段，长度2~3cm，其上为正常阴道。临床可表现为月经初潮后周期性下腹痛，严重者可有肛门及阴道部坠胀感，肛门触诊可及突向直肠的包块，位置较处女膜闭锁高。应尽早行手术治疗，子宫及卵巢正常患者术后可生育。

3. 阴道横隔　为双侧米勒管融合后尾端与尿生殖窦相接成腔过程中未贯通或部分贯通所致。阴道横隔厚薄不一，约 1cm 左右，可位于阴道内任何部位，但常见于上 1/3。横隔无孔称为完全性横隔，多位于阴道下端；有小孔则称为不完全性横隔，多位于阴道上端。不完全性横隔由于位置高且有孔，可无症状，而位置偏低的横隔可能影响性生活。患者可正常受孕，阴道分娩时影响胎先露部位下降。完全性横隔常表现为周期性下腹痛、原发性闭经及不孕，阴道检查时宫颈无法暴露从而被发现。处理阴道横隔主要为手术治疗。若孕期发现阴道横隔时，可暂不处理，可于分娩时胎先露下降压迫横隔至变薄时行 X 形切开即可，分娩后再完整切除。

4. 阴道纵隔　多连于阴道前后壁纵行走向，为双侧米勒管融合后尾端纵隔消失异常所致，可分为完全纵隔和不完全纵隔。完全纵隔从宫颈延伸至阴道外口，常合并双子宫及双宫颈，一般无症状，不影响性生活和阴道分娩。不完全纵隔可位于阴道的某一段，临床也多无症状，但分娩时可造成胎先露下降受阻。阴道纵隔影响性生活及受孕时，可手术切除。

5. 阴道斜隔　常合并双子宫、双宫颈、双阴道和一侧阴道完全或不完全闭锁，也称为阴道斜隔综合征。斜隔多起于两宫颈之间，向远端附着于一侧阴道壁，遮蔽该侧宫颈，形成一盲端阴道腔。病因尚不明确。阴道斜隔常伴有同侧泌尿系统发育异常。阴道斜隔可分为三种类型：Ⅰ型为无孔型斜隔，斜隔侧阴道闭锁，隔后子宫与外界及另一侧子宫完全隔离；Ⅱ型为孔斜隔，通过小孔与对侧阴道相通，经血通过小孔流出；Ⅲ型为无孔斜隔合并宫颈瘘管，斜隔侧阴道完全闭锁，在两侧宫颈间或隔后阴道腔与对侧宫颈之间有一瘘管。三型临床表现有所不同，Ⅰ型因经血无法流出常导致严重痛经，表现为一侧下腹痛，Ⅱ、Ⅲ型斜隔经血引流不畅，易出现积血、积脓。阴道斜隔确诊后应手术治疗。阴道斜隔综合征在经手术矫正畸形治疗后，生育能力与正常妇女基本相同。

三、外生殖器发育异常

女性外生殖器发育异常可因外阴形成、发育过程中出现异常导致，也可因染色体或性激素水平异常导致。常见为处女膜闭锁和外生殖器男性化。

1. 处女膜闭锁　处女膜完全无孔隙，多在青春期月经来潮时首次出现症状。因经血无法外流积聚于阴道腔，造成周期性下腹痛，严重时可出现肛门坠胀、子宫腔积血、输卵管积血等。妇科检查可见处女膜膨出,直肠指诊可触及阴道包块。处女膜闭锁可经手术治疗,治疗后其生育能力与正常妇女无明显区别。

2. 外生殖器男性化　多由于发育过程中受大量雄激素影响所致,可见于真两性畸形、先天性肾上腺皮质增生及母体在妊娠早期使用雄激素作用药物。临床主要表现为阴蒂肥大,甚至似男性阴茎。因外生殖器男性化患者多合并内分泌激素紊乱,因此生育能力受到影响,常导致不孕。

综上所述,女性生殖器官的畸形多样而复杂,可对女性生育能力造成不同程度的影响。因此在临床上,及时发现并恰当处理尤为重要。通过询问病史、妇科查体及辅助检查,大部分畸形都可以被准确诊断。同时应对有生殖器官畸形的女性进行全面检查,排除是否合并其他系统器官畸形,合理选择治疗时机和治疗方法,将对合并生殖系统畸形的女性生育力的提升有所帮助。

（徐　阳　蒋　欣）

第十节　生活习惯与环境因素对女性生育力的影响

目前,尚无大规模的随机对照临床试验研究生活习惯(如吸烟、体重指数、压力、饮酒、咖啡因等)对生育力的影响。大多数都是观察性研究,且可能存在偏倚。例如,研究报道输卵管性不孕与多个性伴侣、过早性生活和吸烟有关。然而,多个性伴侣以及性生活过早的女性吸烟的比例更大,因此,通常很难判断吸烟是否为生育力低下的独立危险因素。另外,相较不吸烟的女性,吸烟女性饮酒的比例要高出很多。这就又提出了吸烟与饮酒对生育力的影响的问题。因此,生活习惯与生育力之间的关系仍需进一步探讨。

一、吸烟

现已有研究证明,女性主动吸烟和被动吸烟均与生育力低下有关,其比例甚至高达13%。牛津计划生育协会的研究发现,戒烟者的生育能力可以恢复正常,这种可逆性也说明不孕与吸烟呈剂量依赖性。

关于吸烟对生育力影响的研究,通常是以"每天的吸烟量"进行分析。大多数研究报道,女性每天吸烟超过 10 支会引起生育力下降。1998 年的一项 meta 分析中,纳入了 10 928 名吸烟妇女及 19 179 名非吸烟妇女,这两组人群相比,吸烟妇女不孕的比例较非吸烟妇女组明显升高。不吸烟女性超过 9.5 个月未获得妊娠的概率是 19%,而每日吸烟超过 11 支女性超过 9.5 个月未获得妊娠的概率增至 30%。可见,随着每天吸烟数量的增多,获得妊娠的周期也相应变长。

吸烟对辅助生殖技术的结局也会产生不利影响。1998 年的一项 meta 分析发现,接受 IVF-ET 治疗的妊娠率,吸烟者低于非吸烟者,OR 值为 0.66。

吸烟者生育力下降可能的机制包括以下几点:

1. 配子染色体和 DNA 损伤。研究显示,吸烟影响配子减数分裂过程中纺锤体的功能,导致配子染色体异常,生育力下降,流产率增加。

2. 关于吸烟和绝经年龄的研究提示,香烟烟雾的成分可能会加速卵泡的消耗,丧失生育能力。年轻吸烟者的基础 FSH 较不吸烟者明显升高,主动吸烟者的 FSH 较不吸烟者高

66%，被动吸烟者较不吸烟者高 39%。吸烟与月经周期缩短（≤24 天）相关，卵巢功能衰退的时间提前 1~4 年。这种卵巢储备功能的下降可导致吸烟患者的生育力低下。在 IVF 治疗中，吸烟者平均 Gn 量高于不吸烟者。克罗米芬刺激试验的异常比率在吸烟者中明显高于年龄匹配的不吸烟者，再次提示吸烟对卵巢储备的不利影响。

3. 吸烟可能抑制输卵管对卵冠丘复合物的拾取及纤毛蠕动频率，引起输卵管性不孕以及增加宫外孕的发生率。

4. 吸烟者卵泡液中有毒成分增加，影响卵母细胞质量，进而影响辅助生殖技术的结局。有研究发现，吸烟者卵泡液中重金属镉（卵巢毒性）、可替宁（尼古丁主要的代谢物）随着吸烟支数的增加而增加。即使在家庭中被动吸烟的女性，其卵泡液中也可以检测到可替宁的浓度。

香烟烟雾中含有上千种成分，超过 40 种为化学致癌物，其中尼古丁等会引起体内的氧化应激反应，引起卵巢内卵泡的 DNA 损伤，因此孕妇吸烟有可能对胎儿的卵巢功能造成不利影响。在一项对出生前即暴露于香烟烟雾妇女的研究中发现，暴露组的周期妊娠率明显下降。在除外女性年龄、同房频率、儿童时期的烟雾暴露、体重指数、酒精及咖啡因摄入等因素之后，这项结论仍然成立。吸烟可能对男性胎儿的生育力亦有影响。一项流行病学研究报道，如果成年男性的母亲在孕期吸烟量超过每天 10 支，其精子数量相对更低。不孕症一直被认为是"成人问题"，但很多影响生育力的因素可能出现于胎儿期。更为重要的是，胎儿期对生育力造成的影响是不可逆的。

二、体重指数

肥胖和低体重都会影响女性的生育力，同时也会对其他系统健康造成影响。研究显示，体重指数（BMI）>27kg/m² 或 BMI<17kg/m² 会增加排卵障碍的发生率，导致生育力低下。除此之外，成年时期的体重增长也会延长获得妊娠的时间。例如，一项关于 2 000 名女性的前瞻性队列研究显示，体重增长 5kg（相较于 18 周岁的基础体重），尝试受孕的时间就会增加 5%。值得注意的是，该研究中 90% 的女性月经周期规律，这就除外了排卵障碍这一影响因素。因此，正常体重对女性生育力有重要的影响。

对于 BMI 过高的女性，生育力低下与以下几种因素有关。首先，BMI 过高尤其是向心性肥胖，通常存在胰岛素抵抗，这会导致体内胰岛素水平升高。高胰岛素血症通过减少性激素结合球蛋白的合成，导致体内雄激素过多，血清游离睾酮升高。过多的雄激素会导致下丘脑 - 垂体 - 卵巢轴生理功能异常，从而导致排卵障碍。其次，肥胖相关的血清瘦素增加也是导致排卵障碍的可能因素，它的机制不仅是胰岛素抵抗，也会影响卵泡的生成及成熟，对卵巢功能造成损伤。第三，肥胖可能会造成子宫内膜容受性下降，引起着床和胚胎种植率下降。我们建议肥胖女性减体脂，以提高自然受孕的概率，减少辅助生殖技术的使用及远期疾病的发生。

BMI 过低时生育力低下也与排卵障碍相关。体重过低的女性，尤其是过度节食和 / 或过度锻炼者，下丘脑脉冲式分泌促性腺激素释放激素（GnRH）受抑制，导致垂体血清卵泡刺激素（FSH）和黄体生成素（LH）分泌减少，无排卵而出现闭经。瘦素也在此过程中起一定作用。队列研究显示，18 岁时体重过低（BMI<18.5kg/m²）的女性相较正常体重女性的受孕时间要延长 25%。低体重女性的生育力可以通过增重恢复排卵而得到改善。

三、运动

建议 BMI<25kg/m² 的备孕女性将剧烈活动控制在每周 5 个小时以内。

运动的强度和时间会影响女性生育力,但运动的具体形式无明显差异。一项流行病学研究将剧烈活动定义为至少消耗 6kcal/min 的活动,结论显示,剧烈运动与无排卵性不孕有关。一项丹麦的研究提示,剧烈的体力活动(如跑步、快速蹬车、有氧运动、游泳、体操)会导致受孕所需时间延长。另外一项研究表明,在进行 IVF 的女性中,如果剧烈运动每周≥4 小时,试管婴儿周期活产率降低 40%,并且周期取消率增加 2 倍。

剧烈运动导致生育力下降可能与以下因素有关:

(1)黄体期孕酮的合成下降(即黄体功能不足)。

(2)通过改变 GnRH 的产生,影响 LH 和 FSH 的分泌,引起排卵障碍。

(3)改变体内瘦素水平。

四、饮酒

适量的酒精摄入(乙醇摄入量 <20g/d)可能对生育力无明显不良影响,但备孕期间的酒精摄入量不能高于该界值。一般建议,备孕期间及孕期应戒酒,因为怀孕期间酒精摄入量的安全水平尚未建立。

大多数观察性研究提示无论是少量还是过量饮酒,女性受孕的周期都会延长,而且不排卵性不孕的发生率更高。另外一些研究则提示少量饮酒对生育力无不良影响。

饮酒可能会影响 IVF 的成功率。一项关于酒精摄入的对照试验表明,每周摄入至少 40g 酒精的女性较饮酒量小于 40g 女性的试管婴儿活产率低 16%。

五、咖啡因

研究显示,每日摄入 <200mg 咖啡因不影响女性的生育力。

六、压力

一项来自美国的研究提出,以应激反应过程中的代谢物 α- 淀粉酶作为衡量压力的定量指标,研究受孕时间及不孕症的关系,结果发现高 α- 淀粉酶组较低 α- 淀粉酶组的生育力下降 29%,另外,这些女性不孕症的风险提高 2 倍以上。可见,压力影响女性的生育力。而一项 meta 分析显示,压力与辅助生殖技术的成功率之间关系有限。目前,尚无临床试验明确提出,在不孕症治疗之前减少患者压力可以提高妊娠率。

七、环境因素

影响女性生育力的环境因素包括以下三类:①物理因素:如射线、电离辐射、热力等;②生物因素:如病毒、寄生虫等;③化学因素:如重金属、毒物等。

(一)非电离辐射

非电离辐射(如电脑发射的电磁场、微波通讯系统、电磁炉、手机、平板电脑、电热毯、机场安检设施等)对生育力的影响已有广泛研究。美国国家科学院认为,非电离辐射对生育力的影响微乎其微,甚至为零。

大部分研究认为,目前缺乏强有力的证据证明女性使用视频显示终端与不良妊娠结局之间有明确关系。

（二）电离辐射

电离辐射（如 X 射线、γ 射线等）对生育力的影响已明确。研究显示,X 射线可以通过影响子宫内膜细胞线粒体和溶酶体作用,造成氧化性损伤,使子宫内膜容受性下降。此外,X 射线可直接影响卵子质量,降低卵巢功能。放射线可以引起不孕、流产、低出生体重儿等不良妊娠结局。

（三）铅

近期的研究提出了铅对生育力影响的量效关系。小剂量的铅暴露会导致自然流产的风险增加,这一结论由一项巢式病例对照研究提出,血液中铅的浓度增加 5mcg/dl,则自然流产的相对风险增加 1.8 倍。

（四）内分泌干扰物

内分泌干扰物（endocrine disruptors,EDC）是指一些模仿或抑制自然激素作用的化学物质,通常存在于杀虫剂、塑料、燃料中。这些干扰物的暴露剂量很低,常有雌激素样作用,可以影响人类的生殖及发育。其可能的影响包括内分泌、卵巢、子宫的功能异常。EDC 会影响激素的合成、释放、储存、转运,以及激素识别或结合受体,引起月经周期紊乱,月经周期延长,受孕时间延长。此外,内分泌干扰物还会影响卵巢功能,可引起多囊卵巢综合征及卵巢早衰,但具体机制尚不清楚。

（五）双酚 A 和邻苯二甲酸

双酚 A（bisphenol A,BPA）是用于制造硬的聚碳酸酯塑料和部分环氧树脂的单体,邻苯二甲酸则常见于软性塑料。聚碳酸酯塑料常见于运动水杯、婴儿奶瓶和医用管路设施。含有 BPA 的环氧树脂常用于包装金属物品如食品罐、牙具的密封胶等。BPA 的主要暴露途径是通过饮食,因为 BPA 可以通过食物传递。

动物实验发现,BPA 在体内有弱雌激素样作用,低剂量即可影响生殖系统。例如 BPA 影响减数分裂过程,影响甾体类激素合成,降低 IVF 过程中的卵子质量,可以被看做是卵巢的损伤物质,同时也会抑制子宫内膜增殖,降低子宫内膜容受性,从而降低女性的生育力。

（六）空气污染物

空气污染物是多种气体（如一氧化氮、二氧化硫、一氧化碳等）和特定物质如多环芳香烃（PAH）的混合,其主要来源是化石燃料、烟草、其他有机燃料的不完全燃烧。人们现在尤其重视 ≤10μm 的颗粒物质和细颗粒物（≤2.5μm）,这些物质可以通过肺吸入进入肺泡。

大量研究已经检验了不同空气污染物与不良结局的关系,如低出生体重、早产、小于胎龄儿等。但由于检测方法的困难、检测时机的选择等偏移的存在,研究得出的结论也不尽相同。一篇对 41 项研究的系统性综述提出,二氧化硫与早产相关,细颗粒物暴露与低出生体重、早产和小于胎龄儿相关。

综上,随着科技的发展和社会的进步,人们的生活方式发生了巨大的改变,接触的环境也日渐复杂,不同生活方式及环境因素对女性的生育力也有着重要的作用,因此认识生活方式和环境因素的具体作用,在日常中及时纠正错误的方式及避免接触有毒物质,有助于女性提高生育力。另外,许多因素对女性生育力的影响尚不确定,需要进一步的研究。

（徐　阳　刘　佳）

● 参考文献

1. Joham AE,Teede HJ,Ranasinha S,et al. Prevalence of infertility and use of fertility treatment in women with polycystic ovary syndrome:data from a large community-based cohort study. J Womens Health(Larchmt),2015,24:299-307.

2. Jewelewicz R. Management of infertility resulting from anovulation. Am J Obstet Gynecol,1975,122:909-920.

3. Marik J,Hulka J. Luteinized Unruptured Follicle Syndrome:A Subtle Cause of Infertility. Fertility & Sterility,1978,29:270-274.

4. Jones GE. Some newer aspects of the management of infertility. Journal of the American Medical Association,1949,141:261-269.

5. Bukulmez O,Arici A. Luteal phase defect:myth or reality. Obstet Gynecol Clin North Am,2004,31:727-744.

6. Current clinical irrelevance of luteal phase deficiency:a committee opinion. Fertil Steril,2015,103:27-32.

7. Krassas GE,Poppe K,Glinoer D. Thyroid function and human reproductive health. Endocr Rev,2010,31:702-755.

8. Cramer DW,Sluss PM,Powers RD,et al. Serum prolactin and TSH in an in vitro fertilization population:is there a link between fertilization and thyroid function? J Assist Reprod Genet,2003,20:210-215.

9. Casteras A,De Silva P,Rumsby G,et al. Reassessing fecundity in women with classical congenital adrenal hyperplasia(CAH):normal pregnancy rate but reduced fertility rate. Clin Endocrinol(Oxf),2009,70:833-837.

10. Bidet M,Bellanne-Chantelot C,Galand-Portier MB,et al. Fertility in women with nonclassical congenital adrenal hyperplasia due to 21-hydroxylase deficiency. J Clin Endocrinol Metab,2010,95:1182-1190.

11. Amini M,Horri N,Farmani M,et al. Prevalence of polycystic ovary syndrome in reproductive-aged women with type 2 diabetes. Gynecol Endocrinol,2008,24:423-427.

12. Dorman JS,Steenkiste AR,Foley TP,et al. Menopause in type 1 diabetic women:is it premature? Diabetes,2001,50:1857-1862.

13. Stamatellos I,Apostolides A,Stamatopoulos P,et al. Pregnancy rates after hysteroscopic polypectomy depending on the size or number of the polyps. Arch Gynecol Obstet,2008,277:395-399.

14. Yanaihara A,Yorimitsu T,Motoyama H,et al. Location of endometrial polyp and pregnancy rate in infertility patients. Fertil Steril,2008,90:180-182.

15. Kort JD,Eisenberg ML,Millheiser LS,et al. Fertility issues in cancer survivorship. CA:A Cancer Journal for Clinicians,2014,64:118-134.

16. Biedka M,Kuźba-Kryszak T,Nowikiewicz T,et al. Fertility impairment in radiotherapy. Contemporary Oncology,2016,20:199-204.

17. Ruddy KJ,Partridge AH. Fertility(male and female)and Menopause. Journal of Clinical Oncology,2012,30:3705.

18. Zepiridis LI,Grimbizis GF,Tarlatzis BC. Infertility and uterine fibroids. Best practice & research Clinical

obstetrics & gynaecology,2016,34:66-73.

19. Horcajadas JA,Goyri E,Higon MA,et al. Endometrial receptivity and implantation are not affected by the presence of uterine intramural leiomyomas:a clinical and functional genomics analysis. The Journal of clinical endocrinology and metabolism,2008,93:3490-3498.

20. Somigliana E,De Benedictis S,Vercellini P,et al. Fibroids not encroaching the endometrial cavity and IVF success rate:a prospective study. Hum Reprod,2011,26:834-839.

21. Pritts EA,Parker WH,Olive DL. Fibroids and infertility:an updated systematic review of the evidence. Fertility and sterility,2009,91:1215-1223.

22. Yoshino O,Hayashi T,Osuga Y,et al. Decreased pregnancy rate is linked to abnormal uterine peristalsis caused by intramural fibroids. Hum Reprod,2010,25:2475-2479.

23. Bentov Y,Yavorska T,Esfandiari N,et al. The contribution of mitochondrial function to reproductive aging. Journal of Assisted Reproduction and Genetics,2011,28:773-783.

24. Hunt P,Hassold T. To err(meiotically)is human:the genesis of human aneuploidy. Nature Reviews Genetics,2001,2:280-291.

25. Ahmadi MH,Mirsalehian A,Bahador A. Prevalence of Urogenital Mycoplasmas in Iran and Their Effects on Fertility Potential:A Systematic Review and Meta-Analysis. Iran J Public Health,2016,45:409-422.

26. Imudia AN,Detti L,Puscheck EE,et al. The prevalence of ureaplasma urealyticum,mycoplasma hominis, chlamydia trachomatis and neisseria gonorrhoeae infections,and the rubella status of patients undergoing an initial infertility evaluation. J Assist Reprod Genet,2008,25:43-46.

27. Singh N,Sumana G,Mittal S. Genital tuberculosis:a leading cause for infertility in women seeking assisted conception in North India. Arch Gynecol Obstet,2008,278:325-327.

28. Nie R,Jin L,Zhang H,et al. Presence of hepatitis B virus in oocytes and embryos:a risk of hepatitis B virus transmission during in vitro fertilization. Fertil Steril,2011,95:1667-1671.

29. Martinet V,Manigart Y,Rozenberg S,et al. Ovarian response to stimulation of HIV-positive patients during IVF treatment:a matched,controlled study. Hum Reprod,2006,21:1212-1217.

30. Neu N,Duchon J,Zachariah P. TORCH infections. Clin Perinatol,2015,42:77-103.

31. Prisant N,Tubiana R,Lefebvre G,et al. HIV-1 or hepatitis C chronic infection in serodiscordant infertile couples has no impact on infertility treatment outcome. Fertil Steril,2010,93:1020-1023.

第四章　女性生育力保护概述

第一节　女性生育力保护定义

生育力是指男女双方通过性交产生后代的能力,包括女性排卵、男性射精、性交受精、胚胎发育和妊娠分娩等环节,这些过程均在体内完成,是自然的生命活动。女性生育力是指女性能够产生卵母细胞、受精并孕育胎儿的能力,即女性成为母亲的潜力。

影响女性生育力的因素:

1. **年龄**　是影响女性生育力的不可抗拒因素。据统计,1993—2013年德国女性初次分娩的年龄从25岁增至29.3岁,而女性30岁后卵母细胞质量、卵巢功能会出现生理性下降,不孕的概率也会随之升高。

2. **不良的生活方式**　如抽烟、喝酒、熬夜、饮食结构不合理,尤其是食用不安全的食物、接触有害物质及长时间电离辐射等都会引起生育力下降。此外,紧身衣裤对女性生育力也不利。

3. **不良的生育行为**　多次人工流产导致流产后并发症,如盆腔炎、附件炎,可能引起不孕。

4. **精神因素**　精神压力大等精神因素也是引起不孕的一个方面。城市生活节奏快、工作压力大、精神高度紧张等,使女性身体经常处于高度应激状态,生育健康问题更为突出,女性出现月经周期紊乱、排卵障碍,生育力下降趋势尤为明显。

5. **肿瘤相关的放疗和化疗**　卵巢接受2Gy的放射会损伤一半卵子,而10Gy的放射剂量会摧毁整个卵巢。化疗相关的闭经发生率达30%~76%,而接受大剂量化疗的患者闭经发生率可以高达90%。

女性生育力保护是指对可能引起女性生育力下降的各种因素采取早防早治及一些特殊的保护或保存措施,使这些存在不孕风险的成人或儿童能够保护其生殖内分泌功能或保存生殖潜能,以达到产生遗传学后代的能力。潜在的生育力保护对象不仅包括病患人群,还包括有生育需求的健康人群。虽然影响生殖健康的因素复杂、种类繁多,但有一些生殖健康问题是可以预防和避免的。

保护生育力首先要做好预防,维护生殖健康。保护生育力一要做到强身健体,养成良好的生活工作习惯,生活中戒烟、戒酒,避免熬夜,合理饮食,工作中舒缓精神压力,如果经常接触一些有毒或者放射性物质要严格防护;二要洁身自爱,养成良好的卫生习惯,按时接种一些必要的疫苗来预防危害生育能力的传染性疾病;三要正确采取避孕措施,避免反复流产,选择合适的生育时机。目前,越来越多的医院开始开展人流后关爱项目,给予育龄期妇女个性化的生育指导,极大地降低了反复人流的发生率。

对有生育需求的病患人群采取保护生育力的手术和药物治疗是生育力保护的第二项措

施。随着新型化疗药的出现、放化疗方案的改进及癌症早期诊断率的提高,儿童及年轻患者的生存率大幅度提高,使大部分青春期和育龄期的癌症患者有望生育。因此,保护这部分患者的生育力,选择合适的个体化治疗方案,是目前面临的重要课题。

不孕不育人群和特殊人群如癌症患者、特殊职业人员,应及时向医疗单位寻求医疗咨询服务,采用生育力保护和保存技术,制订个性化的生育力保存方案。

(张松英　林小娜)

第二节　女性生育力保存定义

生育力保存是指用药物、手术或实验室手段对存在不孕风险的成人或青少年提供帮助,保存其产生遗传学后代的能力。

广义的生育力保存是指用药物及手术治疗疾病时采用毒性小、对生育力损伤少的方法和技术。以子宫内膜异位囊肿为例,卵巢内膜异位囊肿的处理存在一对矛盾,即过度手术和手术不彻底。大量研究显示,卵巢内膜异位囊肿剔除术会带走部分正常卵巢组织,尤其是卵巢门部位,这一比例高达 69%。因此,越来越多的学者提出行卵巢内膜异位囊肿部分剥除,而对于卵巢门部位的病灶采取双极或激光电灼处理,这一方法可以去除 80%~90% 的囊肿壁,很好地兼顾了彻底性和保护性。狭义的生育力保存是指通过实验室技术保存配子、组织或细胞。近 30 年来,生育力保存领域有了飞速发展。一方面由于生育力保存的主要对象,即癌症患者的生存率逐渐增高;另一方面得益于生育力保存技术的改进和新技术的开展。

目前,生育力保存的主要方法是生殖细胞或组织的低温冷冻保存技术。对于女性而言,生育力保存是一个快速发展的领域。最初的方法十分有限,直至 20 世纪 80 年代体外受精 - 胚胎移植技术的开展,胚胎冷冻保存成为人类辅助生殖技术必不可少的重要组成部分。玻璃化冷冻技术显著促进了生育力保存技术的开展,显示出良好的临床应用前景。它能够使细胞损伤减少至最低,并且避免了冰晶的形成,使卵子冷冻复苏存活率高达 90%。卵巢组织冷冻与移植技术也取得了很大成功,2004 年第一名冻存卵巢的患者经复苏及自体移植后获得自然妊娠并诞下健康女婴,随后有越来越多的成功妊娠分娩的报道,截至 2015 年 7 月,全世界冻存卵巢组织移植后成功分娩婴儿的已有 60 例,为女性生育力保存提供新的途径。卵母细胞冷冻、卵巢组织冷冻和体外成熟培养的联合应用,为保存女性生育力提供了更灵活、可行的方案,成为发展趋势。

女性生育力保存的措施:

一、胚胎冷冻技术

冷冻技术的目的是保存细胞或组织以供将来使用。冻融过程对细胞的破坏是该技术普及的困难之一。1980 年开始应用的胚胎冷冻技术已经成为临床治疗中常规使用的保存生育力方法,有效减少了患者反复接受超促排卵治疗的激素刺激。2005 年,美国生殖医学伦理委员会颁布了癌症患者生育力保存指南,指南规定胚胎冷冻技术是唯一被认可的生育力保存办法,其他实验室技术如卵母细胞冷冻或卵巢组织冷冻需要在伦理机构审查委员会监督下完成。胚胎冷冻技术的局限性是需要对卵巢进行药物刺激以获得卵子受精。对于青春期前儿童和无配偶女性,胚胎冻存显然不适宜。卵巢刺激过程中的高激素水平可能对激素依赖性肿瘤如乳腺癌、子宫内膜癌等有复发风险,这也是人们关注和担忧的问题。随着卵母细胞冷冻技术的发展和成熟,卵母细胞冷冻和卵巢组织冷冻可能会成为更优先选择的方法。

二、卵母细胞冷冻技术

1986年澳大利亚学者首次报道用冷冻卵子进行体外受精(IVF)并成功妊娠。玻璃化冷冻技术及卵细胞质内单精子注射(ICSI)很大程度上提高了卵子冷冻后的复苏率及受精率。2012年美国生殖医学协会的指南指出,卵母细胞冻存不再是一种实验性方法,已经可应用于生殖医学临床。与胚胎冷冻相比,卵母细胞冷冻有以下优势:①卵母细胞冷冻避免了胚胎冷冻所带来的伦理、宗教或法律问题;②IVF技术需要2周左右的时间进行激素刺激卵巢排卵,而一些肿瘤患者不适合激素刺激或治疗时间紧迫,无法选择胚胎冷冻,而卵母细胞冷冻可以不行促排卵且可以在癌症确诊后尽快实施。但不经促排卵过程取出的未成熟卵冷冻后复苏率及体外成熟率不稳定,且体外成熟后胚胎发育潜力及胚胎种植率均低于常规体内成熟卵。

三、卵巢组织冷冻移植技术

相对于胚胎、卵母细胞冷冻而言,卵巢组织冷冻更为复杂和困难。卵巢组织冷冻的优点是不需要药物刺激和精子,是青春期前恶性肿瘤患者的最佳选择。由于目前取卵多采取经阴道方式,无性生活史的生育力保存患者也倾向于卵巢组织冻存。一些激素相关性肿瘤,如乳腺癌、子宫内膜癌等,促排卵过程中产生的高雌激素水平和肿瘤复发之间的关系尚不确定,且促排卵一般需要2周时间,可能延误治疗时机。卵巢组织可以经腹腔镜或开腹取出冻存,避免了卵巢刺激的不确定因素。卵巢皮质冷冻复苏后始基卵泡存活率能够达到65%左右,复苏的卵巢组织可以原位或者异位移植,恢复患者内分泌功能和/或排卵功能。卵巢组织冷冻保存有下列优势:①育龄妇女卵巢皮质中有大量的原始卵泡,生育力的储备能力大;②无刺激排卵过程,适用于儿童患者,同时不耽误原有肿瘤的治疗;③移植冻存的卵巢组织可恢复自身生殖激素分泌能力;④对无配偶的青年女性来讲,不涉及IVF接受供精的问题,没有伦理道德方面的限制;⑤卵巢组织比较容易通过腹腔镜或开腹手术获得。随着人卵巢组织冻存联合自体原位或异位移植方法的改进,以及成功妊娠报道的增多,卵巢组织冷冻保存将成为保存女性生育力的理想途径。

总之,目前女性生育力保存已经有多种途径。随着实验室技术的完善和发展,越来越多的女性可以从中受益,实现获得遗传学后代的愿望。临床医生应根据患者的年龄、有无配偶、疾病性质等特点,因人而异,选择最合适的方案。保存女性生育力技术的不断进步,对生殖医学的发展有着重要的意义。

(张松英 林小娜)

第三节 女性生育力保护与保存的重要性

生育力下降已经成为世界范围内影响人口健康及生活质量的重大医学问题,女性生育力保护及保存在生殖医学中发挥举足轻重的作用,尤其针对年轻的癌症患者、推迟生育者等群体。对于年轻的癌症患者,不仅要提高对其人文关怀和疾病的治愈率,还应注重癌症预后的生存质量,包括生殖内分泌功能、生育后代的能力和出生子代的安全性。近30年来,女性癌症患病率升高 20%，而由于癌症治疗技术的进步，死亡率明显下降。早期诊断和治疗方法的进步，大大降低了年轻癌症患者（20~39 岁）的死亡率。据统计，2006—2010 年美国女性癌症患者死亡率以每年 1.4% 的速度下降。此外，癌症发病率有年轻化趋势，许多生育年龄的女性面临癌症治疗带来的副作用。大剂量放、化疗联合骨髓移植治疗方案的应用，使得青春期和年轻育龄妇女恶性肿瘤患者中 90% 患者得以生存。已知许多化疗药物可严重影响卵巢储备功能，如乳腺癌化疗药物可严重耗竭卵泡，缩短女性生育时间 10 年以上，而乳腺癌是育龄期女性最常见的恶性肿瘤，占育龄期女性癌症患者的 40% 左右，早期诊断和治疗，5 年生存率高达 90% 以上，这就面临癌症治愈后的诸多问题，其中就包括生育问题。而放疗会使超过 30% 患有恶性肿瘤的育龄妇女不孕。当患者了解到手术和放化疗等会影响生殖系统功能时，会很希望自己的生育能力能够被保持，或者癌症治愈后内分泌功能能够恢复。保留生育功能是癌症患者在放疗和化疗治疗实施前保护或保存其生育力的唯一选择，借助辅助生育技术可获得愈后生育力，提高生活质量和幸福指数。

2007 年 Woodruff 首次提出肿瘤生殖学，这是肿瘤学与生殖医学交叉整合的新兴学术领域，由内科和外科肿瘤学家、生殖内分泌学家、遗传学家、围生医学专家和心理学家共同组成研究团队，制订治疗策略，可在保证疾病治疗的前提下更加有效地保护恶性肿瘤放化疗患者的生育力，实现延长生命和保存生育能力的平衡。2015 年的一项调查显示，未经过特殊培训的手术医生仅有 6.7% 会与肿瘤患者讨论生育力保护的问题，而培训后的这一比率会显著上升至 46%。尽管癌症患者可以通过赠卵成为母亲，但她们更加希望有生物学遗传后代。生育力保存对接受癌症治疗的有生育要求的妇女尤为重要。卵巢在经历放疗和化疗后对子代生长发育和遗传安全性的影响使妇产科专家在保存这些患者生育力的治疗中小心翼翼。人类卵巢组织冻存为改善因这种原因造成的卵巢功能衰退的患者带来了希望，不仅可以解决生育力保存，还可以通过卵巢组织移植解决女性内分泌衰退引发的相关疾病。

对于推迟生育力的人群，保留并延续其生育能力，减少因高龄而导致的卵母细胞质量下降，降低异常胎儿的出生率，是卫生医务人员的职责所在。2010 年中国第 6 次全国人口普查显示，与 2000 年相比，高龄产妇（35~49 岁）的比例增长了 10%。这种推迟生育的现象在澳大利亚、新西兰、美国和西欧等国家也普遍存在，晚育带来了生育力下降和不良孕产率升高的风险。如果人们在年轻的时候，给自己做一份生殖保险，即生育力保存，则可以减少或避免日后丧失生育力的风险。

现代社会中男女不孕不育症发生率已经上升到了前所未有的地步，成为一种现代病。最新调查数据显示，育龄夫妇中不孕症发生率为 8%~12%，平均约为 9%。不孕症在全球范围内影响多达 1.86 亿人，特别是在贫穷落后的国家和地区则是更为突出的社会问题，给家庭和社会带来不幸和不安定的因素。我国不孕症发病率呈上升趋势，目前高达 15%。其中，女方因素不孕约占 40%，男方因素不育约占 40%，男女双方因素不孕约占 10%，不明原因不孕约占 10%。随着人口的老龄化及生育率下降、生育问题的日益增多，生殖健康的概念逐渐为人们所熟悉，生育力保护也得到广泛的关注。

潜在的生育力保护对象不仅包括患病人群，也包括一些健康的人群。对于生育年龄推迟引起卵母细胞质量下降的人群，可以借助现有的生育力保存技术，在年轻的时候提前把卵母细胞冻存起来，建立"生殖保险"，从而使双方可以全身心地投入工作，有生育计划时可以使用冻存的卵母细胞来生育。如此既不耽误事业的发展，又不影响家庭的和谐。

卵巢功能早衰(premature ovarian failure,POF)是指女性40岁前出现绝经或下丘脑性闭经,患病率高达1%。X染色体发生基因突变或缺失,也可以导致POF,如特纳综合征。大多数特纳综合征患者在出生时生殖细胞已丧失,但是也有部分患者是嵌合体,较晚才出现POF,这部分患者可以考虑尽早应用生育力保存技术。

据报道,德国约2%的人群患有自身免疫性疾病。系统性红斑狼疮是最常见的自身免疫性疾病,女性发病率约为男性的10倍。德国患者的平均年龄是31.8岁,恰为女性的生育年龄。由于自身免疫性疾病和血液系统疾病均需要接受化疗,这类患者在化疗前和化疗中可用相应的药物和技术保存生育力。

卵巢的一些良性手术也可能导致卵巢功能受损。如卵巢子宫内膜异位囊肿的手术处理会影响卵巢功能。目前认为,腹腔镜下卵巢子宫内膜异位囊肿剥除术为最佳手术方式,腹腔镜下可对卵巢子宫内膜异位囊肿行电凝止血,电灼破坏微小病灶,以减少复发。但需要注意的是,卵巢子宫内膜异位囊肿剥除术会造成有功能的卵巢组织丢失,同时电凝会对卵巢造成热损伤。在热的作用下,电凝可损伤原始卵泡和颗粒细胞,使黄体细胞变性,降低卵巢储备功能。对于这部分患者,可以考虑术前应用辅助生殖技术保存其生育力,或者术后在切除的少量卵巢组织中分离未成熟卵母细胞来为其生育力提供双保险。

生育力保护是一项需要长期关注和研究的生殖健康内容。首先需要提高全民对生殖健康的认识,做到早防早治,选择适时生育时机。目前,患者及其家属和一些专科医师对生育力保护及保存的相关知识和研究知之甚少,而能提供这方面咨询的医疗机构和医师非常有限,从事生殖专科的医师有责任知晓生育力保护及保存的相关影响因素、适应证、生育力评估方法及保护措施等,对不孕不育人群、癌症患者、特殊职业人员及有生育需求但尚未生育者及时提供相关医疗咨询服务,采取生育力保护保存技术,制订个体化的生育力保护保存方案。此外,生育力保护保存的技术尚需继续研究和发展,目前可用的生育力保存技术虽然较多,但都存在一定局限性。如何在手术、药物治疗疾病的同时保护好生育力还需多学科长期不懈的合作和努力。

（张松英　林小娜）

第四节　女性生育力保护与保存的适应人群

随着医学领域的发展,很多损害健康的疾病已经获得越来越高的治愈率,但疾病本身的进展及针对疾病的治疗方法同时也会损伤卵巢的功能。当患者被确诊为良性、恶性或遗传性疾病,从而威胁到今后的生育能力时,评估卵巢功能的方法和创新技术的发展给了她们保存日后生育后代能力的希望。精子库已经存在几十年,但是卵泡发育的相对复杂性和卵细胞的低温冷冻保存的困难程度解释了为什么女性生育力的保存仍处于探索阶段。

生育力在患者的心理健康方面占据重要地位,对于一个女性而言,生育力就是能够产生自己的卵子并怀孕分娩。但是女性卵巢内的卵子随着年龄增长以闭锁的方式而逐渐减少。女性在胚胎时期孕28周之前共有600万~700万个卵子,出生时减少至200万,青春期卵子数约30万~50万,37岁时为25 000个,而51岁时仅剩1 000个。女性的生育力自32岁开始降低,到37岁以后衰退得更为明显,这种衰退主要表现为卵子质量下降、数量减少,以及基础状态的FSH升高、抗米勒管激素和抑制素B下降。

一项法国的经典研究中,研究者统计由于丈夫患无精症而进行供精人工授精健康女性的妊娠率,在 12 个受精周期中,31 岁以下女性的累计受孕率为 74%,31~35 岁降为 62%,35 岁以上为 54%。尽管女性的性生活也随着年龄的增长而减少,但这一研究设计简单而清晰地排除了性生活频率、卵管因素、排卵因素,仅仅观察年龄对妊娠的影响,年龄表现为导致受孕率下降的因素。类似的结论在 IVF 术后受孕率的研究中也得到验证。随着年龄增长,女性患其他影响生育疾病的风险也在增加,这些疾病包括子宫肌瘤、输卵管疾病及子宫内膜异位症,此外,若女性曾经接受卵巢手术、化疗、放疗,或是患严重的子宫内膜异位症、吸烟、盆腔炎或有家族早绝经史,都会导致卵子数量提前减少的风险增加并减弱受孕率。与年龄相关的生育力下降还与显著增高的非整倍体率和自然流产率伴行。减数分裂时纺锤体不分离往往是产生常染色体三倍体的原因。即使是选择形态学上正常的卵子进行体外受精,高龄女性出现非整倍体的概率还是较高。此外,胚胎丢失率也随着年龄的增长显著增加。在所有行 IVF 受孕的女性中,33 岁以下移植新鲜胚胎并在孕 7 周观察到胎心后的胚胎丢失率是 9.9%,33~34 岁者的流产率升至 11.4%,35~37 岁是 13.7%,38~40 岁者是 19.8%,41~42 岁是 29.9%,大于 42 岁者是 36.6%。

女性的生殖力随年龄下降且远早于月经周期开始不规律的时间,应在有生育要求并接受医疗咨询的女性中加强教育,强调年龄对生殖力的影响。

生育力保护与保存的适应人群是指确诊为良性、恶性或遗传性疾病,从而威胁到她们今后生育能力的人群。保护与保存生育力的方案多种多样,取决于患者的年龄以及疾病的种类。保存女性的生育力比保存男性生育力要复杂得多,且需要更多侵入性的技术。保留生育功能的治疗通常特指在宫颈癌、早期上皮性卵巢癌或内膜癌的手术治疗中对女性生育能力的保留。此外,应用 GnRH-a 来预防化疗药物导致的生殖毒性的作用还广受争议。因此,对于绝大多数患者而言,生育力的保存意味着更为积极地实施辅助生殖技术。

冷冻技术的重大改进,特别是玻璃化冷冻技术的成熟,大大提高了胚胎复苏率与种植率。通过控制下的药物刺激卵巢产生一定量的成熟卵子和 / 或受精后获得胚胎,将它们冷冻保存以后在合适的机会复苏,是目前冷冻技术中成功率最高的方法,也是广为接受的女性生育力保存方法。月经周期的任何一天,通过使用外源性 FSH,连续应用 10~15 天后都有机会获得成熟卵泡,此时卵泡可直接冷冻也可在受精后形成胚胎冷冻。青春期前女孩或疾病治疗方案无法延后的患者,可以选择卵巢组织冷冻,尽管该方法仍处于试验阶段,但世界范围内已有卵巢组织冷冻再复苏移植后通过 ART 技术获得分娩 60 例左右的报道。未成熟卵子的体外成熟技术给那些不得不马上进行有生殖毒性的治疗或视激素治疗为禁忌证的年轻患者提供了机会,体外成熟技术与卵巢组织冷冻保存为保存生育力提供了双重保障。

尽管如此,女性生育力的保存研究仍然处于相对落后状态。恶性肿瘤的年轻女性实施治疗前应进行生殖咨询,但是大多患者没有机会接触生殖内分泌专家,不了解配子、胚胎或卵巢组织冷冻知识。生育力的保存不能承诺一定成功。必须强调该领域的很多方面还处在试验阶段,有些是因为技术本身,有些则因为所选择的人群。这一新的生殖医学及生物学领域也产生了很多伦理问题,如配子的收集及将来配子 / 胚胎的使用等。发展和研究新的技术使年轻患病女性拥有后代的希望成真,同时致力于如何减少疾病本身以及相关治疗导致的卵泡丢失的研究任重而道远。

(李　雷　邓成艳)

第五节　女性生育力保护与保存的方法

一、癌症生存者的生育问题

美国癌症患者中 9.2% 在 45 岁前诊断,1.1% 诊断时不足 20 岁。这些患者的 5 年生存率达 75%,因此保留生育的问题显得非常重要。过去 15 年中,生殖年龄女性的癌症发病率每年增加 1%,死亡率每年下降 1%~2%。每年美国有 12 万女性在 50 岁前诊断癌症。性腺毒的化疗方案和放疗对卵巢功能均有影响,尤其是烷化剂;单次大剂量的放疗要比多次小剂量的放疗有着更为严重的影响。生物制剂(靶向药物)对于卵巢储备功能也有不同的影响,贝伐单抗有可能导致闭经,trastuzumab(HER2 单抗)不会损害卵巢功能,imatinib 的结论则相互矛盾。在患者接受癌症治疗前,临床医师有必要和其讨论保留生育的方案并及时转诊。多数情况下,选择保留生育力的治疗并不会延误癌症的相关治疗。

年轻的癌症患者应该迅速转诊,进行生殖力保存的咨询。尽管新的技术不断用于临床(包括卵子玻璃化和体外卵子成熟),已经促进辅助生殖技术获得了一定的成功率,但这些技术对于保留生育的作用仍然处在"婴儿期"。这些方法(有些仍被视为试验性的,如卵巢组织冷冻保存、针对性腺毒药物的药物学保护、体外卵泡成熟、卵巢移植等)或许要在下一个十年获得完善并得到确立。如果对卵泡生长发育和抑制的复杂机制有清晰认识,不仅能够应用于癌症女性生育力的保留,还将为更多面临年龄相关生育力下降的女性提供帮助。

二、生育力保护与保存方法在妇科恶性肿瘤中的应用

保留生育能力,即保留子宫及至少一部分有功能的卵巢组织。对于有生育要求的女性化疗患者,美国临床肿瘤学会建议在制订肿瘤治疗计划时,应尽早考虑保留生育功能的方案。在肿瘤治疗开始之前,根据治疗方案、年龄、卵巢功能等状况制订个体化的生育能力保护方案。但是,至今尚无一种可以遵循的标准方法。

在 2013 年指南中,精子、卵子和胚胎冷冻均成为保留生育功能的标准选择。美国每年有 25 000 例冷冻胚胎,移植的活产率接近新鲜胚胎。对于癌症患者,移植后的活产率为 15%~39%。年轻患者胚胎冷冻的存活率可达 90%。①目前发现卵子冷冻相关的技术并不会增加卵子非整倍体的发生,而透明带变硬的情况也可通过 ICSI 解决。前瞻性研究中,复苏成功率为 90%~95%,每次移植的妊娠率为 50%~65%。卵子冷冻带来的伦理学问题也可通过本人的明确申明而适当解决。②卵巢组织冷冻可望为青春期前的癌症患者提供保留生育的机会。虽然处于试验阶段,但已有 13 例活产儿,且一半的患者并不需要依靠 IVF,在卵巢移植后 4 年仍有正常的卵巢功能。③种植前遗传诊断(preimplantation genetic diagnosis,PGD):5%~10% 癌症的发生有其遗传模式,PGD 为相关遗传筛查提供了机会。④卵巢抑制:GnRH-a 对于保护卵巢的作用还有争论,而且该方案对于面临放疗引起的性腺毒性没有保护作用。一些研究和荟萃分析发现,对于化疗患者 GnRH-a 确实能增加治疗后月经和排卵恢复的比例,但是对于生殖的影响并没有定论。⑤阻碍生育的性功能障碍:肿瘤治疗引起的低雌激素环境有可能影响性生活。⑥第三方生殖(third-party reproduction):除了代孕(中国现行政策不允许)以外,领养也是一种方案。但对国外领养机构的调查显示,癌症患者领养后

代还存在很多障碍。⑦妊娠前咨询:应该提供放疗、化疗相关终末器官毒性的信息。目前,绝大部分癌症患者妊娠过程平顺,但经过盆腹腔放疗的患者早产、低出生体重、死产和新生儿早期死亡的风险升高,另有研究发现癌症生存者早产、阴道手术助娩、剖宫产、产后出血的风险增加。妊娠期应该由一组熟悉高危妊娠的产科小组对母胎进行密切监护。⑧癌症治疗后的女性生殖力:无论何种治疗方式,如手术、放疗、化疗,癌症生存者初始卵泡的储备都会受到医源性的破坏,均面临 35 岁前丧失生殖力以及早绝经的风险。

(一)生育力保护与保存方法在宫颈癌患者中的应用

1. 根治性宫颈切除术使部分早期宫颈癌患者保留了子宫体,从而保留了生育的可能性。但是根治性宫颈切除术后可能会造成粘连、宫颈管狭窄及宫颈功能的减低或缺失,因此可能降低了生育能力及增加了需要辅助生殖的可能。

2. 虽然报道较少,但是根治性宫颈切除术后进行辅助生殖(人工授精、体外受精/胚胎移植)的结局良好。

3. 很多根治性宫颈切除术后的患者可以自然受孕,但也有些后续的问题,如与正常人群相比,早孕期流产率相似,而中孕期胎儿丢失明显增加,可能需要使用抗前列腺素、海藻棒宫颈插入或环扎,或者其他额外的操作。根治性宫颈切除术后的患者和普通人群相比更易发生早产。

(二)生育力保护与保存方法在子宫内膜癌患者中的应用

1. 早期、分化好的内膜癌患者进行孕激素治疗是相对安全有效的。2014 年一项回顾性研究显示,IVF 后的活产率为 30%。在保守治疗前,必须告诉患者子宫切除仍是子宫内膜不典型增生和内膜癌的标准治疗办法。

2. 对于年轻女性,保守治疗后可以在特定的时间内尝试自然妊娠,但是试孕需要几个月的时间,其间患者可能因担心肿瘤复发风险而产生心理问题,并且推迟补充手术治疗的时间。

3. 大量促性腺激素进行卵巢刺激,使得血浆雌激素水平增加,对内膜癌的影响仍不十分清楚。

4. 具有孕激素释放系统的宫内节育装置对于雌激素依赖的内膜癌来说是一种新的选择,可以在局部形成较高的孕激素状态,而减小全身用药的副作用。

5. 绝经前期的内膜癌患者,若治疗目标是解决不育的原因促进妊娠,一旦完成生育则建议切除子宫。

(三)生育力保护与保存方法在卵巢癌患者中的应用

1. 交界性卵巢肿瘤(borderline ovarian tumor,BOT)占卵巢上皮肿瘤的 10%~15%,通常患者更加年轻、肿瘤期别早、生存时间长、复发晚。随着生育年龄的延迟,需要保留生育功能的治疗增加。对 BOT 患者行保守治疗后的自然妊娠率为 30%~80%,保守治疗方式、年龄及肿瘤组织类型影响自然妊娠率。

2. 在 BOT 保留生育功能手术后,部分患者可发生卵巢粘连及卵巢功能和储备下降而导致不孕。由于卵巢刺激有可能与 BOT 及卵巢癌发生有关,所以对于这些由于 BOT 相关的不孕,是否可以进行卵巢刺激或 IVF 仍无定论。体外实验发现对 BOT 细胞给予促性腺激素和/或大剂量雌激素处理并没有导致细胞增殖。

3. 根据现有的证据,或许可以考虑对 BOT 不孕患者进行 IVF,但前提是充分告知患者潜在的风险,且患者需要在 IVF 期间及之后进行严密随访。

4. 对于卵巢上皮癌(epithelial ovarian cancer,EOC)的研究很少,对 I A 期 G_1 的 EOC 进行保留生育功能手术是比较安全的。在一项研究中,有生育愿望的 EOC 患者进行保留生育功能治疗后妊娠率 >60%,自然流产率为可接受的 17%。

三、妇科恶性肿瘤患者生育力保护与保存方法

并非所有涉及保留生育功能的方法都是成功和安全的。对于特定的患者,联合几种方案可能会增加保留生育功能的机会。目前,常用的方法为使用有保护卵巢功能的激素类药物和冷冻技术(包括卵巢组织、卵母细胞、胚胎冷冻技术及其他相关的辅助生殖技术)。

(一)GnRH 类似物用于保护生育功能

早在 1985 年,学者就发现使用 GnRH-a 可以保护环磷酰胺化疗后大鼠的卵巢功能。进一步的动物实验发现,GnRH-a 有助于维持接受化疗的小鼠和猴的卵巢重量、卵泡数量及卵巢储备功能。

青春期前女性进行化疗后卵巢受损较小,推测处于抑制状态的卵巢对化疗具有更强的耐受性。多数学者认为,使用 GnRH-a 能够减少化疗药物对女性卵巢的损伤。其确切原因尚未明确,可能的机制包括:①持续使用 GnRH-a 能使下丘脑 - 垂体 - 卵巢轴受到抑制,呈现青春期前状态,可逆性阻断卵泡的发育、成熟,从而可能减少细胞毒性药物对卵泡的损伤;②中枢卵巢神经内分泌轴的抑制使体内雌激素水平降低,引起子宫卵巢血液灌注减少,降低局部化疗药物的作用;③激活卵巢部位的 GnRH 受体,减少卵巢细胞凋亡;④GnRH-a 上调卵巢内的抗凋亡因子;⑤保护卵巢中的生殖干细胞。

临床对照研究发现,早期乳腺癌或淋巴瘤的育龄期女性患者在化疗前及化疗期间,每隔 28 天使用一次 GnRH-a,能够使化疗后月经恢复时间提前,保持卵巢内分泌功能,减少卵巢早衰的发生。总计有 20 项研究(15 项回顾性研究、5 项随机对照研究)报道了 1 837 例化疗的患者在应用 GnRH-a 时显著降低了卵巢早衰的发生率,但另有 9 项研究(593 例患者)不支持 GnRH-a 的使用。化疗时应用 GnRH-a 的患者在停药后,91% 的患者卵巢功能恢复,而对照组仅有 41% 的患者卵巢功能恢复;治疗组的妊娠率为 19%~71%。另外,7 项荟萃分析认为 GnRH-a 对于癌症生存者是有益的,可能会降低卵巢早衰的风险。但这一观点目前还有争议。一些小样本量的临床实验提示,根据年龄、化疗方案、雌激素受体水平分层分析后,使用 GnRH-a 与对照组相比,卵巢功能并没有得到明显保护。另有一些研究显示,当化疗剂量较高时,GnRH-a 没有明显保护卵巢的作用。此外 GnRH-a 可能会由于影响细胞凋亡及增殖而降低化疗的疗效。但是,目前的临床实验存在样本量小、缺少前瞻性的随机对照研究等问题,研究结果可能存在偏差,有关 GnRH-a 保护生育功能的争论依然存在。

(二)卵巢移位

1. **适用指征**　对盆腔进行放疗前可以将一侧或双侧卵巢移出放射野然后进行卵巢固定术。常用于非卵巢性的妇科肿瘤及血液系统恶性肿瘤。

2. **实际应用**　卵巢移位的部位需根据治疗方案和解剖而定。如宫颈癌患者卵巢通常移位至侧腹壁。而如果后续需要进行卵巢刺激、取卵来进行 IVF 时,卵巢移位的位置需要考虑取卵方便、安全的因素。

3. **风险和进展** 尽管卵巢移位至放疗野外,但散射的剂量仍然可造成卵巢损伤,有50%~90%的患者在卵巢移位固定后出现卵巢衰竭。卵巢移位的并发症有慢性盆腔痛、血管损伤、输卵管梗死、卵巢转移等。

(三)生育力保存的冷冻技术

女性生育力保存的冷冻技术适用于以下人群:患有生殖系统或全身肿瘤,拟接受放、化疗的肿瘤患者,尤其是年轻未生育的女性;卵巢良性肿瘤或预防性双侧卵巢切除者、子宫肌腺症患者;有家族性卵巢早衰者;原发性卵巢储备功能不足的女性。

1. **胚胎冷冻保存**

(1)适用指征:胚胎冷冻技术对于进行 IVF 的已婚女性来说是安全有效的。对于保留生育功能的恶性肿瘤患者来说,要确保延迟肿瘤治疗来进行卵巢刺激的过程是安全的。

(2)实际应用:胚胎的玻璃化冷冻(非慢速冷冻)已经成为常规操作。但无配偶及青春期前的女性患者,胚胎冷冻不是理想的方案,从伦理学角度考虑,为存活率很低的患者保留胚胎伦理上还在争论。这两种情况下卵母细胞冷冻可能更合适。

玻璃化冷冻胚胎移植后新生儿安全性的数据研究显示,玻璃化冷冻胚胎移植后出生单胎的围产期结局与新鲜胚胎移植组相比,前者略好或两者相当。在玻璃化冷冻组,新生儿出生体重可能会更高一些,小于胎龄儿或低出生体重的发生风险会更低一些。根据单个大样本量的研究,玻璃化冷冻组的先天性畸形发生率与新鲜胚胎组相似。Belva F 等收集了 2008年至 2013 年在比利时布鲁塞尔 UZ 大学附属医院生殖中心进行新鲜胚胎移植和复苏胚胎移植的患者数据,共纳入 1 644 个新鲜移植周期[D3(n=853)或 D5(n=791)移植]和 960 个复苏移植周期[D3(n=457)或 D5(n=503)]进行玻璃化冷冻。评估新生儿健康情况,包括出生体重、小于胎龄儿、早产率、围产期死亡和大 / 小 / 总先天性畸形率。玻璃化冷冻组,包括11 例死产和 1 061 例活产(827 例单胎和 234 例双胎);新鲜组,包括 25 例死产和 1 838 例活产(1 374 例单胎和 464 例双胎)。在两个研究组的孩子出生后 3 个月内,儿科医生采用盲法对其进行先天性畸形的特殊检查。对处理的变量和母亲特征进行调整后,对获取的数据进行多重线性回归和 Logistic 回归分析。结果发现,与新鲜周期组相比,玻璃化冷冻组母亲的平均年龄略高,而且此组母亲更容易发生妊娠相关的高血压疾病。在单胎组,玻璃化冷冻组出生体重的标准差评分比新鲜周期组更高(20.4 *vs.*20.7;95%CI 0.0-0.3,$P=0.001$),而且玻璃化冷冻组小于胎龄儿的比例更低(AOR:0.55;95% CI 0.34-0.90)。两组间的早产率和围产期死亡率相似(AOR:0.91;95% CI 0.57-1.43 和 AOR:0.97;95% CI 0.40-2.36)。在双胎组,经过调整混杂因素后,两组间的新生儿结局包括出生体重 SDS,小于胎龄儿比例和早产率相似。另外,不论是单胎组(2.6 *vs.* 2.8;AOR:0.91;95% CI 0.47-1.78)还是双胎组(2.4 *vs.*2.7;AOR:0.51;95%CI 0.05-5.72),新鲜周期组和冷冻周期组活产的主要先天性畸形发生率相似。而且,两组间的总先天性畸形率无显著差异[新鲜组和冷冻组分别为(3.4%;95% CI 2.4-4.8)和(3.9%;95% CI 3.1-5.0)]。在玻璃化冷冻或新鲜移植的胚胎阶段(卵裂期或囊胚)不会影响出生特征或先天异常率。局限性是双胎组的样本量较小,因此,双胎结果的提示意义还需要慎重考虑。结果显示与新鲜胚胎移植相比,移植 D3 和 D5 的玻璃化冷冻胚胎不会对新生儿健康产生影响。另外,移植玻璃化冷冻的囊胚与移植玻璃化冷冻的卵裂期胚胎相比,两组的新生儿的结局无显著差异。作者认为在玻璃化冷冻移植组出生的单胎和双胎的新生儿健康参数,包括先天异常的发生率与新鲜胚胎移植组相似或略好。

2. 成熟卵母细胞冷冻保存　近十年来，人卵母细胞冷冻技术进展迅速，玻璃化冷冻卵母细胞在很大程度上提高了卵子复苏后成活率。基于目前医学证据，人卵母细胞冷冻程序已不再是试验性的。美国生殖医学会和辅助生殖技术协会于 2013 年发表了一项共识以鼓励这项技术的应用。但是没有足够的数据推荐正常生育年龄的妇女仅为保存卵子而行卵母细胞冷冻保存。

卵子冷冻的目的和意义：一是用于患有恶性肿瘤的育龄期妇女，在放、化疗所致卵巢功能衰竭之前冷冻卵母细胞以保留生育能力。但是不推荐正常生育期妇女仅为保存卵子而行卵母细胞冷冻保存，因为没有数据支持无临床指征的卵母细胞冷冻保存所涉及的安全性、有效性、伦理因素、情感问题及保存技术的性价比。二是辅助生殖技术过程中所应用的卵母细胞冷冻保存还有一些患者不愿意冷冻胚胎，冷冻保存成熟卵母细胞是可行的选择。随机对照研究证明 IVF 和 ICSI 周期中新鲜卵母细胞和冷冻后卵母细胞的受精率和移植后妊娠率无差异，影响冷冻卵母细胞复苏的主要因素是取卵时的年龄。

（1）适用指征：生育年龄的女性如果接受可能影响未来生殖能力的治疗，应告知其有关卵子冷冻保存的信息，并转诊至生殖内分泌专家进行保留生育能力的咨询。尤其是 30 岁以上的女性，需要和她们讨论选择性卵子冷冻的可能性，因为她们现存的、遗传学正常的卵子数目会随着时间不断减少。

考虑成熟卵母细胞冷冻保存的理由，包括：生殖能力因为化疗或盆腔放疗而直接面对威胁；损伤卵巢风险的手术；损伤卵巢风险的卵巢疾病（如子宫内膜异位症）；因为特纳综合征（45，XO）、脆性 X 综合征及卵巢早衰家族史而面临卵巢早衰的风险；需要卵巢切除的遗传突变（如 *BRCA* 突变携带者）；取卵当日通过睾丸取精未能取到精子，见于无精或不射精症的男性；某些地区或中心由于伦理上或程序特定的限制，每个排卵周期可能不允许受精超过种植数目的卵子，在体外受精的过程中就产生了多余的卵子。

在进行卵巢刺激以获得成熟卵母细胞进行冷冻保存之前，女性应该了解根据其年龄和预期刺激效果相关的理想的妊娠概率是多少。

（2）实际应用：人类卵母细胞冷冻保存始于 1986 年。文献中报道的冷冻保存成熟卵母细胞诞生的活产婴儿数目不足 2 000 例，尽管数量相对较少，也缺少长期随访的数据，但目前并没有发现其发育和认知水平异常的风险增高。

玻璃化是目前冷冻保存成熟卵母细胞最好的方法。ASRM 推荐首选 ICSI 用于冷冻卵子的受精。每个解冻卵子的临床妊娠率在 4.5%~12%。前瞻性队列研究发现，玻璃化处理的卵子和新鲜卵子在妊娠率、高质量的胚胎发育和活产率上没有差异。随机对照研究发现，玻璃化处理并不影响胚胎非整倍体率或种植率，但是显著减低能够发育成囊胚并适合移植的卵子，可能会影响妊娠结局。取卵时的年龄以及卵子总数目是影响活产率最重要的因素。前瞻性研究发现，玻璃化处理的卵子活产率，在 30~36 岁女性中为 8.2%（每次活产需要 12.1 个卵子），在 36~39 岁女性中为 3.3%（每次活产需要 29.6 个卵子）。荟萃分析发现，6 个玻璃化后解冻的卵子预期活产率，在 25 岁女性中为 31.3%，在 40 岁女性中为 13.4%。另一项多中心研究发现，玻璃化处理的卵子活产率每年降低 7%，每增加 1 个成熟卵子分娩率增加 8%。

Doyle JO 等的回顾性队列研究发现，在 IVF 中选择玻璃化冷冻卵细胞复苏自体移植后的胚胎存活率、受精率、着床率及胎儿出生率，和新鲜胚胎移植是无差异的；无论医学原因或非医学原因选择冻存卵细胞的妇女,在取卵时的年龄决定了保证日后活产所需冻存的卵细胞数目,即年龄相关的卵细胞玻璃化冷冻复苏活产婴儿效率(活产婴儿数:冻存卵细胞数)。1 283 例玻璃化冻存的卵细胞,进行了 128 次的复苏 IVF 自体移植周期。不同的卵细胞冻存适应证(取卵当日无法获得有活力的精子、因非医学原因需要保存生育选择冻存卵细胞等)之间的解冻后存活率、受精率、着床率、胎儿出生率均无显著差异;与新鲜 ICSI 自体移植周期的受精率无显著差异(70% vs. 72%),单胚胎移植后着床率(43% vs. 35%)和临床妊娠率(57% vs. 44%)显著高于新鲜胚胎移植周期,但活产率并没有显著差异(39% vs. 35%)。对于那些因男方原因不得不选择冻存卵细胞的夫妇而言,这一研究结果无疑是极大的安慰。总体而言,卵细胞玻璃化冷冻复苏后的活产婴儿效率是 6.4%;而新鲜胚胎移植周期的活产婴儿效率是 6.7%。根据卵细胞冻存时妇女年龄进行分层分析,结果如下:7.4%(<30 岁)、7.0%(30~34 岁)、6.5%(35~37 岁)、5.2%(≥38 岁)。卵细胞玻璃化冷冻复苏后的活产婴儿效率的计算可以帮助我们根据预期活产婴儿数目决定所要冻存的卵细胞数目,作者分析认为,新鲜胚胎移植周期活产婴儿效率的计算结果为 6.7%,由于所纳入的样本量大、精确,更适合于作为估计冻存卵细胞数目的标准。

在使用开放型玻璃化冷冻设备时,需要警惕可能存在的的交叉感染。由于有关封闭性设备效率的信息非常少,开放性设备还被允许使用。2014 年 1 月至 2015 年 6 月 De Munck N 等进行了一项前瞻性随机同胞卵细胞研究,对使用两种设备进行玻璃化冷冻的供体卵母细胞复温后的存活率和胚胎结局进行了比较。这两种设备分别是 CBSvit 设备(封闭式的玻璃化和封闭式储存)和 CryotopSC 设备(开放式玻璃化和封闭式储存)。10% 的差异定义为证明 CrotopSC 设备的优越性。来自于 48 个供体的卵母细胞被纳入本研究:253 例用 CBSvit 设备玻璃化冷冻,257 例用 CryotopSC 设备。为了消除供体和受体(男性因素)效应,来源于同一个供体周期和两种设备数量相当的卵母细胞被分配给 78 位受体。比较 CBSvit 和 CryotopSC 两组设备间复温后的存活率(93.7% vs. 89.9%)或每个注射卵母细胞的受精率(74.3% vs. 81.4%)。CBSvit 设备组 ICSI 后的退化率要显著较高(11.4% vs. 6.1%,P=0.041)。CrotopSC 组注射后结束第一次有丝分裂 25~27 小时受精卵的数量明显高(34.1% vs. 52.1%,P=0.001)。第三天整体的胚胎质量分布在组间没有变化,但 CrotopSC 设备组获得的细胞数显著增加[(6.8±2.8)vs.(7.6±2.8),P=0.01]。每一个成熟的卵母细胞、存活的卵母细胞或受精卵母细胞的利用率并没有不同。质量最高的胚胎选择在第三天移植。每个移植周期的临床妊娠率为 36.5%。需要注意的是,该研究的结果不能应用于其他的女性人群,因为本研究中卵母细胞是来自于年轻的有生育能力的供体。

卵子冻存是否会对生育带来额外的好处尚不明确,目前缺乏这方面长期随访的数据。Dahhan T 等总结 2009~2012 年间共 68 例因为医学原因进行卵子冻存的患者,并进行了问卷调查。收集的数据包括人口学资料、卵巢刺激的结局、影响生育的治疗、月经周期的改变、妊娠准备情况及结局、卵子冻存的计划等。研究结果显示(68 例患者平均随访 25.3 个月):没有 1 例患者使用冷冻卵子,尽管有 16 例患者正尝试怀孕,其中 8 例尝试自然受孕,5 例患者已经怀孕,3 例患者新鲜周期取卵怀孕,也暂不需要复苏冷冻卵子;8 例怀孕患者中,3 例活产,2 例流产,3 例正在孕期;多数(71%)患者准备最后无其他办法怀孕时才考虑使用冷冻卵子。

利用玻璃化技术冷冻卵子的方法已经诞生了很多健康的孩子,卵母细胞冷冻技术是年轻肿瘤患者保留生育功能的一种选择,可以在肿瘤治疗后获得妊娠(自己的配子)。但是到目前为止很少有癌症患者以冷冻保存的卵子成功受孕。通常肿瘤学家不愿意延迟癌症治疗,而患者可能需要多周期卵巢刺激以收获卵子,相关预后研究较少,而且患者需要等到肿瘤完全缓解后才能利用自己的配子获得妊娠。

(3)风险和进展:所有接受卵子冷冻保存的女性都需要知晓:年纪较大的母亲与年轻母亲相比,妊娠合并症显著增加,如高血压、先兆子痫、糖尿病、胎盘功能不足、胎盘早剥和宫内发育迟缓;剖宫产率也随着年龄增加而增加。

IVF 和 ICSI 周期中,移植冷冻卵母细胞复苏后受精卵的妊娠数相对少于新鲜卵母细胞受精卵和冷冻胚胎复苏的妊娠数,但是目前尚无证据表明前者增加了高危妊娠的风险。虽然成熟卵母细胞冷冻可作为希望较晚生育妇女保留生育能力的一个选择,但是没有足够的数据推荐正常生育年龄的妇女仅为保存卵子而行卵母细胞冷冻保存。建议在实施卵母细胞冷冻保存之前应充分告知患者该项技术的有效性、风险、费用及其他可供选择的方案。

自 30 年前卵母细胞冷冻保存后的第一位活婴诞生,卵母细胞冷冻保存成为辅助生殖技术中很重要的一部分。随着冻存技术的发展,其成功率不断增高,并逐渐应用至全球 IVF 机构。目前,患者需求也在持续增加,特别是面对年龄相关生育能力的下降,保留生育能力的"社会性冻卵"(social egg freezing)需求不断增加。卵母细胞冷冻保存的成功率增加,玻璃化冷冻技术的使用提高了这一结果;冻融后卵母细胞的 IVF 妊娠率与新鲜卵母细胞基本持平;开放式和封闭式玻璃化冷冻的成功率孰高孰低尚存争议;目前患者行卵母细胞冷冻保存的指征相当宽泛,且患者数量和卵母细胞冷冻保存的周期数量显著增加,围绕年龄相关不孕的卵母细胞冷冻保存逐渐被更多人接受。卵母细胞冷冻保存是辅助生殖技术的重要组成部分,玻璃化冷冻为首选技术。由于医疗或社会化原因选择卵母细胞冷冻保存的女性数量逐渐增加,卵母细胞冻融后出生孩子的结局及长远发展有待进一步观察。

卵母细胞冷冻保存的简要历史:1986 年卵母细胞冷冻保存后的第一位活婴诞生于澳大利亚;1995—1998 年,卵细胞质内单精子注射技术用于解决透明带硬化问题;2000 年英国人类受孕与胚胎学管理局(Human Fertilisation and Embryology Authority,HFEA)同意将卵母细胞冷冻保存技术用于不孕治疗,并于 2015 年同意保存配子长达 10 年时间,特殊情况下可延长;2007—2010 年,玻璃化冷冻代替慢冷冻技术显著提高成功率;2013 年美国生殖医学会(American Society for Reproductive Medicine,ASRM)解除了卵母细胞冷冻保存技术仅用于试验的限制,并通过四项 RCT 研究证实,冷冻解融后卵母细胞 IVF 妊娠率与新鲜卵母细胞基本持平。

冷冻卵子的放弃和废弃也是在治疗前需要讨论的问题。卵子冷冻的长期风险和后代风险资料并不充分,恰当的卵子冷冻年龄也不清楚,理想情况是在 30 多岁中期进行取卵。过早取卵增加相关操作风险(卵巢过度刺激综合征、扭转、感染、内出血等),且过早取卵的女性以后很可能并不需要冷冻保存的卵子。年龄过大(>38 岁)的情况下,取卵数可能太少,非整倍体风险、妊娠率低的风险均增加。卵子长期冷冻储存似乎并不影响卵子质量。

3. 体外成熟的卵母细胞冷冻技术 对年纪非常小的女性不用激素刺激,从体内取到未成熟的卵母细胞在体外培养成熟,再冷冻保存。

(1)适用指征:指征与卵子 / 卵巢冷冻的情况相同,特别适合青春期前女孩。

(2)实际应用:一项包含 42 例年幼女性肿瘤患者(治疗开始前及开始后)的前瞻性队列

研究,患者 2007—2014 年在同一个医疗中心接受保留生育功能的治疗。研究对象包括合并肿瘤的女孩和青春期女孩,其中 22 例是化疗前、20 例是化疗后。在部分或全部的卵巢切除术后,在体外从可见的小的窦前卵泡中吸取或者从培养介质中滤取未成熟的卵母细胞。将卵母细胞种植到卵母细胞培养基上,24~48 小时后成熟的卵母细胞进行冷冻。在卵巢切除前后均检测血清抗米勒管激素(AMH)水平。在 42 位患者中成功采集了 78.7% 的患者卵巢组织,其中 20 名患者在化疗前、13 名患者在化疗后获得了卵母细胞。收集到卵母细胞的患者年龄最小的为 2 岁(两个闭锁卵泡)和 3 岁。在收集的 395 枚卵母细胞中,30% 是闭锁卵泡(29.6% 为化疗前组,37% 为化疗后组)。121 枚卵母细胞(31%)在体外达到成熟并进行冷冻保存:其中 67.8% 为化疗前患者,其余为化疗后患者。20 例化疗前患者中,16 例可取得适宜进行冷冻保存的成熟卵母细胞。13 例化疗后患者中,12 例可取得适宜进行冷冻保存的成熟卵母细胞(成熟率分别为 32% 和 26.4%)。能够冷冻保存的卵母细胞数量和患者的年龄(年龄越大取得的成熟卵母细胞越多)、卵巢切除术前血清 AMH 水平均有明显相关性。适宜进行冷冻的卵母细胞通过体外从窦前卵泡中吸取(45%)及从培养基中滤取。化疗前组与化疗后组相比,体外吸取卵母细胞法得到的成熟卵母细胞更多($P=0.033$),从培养基中滤取得到的卵母细胞也更多($P=0.044$)。化疗前组与化疗后组比较,每个组织切片中,窦前卵泡数目无明显差异。两组患者中,卵巢切除术后 AMH 水平均下降约 50%,术前与术后 AMH 水平差异明显。

研究表明,年幼患者接受化疗前后其卵巢皮质中卵泡的数目没有差异。体外成熟的卵母细胞冷冻保存可作为青少年女性肿瘤患者保留生育功能的重要方法,因该方法可避免肿瘤复发的风险。需进一步研究青春期及青春期前的患者(特别是已进行化疗者)留取卵母细胞对生育功能的保护潜能。

(3)风险和进展:目前尚没有临床应用的报道。为了支持卵泡发育各个转化阶段以及卵泡和周围体细胞在发育中变化的需求、维持卵泡和体细胞之间的交互作用,需要动态的多阶段系统研究来实现。

4. 卵巢组织冷冻保存

(1)适用指征:卵巢组织冷冻保存是一种保留生育潜能的措施,适用于必须紧急进行积极化疗和/或放疗的患者,或那些合并其他疾患可能威胁卵巢功能及后续生育治疗的患者。对于青春期前接受这些治疗的女孩,卵巢组织冷冻保存可能是唯一的保留生育功能的方案。

目前,已经将人类卵巢组织按照皮质活检、长条组织或整个卵巢进行冷冻保存。卵巢组织可以移植到盆腔(原位移植)或盆腔外部位。目前,只有在长条皮质原位移植的患者成功妊娠和活产。但是这个数据存在疑问,因为妊娠有可能来自原来卵巢(即保留在原处没有手术处理的卵巢)的排卵。

(2)实际应用:卵子或卵巢组织冷冻保存用于癌症患者保留生殖能力的研究始于 1994 年 Gosden 的绵羊试验,临床研究已经获得巨大成功。冷冻卵巢移植已经成为生育力保护的一种方法。世界范围内接受卵巢移植的女性已经自然妊娠生育了 36 名婴儿,另外,卵巢组织的冷冻再复苏移植后通过 ART 技术获得分娩 60 例左右。

按照目前的水平,移植的卵巢组织有些可以使用 10 年以上,1/3 的有生育愿望的患者有机会获得妊娠。丹麦的回顾性队列研究分析了 10 年间 41 名女性接受 53 次冷冻卵巢移植后的临床结局。其中 32 名患者有生育愿望,10 名(31%)患者获得子代(共 14 名婴儿)。另外,有 2 例意外妊娠后合法流产,1 例孕中期自然流产。32 名患者共有 24 次妊娠。部分患者移植的卵巢组织在 10 年后还有功能,但是有些患者的移植卵巢组织只保持了短暂时间的功能。因为癌症需要保留生育力而行卵巢移植的患者中有 3 例复发,但复发和移植无关。癌症切除卵巢但是又需要维持生育能力的年轻女性行卵巢移植是一个可行的办法。移植后长期的效果还需继续观察。

根据有限的报道,卵巢组织移植后妊娠率为 25%,不是所有患者均能获得妊娠,IVF(如果需要的话)过程中空卵率会明显升高。因为不同的研究中心进行了不同的研究,患者被不同的小组评估,而且卵巢组织收集、冷冻和移植的技术不同,所以很难评价这些报道的效果。

1)在成年癌症患者中的应用:对于有生育要求的癌症患者,卵巢组织冷冻复苏的原位移植是一种恢复生育力的有效措施。在收集卵巢组织前进行化疗不会影响移植后的效果,因此不需要再对化疗前卵巢组织的冷冻进行限制。原来将年龄限定在 30 岁以下目前看来似乎不合适,37 或 38 岁患者的卵巢组织冷冻移植后也能获得较好的结局,建议将卵巢组织冷冻的年龄上限限定在 35 岁甚至是近 40 岁。白血病患者在做好大量安全措施后再次移植卵巢组织并怀孕是可能的,但是要告知患者,即使进行完善的检测也不能保证移植的组织中不含有癌细胞。Imbert R 等对 1999—2011 年间共 225 例冷冻卵巢组织的癌症患者进行分析,8 例患者在疾病缓解后因为生育要求而进行了卵巢组织原位移植,6 例获得随访,4 例患者恢复正常的月经,而且都成功自然怀孕过,但只有 3 例获得足月分娩,有一位患者第二次自然怀孕足月分娩二胎。应用骨髓抑制药物后导致的卵巢功能减退是严重的长期的不良事件,见于 80% 以上因恶性病变或非恶性病变接受相关治疗的儿童和青少年。卵巢组织冷冻保存为这样的年轻患者提供了保留生育的机会,在成年患者中经过冷冻卵巢组织移植后,已经至少分娩了 35 例活产儿。Demeestere I 报道了首例儿童期卵巢组织冷冻保存用于自体移植后的活胎分娩,该患者在 14 岁因为纯合型镰状细胞贫血接受了骨髓抑制药物以行干细胞移植,在治疗之前患者进行了自体卵巢组织冷冻保存,此时还没有月经初潮。Mertes H 为这篇文章配发了一篇评论,"让我们不要忘记,除了卵巢组织冷冻保存外,很多初潮前女孩儿可以有其他选择"。编辑提出,肿瘤生育学以外治疗相关的卵巢早衰是罕见的,卵巢组织冷冻保存、期待观察和卵子冷冻保存都是可以考虑的选择。Rodríguez-Iglesias B 等为创立新的分子标志物来检测乳腺癌卵巢组织转移及提高卵巢组织移植的安全性而进行了一项研究,选取健康患者卵巢活检组织 10 例、明确诊断的乳腺癌转移组织 13 例、4 例原发的乳腺癌组织用来做乳腺癌细胞的诊断谱系;60 例希望保留生育功能乳腺癌患者的卵巢活检组织用来验证分子谱系。选择 GCDFP15、MGB1、SBEM、MUC1、WT-1 及 NY-BR-01 作为候选的标记物,在确认乳腺癌转移的样本中进行 RT-PCR 确认。通过 IHC、体位侵袭及体内侵袭研究确认最敏感的标记物。结果:GCDFP15、MGB1、SBEM、MUC1 是检测乳腺癌细胞最敏感和特异的标记物。这一分子谱系在 60 例乳腺癌患者的活检组织中进行了验证,并在体外侵袭芯片中进行了确认,结果均没有发现浸润的细胞。检测阴性的细胞异体移植后没有发生肿瘤。结论:GCDFP15、MGB1、SBEM、MUC1 是诊断乳腺癌卵巢转移最敏感的分子标记物,可以使保留生育功能的乳腺癌患者卵巢组织冷冻和移植成为安全的技术。

2)在年幼癌症女性患者中的应用:化疗初治及开始肿瘤治疗后的年幼女性患者化疗后,可使用未成熟卵的卵母细胞体外成熟冻存联合卵巢皮质组织冻存的方法来保护生育功能。抗肿瘤治疗能降低卵泡或卵母细胞数量,但是这个影响在年轻患者中尤其是年幼患者中稍小一些。至今通过卵巢组织自体移植已成功分娩的 60 名新生儿中,有 1 例取自青春期冷冻保存的卵巢组织。但有学者认为自体移植的卵巢皮质组织冷冻 - 解冻过程增加了恶变复发的风险。

3）在非癌症患者中的应用:原发性卵巢早衰患者中卵巢组织玻璃化后成功保留生育功能:37 例患者接受了腹腔镜切除卵巢的手术,卵巢皮质被分成数块进行玻璃化处理,有些样本用于组织学研究。在复苏后,2~3 块组织做成小的立方体,以 Akt（蛋白激酶 B）刺激物（PTEN）活化 2 天,用于体外激活卵泡。冲洗后以腹腔镜将这些卵巢组织移植到输卵管的浆膜下,以超声检查和血清雌二醇评估卵泡的生长。结果发现,54% 的患者组织学有残余卵泡,其中 9 例有自体移植的卵泡发育,6 例收集到 24 个卵子。在 IVF-ET 操作后,3 例妊娠获得血清 HCG 证实,1 例流产,2 例成功分娩。常规组织学检查能够发现卵泡。从诊断卵巢早衰到卵巢切除的时间,是预测体外活化成功的因素之一。

（3）风险和进展:卵巢组织冷冻保存和移植仍处于试验阶段。到目前为止,既没有解冻卵巢组织移植到盆腔以外部位成功妊娠的报道,也没有完整的卵巢器官解冻移植后自然妊娠成功的报道。此外,卵巢组织移植对于重新引入恶性病变有潜在风险。

卵巢皮质束（2mm×5mm×1mm）经液氮或浆氮进行玻璃化处理,在光镜、共聚焦显微镜和透射电子显微镜下,分析新鲜卵巢皮质和玻璃化卵巢皮质细胞的冷冻损伤及活力。与液氮相比,浆氮玻璃化冷冻技术可保存:①卵泡质量（1 级卵泡:新鲜卵巢组织作对照 50%、液氮 27%、浆氮 48%）。②颗粒细胞层超微结构（完整的细胞层:新鲜卵巢组织 92%、液氮 45%、浆氮 73%）、间质细胞的超微结构（完整的细胞:新鲜卵巢组织 59.8%、液氮 24%、浆氮 48.7%）和 DNA 的完整性（TUNEL 阳性细胞:新鲜卵巢组织 0.5%、液氮 2.3%、浆氮 0.4%）。③卵母细胞、颗粒细胞和间质细胞的活力（卵母细胞:新鲜卵巢组织 90%、液氮 63%、浆氮 87%；颗粒细胞:新鲜卵巢组织 93%、液氮 53%、浆氮 81%；间质细胞:新鲜卵巢组织 63%、液氮 30%、浆氮 52%）。研究认为:与液氮相比,浆氮玻璃化冷冻技术可较好保存卵巢的组织学结构、超微结构和卵泡及间质细胞的活力。

5. 子宫移植

（1）适用指征:子宫移植适用于子宫因素造成的不孕,如子宫缺失（MRKH 综合征）或无功能。

（2）实际应用:2000 年实施了第一例子宫移植手术,但遗憾的是由于手术技术的原因造成血管梗阻,不得不在术后 99 天进行了子宫移除。第二例患者在子宫移植后 18 个月进行了胚胎移植,有 2 次妊娠但均在孕 6 周前流产。第一例获得活产的子宫移植患者（供者为患者的母亲,患者没有服用免疫抑制剂）,移植前完成体外受精,在子宫移植后 12 个月在自然月经周期中进行了胚胎移植并成功分娩（图 4-5-1）。大约 3%~5% 的女性因为先天畸形或获得性疾病破坏子宫解剖和功能而造成不孕。

（3）风险和进展:子宫移植目前仍然属于难度较大、成功率较低的手术。尽管已有子宫移植后恢复月经的病例报道,但是真正妊娠成功的情况仅有一例。理论上需要终身服用免疫抑制剂。

动物模型中已经能够做到采集兔的子宫平滑肌和上皮细胞,种植到子宫形状的可降解性多聚体支架上进行扩增,培养功能性子宫组织,然后进行部分子宫组织的替换。为了在兔和老鼠腹腔中产生子宫移植物,将合适形状的生物材料模板移植到这些动物的腹腔中,2~3

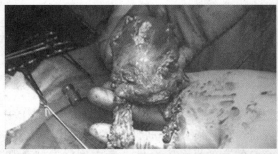
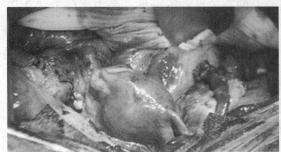
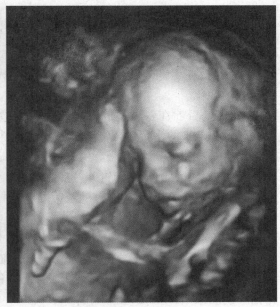

图 4-5-1　第一例同种异体子宫移植并成功分娩

周后取出模板,从模板上采集富含成肌纤维细胞的组织,并在同一动物身上移植这些组织以替代切除的子宫。12 周后移植的子宫组织在厚度和形态上都类似正常的子宫,其内膜被覆了数层子宫肌层样的平滑肌细胞,这些细胞与胶原纤维相互交织,而且移植的子宫能够支持胚胎发育至孕晚期。另一项研究在基础成纤维细胞生长因子递送系统基础上用胶原进行老鼠子宫构架并移植到切除子宫角的老鼠模型中,结果发现这种递送系统能够提高子宫内膜和肌肉细胞的再生能力,并改善血运及妊娠结局。在宫角损伤小鼠模型中进行胚胎干细胞结合胶原蛋白支架的移植,发现胚胎干细胞来源的细胞可定向分化为子宫内膜上皮细胞,修复受损的子宫,恢复其结构和功能,提高小鼠的受孕率。已有骨髓干细胞宫腔内移植修复受损子宫内膜的动物模型和成功治疗人类宫腔粘连、实现生育的报道。

四、抗米勒管激素在选择保留生育功能时的作用

女性抗米勒管激素(AMH)是唯一由早期发育的卵泡颗粒细胞分泌的激素。AMH 在始基卵泡中无表达,在 74% 的初级卵泡的颗粒细胞中弱表达,在次级卵泡、窦前卵泡和直径 <4mm 的小窦卵泡中强表达,在较大的窦卵泡(直径 4~8mm)中 AMH 表达逐渐消失,在直径 >8mm 的卵泡中几乎无表达,闭锁卵泡不分泌 AMH。幼年期后女性血清 AMH 水平逐渐升高,青春期后血清 AMH 水平进入上升平台期并一直持续到 25 周岁,25 周岁后血清 AMH 水平与年龄成负相关。血清 AMH 水平只可作为评价 25 岁及以上女性卵巢储备的指标。成年后随年龄增加 AMH 浓度开始缓慢下降,女性血清 AMH 水平与年龄密切相关,随年龄增长血清 AMH 浓度每年下降约 5.6%,卵巢容量每年下降 1.1%,直到大约绝经前 5 年原始卵泡储备接近耗竭时不可测出。个体的 AMH 血清水平能比较准确地反应窦状卵泡池的大小,体现剩余原始卵泡的质量。主要的个体差异在于卵泡池消耗的进程及初始卵泡池的大小,AMH 水平在同样年龄女性中变化可能很大。临床研究显示,使用 AMH 在卵巢储备检测方

面的证据级别迅速升高。Cui L 等探讨 AMH 的年龄特异性分布,入组总计 6 763 例中国女性,年龄分布从出生到绝经。根据 AMH 水平确立了四个年龄段:儿童期(0~10 岁)、青春期(11~18 岁)、生育年龄(19~50 岁)及老年(≥51 岁)。AMH 水平在儿童期和青春期增加,18岁达到峰值;在生育年龄出现下降,直到 50 岁,然后维持在零以上的一个低水平值,提示卵巢功能的变化。

AMH 是目前在各种不同情况下可用的检测卵巢储备的方法,如不孕检查(特别是 IVF之前)、预测未来的生育年限、卵巢功能不全、性腺毒性的癌症治疗、卵巢手术等。此外,AMH可帮助个体化选择药物刺激卵巢的剂量,提高 IVF 的有效性和安全性。考虑到样本储存和操作技术方面,AMH 检测仍有一定的偏差性,但瑕不掩瑜。在决定实施保护与保存生育功能方法之前,进行 AMH 检测有助于策略的选择。

五、妇科恶性肿瘤患者保护与保留生育力的咨询和决策

生殖问题对于生活质量非常重要,卵母细胞 / 胚胎冷冻保存技术已经成熟。因此所有育龄期癌症患者,在开始性腺毒治疗前,都应该得到有关保留生育功能的咨询,并告知性腺毒治疗的后果(图 4-5-2,图 4-5-3)。

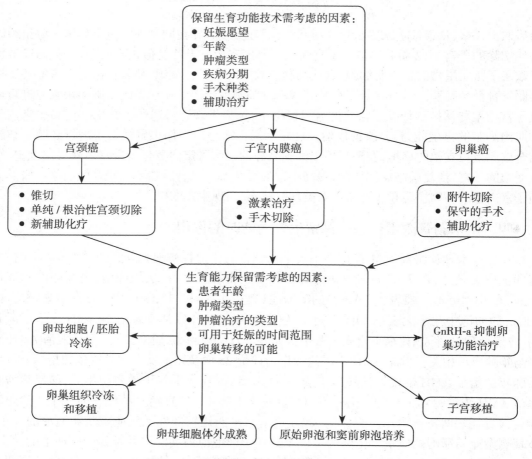

图 4-5-2 妇科肿瘤患者保留生育功能的选择

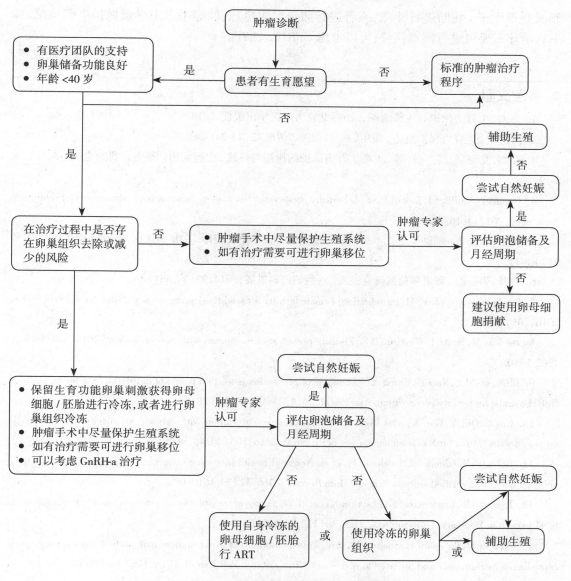

图 4-5-3　肿瘤诊断后临床决策流程图

肿瘤医生、生殖医生应与患者及家属讨论以下内容：

1. **明确肿瘤诊断。**

2. **患者是否有生育愿望**　若无，进行标准的肿瘤治疗程序；若有，则进入保留生育功能治疗程序。

3. **是否符合条件**　包括有医疗团队支持、卵巢储备功能完好、年龄 <40 岁。如不满足，则进行标准的肿瘤治疗程序；如满足，可继续保留生育功能治疗程序。

4. **是否在治疗过程中存在卵巢组织去除或减少的风险**　若没有风险：肿瘤手术中尽量保护生殖系统，如果有治疗需要可进行卵巢移位，在肿瘤治疗后评估卵巢功能，争取自然受孕，如果不能自然受孕可考虑辅助生殖技术。若有风险：继续保留生育功能程序，进行卵巢刺激获得卵子/胚胎进行冷冻,或者进行卵巢组织冷冻;肿瘤手术中尽量保护生殖系统,如果有治疗需要可进行卵巢移位;可以考虑 GnRH-a 治疗。

(李 雷 邓成艳)

● 参考文献

1. 乔杰. 生育力保护与生殖储备. 北京:北京大学医学出版社,2013.

2. 黄国宁. 生育力保护概述. 实用妇产科杂志,2016,32(4):241-242.

3. 乔杰,龙晓宇,高江曼,等. 人类生育力保护的机遇与挑战. 中国实用妇科与产科杂志,2016,32(1):8-12.

4. Donnez J,Squifflet J,Jadoul P,et al. Fertility preservation in women with ovarian endometriosis. Frontiers in Bioscience,2012,4:1654-1662.

5. 邹宇洁,杨菁. 辅助生殖技术在妇科肿瘤生育力保存中的应用. 中华临床医师杂志(电子版),2015,9(1):8-11.

6. 张帅,张云山. 卵巢移植的研究进展. 现代妇产科进展,2014,23(8):661-664.

7. Frydman R,Grynberg M. Introduction:Female fertility preservation:innovations and questions. Fertil Steril,2016,105(1):4-5.

8. De Vos M,Smitz J,Woodruff TK. Fertility preservation in women with cancer. Lancet,2014,384(9950):1302-1310.

9. Blumenfeld Z,Katz G,Evron A. 'An ounce of prevention is worth a pound of cure':the case for and against GnRH-agonist for fertility preservation. Ann Oncol,2014,25(9):1719-1728.

10. Cui L,Qin Y,Gao X,et al. Antimüllerian hormone:correlation with age and androgenic and metabolic factors in women from birth to postmenopause. Fertil Steril,2016,105(2):481-485.

11. Belva F,Bonduelle M,Roelants M,et al. Neonatal health including congenital malformation risk of 1072 children born after vitrified embryo transfer. Hum Reprod,2016,31(7):1610-1620.

12. Jensen AK,Kristensen SG,Macklon KT,et al. Outcomes of transplantations of cryopreserved ovarian tissue to 41 women in Denmark. Hum Reprod,2015,30(12):2838-2845.

13. Meirow D,Ra'anani H,Shapira M,et al. Transplantations of frozen-thawed ovarian tissue demonstrate high reproductive performance and the need to revise restrictive criteria. Fertil Steril,2016,106(2):467-474.

14. Imbert R,Moffa F,Tsepelidis S,et al. Safety and usefulness of cryopreservation of ovarian tissue to preserve fertility:a 12-year retrospective analysis. Hum Reprod,2014,29(9):1931-1940.

15. Demeestere I,Simon P,Dedeken L,et al. Live birth after autograft of ovarian tissue cryopreserved during childhood. Hum Reprod,2015,30(9):2107-2109.

16. Mertes H. Let's not forget that many prepubertal girls do have other options besides ovarian tissue cryopreservation. Hum Reprod,2015,30(9):2011-2013.

17. Rodríguez-Iglesias B,Novella-Maestre E,Herraiz S,et al. New methods to improve the safety assessment of cryopreserved ovarian tissue for fertility preservation in breast cancer patients. Fertil Steril,2015,104(6):1493-1502.

18. Abir R,Ben-Aharon I,Garor R,et al. Cryopreservation of in vitro matured oocytes in addition to ovarian tissue freezing for fertility preservation in paediatric female cancer patients before and after cancer therapy. Hum

Reprod,2016,31（4）:750-762.

19. Suzuki N,Yoshioka N,Takae S,et al. Successful fertility preservation following ovarian tissue vitrification in patients with primary ovarian insufficiency. Hum Reprod,2015,30（3）:608-615.

20. Talevi R,Barbato V,Fiorentino I,et al. Successful slush nitrogen vitrification of human ovarian tissue. Fertil Steril,2016,105（6）:1523-1531.

21. Schattman GL. Cryopreservation of Oocytes. N Engl J Med,2015,373（18）:1755-1760.

22. Dahhan T,Dancet EA,Miedema DV,et al. Reproductive choices and outcomes after freezing oocytes for medical reasons:a follow-up study. Hum Reprod,2014,29（9）:1925-1930.

23. Doyle JO,Richter KS,Lim J,et al. Successful elective and medically indicated oocyte vitrification and warming for autologous in vitro fertilization,with predicted birth probabilities for fertility preservation according to number of cryopreserved oocytes and age at retrieval. Fertil Steril,2016,105（2）:459-466.

24. De Munck N,Santos-Ribeiro S,Stoop D,et al. Open versus closed oocyte vitrification in an oocyte donation programme:a prospective randomized sibling oocyte study. Hum Reprod,2016,31（2）:377-384.

25. Argyle CE,Harper JC,Davies MC. Oocyte cryopreservation:where are we now? Hum Reprod Update, 2016,22（4）:440-449.

26. Brännström M,Johannesson L,Bokström H,et al. Livebirth after uterus transplantation. Lancet,2015,385（9968）:607-616.

第五章　妇科非恶性肿瘤手术与生育力保护

第一节　卵巢手术与生育力保护

卵巢手术是常见的妇科手术,随着手术器械设备的日趋完善及手术技巧的不断提高,腹腔镜手术已取代开腹手术成为良性卵巢手术最为常用的术式。本节主要讨论良性卵巢囊肿手术和多囊卵巢综合征卵巢打孔手术中的生育力保护问题。

一、卵巢的周围解剖

卵巢深在盆腔,与周围的脏器有着千丝万缕的联系,对卵巢解剖的仔细了解对于术中避免损伤卵巢功能尤为重要。

本书第一章第一节女性生殖系统结构和功能中已详细阐述卵巢的周围毗邻和血供,在此强调由于卵巢血供来自于卵巢动脉和子宫动脉卵巢支,因此卵巢手术中应注意保护卵巢的血供,即使在切除输卵管时也应该贴近输卵管切除,以免影响卵巢血供。术者应该对输尿管的走行心中有数,尤其是重度子宫内膜异位症患者后穹窿封闭,卵巢致密粘连于阔韧带后叶时,分离卵巢周围粘连时应小心,避免损伤输尿管。

二、卵巢手术对卵巢功能的影响

(一)良性卵巢囊肿手术

良性卵巢囊肿手术多见于卵巢上皮性良性肿瘤(如浆液性囊腺瘤)、卵巢畸胎瘤及卵巢子宫内膜异位囊肿手术。卵巢子宫内膜异位囊肿根据其大小和异位病灶浸润程度分为:Ⅰ型:囊肿直径 <2cm,囊壁有粘连,解剖层次不清,手术不易剥离。Ⅱ型:分为 3 个亚型。ⅡA:卵巢表面小的子宫内膜异位症种植病灶合并生理性囊肿如黄体囊肿或滤泡囊肿,手术易剥离;ⅡB:卵巢囊肿壁有轻度浸润,层次较清楚,手术较易剥离;ⅡC:囊肿有明显浸润或多房,体积较大,手术不易剥离。

卵巢手术主要通过以下几方面影响卵巢的功能:①术中伤及子宫动脉卵巢支及卵巢动脉或两者的分支,影响了卵巢的血供;②分离粘连时损伤卵巢及其血管;③剔除囊肿时带走部分正常卵巢组织;④电凝止血对卵巢组织的热损伤。

由于解剖变异、盆腔炎性疾病、肿瘤压迫、盆腔子宫内膜异位症等,往往使卵巢与周围脏器粘连,失去正常解剖结构。此时如果解剖标识辨识不清,就可能损伤卵巢固有韧带或骨盆漏斗韧带,造成卵巢血供受损。约 90% 的卵巢内膜异位囊肿源于卵巢皮质下陷和体腔上皮化生形成,因而巧克力囊肿的包膜内含有大量的正常卵泡组织。在囊肿剥除过程中会有大量正常的卵巢组织在不经意间和囊肿组织被一并切除,结果是卵巢功能受损。Hachisuga 等对卵巢异位囊肿术后病理研究发现,即使容易剔除的囊肿壁也有正常卵巢组织残留,而且卵巢白体残留发现率为 49.2%,始基卵泡的发现率为 68.9%。此外卵巢子宫内膜异位囊肿常与卵巢皮质粘连,层次不清,加上血管增生术中易出血。如果剥离层次不清,就可能切除部分正常卵巢组织,并且增加止血的困难。腹腔镜囊肿剔除术后创面出血明显者,会造成电凝止血的机会较多,卵巢热损伤的机会也可能增加。Muzii 等病理研究表明在与卵巢窝粘连部位,64%(31/48)的囊肿包膜内发现有卵巢组织,其中 94% 没有滤泡或仅有原始卵泡;在中间部位,54%(26/48)的囊肿包膜内发现卵巢组织,其中 88% 没有滤泡或仅有原始卵泡;在卵巢门部位,71%(34/48)的囊壁中有卵巢组织,其中 85% 有初级和次级卵泡。说明大多数情况,卵巢囊肿剔除都会伴随卵巢组织的丢失,但大部分卵巢组织内都没有滤泡,而在卵巢门处可以存在有功能的卵巢组织,卵巢门部位的囊肿剔除及电凝止血要谨慎,因为此处血供丰富,且有卵泡丢失的风险。

Benaglia 等报道卵巢巧克力囊肿术后,手术侧和对侧 IVF 获卵数分别为(3.4 ± 2.4)个和(5.7 ± 3.0)个($P<0.001$),而发生严重卵巢功能下降(未发现卵泡生长)的概率约为 13%。Smigliana 等发表的有关卵巢巧克力囊肿手术后 AMH 水平变化的综述分析发现,11 篇比较卵巢巧克力囊肿手术前后 AMH 水平变化的临床论文中,9 篇论文发现术后 AMH 下降。这些结果提示,对于巧克力囊肿手术必须采取谨慎的态度,特别是双侧巧克力囊肿患者在手术中应特别注意保护正常卵巢组织。

(二)卵巢打孔术和楔形切除术

卵巢打孔术是多囊卵巢综合征合并不孕患者对促排卵不敏感时的一种治疗方法。一般是运用单极电凝或激光在卵巢表面穿刺 4~10 个小孔,术后有 70%~90% 的患者能恢复排卵。理论上如果打孔过多、功率过大,则存在过度损伤卵巢实质甚至导致卵巢功能衰竭的可能。但目前打孔术后导致卵巢功能衰竭的仅有个案报道,并且与术中功率过大(8 个孔,功率 400W,持续 5 秒钟)有关。当功率适当时(功率 40W,持续 5 秒钟),打 4 个孔时卵巢组织损伤的概率约为 0.4%,而 8 个孔时只有 1%。

卵巢楔形切除术因对卵巢的过度损伤及较高的术后盆腔粘连发生率,目前临床上已基本不做。

三、卵巢手术中保护卵巢功能的措施

(一)严格把握手术指征

对于卵巢肿物,需要术前区分是卵巢真性肿物还是生理性囊肿,必要时需要月经干净后复查超声,以避免对卵巢生理性囊肿行手术导致不必要的卵巢功能损伤。需结合患者的病史、症状、妇科查体、超声表现,以及肿物血流情况和肿瘤标记物如 CA125、CA199 等,综合考虑肿物性质及手术难易程度,选择合适的手术方式,必要时请妇科肿瘤专业医生会诊。

卵巢子宫内膜异位囊肿常可导致不孕症,对卵巢巧克力囊肿手术需要综合评估患者其他不孕症因素,如卵巢储备功能、输卵管通畅情况、男方精液等。对于年龄大于 35 岁、卵巢储备差,合并严重男方因素不孕的患者,应建议患者首选 IVF 等辅助生育治疗。

目前并无循证医学证据支持 IVF 前手术剥除巧克力囊肿会改善 IVF 结局,反而存在卵巢功能下降、获卵数下降的风险,所以对于 IVF 前合并卵巢巧克力囊肿并不常规建议手术预处理。但巧克力囊肿存在可能增加取卵的困难,存在感染的风险及囊肿液污染卵子的可能,建议囊肿较大可能影响取卵或可疑囊肿恶变的患者选择 IVF 前手术预处理。

复发性巧克力囊肿不建议反复手术治疗。研究显示,再次手术后妊娠率仅为初治的1/2,建议首选囊肿穿刺术及辅助生殖技术治疗。疼痛症状严重、囊肿逐渐增大、穿刺无效或无法穿刺、辅助生殖技术治疗反复失败者,应行手术治疗,但手术不能明显改善术后妊娠率。

卵巢打孔术应作为 PCOS 患者的二线治疗方案,主要针对克罗米芬抵抗患者。不应在尝试改变生活方式、促排卵等一线治疗方案前建议患者手术治疗。此外,应考虑打孔术的适宜人群,打孔术对于高 LH 血症、高雄激素血症、体重指数正常的患者效果较好,而对于肥胖、胰岛素抵抗的患者效果较差。

(二)术前充分评估和必要的手术前预处理

卵巢手术患者术前应充分评估卵巢储备功能。常用的卵巢储备功能评价指标有年龄、基础 FSH 水平、血清 FSH/LH、AMH 水平、基础窦卵泡计数、血清抑制素水平等。这样既可以评估手术的效果,又可以为后续的辅助生殖治疗提供卵巢储备能力的参考。术前评估卵巢储备功能下降的患者,应慎重选择手术。

卵巢子宫内膜异位症囊肿较大或双侧囊肿需要手术的患者,如果术前评估认为手术可能会造成较重的卵巢功能损伤,而患者未生育或仍有生育要求者时,手术前可进行 3~6 个月的 GnRH-a 的假绝经治疗。假绝经治疗可使囊肿缩小,血供减少,降低手术难度和术中出血,同时可使腹腔液纤维蛋白含量降低,有利于粘连的分离及减少术后粘连的形成,显著降低手术难度,减少手术对卵巢功能的影响。

(三)提高手术技巧

卵巢囊肿尤其是巧克力囊肿的患者,在腹腔镜探查时会发现严重的盆腔粘连。分离过程中,既要注意保护输卵管的完整性又要注意保护卵巢功能。对粘连组织的分离,首先从暴露充分的部位开始,按照由简单到复杂的顺序进行。首先分离膜状粘连,然后分离致密粘连。操作时应使用无创抓钳牵拉欲分离部位两侧的组织,使之保持一定的张力。这样操作既便于分辨粘连界限,又可避免损伤粘连器官的浆膜层。对薄的无血管粘连带可直接用剪刀剪开。而厚的有血管粘连带应先用单极或双极电凝后再切断。对较致密的不同器官间的粘连,如肠管、输尿管、血管、卵巢等,要先分辨解剖结构再进行分离,多采用锐性分离以减少损伤,有时候要采取水分离法。

恢复卵巢解剖位置后,剪开浆膜,将卵巢囊肿分离,钳夹囊壁及卵巢表面浆膜层,反方向牵拉,以"卷地毯"式剥除囊皮,分离过程中注意分清解剖层次,切勿暴力操作和剥离过深,否则会剥离过多正常卵巢组织,撕拉损伤较大血管,影响剩余卵巢的血供。可采取水分离法,通过水的张力作用使正常卵巢组织与病灶囊壁之间形成水垫,便于找到正确剥离层次。如果剥离时层次不清、剥离困难或创面出血多,可能是剥离层次不对,需重新寻找正确剥离层次。当剥离至卵巢门时应特别小心谨慎,此处不仅存在有功能的卵巢组织,而且卵巢的血供主要从卵巢门处进入,切忌粗暴撕拉,造成卵巢储备功能不可逆的损伤。卵巢巧克力囊肿比较被认可的术式为 Donnez 等推荐的两步法:第一步,正确找到囊壁,剥除除卵巢门部位以外的囊皮;第二步,卵巢门区的组织用消融的方法解决,这样既可防止囊肿复发,又能有效避免血管的损伤。

手术时创面不可避免会有出血,止血时对卵巢功能保护的关键在于保护卵巢皮质,尽量保护卵巢的血供。应准确找到创面的出血部位,快速用双极电凝止血,点到即止,不要长时间电凝,电凝时功率不能太高。在止血时,可以一边电凝一边用生理盐水冲洗创面降温,降低电凝时对卵巢组织产生的热损伤。尽量少使用单极电凝,因为单极电凝时局部工作温度达340℃,可损伤周围8~10mm组织,热播散范围可达16mm,可导致卵巢功能损害。可用缝合法止血,有文献报道缝合与双极电凝相比可减少术后粘连的形成,对卵巢功能损害较小。囊肿剥除后缝合修复残余卵巢时,应尽量避免有粗糙创面暴露。正确的卵巢修复应该是缝合卵巢组织恢复圆形或椭圆形结构,准确对合卵巢白膜的边缘组织,防止术后粘连或形成包含囊肿。此外,缝合过程中应注意缝扎不可过紧(止血缝合例外),以免造成卵巢组织血供异常。也可用超声刀止血,超声刀产热少,热传导不超过500μm,可较好地保护卵巢功能,但其在凝固时也有切割功能,在一定程度上破坏了卵巢的完整性。在分离粘连组织或剔除病变组织时,如果靠近漏斗韧带出血需要电凝,极易损伤卵巢血管,术后影响卵巢功能,故在止血时应注意。

卵巢打孔术时要掌握好打孔的器械、功率、时间和数量。一般使用单极电凝,也可以使用超声刀打孔,每个卵巢打3~4个孔为宜,打孔功率30~40W,打孔时间2~4秒,尽量避免在卵巢门打孔。打孔后立即予以冷生理盐水冲洗卵巢表面,降温处理。孔眼如有渗血可行电凝止血,应避免反复电凝止血,可采用压迫止血或可吸收线间断缝合。

综上所述,卵巢手术是把双刃剑,在去除病灶、提高生育力的同时也存在卵巢功能损伤的风险。如何降低卵巢手术对卵巢储备功能的影响,仍然是临床工作中的重点和难点问题。充分认识卵巢手术的特点,术前评估卵巢储备功能,把握手术适应证,选择恰当的手术方式,提高手术技巧,保护卵巢功能,进而提高术后生活质量,是每位手术医生义不容辞的责任。

(沈　浣　郑兴邦　关　菁)

第二节　输卵管手术与生育力保护

输卵管作为连接卵巢和子宫的重要器官,是精子与卵子相遇并结合的场所,输卵管肌层的蠕动和上皮纤毛的摆动则起着将受精卵输送至宫腔的作用。输卵管疾病会引起输卵管管腔阻塞、周围粘连及蠕动功能受损,导致输卵管性不孕、输卵管妊娠等不良结局。需要进行手术治疗的输卵管病变包括:输卵管及周围炎性病变、盆腔手术操作所导致的输卵管腔及周围粘连、子宫内膜异位症引起的输卵管病变、异位妊娠及输卵管肿瘤(极罕见)。

输卵管病变占女性不孕的25%~35%,其中半数以上是因为输卵管炎性疾病,还有一部分患者曾做过输卵管绝育术但希望能恢复生育能力。对这些输卵管性不孕的患者需要决定最佳的治疗方法以达到生育的目的:是选择IVF助孕还是选择输卵管手术?输卵管手术是保留还是切除输卵管?如何在手术中最大限度的保护患者的生育力?本章将就输卵管手术的生育力保护问题展开讨论。

不孕症患者在决定是否手术之前,应进行综合评估,包括患者的年龄、卵巢储备功能、既往生育史、输卵管病变的部位和损伤程度、是否合并其他不孕因素,以及术者的经验和IVF的成功率等。同时,还要考虑患者的偏好、宗教信仰、所需的治疗费用等。另外,应尽早检查配偶的精液,以决定治疗的方式。

输卵管手术有传统的开腹手术、开腹的显微外科手术或腹腔镜下手术。近年来腹腔镜技术得以飞速发展并广泛普及,大量输卵管手术在腹腔镜下完成。腹腔镜手术的优势在于损伤小、恢复快且术后粘连形成概率少。研究表明,腹腔镜下输卵管保留和重建手术的术后妊娠率与开腹的显微外科手术相似,明显优于传统的开腹手术。腹腔镜手术已经取代了传统的开腹输卵管手术,同时正在逐步取代开腹的显微外科输卵管手术。

常见的输卵管手术包括:①输卵管近端手术(输卵管近端插管和输卵管子宫角吻合术);②输卵管中段手术(输卵管结扎绝育术、复通术和输卵管妊娠输卵管开窗术);③输卵管远端手术(输卵管伞端造口术、伞端成形术);④输卵管周围粘连松解术;⑤输卵管切除术等。

一、输卵管近端手术

近端输卵管损伤在所有输卵管疾病中约占 10%~25%。主要的病理变化为闭锁性纤维化、结节性输卵管炎、子宫内膜异位症。近端输卵管阻塞的患者有两种情况:一种是临时性的假象,如痉挛引起或黏液栓或碎片堵塞;另一种是器质性的阻塞。近端输卵管阻塞的治疗方法包括:经输卵管开口插入导丝输卵管疏通术、近端阻塞部分输卵管切开后行输卵管子宫角吻合术。

(一)输卵管近端插管术

输卵管插管是在 X 线透视引导下或宫腔镜联合腹腔镜手术完成。首先是经阴道和宫颈将外管插入子宫输卵管开口处,然后选择性插入一个含有可弯曲金属导丝的细内管通过输卵管间质部。术前应确定输卵管伞端正常。选择性输卵管插管术可使 60%~80% 的患者输卵管通畅,术后妊娠率为 20%~60%。meta 分析发现双侧近端输卵管阻塞患者 85% 的输卵管经过插管后通畅,插管后通畅者中一半的患者术后妊娠。大约三分之一经插管后通畅者再次阻塞。输卵管插管术中发生输卵管穿孔的风险是 3%~11%。

对那些经输卵管插管未能成功的患者行输卵管近端切开,发现 93% 的患者存在结节性输卵管炎、慢性输卵管炎或闭塞性纤维化。对这些患者,应首选体外受精与胚胎移植,而不是切开加显微外科吻合术。体外受精尤其适用于年龄大或同时存在男性因素者。如果插管失败后,患者仍选择手术治疗,可以尝试显微外科手术。

(二)输卵管子宫角吻合术

输卵管子宫角吻合术可用于真正的宫角部阻塞患者。首先切开输卵管的宫角部分,去除阻塞部位,然后再将输卵管与宫角部吻合。手术后的生育力依赖于输卵管损伤的程度,宫内妊娠率为 16%~55%,宫外孕发生率为 7%~30%。输卵管子宫角吻合术传统是开腹进行的显微外科手术,也可以经腹腔镜完成,但报道例数很少。因为该手术的低妊娠率和日后妊娠发生子宫角破裂的风险大,已经不再推荐。

输卵管插管是治疗近端输卵管阻塞的首选方案。插管失败又不愿意选择体外受精的患者,可以行显微外科或腹腔镜下输卵管子宫角吻合术。由于体外受精的妊娠率优于手术治疗,建议那些真正的宫角部阻塞患者首选体外受精。

二、输卵管中段手术

(一)输卵管结扎绝育术

输卵管结扎绝育术是通过手术的方法使输卵管梗阻,精子不能通过,达到绝育的目的。传统的方法是开腹小切口输卵管结扎术。为了不影响卵巢血供,通常使用抽心包埋法,即将输卵管壶腹部的系膜打开,游离并切除部分输卵管后,分别结扎两侧断端,缝合系膜,将一侧断端留在系膜外,另一侧包埋在系膜内。现在绝大多数患者可以通过腹腔镜进行输卵管绝育术。腹腔镜绝育术是微创手术,常用的方法包括电凝、机械方法(绝育圈、钛夹或弹簧夹)、部分或全部输卵管切除术。手术切除部位应位于输卵管峡部中段。输卵管绝育术后如需要再行复通术,根据损伤程度的不同,以绝育夹、绝育圈复通效果最好,而电凝法复通效果最差。

输卵管结扎术还可用于输卵管积水患者的处理,但应注意手术对卵巢血供的影响。RCT 研究发现,输卵管双极电凝结扎后卵巢体积及基础窦卵泡减少,但机械钳夹组没有变化;对于基础的卵巢内分泌水平(FSH、E_2、抑制素 B、AMH)两组均没有影响;因而认为机械钳夹法是输卵管近端结扎的首选方法。但是,近端输卵管结扎后因为液体不能再经子宫排出,导致输卵管积水加重,故应在输卵管近端结扎同时做一个较大的伞端造口术,以防止输卵管积水再形成。

(二) 输卵管复通术

输卵管绝育术后又希望再次妊娠的女性可以选择 IVF 或输卵管复通术。研究发现对于IVF 和输卵管复通术的妊娠结局而言,37 岁以下患者复通术累计妊娠率更高,37 岁以上者两者没有差别;但复通术的费用更低(每次分娩平均花费大约是 IVF 的 1/2)。

输卵管复通术的指征包括:绝育术后、输卵管中段梗阻、宫外孕后输卵管阻塞、峡部结节性输卵管炎。输卵管复通手术需要打开结扎或梗阻部位的输卵管并去除阻塞部位,将近端和远端用精细的无反应的缝线分层缝合。复通术可以通过开腹显微外科手术或腹腔镜下完成,显微缝合技术要求应用 6-0 至 10-0 缝合线。腹腔镜下输卵管复通术和传统的显微外科吻合术的妊娠率相同,术后 12 个月妊娠率为 80%~81%,宫外孕率相似(2.5%~2.8%),只是腹腔镜手术时间略长,且对术者技术要求更高。术者需要具有良好的镜下缝合技术且熟悉输卵管解剖。机器人技术已经被用于腹腔镜下输卵管吻合术,与传统腹腔镜和小切口开腹手术相比,具有相似的成功率,恢复时间更短,但操作时间更长、花费更高。

输卵管绝育术后是复通术最容易成功且术后妊娠率最高的,影响复通术后妊娠率的因素包括年龄、绝育时间及绝育的技术,其中女性年龄是最关键的预后因素。小于 40 岁的女性应用非显微外科技术 2 年累计宫内妊娠率为 70%,而显微外科手术可达到 90% 以上的累计妊娠率,甚至 40~45 岁的妇女,累计妊娠率也可达到 41.7%~70.6%。研究发现在 15~29 岁、30~33 岁、34~49 岁人群,绝育后吻合术后妊娠率分别为 73%、64% 及 46%。输卵管绝育的方式也影响预后,输卵管电灼术、输卵管结扎术、输卵管绝育圈、绝育夹后的输卵管吻合术后活产率分别为 41%、50%、75% 及 84%。

绝大多数妊娠发生在复通术后两年内。峡部对峡部的吻合以及吻合后更长的输卵管长度是高妊娠率的有利因素。复通术后宫外孕的风险是 2%~10%。以下情况不建议做输卵管复通术:最终的输卵管长度 <4cm,显著的输卵管卵巢粘连,3~4 期子宫内膜异位症,中、重度男性因素不孕。

(三) 输卵管开窗术

目前,输卵管妊娠的治疗首选 MTX 药物保守治疗,手术治疗可以作为患者的选择或必要时的处理,另外还可以期待治疗。输卵管妊娠手术治疗的指征包括:血流动力学稳定、可疑破裂或有破裂危险、不适合 MTX 治疗或药物治疗失败者。血流动力学稳定的患者,如果术前超声未发现包块,很有可能术中找不到妊娠部位,手术就是不应该或不必要做的。

输卵管妊娠的手术方式包括输卵管开窗术和输卵管切除术。传统的输卵管切除术是标准的术式,输卵管开窗术经常作为保守手术的备用选择。meta 分析发现,输卵管开窗术后宫内自然妊娠率高于切除术组(72% *vs.* 54%;RR:1.24,95%*CI* 1.08-1.42),但再次宫外孕发生率也升高(10% *vs.* 4%,RR:2.27;95%*CI* 1.12-4.58)。选择开窗还是切除术取决于许多因素,包括医生和患者之间的沟通。如果输卵管破裂出血不能控制或妊娠包块过大(>3cm),应选择输卵管切除术。输卵管开窗术的优势在于为将来的生育保留了输卵管,对那些希望术后自然生育或对侧输卵管缺如、损坏的患者尤其适用。对于那些未破裂的输卵管妊娠同时计划手术治疗的患者,首选输卵管开窗术。

输卵管开窗术是指输卵管切开并取出异位妊娠组织。手术步骤如下:①首先识别胚胎着床侧的输卵管,并在腹腔镜下用钳子固定输卵管;②用 22g 针插入最膨大处输卵管壁,注射血管加压素(生理盐水稀释为 0.2IU/ml,注射 5ml),以减少出血;③用电外科或剪刀,沿输卵管妊娠表面纵行切开 10mm;④用水分离方法或抽吸冲洗器轻柔地钝性分离,将妊娠组织从输卵管中取出;⑤标本放入标本袋内取出。术中应该仔细冲洗输卵管管腔,检查有无出血,出血点可以通过加压或双极电凝点状电凝完成。为了避免过度电凝,可以用微型双极钳。如果出血持续,可以用 6-0 可吸收线缝合输卵管系膜血管。输卵管的胎盘附着面不能电凝,因为可能严重损坏输卵管。输卵管切开部位保持开放,术后的生育率、粘连形成率和输卵管切开后缝合与否无关。

三、输卵管远端手术

输卵管远端疾病包括输卵管积水、伞端缩窄、伞端粘连,手术可行腹腔镜下输卵管造口、伞端成形术,打开输卵管积水;或分离并扩大输卵管缩窄伞口;外翻缝合或电凝使伞端外翻。输卵管造口或成形术应该在腹腔镜下完成,因为腹腔镜与开腹结局相似但手术风险更小。

术后妊娠率依赖于输卵管疾病的程度。轻度输卵管积水术后宫内妊娠率为 58%~77%,宫外孕率为 2%~8%;重度输卵管积水术后的宫内妊娠率和宫外孕率分别为 1%~22%、0~17%。

预后良好的因素包括:膜状粘连、输卵管轻度扩张(直径 <3cm)、薄壁且有弹性的输卵管管壁、输卵管黏膜皱襞纤毛丰富。

轻度积水患者,以及高龄、合并男性因素或其他不孕因素的患者,更倾向于选择 IVF,但是 IVF 前输卵管造口术可以提高 IVF 的妊娠率,同时可增加自然受孕的机会。输卵管整形术不适合输卵管严重病变以及近端、远端同时阻塞的患者。预后不良的输卵管积水最好行输卵管切除术,然后行 IVF。在术前谈话时,应该告知患者术中可能行输卵管整形或切除术,取决于术中输卵管疾病的程度,以及术后再次发生输卵管积水的风险,可能需要再次手术切除输卵管或行输卵管近端阻塞术。

四、输卵管周围粘连分解术

输卵管周围粘连干扰了输卵管的拾卵功能和配子运输功能,如果卵巢周围粘连形成,还会抑制卵子的排出。输卵管周围粘连分解术是指分解输卵管周围各处的粘连并使之恢复到正常解剖位置。输卵管周围粘连分解术可以使累计妊娠率增加 3 倍(与未处理组相比:12 个月,32% *vs.* 11%;24 个月,45% *vs.* 16%)。

输卵管周围粘连的程度只能在术中评价。致密粘连(冰冻骨盆)者很难有理想的粘连分解效果。由于有视野放大的效果,腹腔镜下粘连分解术可以达到甚至超过开腹手术的效果,且腹腔镜术后粘连率更低。手术的关键在于分清解剖层次,严密止血,减少损伤,对大面积致密粘连不可强行手术,避免损伤周围脏器。

五、输卵管切除术

对于预后不良的远端输卵管阻塞,可能因为炎性疾病、子宫内膜异位症或异位妊娠引起输卵管损伤严重不能修复,应在腹腔镜下行输卵管切除术,包括输卵管周围广泛致密粘连、极度扩张伴厚壁的输卵管积水、输卵管黏膜纤毛稀疏或消失。目前,临床上尚没有公认的输卵管评分标准用于决定是否行输卵管切除。

研究表明,输卵管积水影响胚胎种植率和妊娠率。输卵管的炎性液体从输卵管到宫腔的渗漏可以将胚胎冲刷出宫腔或干扰胚胎种植部位的子宫内膜容受性;同时,输卵管积水的液体包含微生物、碎屑、毒素、细胞因子和前列腺素,这些物质可能影响子宫内膜容受性,同时减少精子的活动力。meta 分析显示:输卵管积水使得 IVF 种植率、妊娠率和分娩率下降50%,同时流产率增加。在分子水平的研究表明,输卵管积水的液体使子宫内膜 HOXA 10表达下降,输卵管切除术后 HOXA 10 表达恢复正常。因为 HOXA 10 是胚胎着床的一个重要转录因子,因而该基因表达异常可能影响 IVF 的胚胎种植率。大量研究表明,对伴有输卵管积水的患者应该在 IVF 前进行腹腔镜下输卵管切除或输卵管阻塞术;即便是单侧输卵管积水也会导致 IVF 妊娠率下降,单侧输卵管切除可以使 IVF 妊娠率提高。但是双侧输卵管积水患者输卵管切除后 IVF 妊娠率显著高于单侧积水者。另外,还有单侧输卵管积水切除输卵管后自然妊娠的病例。因而对于单侧输卵管积水,应该考虑腹腔镜下输卵管切除或对良好的输卵管进行整形术。

对于严重的输卵管积水或输卵管妊娠患者可行输卵管切除术。腹腔镜下输卵管切除术是指电凝并分离输卵管,紧贴宫角部切除输卵管,输卵管系膜同时被电凝后切除。引起关注的是输卵管切除术是否影响卵巢储备功能。目前还没有一致的结论:一项研究表明,在宫外孕腹腔镜输卵管切除术后,输卵管切除同侧的卵巢窦卵泡和卵巢血流减少;然而另一项研究显示,宫外孕患者输卵管切除前后 IVF 者,Gn 用量和时间或雌激素峰值水平没有差别,获卵数和胚胎质量在周期间或卵巢之间没有差别。因而,为了避免潜在的输卵管卵巢系膜血管损伤,手术应该紧贴输卵管切除,以尽量减少对卵巢血供的破坏。虽然没有相关的报道,但切开输卵管系膜后再行输卵管切除,理论上对维护卵巢的血供是有益的。

为了减少对卵巢储备功能的影响,输卵管积水患者可在 IVF 前行腹腔镜下输卵管近端结扎术。输卵管积水患者近端阻塞还可应用宫腔镜下输卵管开口插入 Essure 完成,但是目前病例报道很少且数据有限。

（沈　浣　韩红敬）

第三节　子宫手术与生育力保护

子宫是孕育胚胎、胎儿和产生月经的有腔壁厚的肌性器官,分为子宫体和子宫颈两部分。子宫体壁由 3 层组织构成,由内向外分别为子宫内膜层、肌层和浆膜层。子宫内膜分为3 层:致密层、海绵层和基底层。内膜表面 2/3 为致密层和海绵层,统称为功能层,受卵巢性激素影响,发生周期变化,接受孕卵着床或脱落。基底层为靠近子宫肌层的 1/3 内膜,不受卵巢性激素影响,不发生周期变化。有生育要求的妇女如因子宫良性病变需行子宫手术,应尽量避免损伤子宫内膜,减少对子宫肌层的损伤,尽量维护好子宫肌层的完整性;术中减少出血、止血充分;避免感染、血肿形成;保持子宫创面光滑,避免粘连,使子宫创面愈合良好,避免妊娠后子宫破裂的发生。常见的需行手术的子宫良性病变有子宫肌瘤、子宫腺肌瘤、子宫中隔、子宫内膜息肉、剖宫产瘢痕妊娠等,其中最常见的是子宫肌瘤。

一、子宫肌瘤手术与生育力保护

子宫肌瘤是子宫最常见的实体良性肿瘤,根据肌瘤的位置分为黏膜下肌瘤、肌壁间肌瘤、浆膜下肌瘤三种类型。为保留患者的生育力只能行子宫肌瘤剔除术,将肉眼能见到的肌瘤予以剔除,一次手术可剔除单个、几个到几十个肌瘤,再行缝合整形。根据肌瘤位置、大小及手术方式可分为开腹、腹腔镜、宫腔镜下手术。宫腔镜下切除直径小于 5cm 的黏膜下肌瘤和内突型壁间肌瘤已发展为成熟的手术。腹腔镜下子宫肌瘤剔除术要求术者掌握娴熟的腹腔镜下缝合技巧,多应用于子宫肌壁间或浆膜下肌瘤,直径小于 8cm。目前,开腹或腹腔镜剔除单发肌瘤,腹腔镜可以达到和开腹一样的效果;但如果肌瘤特别多,腹腔镜的优势就不明显了,有些小肌瘤可能难以发现。无论选择哪种手术方式,目的都是在治好疾病的基础上减少损伤、出血,避免并发症的发生,术后恢复快,创口愈合好,最大程度地保护患者的生育力。为减少对子宫的损伤,更好保护患者的生育力,需注意以下几点:

(一)术前药物预处理

促性腺激素释放激素类似物(GnRH-a)可抑制垂体功能,导致卵巢激素水平下降,抑制肌瘤生长。为缩小肌瘤、降低手术难度,使宫腔镜或腹腔镜手术成为可能,减少术中出血,缩短手术时间,更好保护患者的生育力,对有生育要求的患者术前可使用 GnRH-a 10~12 周。该法可缩小肌瘤体积,减少血流供应,且子宫体积的缩小速度快于肌瘤缩小的速度,故十分有利于肌瘤向子宫腔内突出,使无蒂性黏膜下肌瘤变成有蒂性,增加壁间内突肌瘤向宫腔内突出的程度,从而有利于宫腔镜手术的顺利进行。

(二)开腹或腹腔镜手术要点

1. 子宫切口的选择 子宫体肌层分为 3 层:内层肌纤维环行排列;中层肌纤维交叉排列,在血管周围形成“8”字形围绕血管;外层肌纤维纵行排列,极薄。子宫的血供中,子宫动脉进入子宫肌层后第一级分支为弓状动脉,走行于子宫肌层的外 1/3 处,环绕子宫分布;从弓状动脉发出第二级分支朝向子宫腔垂直分布,称放射状动脉;放射状动脉进入子宫内膜,弯曲呈螺旋状,称螺旋动脉。切口的选择应根据体部、宫颈的肌纤维走行和血管走行特点进行选择。大多数医生采取纵切口切开子宫肌瘤假包膜,但也有学者认为子宫体部肌瘤的切口应选择横向切口,因为横向切口与子宫的弓状动脉及螺旋动脉平行,可减少术中出血及术后粘连。

2. 切开 不管开腹还是腹腔镜术式,因术中出血少、止血方便使得电器械的使用十分广泛。但电切开可能导致肌瘤剔除部位愈合的不满意,子宫薄弱导致切口裂开。故为更好地保护患者生育力,建议少用电切、电凝,而以锐切或电损伤小的手术器械替代。切开前可在肌瘤与正常肌层间注射缩宫素或稀释的血管加压素,以减少出血。因肌纤维细胞数目不可再生,术中应尽量保留肌纤维,即使是浆膜下肌瘤也不采用梭形切口。

3. 肌瘤剔除方法　子宫肌瘤都有假包膜,切开肌瘤表面的子宫肌肉进入肌层,可见包膜自然向两侧退缩,再找到分界处暴露肌瘤,开腹手术可用鼠齿钳或巾钳钳夹肌瘤做牵引,以刀柄分开包膜,也可用手进入包膜疏松组织,边剥离边提出肌瘤。剥离肌瘤基底部时一定要小心,尽量避免进入宫腔,以保证子宫切口愈合良好,保护生育力。如此操作一般出血不多。遇多发性子宫肌瘤剔除时,应避免在子宫表面做多个切口,从而遗留下多个创面及粗糙面。一般在前壁采用纵切口,从中线进入,因中线出血最少,从一个切口进入,逐个挖出邻近肌瘤。缝合时勿将子宫内膜带入肌瘤,以避免子宫腺肌病可能。如子宫肌瘤位于后壁,基本操作要领如前。如行腹腔镜下手术,暴露肌瘤后可用肌瘤螺旋器插入肌瘤中用于牵引,用吸引冲洗器作为钝性探头,将肌瘤从包膜中剥离。如为阔韧带肌瘤,术中需注意暴露游离输尿管,避免损伤输尿管、子宫血管。

4. 止血　高频电凝是一种在腹腔镜手术中应用广泛的止血器械,是利用高频电流与机体接触时产生的热效应达到切割与止血的效果,包括单极电凝及双极电凝等。电凝产生的热损伤可诱导子宫肌层的结缔组织细胞凋亡,并且在术后和妊娠期间不能重塑。腹腔镜手术中过度电凝,可使子宫边缘组织对合欠佳、肌层坏死,造成术后局部肌层薄弱,子宫壁肌纤维组织增生、弹性及扩张性减弱,导致子宫伤口愈合不良。若止血不充分可形成血肿,也会影响伤口愈合。为防止子宫血肿的形成,应考虑快速缝合止血而不是电凝。手术中应尽量减少电凝的使用,依靠娴熟的缝合技术快速缝合止血。

5. 缝合　术中缝合欠佳是术后妊娠子宫破裂的主要原因,包括:①子宫肌瘤切除术后未缝合或缝合不彻底,只缝合浅层,造成瘢痕处变薄或裂开;②缝合过程未按解剖关系准确对合,致使子宫肌层局部出现薄弱点,当张力加大时可引起子宫破裂。缝合决定了以后妊娠时子宫壁的强度,缝合的重点是确保浆膜层边缘接近无张力,并且在子宫肌层中不形成血肿。缝合后子宫表面创面尽量少形成粗糙面以防粘连,术后可在子宫表面创面覆盖预防粘连的药物或生物膜,更好地保护患者的生育力。缝合方法可采用间断缝合、连续缝合、"8"字形缝合及连续锁边缝合等,缝合后子宫瘢痕的愈合情况尚未见报道,主要根据术者的经验酌情选择。除了蒂部较细的浆膜下子宫肌瘤,其余类型的肌瘤均应缝合子宫缺损,表层的肌瘤剔除也应缝合,当肌瘤位置深穿透宫腔则需要分层缝合。如腹腔镜下缝合困难时,可考虑行开腹小切口或剖腹术,提高缝合质量及瘢痕的愈合质量。术后应密切注意切口愈合情况,适当的预防感染,如有感染,切口不能Ⅰ期愈合,切口瘢痕大、弹性较差,则再次妊娠时较易裂开。

（三）宫腔镜手术要点

子宫黏膜下肌瘤和部分内突型肌壁间肌瘤,若肌瘤直径小于5cm,一般适合行宫腔镜手术。但要注意的是,肌瘤距浆膜面应大于5mm,因距浆膜面过近易造成子宫穿孔或周围脏器电、热损伤。

多数宫腔内的肌瘤部分在宫壁内生长;部分在黏膜下生长,向宫腔内突起,称为无蒂黏膜下肌瘤,有蒂的肌瘤称为有蒂黏膜下肌瘤。可单发或多发。多数黏膜下肌瘤位于子宫体部,附着于子宫底部、前壁、后壁或侧壁。

1. 有蒂黏膜下肌瘤　是宫腔镜手术初学者最好的手术对象。注意操作时不是猛地把肌瘤拧转去掉,而是先用双钩钳子抓住肌瘤向外牵拉,同时将电切镜插入子宫腔内,取与正常子宫壁平行的方向切断蒂部,避免损伤正常肌层,切除肌瘤后断面几乎回缩,一般不需要追加切除。

2. 无蒂黏膜下肌瘤　这种手术需要高度熟练的宫腔镜技术。术中要想完全彻底切除肌瘤,必须先增加黏膜下肌瘤的突出度。在超声的严密监视下,用环形电极沿着肌瘤底部的被膜逐步切开。切开肌瘤与肌层之间的分界层,并利用镜体的前端,一边压迫肌瘤,一边钝性剥离肌瘤。此时,从镜体前端流出的灌流液形成水剥离,可增加剥离效果。切除到一定程度时,可用肌瘤钳抓住肌瘤,一边观察超声图像,一边拧转、牵拉,使肌瘤脱离子宫壁形成有蒂化,再取与正常子宫壁平行的方向切断蒂部。如不能利用钳子扭转时,可用电切镜细微切开分离肌瘤的蒂部,或用电切镜将肌瘤核变得更小,然后再试用肌瘤钳拧转肌瘤。如果在肌瘤蒂部还很粗时贸然地抓住肌瘤、粗暴地牵拉,可能会损伤子宫壁直达浆膜层,造成子宫穿孔。如肌瘤突出度小完全切除困难,可用电切镜将已突出于宫腔内的肌瘤及肌层内残留的肌瘤切除 5mm 以上,手术后 2~3 个月宫腔镜复查,可再次手术,将突出于子宫腔内的肌瘤完全切除。

3. 接近宫腔的壁间肌瘤　内突型壁间肌瘤手术常需分期进行,先用针状电极划开被覆肌瘤表面的肌肉组织,使之形成窗口。若肌瘤向宫腔内突出,则切割和 / 或汽化肌瘤组织,方法与无蒂黏膜下肌瘤相同;若肌瘤保持原位不动,不突向宫腔,则停止手术,术后选用 GnRH-a 等药物治疗 2~3 个月后,再行第二次手术切除。

切割前要先看清肌瘤与周围肌壁的解剖关系,找到肌瘤的蒂,先用环形电极和滚球电极电凝肌瘤表面的大血管和蒂部的血管,可减少术中出血,再用环形电极分次片状切割瘤体,使肌瘤体积缩小,然后再切断瘤蒂挟出,或将肌瘤完全切除。切割时最好不要把切割环完全退回至鞘内,而是将电切环留在鞘外一点,这样可避免不小心切入子宫壁或伤及子宫内口。切除肿瘤基底必须十分小心,掌握适宜的切割深度,避免损伤周围内膜,若有出血可电凝基底部或用宫缩剂止血。

子宫腔内手术创面较大时,应于手术后置入 IUD 以防宫腔粘连。若出血多的患者则于术后第 2 个月再行置入,于第 2 次来月经时取出。术前接受 GnRH-a 类药物预处理的患者,术后用雌激素 1 周。如切除肌瘤时切除了较多的子宫内膜,应于术后 2~3 周内行宫腔镜检查,分离可能存在的宫腔粘连。

二、子宫腺肌病手术与生育力保护

当子宫内膜腺体及间质侵入子宫肌层时,称为子宫腺肌病。异位内膜在子宫肌层多呈弥漫性生长,累及后壁居多,故子宫呈均匀性增大,前后径增大明显,呈球形。少数腺肌病病灶呈局限性生长形成结节或团块,似肌壁间肌瘤,称为子宫腺肌瘤。因局部反复出血导致病灶周围纤维组织增生,与周围肌层无明显界限,手术时难以剥出,在这些情况下,切除病灶的过程中不可避免将会除去部分健康肌层组织。

目前,有关渴望生育的有症状的子宫腺肌病妇女的适当治疗方式还没有达成共识。这是因为:①子宫腺肌病和低生育力之间的因果关系尚未完全证实;②子宫腺肌病妇女低生育力的发病率尚未确定。子宫腺肌病保守手术或保留子宫手术可保留患者的生育功能并改善其生活质量,但保守性手术还未成为子宫腺肌病的标准治疗方法。主要是因为子宫腺肌病病灶组织侵入子宫肌层的方式使病灶边界不清,难以精确地完全切除受累的区域。此外,子宫腺肌病病灶组织切除总是伴随着子宫肌层的切除,在一定程度上破坏了子宫壁,切除受累区域所获得的益处必须与留下可能破坏的子宫壁所导致的弊端相平衡。子宫腺肌病术后复发快,术后需 GnRH-a 治疗 4~6 个月,再考虑行辅助生殖技术助孕。

手术过程与子宫肌瘤剔除术类似,因子宫腺肌瘤无包膜、与周围组织无界限,不能像肌瘤那样完整剥出,只能尽量切除病变组织,术中避免进入宫腔,同时彻底止血、良好缝合,防止无效腔积血,以保证子宫切口愈合良好;子宫切口表面尽量少形成粗糙面以防粘连,甚至肠粘连,保护患者的生育力。术前最重要的是:①确保腺肌病诊断明确;②评估子宫腺肌病病灶的位置和大小。磁共振成像有助于实现这两个目标,并帮助手术医生彻底清除子宫腺肌病的每一个病灶。

一直以来,子宫腺肌病手术主要是开腹手术,因为该病在子宫肌层内延伸,且切除后缝合余下的子宫楔形切口难度较大。开腹手术的主要优点是手术医生可在术中触诊和识别子宫腺肌病病灶。当子宫腺肌病病灶可以被 MRI 清楚地描述后,腹腔镜手术开始用于子宫腺肌病病灶消融或子宫腺肌瘤切除。与子宫肌瘤切除后缝合相比,对于有经验的术者来说腹腔镜缝合的困难程度没有增加。目前没有强有力的证据表明哪种技术可取得最佳的临床和生殖结局。多个研究者描述了自身技术的理论优势,但在实践中,结果显示没有统计学显著临床差异。大多数手术改良的目标是给手术操作提供更大的操作区域,以最大限度地切除子宫腺肌病病灶,并保证子宫壁的完整性,使得未来妊娠不发生子宫破裂。

目前文献描述的用于子宫腺肌病保留子宫手术治疗的方法有:弥漫性或局灶性子宫腺肌病的子宫腺肌瘤切除术、减瘤术(部分子宫腺肌病切除术)及各种非切除技术。这些方法根据子宫腺肌病病灶组织的切除彻底性进行分类。

(一)子宫腺肌病的完全切除(子宫腺肌瘤切除术)

1. 经典技术　子宫腺肌瘤切除术(开腹或腹腔镜)与子宫肌瘤切除(开腹或腹腔镜)的步骤相同。包括:①识别病灶的位置,并检查和/或触诊病灶边界;②沿腺肌瘤纵行切开子宫壁;③病变用剪刀、抓钳和/或电热钝性切除病灶;④浆肌层缝合子宫壁、分两层或两层以上缝合,必要时缝合子宫内膜腔。在腹腔镜子宫腺肌瘤切除时,子宫腺肌病肿块使用粉碎器移除。若术中识别子宫腺肌病病灶困难,可使用超声引导装置、超声水成像技术监测或经套管针超声检查。

2. 子宫壁塑形的改良

(1)U 形缝合:腹腔镜改良手术中,去除子宫腺肌瘤组织后,子宫壁的创口采用 U 形缝合肌层。浆肌层使用"8"字形缝合(图 5-3-1)。

(2)重叠覆盖:腹腔镜改良手术中,在子宫腺肌病病灶组织上采用横切口,使用单极电针切除病灶。剩下的浆肌层采用重叠式缝合,以抵消子宫失去的肌肉层(图 5-3-2)。

3. 三叶瓣法缝合

技术包括:①子宫腹膜外切开并用橡皮止血带止血。②用手术刀在中线和矢状平面对称切开子宫。③打开子宫腔,用示指在子宫腺肌病病灶组织切除过程中进行引导。④用马丁镊子抓住子宫腺肌病病灶组织,并从周围肌层切除,自浆膜到子宫内膜留下 1cm 厚的子宫肌层。⑤用 3-0 缝合线关闭子宫内膜;用 2-0 缝合线在前后平面关闭对称切开的一侧创面的浆膜层和肌层,而子宫壁的对侧用以覆盖第一侧(图 5-3-3)。

(二)子宫腺肌病的部分切除(减瘤术)

1. 经典技术　子宫腺肌病的减瘤术包括以下步骤:①垂直或横行切开子宫壁的前

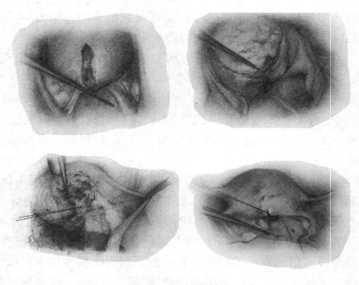

图 5-3-1 U 形缝合

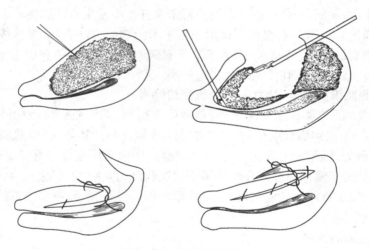

图 5-3-2 重叠式缝合

壁或后壁正中;②在切口边缘使用福特 T 夹(或等效的工具),可保存很少受腺肌症累及(0~10mm)的浆肌层;③检查子宫壁,临床上辨认子宫腺肌病非微小病变(粗、白小梁),逐块剔除病变,尽可能保留较多的邻近正常肌层组织;④如果腺肌病延伸到子宫壁的对侧壁,延伸切口至子宫的顶部并向下朝向直肠子宫陷凹的膀胱。单层或分多层缝合肌层,间断单层缝合浆膜层。注意不要留下任何子宫缺陷,以免增加出血风险。

2. 横向 H 形切口技术 此类改良的剖腹手术主要用于前壁子宫腺肌病,贯穿阔韧带结扎子宫颈及使用血管收缩剂以减少失血。子宫壁行垂直切口,沿子宫上下缘分别行两个横向切口,且与初始切口垂直(H 切口)。从子宫肌层中沿纵向切口切除 5mm 厚的子宫浆膜层。这种切除方法较扩展,H 形切口下方区域的子宫浆膜层被广泛打开。然后,通过触诊来确定健康肌层的边界,片状切除子宫腺肌病病灶组织。使用靛蓝胭脂红输卵管通液测试来评估

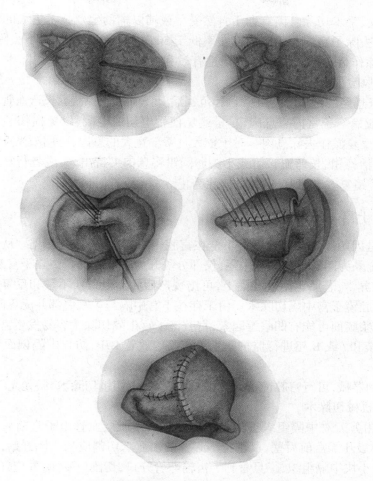

图 5-3-3　三叶瓣法缝合

是否有内膜穿孔。单层或分多层缝合肌层,间断单层缝合浆膜层。

3. 子宫壁楔形切除术　在该技术中(开腹或腹腔镜),腺肌症所在的浆肌层通过楔形切除子宫壁去除。采用部分子宫腺肌瘤切除的经典技术中描述的传统方法关闭子宫创口。

4. 子宫不对称切除术　用外科电刀以非对称的方式从外向内纵向切开子宫,同时保留子宫腔和子宫动脉。对角切开肌层,仿佛掏空子宫腔。使用横切口,打开子宫腔;示指插入宫腔中,使用环形电极切除子宫腺肌病病灶至内肌层,厚度为 5mm。继续切除子宫腺肌病病灶至浆膜肌层,厚度为 5mm。然后关闭子宫内膜腔,子宫皮瓣重新分层缝合肌肉和浆膜。

目前,没有证据表明哪种技术可取得最佳的生育力保护,研究者们描述了自身技术的理论优势,但在实践中,结果显示没有统计学显著临床差异。手术改良的目标是最大限度地切除子宫腺肌病病灶,并保证子宫壁的完整性,使得未来妊娠不发生子宫破裂。

三、子宫内膜息肉手术与生育力保护

子宫内膜息肉是子宫局部内膜过度生长,数量可单个或多个,直径从数毫米到数厘米,可无蒂或有蒂,是一种常见的妇科疾病。息肉由子宫内膜腺体、间质和血管组成。对于患有

息肉的不孕妇女,手术切除息肉有助于自然受孕或辅以辅助生殖技术更大的成功机会。据报道,盲目刮宫去除子宫内膜息肉的成功率低于50%,并且在许多情况下去除是不完全的。宫腔镜息肉切除作为诊断和治疗性干预是有效和安全的。由于息肉切除术不累及子宫肌层,宫腔粘连的风险很低。

宫腔镜检查息肉的部位、大小、数目和范围后,可酌情选择刮匙、长弯血管钳或小头卵圆钳等器械刮除或摘除子宫内膜息肉,尽量避免使用电切或电凝,以免损伤子宫内膜。一次去除困难时,可反复操作去除息肉。对于较大且蒂部宽大的息肉,可用激光反复贯穿烧灼蒂部,然后用微型活检钳、长弯血管钳或小头卵圆钳将息肉夹持出来,或者行宫腔搔刮术。术后再次插入宫腔镜复查,直到息肉完全摘除为止。

四、中隔子宫手术与生育力保护

中隔子宫是因两侧副中肾管融合不全在宫腔内形成中隔,较为常见。从子宫底至宫颈内口将宫腔完全隔为两部分为完全中隔;仅部分隔开为不全中隔。中隔子宫易发生不孕、流产、早产和胎位异常;若胎盘附着在隔上,可出现产后胎盘滞留。不孕和反复流产的中隔子宫患者,可行宫腔镜子宫中隔切除术。由于存在子宫中隔与子宫底部并无界限、子宫两侧角部较深、子宫底浆膜面可能有凹陷等因素,宫腔镜子宫中隔切除术容易发生宫底部穿孔。术中最好用腹腔镜和 / 或 B 超进行监护。术后宫腔内放置 IUD,防止中隔创面形成粘连,3 个月后取出 IUD。

根据选用的器械,可行宫腔镜下剪刀机械切除术、电切镜切除术、激光光纤宫腔成形术。

(一)剪刀机械切除术

宫腔镜下用剪刀对中隔组织进行直接剪切。子宫肌层血管由子宫前后壁进入中隔组织,术中应注意避开子宫前后壁,以避免不必要的出血。切割应从一侧开始,逐渐向对侧剪切,每次剪切一小块中隔组织,一旦看到子宫输卵管开口,切割应变浅,并应仔细观察来自子宫肌层的小血管,避免穿透子宫肌层。如有动脉出血,可选择电凝止血。

剪刀分离子宫中隔手术有以下优点:①操作简单,手术时间短,术中出血少,患者康复快,并发症少,适用于各种子宫中隔;②剪刀很容易放置到子宫中隔的凹陷处;③不使用电源,灌流液可选用含电解质的液体,体液超负荷的危险性减少。缺点为中隔的肌肉组织并未切除掉,术后仍可能发生粘连,形成后天的中隔。

(二)电切镜切除术

宫腔镜下用针状或环形电极切割中隔,切割时电刀向前移动,即逆行切割,而不是像切除子宫内膜、内膜息肉或黏膜下肌瘤时,电刀朝术者方向移动的顺行切割,此时应注意穿透深度及电极的方向,左右对等进行切割,注意观察宫腔的对称性,避免一侧切除过深,导致子宫腔变形。切至中隔基底部时,注意勿切割过深伤及子宫底,导致子宫穿孔。用宫腔电切镜切除子宫中隔时,电凝可减少出血,同时连续灌流系统冲洗宫腔,视野清晰,操作简单,不利之处为单极电凝可使邻近的正常内膜组织凝固。术毕宫腔内放置 IUD,防止中隔创面形成粘连,3 个月后取出或复查宫腔镜时取出。

宫腔电切镜切除子宫中隔的优点:①手术用混合电流,兼有电切和电凝作用,故出血少;②可将中隔组织自子宫前后壁完全切除,包括宽大的中隔,术后不易发生子宫前后壁的粘连。缺点为操作难度较大,不易掌握。

（三）激光光纤宫腔成形术

子宫中隔可通过 Nd:YAG 激光、氩气或 KTP-53 激光进行分离。激光不能传导电,故灌流液可使用含电解质的液体,如生理盐水、5% 葡萄糖生理盐水和乳酸林格液等。激光分离子宫中隔应从中隔的基底部中线开始,从一侧开始向另一侧移动,注意要连续移动光导纤维,以免发生子宫穿孔。

宫腔镜激光光纤分离子宫中隔的优点:①激光的凝固作用可避免出血;②激光切割操作容易,比宫腔电切镜更易掌握;③能量不传导,可使用含电解质的灌流液。

缺点有:①价格昂贵;②由光导纤维散射回的激光可损伤术者的视网膜,需戴特殊的防护眼镜;③散射的激光可影响中隔周围正常的子宫内膜,导致邻近内膜的损伤处上皮化缓慢;④手术时间较长。

因宽大中隔影响宫腔电切镜操作时,可改用剪刀行机械性切除或激光光纤切开分离。完全性子宫中隔只需切除宫体部分的中隔,术时可在一侧宫腔内放置一根 10mm 的 Hegar 扩宫器,由对侧宫腔的内口上方对向 Hegar 扩宫器切通中隔,然后取出扩宫器继续手术。有学者报道,将球囊放入第二个宫腔取得良好效果。

五、剖宫产术后子宫瘢痕妊娠手术与生育力保护

剖宫产术后子宫瘢痕妊娠(cesarean scar pregnancy,CSP)是指受精卵着床于前次剖宫产子宫切口瘢痕处的异位妊娠。CSP 是一个限时定义,仅限于早孕期(≤12 周);孕 12 周以后的中孕期 CSP,诊断为"宫内中孕,剖宫产术后子宫瘢痕妊娠,胎盘植入";如并发有胎盘前置,则诊断为"宫内中孕,剖宫产术后子宫瘢痕妊娠,胎盘植入,胎盘前置状态";到了中晚孕期,则为"胎盘植入及前置胎盘",即凶险性前置胎盘(pernicious placenta previa)。

目前,CSP 的发病机制尚不清楚,可能是受精卵通过剖宫产子宫瘢痕的裂隙或子宫内膜与瘢痕之间的窦道入侵子宫内膜层完成植入,也可能是剖宫产等有创操作对子宫内膜的损伤导致子宫内膜准备不完善,不利于孕卵着床,或术后慢性炎症及纤毛粘连等原因导致孕卵运行异常,错过了最佳着床时间,从而使滋养细胞侵入细胞外基质,形成 CSP。目前,CSP 诊断主要依赖于超声或 MRI 检查。一旦确诊,为避免大出血或发生胎盘植入或子宫破裂应立即终止妊娠。对 CSP 的诊断与治疗在国内外均无统一的标准、指南及较好的循证医学证据,缺乏大样本量的随机对照研究。鉴于 CSP 发生率逐渐升高及其所引起的严重并发症,以及近几年对 CSP 诊治经验的积累及大量的临床研究结果,针对孕 12 周内的早孕期 CSP,结合 2012 年中华医学会计划生育学分会制定的"CSP 诊治共识",2016 年 8 月中华医学会计划生育学分会改进并形成我国关于 CSP 诊治的新的专家共识。

专家共识中将 CSP 根据超声检查显示的着床于子宫前壁瘢痕处妊娠囊的生长方向,以及子宫前壁妊娠囊与膀胱间子宫肌层的厚度进行分型。此分型方法有利于临床的实际操作。

Ⅰ型:

(1)妊娠囊部分着床于子宫瘢痕处,部分或大部分位于宫腔内,少数甚或达宫底部宫腔。

(2)妊娠囊明显变形、拉长、下端成锐角。

(3)妊娠囊与膀胱间子宫肌层变薄,厚度 >3mm。

（4）CDFI：瘢痕处见滋养层血流信号（低阻血流）。

Ⅱ型：

（1）妊娠囊部分着床于子宫瘢痕处，部分或大部分位于宫腔内，少数甚或达宫底部宫腔。

（2）妊娠囊明显变形、拉长、下端成锐角。

（3）妊娠囊与膀胱间子宫肌层变薄，厚度≤3mm。

（4）CDFI：瘢痕处见滋养层血流信号（低阻血流）。

Ⅲ型：

（1）妊娠囊完全着床于子宫瘢痕处肌层并向膀胱方向外凸。

（2）宫腔及子宫颈管内空虚。

（3）妊娠囊与膀胱之间子宫肌层明显变薄、甚或缺失，厚度≤3mm。

（4）CDFI：瘢痕处见滋养层血流信号（低阻血流）。

其中，Ⅲ型中还有 1 种特殊的超声表现 CSP，即包块型，其声像图的特点：

（1）位于子宫下段瘢痕处的混合回声（呈囊实性）包块，有时呈类实性；包块向膀胱方向隆起。

（2）包块与膀胱间子宫肌层明显变薄、甚或缺失。

（3）CDFI：包块周边见较丰富的血流信号，可为低阻血流，少数也可仅见少许血流信号、或无血流信号。包块型多见于 CSP 流产后（如药物流产后或负压吸引术后）子宫瘢痕处妊娠物残留并出血所致。

这种分型方法有别于 2000 年 Vial 等的两分法（内生型和外生型）。后者根据妊娠囊植入子宫瘢痕处的程度和妊娠囊的生长方向进行分型，缺乏用于指导临床治疗的可以依据的数据及定量指标，不利于实际操作。

早孕期 CSP 作为一种特殊类型的异位妊娠，诊治原则是早诊断、早终止、早清除。对有剖宫产史的妇女再次妊娠时应尽早行超声检查排除 CSP。一旦诊断为 CSP 应给出终止妊娠的医学建议，并尽早清除妊娠物。如患者因自身原因坚决要求继续妊娠，应告知其继续妊娠可能发生的风险和并发症，如前置胎盘、胎盘植入、子宫破裂等所致的产时或产后难以控制的大出血，甚至子宫切除、危及生命等险恶结局，并签署知情同意书。终止妊娠时应尽可能遵循和选择终止早孕的基本原则和方法，以减小损伤，尽可能保留患者的生育能力为目的。治疗方法有药物治疗、手术治疗或两者的联合。子宫动脉栓塞术（uterine artery embolization，UAE）是用于辅助治疗 CSP 的重要手段，与药物治疗或手术治疗联合可更有效地处理 CSP。

保留生育力的手术方法分为清宫手术、妊娠物清除术及子宫瘢痕修补术。清宫手术包括超声监视下清宫手术、宫腔镜下妊娠物清除术等。妊娠物清除术及子宫瘢痕修补术可通过开腹、腹腔镜（或联合宫腔镜）、经阴道途径手术。选择各种手术治疗方法需依据分型、发生出血的危险因素以及患者的生育要求。有出血高风险时可在手术前进行预处理，如 MTX 治疗或 UAE。

（一）超声下清宫手术

1. 适应证　生命体征平稳，孕周 <8 周的Ⅰ型 CSP，Ⅱ型、Ⅲ型 CSP 及孕周≥8 周的Ⅰ型 CSP 如行清宫手术前需进行术前预处理，如 UAE 或 MTX 治疗，以减少术中出血。

2. 注意事项　清宫时应先吸除子宫中上段及下段后壁的蜕膜组织，再尽量吸去妊娠囊,之后以较小的压力(200~300mmHg)清理前次剖宫产子宫瘢痕处的蜕膜和残余的绒毛组织;尽量避免搔刮,尤其是过度搔刮。对于孕周 <8 周的Ⅰ型 CSP 术前也应做好随时止血及 UAE 的准备。如发生术中出血多时,可使用缩宫素静脉或子宫颈局部注射促进子宫收缩,也可使用球囊压迫子宫下段瘢痕处,或使用前列腺素制剂直肠放置等紧急处理,必要时行 UAE 止血。Ⅱ型、Ⅲ型 CSP 及孕周 ≥8 周的Ⅰ型 CSP 均应先预防性行 UAE 后,再行超声监视下清宫手术。如清宫后仍有残留,可酌情选择 MTX 治疗或再次清宫,必要时可选择妊娠物清除术及子宫瘢痕修补术。对于Ⅲ型,特别是Ⅲ型中的包块型 CSP,子宫瘢痕处肌层厚度菲薄并明显凸向膀胱者,清宫手术风险较大,发生残留、出血的风险均增加,不建议行清宫手术,可选择妊娠物清除术及子宫瘢痕修补术。

3. 优点 简便,费用低廉,损伤小,恢复快。

4. 缺点 子宫瘢痕处的缺损仍然存在。

(二)CSP 病灶切除及子宫瘢痕修补术

手术目的是在清除妊娠物的同时切除子宫瘢痕组织,并行子宫前壁修补术,修复薄弱的前壁肌层,恢复正常的解剖结构。手术方式可以通过开腹、腹腔镜,也可经阴道完成,手术者可根据患者的情况及自身的手术技术水平选择合适的手术途径。

1. 适应证 Ⅱ型和Ⅲ型 CSP,特别是Ⅲ型中的包块型,子宫前壁瘢痕处肌层菲薄、血流丰富、有再生育要求并希望同时修补子宫缺损的患者。术前应充分评估术中出血的风险,可行预防性 UAE。也可预备 UAE,术中如有难以控制的出血,迅速行宫腔填塞后及时行 UAE,或结扎髂内动脉。如无条件行 UAE,术中发生无法控制的大出血危及生命时可行子宫切除术。

2. 注意事项 经腹或腹腔镜手术进入腹腔后,应先认真探查盆腔情况、子宫外形、CSP 病灶的大小及类型、剖宫产切口瘢痕与膀胱的关系、是否存在盆腔粘连等。如存在影响手术的粘连,则先行盆腔粘连分离术,恢复子宫与膀胱的正常解剖。打开膀胱反折腹膜,下推膀胱以分离膀胱与子宫下段及宫颈上端间隙至充分暴露瘢痕处妊娠包块。于包块张力最大处横行切开,快速清除妊娠物,并根据情况修剪切开子宫下段边缘至无明显妊娠物存在及可见正常子宫壁。妊娠包块大或部分向宫腔凸出者,可在病灶切除术前在腹腔镜监测下行吸宫术。吸宫术不仅可以使妊娠包块缩小以减小手术难度,同时还可以吸刮宫腔,减少术时阴道出血时间及促进子宫恢复。用可吸收线间断或连续缝合子宫肌层,缝合时注意不要误缝子宫后壁,以免导致术后出血及宫腔粘连,可于缝合时在宫腔内放置探针或宫颈扩张器作为指引,再连续缝合子宫浆肌层,尽量使子宫创面表面光滑,避免粘连。

阴式手术具有创伤小、术后恢复快、无体表手术瘢痕等优势,但术中膀胱和输卵管损伤是其主要并发症,可能存在术后盆腔及膀胱粘连,从而增加手术难度及风险。近年来关于利用阴式手术治疗 CSP 的报道也逐渐增多,并获得了很好的临床疗效。一般认为采用经阴道 CSG 病灶切除术的患者需同时满足以下几点要求:①无阴道狭窄、阴道畸形及阴道炎等阴道手术禁忌证;②妊娠时间 <10 周;③妊娠包 ≤6cm。

由于 CSP 的妊娠囊着床于子宫峡部的剖宫产瘢痕处,因此经阴道 CSP 病灶切除术时需充分分离膀胱宫颈间隙后,可在直视下进行妊娠病灶清除及创面缝合,子宫切口应由两侧角开始向中间缝合,需特别注意两侧角子宫血管的缝合止血,避免术后出血。首层采用可吸收线全层间断缝合,可将探针或宫颈扩张器置于宫腔内,以避免误缝子宫后壁,导致术后出血及宫腔粘连等。第二层采用连续扣锁缝合。膀胱反折腹膜可不必缝合,用可吸收线连续扣锁缝合阴道壁切口,可放置一条胶管引流入腹腔,以观察有无术后出血并引流局部渗血。

(三)宫腔镜下 CSP 妊娠物清除术

CSP 的局部肌层薄弱、周边血管丰富,因存在子宫穿孔及术中大出血等风险,宫腔镜在 CSP 治疗中的安全性及价值一直备受质疑。近年来文献报道,对 I 型 CSP 采用宫腔镜下妊娠物清除术取得了一定的效果。由于具有手术时间短、出血少及术后恢复快等优点,宫腔镜在 CSP 治疗中的价值已受到越来越多学者的肯定及推荐。

宫腔镜检查时可以直接清楚地辨认妊娠囊的部位、大小及种植部位血管分布等情况,从而可以减少盲目刮宫时可能导致的术中大出血、组织残留及子宫穿孔。此外,宫腔镜下手术不但可以在直视下尽量彻底去除妊娠病灶,还可以同时彻底电凝止血。宫腔镜对施术者要求高,术中如联合超声监视,可降低手术并发症的风险。但宫腔镜下妊娠物清除术无法修复薄弱的子宫前壁瘢痕处的肌层。

(全　松　陈东红)

第四节　宫颈手术与生育力保护

宫颈是子宫的一部分,主要由结缔组织构成,含少量平滑肌纤维、血管及弹力纤维。宫颈重度裂伤、宫颈部分或全部切除术后、宫颈内口松弛等所致的宫颈机能不全可引发胎膜早破而发生晚期自然流产。有生育要求的妇女如因宫颈良性病变需手术治疗时,应注意保护宫颈机能,孕期注意筛查宫颈机能,做好预防措施。常见的宫颈良性病变需手术治疗的有宫颈上皮内瘤变、宫颈肌瘤、宫颈机能不全等。

一、宫颈上皮内瘤变与生育力保护

宫颈上皮内瘤变(cervical intraepithelial neoplasia,CIN)是与宫颈浸润癌密切相关的一组子宫颈病变,大部分低级别 CIN 可自然消退,但高级别 CIN 具有癌变潜能,可发展为浸润癌,被视为癌前病变。通过筛查发现 CIN,及时治疗高级别病变,是预防宫颈癌行之有效的措施。

CIN 分为 3 级,反映了 CIN 发生的连续病理过程。

I 级:即轻度异型。上皮下 1/3 层细胞核增大,核质比例略增大,核染色稍加深,核分裂象少,细胞极性正常。

II 级:即中度异型。上皮下 1/3~2/3 层细胞核明显增大,核质比例增大,核深染,核分裂象较多,细胞数量明显增多,细胞极性尚存。

III 级:包括重度异型和原位癌。病变细胞占据 2/3 层以上或全部上皮层,细胞核异常增大,核质比例显著增大,核形不规则,染色较深,核分裂象多,细胞拥挤,排列紊乱,无极性。

约 20%CIN II 会发展为 CIN III,5% 会发展为浸润癌,所有的 CIN II 和 CIN III 均需治疗。阴道镜检查满意的 CIN II 可用物理治疗或行子宫颈锥切术;阴道镜检查不满意的 CIN II 和所有 CIN III,如有生育要求通常采用子宫颈锥切术,包括子宫颈环形电切除术(loop electrosurgical excision procedure,LEEP)和冷刀锥切术。

宫颈锥切术是以宫颈外口作为锥形的底边,于宫颈病灶外 0.5cm 作环形切口,向内倾斜作圆锥形切除宫颈,深度达宫颈内口水平以下,一般高度为2~3cm。手术创面可缝合重塑宫颈或电凝止血。宫颈锥切术后对妊娠可能存在的影响主要有:①宫颈黏膜的缺失可造成宫颈管黏液分泌减少,导致精子从阴道进入子宫时受阻,影响受孕能力;②切除大量组织后难以维持宫颈的完整性,导致妊娠后的机械支撑作用减弱,宫颈弹性不足,影响宫颈的伸展功能,宫颈机能不全,晚期流产和早产率上升;③破坏宫颈局部腺体上皮免疫防御系统,宫颈阴道菌落改变,病原微生物易侵入导致炎症,引起胎膜破裂,增加流产或早产风险;④术后可能出现严重的宫颈管狭窄,分娩时影响宫颈扩张,造成宫颈性难产(图5-4-1)。

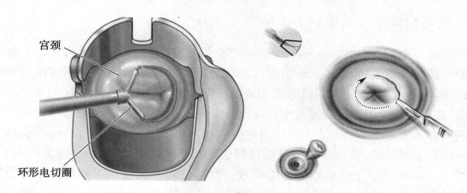

宫颈

环形电切圈

图 5-4-1　宫颈锥切术

手术切除组织后造成宫颈完整性缺失是不可避免的,术中避免大出血和副损伤、术后创面愈合良好是对患者最好的生育力保护。手术后宫颈的形状是重新成形的,会有很多的分泌物,认真阴道冲洗是手术后最重要的操作,可以明显减少宫颈粘连的发生率,促进宫颈愈合满意,表面圆润、平整。阴道冲洗最好一天一次,直到3个月时宫颈完全愈合。术后是否引起宫颈机能不全,与锥切术后颈管的长短有关。有宫颈机能不全的患者在孕前或孕早期应行宫颈环扎手术,以避免流产、早产的发生。患者最好单胎妊娠,如需行辅助生殖技术助孕最好行单胚胎移植。

二、宫颈肌瘤与生育力保护

宫颈肌瘤是指生长在宫颈部的肌瘤,较宫体肌瘤少见。宫颈位于盆腔深部,其上生长的肌瘤往往也居于盆腔深部,按肌瘤在宫颈上的发生部位可分为前壁、后壁、侧壁和悬垂型等四种类型。悬垂型是指从宫颈管内生长,凸出在阴道内,类似黏膜下子宫肌瘤,故形成黏膜下宫颈肌瘤;位于侧壁的宫颈肌瘤亦可向阔韧带内生长;长在后壁的宫颈肌瘤可向后腹膜生长;长在前壁的宫颈肌瘤则可向膀胱后的间隙内生长。

宫颈肌瘤的治疗原则以手术治疗为主,有生育要求的患者可考虑行子宫颈肌瘤切除术,再行子宫颈整形。为保护患者的生育力,术中应尽量减少出血,避免损失周围脏器,尽可能保留正常宫颈组织以维护宫颈机能。手术方式依据肌瘤生长的部位而定。对于宫颈黏膜下肌瘤脱出于阴道且蒂不粗者,可直接经阴道切除肌瘤,缝扎瘤蒂;基底较宽的宫颈阴道部肌瘤可自阴道行肌瘤切除术。宫颈管的无蒂肌瘤可行宫腔镜下手术,视野清晰,单极电切环伸入宫颈管腔,切除赘生物,术后创面平整光滑无粘连发生。宫颈巨大肌瘤或宫颈峡部肌瘤可充满小骨盆,使子宫及其韧带变形,周围脏器移位,常需经腹手术。在决定手术范围前先要认清宫颈肌瘤与子宫及周围脏器的解剖关系,然后决定手术范围及方式。由于肌瘤长在宫颈上,所以宫颈部位的组织特别宽,术中易损伤输尿管,失血也较多。宫颈前唇或中央型宫颈肌瘤时膀胱往往处于较高位置,切开子宫膀胱反折腹膜时,位置不要太低,以免损伤膀胱;宫颈后唇肌瘤切除前应先将直肠子宫陷凹处腹膜打开,推开直肠。切开肌瘤假包膜暴露瘤体后牵拉瘤体,包膜内剥离瘤体至宫颈处肌瘤根部,钳夹、切断、缝扎、止血,间断缝扎,关闭瘤腔。突向阔韧带的宫颈肌瘤有时被输尿管包绕,打开阔韧带前后叶挖出肌瘤时应紧贴肌瘤表面剥离,遇有条索样组织时要仔细辨认,排除输尿管组织后再离断、结扎。

三、宫颈机能不全与生育力保护

宫颈机能不全(cervical incompetence)是指在没有宫缩的情况下,子宫颈由于解剖或功能缺陷而不能维持妊娠至足月。典型临床表现为孕中期或孕晚期的早期宫颈的无痛性扩张,伴有妊娠囊膨入阴道,随后不成熟胎儿娩出。宫颈机能不全是导致中晚期流产和早产的主要原因,如不予以纠正则可反复发生。

宫颈机能不全所致流产、早产的病因主要包括宫颈发育不良和创伤所致的宫颈损伤。宫颈内口无真正括约肌,多由上皮、腺体、结缔组织及平滑肌组成,其中结缔组织占85%、平滑肌占15%。结缔组织主要由胶原纤维组成,弹性强,对妊娠宫颈起到括约肌的功能。先天性宫颈发育不良主要是由于构成宫颈的胶原纤维减少,在妊娠中期子宫峡部伸长扩张形成子宫下段,羊膜囊及胎儿重力使宫颈逐渐缩短,宫颈在无腹痛情况下开大,继而发生晚期流产及早产。此外,孕妇本人胎儿期的雌激素暴露、米勒管畸形也是宫颈机能不全的高危因素。外科创伤见于分娩造成的宫颈裂伤、宫颈扩张过快。宫颈锥切术后,宫颈管损伤导致宫颈括约功能的完整性受损。锥切术后是否引起宫颈机能不全,与锥切术后颈管的长短有关。

宫颈环扎术(cervical cerclage)是目前治疗宫颈机能不全的常用方法,手术治疗后可降低子宫肌纤维的张力及子宫下段的负荷,维持妊娠,在一定程度上改善围产结局。但这是一种有创的治疗方法,术后可能发生出血、感染、胎膜早破;产时还可能发生宫口梗阻性难产、宫颈撕裂、产后出血。手术路径包括经阴道和经腹的宫颈环扎术,标准的阴式宫颈环扎术目前包括改良的 McDonald 和 Shirodkar 术式。经腹的宫颈环扎术是针对宫颈机能不全有环扎术指征而因解剖局限性无法施术患者的补救治疗(如宫颈切除术),或者应用于经阴道环扎术失败导致孕中期妊娠丢失的案例中。经腹环扎术根据医生的经验和患者的选择可以通过开腹手术或腹腔镜来完成。没有证据表明某一种宫颈峡部环扎术优于其他术式。经腹环扎术通常在非孕期施术,缝线能够在妊娠期保留至剖宫产。

(一)经阴宫颈环扎术

1. McDonald 法 在宫颈与阴道交界处,至少应进入 2/3 以上肌层深度,但不能穿透黏膜,环形绕宫颈缝 4~5 针,注意避开两侧血管,然后打结,使宫颈内口缩小,但能通过 4 号 Hegar 扩张器。该手术最大特点是不需要切开任何组织,简单易行,容易拆线(图 5-4-2)。

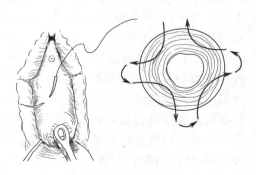

图 5-4-2 McDonald 法

2. Shirodkar 法　将阴道前、后穹窿横向切开一个小口,用缝针在前穹窿切口两侧穿过阴道黏膜下至后穹窿切口两侧穿出,打结,上、下共缝合 2 针,然后缝合阴道黏膜切口。改良 Shirodkar 法是将宫颈阴道前壁黏膜切开,后壁不切开,按左后→左前→右前→右后顺序完成环扎缝合,在宫颈阴道后方打结,连续缝合切开的阴道黏膜。目前多采用不切开阴道黏膜的 U 形缝合法:只需缝合 2 针,在宫颈阴道黏膜交界处从 11 点钟方向进针,7 点钟方向出针,套一段橡皮管;5 点钟方向进针,1 点钟方向出针,外套 0.5~1cm 的橡皮管(可用橡皮导尿管,术中根据宫颈阴道段宽度决定管的长度),以避免丝线嵌入宫颈组织(图 5-4-3)。

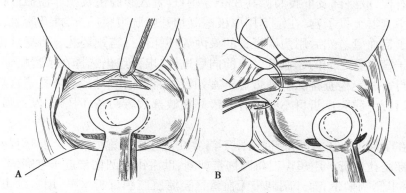

图 5-4-3　Shirodkar 法
A. 横向切开宫颈前唇的阴道黏膜,上推膀胱;B. 从切开的黏膜下由前向后进针

　　McDonald 法与 Shirodkar 法的比较:McDonald 法操作起来较容易;Shirodkar 法较复杂,出血多。与经典的 Shirodkar 法相比,改良的 Shirodkar 法具有创伤小、出血少的优点,尤其在宫颈条件不具备 McDonald 法的适应证时,施行改良的 Shirodkar 法是很有必要的。

　　改良 Shirodkar 法与 McDonald 法均可采用大圆针(如宫颈坚韧可改用皮针)+ 双 10 号丝线缝合。也可采用 Mersilene 带,5mm 宽,在 U 形缝合时不必套橡皮管。如果伴有严重的宫颈裂伤,应在裂伤处对合缝合 +U 形加固。宫颈陈旧性裂伤达穹窿者,视裂伤的程度用双 10 号丝线缝合裂伤处 2~3 针,再作 U 形缝合加固。如果宫颈阴道段非常短,可于膀胱沟处沿中线环形切开黏膜(达宫颈筋膜)长约 2~3cm,向上分离膀胱,环形剪开宫颈后方阴道黏膜 2~3cm,向下分离直肠,在较高的部位环扎宫颈,注意避开血管。可吸收线缝合阴道切口,将宫颈环扎线头露于阴道内。

（二）经腹宫颈环扎术

　　经腹子宫峡部环扎可在开腹或腹腔镜下完成,一般用于先天性宫颈发育不良、宫颈严重裂伤或瘢痕、前次经阴道环扎失败。开腹环扎术罕见,目前多行腹腔镜下环扎术。经阴道环扎术的前提是宫颈解剖完整,对于合并宫颈解剖异常及反复经阴道环扎失败的患者此方法则行不通。目前,国内外文献均报道腹腔镜环扎用于经阴道环扎失败的宫颈机能不全患者,但是对已经有过一次孕中期流产的宫颈机能不全患者,特别是因不孕而需行辅助生育技术治疗者更为安全,可避免再次流产。腹腔镜下子宫峡部环扎术成功率高于经阴道环扎术已是不争的事实,如果这类患者选则经腹腔镜宫颈环扎有可能降低再次流产率,避免反复流产带来的身心伤害。

　　腹腔镜下子宫峡部环扎术可在非孕期或孕期进行。非孕期子宫正常大小,容易暴露视野,宫腔内放置操纵器更有利于手术操作。孕期进行手术有可能对妊娠产生影响,如手术刺激可引起宫缩,使手术失败率增加;缝扎过松可使胎膜早破、难免流产或早产风险增加。孕期子宫增大,手术操作视野受限,使手术难度增加。此外,妊娠期盆腔血运丰富,血管增多、血管面积增加,使术中失血量明显增多。目前没有证据表明孕期环扎手术成功率高于非孕期手术。

　　1. 手术方法　非孕期行腹腔镜下子宫峡部环扎术应选择月经干净后 3~7 天施术。患者取膀胱截石位,取脐部及下腹两侧共 3 个穿刺点,置入腹腔镜及操作器械进行手术操作。经阴道放置举宫器上推子宫,在镜下用单极电凝切开膀胱腹膜反折,推开膀胱,暴露子宫峡部及两侧的子宫血管。然后用两端带针的聚丙烯环扎带行宫颈环扎。将缝针由弯变直,在子宫峡部与子宫血管之间的无血管区由前向后进针,出针点仍选择在子宫峡部与子宫血管之间。在进行宫腔镜检查排除环扎带位于宫颈管后,将环扎带拉紧,环扎子宫峡部,将结打在子宫峡部后方。腹膜反折可不必缝合。最好在峡部放置两条环扎带,以加强子宫峡部的支撑力。

　　如果是在孕期进行子宫峡部环扎,则不需要在宫腔内放置举宫器。具体操作方法如下:手术采用四穿刺孔进行。用超声刀将圆韧带剪断,助手钳夹圆韧带近子宫断端,将子宫牵拉向一侧,暴露术侧阔韧带,剪开阔韧带无血管区至膀胱腹膜反折水平,用宫颈钳钳夹推起宫颈,超声刀剪开膀胱腹膜反折,推开膀胱,暴露子宫峡部宫旁血管束,以环扎带的弯针分别由子宫血管束的内侧由后向前进针,将线结打在子宫峡部前方。打结后不剪断环扎带,将环扎带的穿刺针自血管内侧由前向后穿刺,绕过宫颈后方,再自子宫峡部另一侧血管内侧由后行前穿刺,到达子宫峡部前方,再次环扎子宫峡部,完成子宫峡部双重环扎。

　　2. 手术要点　非孕期环扎带松紧度控制以结扎后宫颈管的直径为标准。当环扎带打结时,宫颈管放置扩宫条,建议放置 5~6mm 扩条,结扎后宫颈管直径以 6mm 扩条无阻力通过为宜。避免宫颈管过宽,引起宫内感染或胎膜早破。不可缝扎过紧,避免孕早期发现胚胎异常需终止妊娠时清宫困难。有学者认为线结打在前方容易引起粘连,但拆线时较容易辨认寻找;打在后方则空间较大,不易引起粘连,建议线结打在后方。早孕期在宫颈峡部环扎时不能检测宫颈管直径,以尽可能扎紧子宫峡部为标准,变软的子宫峡部使其更容易扎紧。此类患者在孕足月剖宫产时一定要检查宫颈管的直径,如果宫颈管完全闭合则需要拆除缝线,以免恶露不能排出而潴留于宫腔。

　　经阴道环扎的患者可在产前拆除缝线经阴道分娩,但是经腹腔镜下环扎的患者足月妊娠或可存活的早产儿需要采取剖宫产终止妊娠。对于孕中期胎儿异常、死胎、不能控制的早产胎儿不能存活且因孕周较大胎儿不能经阴道娩出时,可选择三种分娩方式。第一种是剖宫取胎术,创伤较大,且日后再次妊娠子宫破裂的风险增加,一般不建议采用。第二种是切开后穹窿拆除缝线,经阴道娩出胎儿。但该法缝扎位置较高,当合并粘连时经阴道拆除缝线有一定困难,孕期盆腔充血,术中失血多,损伤肠管风险增加。第三种是经腹腔镜或经腹部小切口切断缝线,然后经阴道娩出胎儿,准备再次妊娠时可再行腹腔镜下子宫峡部环扎术。后两种手术方式可保持子宫的完整性,经腹部小切口 / 腹腔镜拆除缝线让不能存活的胎儿自阴道娩出为目前大多数学者所推荐的方式。

（全　松　陈东红）

第六章　女性恶性肿瘤治疗与生育力保护

第一节　女性恶性肿瘤患者保护生育力药物

　　年轻女性中恶性肿瘤的发生率呈逐年上升趋势,10% 的恶性肿瘤发生于 <45 岁的女性中。在育龄期女性中,最常见的恶性肿瘤有乳腺癌、黑色素瘤、子宫颈癌、非霍奇金淋巴瘤及白血病,其 5 年生存率分别为 90%、91%、71%、69% 和 55%。卵巢是女性最重要的性腺器官,具有生殖和内分泌两大功能。卵巢分泌的激素主要为雌激素、孕激素和雄激素,不仅在维持女性性征、身体发育和性欲等方面发挥重要作用,还参与机体的血管、神经功能和水电解质平衡的调节,调控脂代谢和骨代谢等。故对于女性恶性肿瘤患者来说,在根治疾病的同时保留卵巢的生殖及内分泌功能尤其重要。

　　1. **肿瘤对生殖的影响**　肿瘤本身会对患者的卵巢功能产生影响,尤其是生殖系统的良、恶性肿瘤,可能影响排卵、配子输送、胚胎着床。如巨大的卵巢肿瘤可压迫周围卵巢皮质,影响卵泡发育、成熟与排卵;输卵管肿瘤会阻塞管腔,影响配子输送;巨大肌壁间子宫肌瘤压迫宫腔或黏膜下肌瘤可影响子宫内膜容受性,不利于胚胎着床;子宫颈赘生物、子宫颈癌则可阻塞子宫颈管,影响精子穿透。

　　2. **肿瘤手术对生殖的影响**　针对恶性肿瘤的治疗(手术、放疗、化疗)也会对患者卵巢功能产生很大影响,根治性的生殖器官切除(子宫全切除 + 双侧附件切除 + 淋巴清扫术)可导致患者完全丧失卵巢的生殖和内分泌功能。手术切除卵巢后有 4%~10% 的患者在术后 2~6 个月发生绝经综合征,表现为血管舒缩调节功能和自主神经系统功能紊乱,阴道干涩、萎缩,以及性欲减退、性交不适,远期出现骨质疏松等症状。

　　3. **放疗对生殖的影响**　保留生育功能手术中残留的卵巢组织可能出现卵巢功能不全或衰竭。放疗具有很强的生殖细胞毒性,抑制 DNA 合成,阻止细胞分裂,正常基质细胞大量丢失,原始卵泡消失,不能产生成熟卵泡。卵母细胞对放疗尤为敏感:2Gy 以下的放射剂量即可破坏整个卵泡池中一半的卵母细胞。卵巢衰竭风险随着放疗剂量及患者年龄的增大而增高。

　　4. **化疗对生殖的影响**　化疗药物对卵巢损伤的程度与药物种类、用药剂量、开始化疗时的年龄、卵巢功能有关。烷化剂(环磷酰胺、美法仑、氮芥等)是一种细胞周期非特异性药物,与其他细胞毒性药物相比,对卵巢的损伤程度更为严重,能够直接破坏卵子,引起卵泡池衰竭,且影响呈剂量依赖性。抗生素类化疗药物(阿霉素、长春新碱等)可引起卵母细胞染色体缺失、环化及重排等,从而引起胚胎死亡。顺铂可引起染色体畸形。长春花生物碱类如长春新碱等会诱导非整倍染色体的出现。多数细胞周期特异性药物对卵巢的损伤相对较轻,如氨甲蝶呤、氟尿嘧啶等对卵巢的影响主要表现在卵泡生长及成熟方面。在育龄期患者中,年龄较大的女性化疗后更易发生闭经,且发生的时间更早。化疗引起的卵巢功能损伤主要表现为促性腺激素升高,抗米勒管激素降低,基础卵泡数降低,月经改变,出现围绝经期症状,生育能力下降等。最常见的症状为闭经,化疗药物破坏成熟卵泡而引起的闭经通常为可逆性的,当全部原始卵泡被破坏时会引起持续闭经或卵巢早衰,化疗后若闭经持续时间达 1 年以上,卵巢功能大多不能恢复。

化疗具有生殖细胞毒性,可引起卵巢结构及功能的破坏,表现为卵巢萎缩,镜下观察显示卵巢组织水肿、空泡化,卵巢皮质增厚,结构混乱,间质纤维化,并存在大量停止发育的卵泡,严重时卵泡完全消失。卵巢内生殖细胞被破坏,不能再生,最终发生卵巢早衰。绝经前乳腺癌患者接受辅助化疗后,60% 以上患者出现停经,卵巢功能的受损程度随着化疗药物剂量及患者年龄的增大而增高。而放、化疗联用,卵巢功能受损或衰竭的风险可达 100%。在常用化疗药物中,环磷酰胺、异环磷酰胺、氮芥、白消安、美法仑、丙卡巴肼、氟烯唑胺、噻替派、苯丁酸氮芥属于高危药物;顺铂、卡铂、多柔比星属于中危药物;长春新碱、氨甲蝶呤、放线菌素 D、巯基嘌呤、博来霉素、长春碱、氟尿嘧啶属于低危药物。

目前,以环磷酰胺(cyclophosphamide,CTX)为主的烷化剂对卵巢功能损伤的研究最多。青春期后患急性淋巴细胞白血病的患者接受化疗后卵泡数较青春期前患者明显减少,且更易闭经和不孕,提示化疗主要损伤成熟卵泡。研究显示,CTX 可直接损伤卵泡颗粒细胞,且处于不同阶段的卵泡对 CTX 敏感性不同,其中有丝分裂活跃的卵泡最易受损伤,而静止的原始卵泡、初级卵泡对 CTX 呈低度敏感。研究表明,CTX 使成熟卵泡减少,雌激素分泌减少,诱导下丘脑释放 GnRH 增加,刺激垂体释放 FSH 和 LH 增加,募集初级卵泡向成熟卵泡转变,使成熟卵泡再受 CTX 破坏,如此反复,形成恶性循环,最终导致卵巢各级卵泡受损,卵巢储备功能下降。

对于这些恶性疾病,化疗是一种有效的治疗措施,随着诊断与治疗技术的进步和发展,许多恶性肿瘤的预后获得了明显的改善,生存期明显延长。对化疗敏感的某些疾病,甚至能够达到治愈的效果。

(一) GnRH 类似物

促性腺激素释放激素(gonadoropin-release hormone,GnRH)是下丘脑产生的一种十肽结构的神经肽激素(pGlu-His-Trp-Ser-Tyr-Gly-Leu-Arg-Pro-Gly-NH$_2$),其脉冲式分泌作用于垂体前叶,垂体前叶分泌促卵泡生长素(FSH)和促黄体生成素(LH),对维持生殖行为作用重大。依据进化史可将 GnRH 分为 3 种类型,其中 GnRH 1 和 GnRH 2 与上皮性卵巢肿瘤(epithelial ovarian cancer,EOC)和子宫内膜癌关系密切,GnRH 2 对于卵巢癌、内膜癌和乳腺癌细胞的增殖作用尤其重要。临床上 GnRH 的类似物(人工合成的激动剂和拮抗剂)作用于 GnRH 受体(GnRH receptor,GnRH-R),产生一系列激素相关的病理生理作用。

GnRH 类似物分为促性腺激素释放激素激动剂(GnRH angonists,GnRH-a)和促性腺激素释放激素拮抗剂(GnRH antagonists,GnR-A),GnRH-a 抑制促性腺功能的机制与 GnRH-A 有所不同,GnRH-a 通过垂体促性腺激素的脱敏作用而抑制促性腺激素释放,而 GnR-A 则完全依赖于竞争性占领受体,从而解除内源性 GnRH 对垂体的兴奋实现其抑制效应。GnRH-a 给药后,使 LH 与 FSH 在短期内升高,呈现所谓的"点火效应",但长期用药后,由于 GnRH 受体数量下降,抑制 FSH 与 LH 释放,最终抑制卵巢分泌雌、孕激素。GnR-A 则直接结合 GnRH 受体,且不存在受体后激动效应——"点火效应",从而发挥抑制肿瘤生长作用。

动物研究也发现 GnRH-a 对卵巢有保护作用。GnRH-a 能抑制卵巢癌裸鼠皮下移植瘤的生长,同时上调 AMH 分泌、减少动情次数、延长动情周期时间、增加原始卵泡和窦前卵泡率,从而保护卵巢功能。在晚期卵巢癌裸鼠移植瘤模型中发现,GnRH-a+ 顺铂组裸鼠原始卵泡与生长卵泡较顺铂组明显增多,血清 AMH 水平也显著升高,提示 GnRH-a 对顺铂化疗后卵巢功能损害具有明显的保护作用,而单纯使用 GnRH-a 不影响肿瘤细胞的增殖,顺铂及其联合 GnRH-a 的治疗均有效,且联合 GnRH-a 并不影响顺铂对肿瘤的抗增殖作用,即不影响顺铂对裸鼠卵巢癌模型的治疗效果。

GnRH-a 在化疗患者中用于保护正常卵巢组织及其功能的研究较多。Beck-Fruchter R 等汇总分析了 1966—2008 年间的 12 项研究,发现 234 例化疗患者中 59% 出现了 POF,而联合应用 GnRH-a 的 345 例化疗患者仅有 9% 出现 POF。但是该分析中仅有 2 项对照研究,而且研究组和对照组之间的随访时间并不相等,不同研究之间的 GnRH-a 治疗方案、研究终点存在很大的异质性。Blumenfeld Z 等对 9 项研究(1980~2008 年)总结发现,POF 的比例在单纯化疗($n=189$)和联合应用 GnRH-a 患者($n=225$)中比例分别为 55.5% 和 11.1%。同样,由于这些研究多为回顾性,没有随机对照研究,故认为对 GnRH-a 预防 POF 的作用并没有定论。于是 Blumenfeld Z 等在 2008 年进行了一项前瞻性非随机对照研究,试验组共纳入 125 例接受性腺毒性化疗的年轻女性,在化疗前开始每个月肌注曲普瑞林 3.75mg,连续 6 个月。与未用 GnRH-a 单纯化疗的 125 例对照组患者比较,研究组 93% 患者保持正常的卵巢内分泌功能,其中 33 例患者自然妊娠 46 次,仅 7% 的患者发生 POF。而对照组多达 53% 的患者发生 POF。

随着越来越多的研究,GnRH-a 对卵巢的保护作用得到更明确的证实。2009—2010 年发表了 4 篇有关 GnRH-a 保护卵巢功能的荟萃分析。其中 Bedaiwy 等的研究中仅包括 7 项前瞻性随机研究,发现 GnRH-a 预防 POF 的比值比(odds ratio,OR)为 3.46(95% *CI* 1.13-10.57)。而 Ben-Aharon 等与 Clowse 等报道中分别包括了 16 项和 8 项研究,均以回顾性病例为对照。前者发现 GnRH-a 组闭经的风险比(risk ratio,RR)为 0.26(95% *CI* 0.14-0.49),且 GnRH-a 组的妊娠率更高,后者发现 GnRH-a 保护卵巢功能(按照 FSH 数值决定)的 RR 为 1.68(95% *CI* 1.34-2.1),而且 GnRH-a 组的妊娠率更高(RR=1.65,95% *CI* 1.03-2.6)。Kim 等的研究包含了 8 向非随机研究和 3 项随机研究,结论也支持 GnRH-a 对于化疗患者具有保护卵巢功能的作用。

Lambertini M 等发表于 JAMA 的随机对照研究,分析化疗期间应用 GnRH-a(曲普瑞林)能否保护卵巢功能,从 2003 年 10 月至 2008 年 1 月有 281 例绝经前、I~Ⅲ期乳腺癌患者招募进入研究,随访截至 2014 年 7 月 3 日。主要研究终点是化疗导致的早绝经发生率。次级终点为长期卵巢功能(每年至少恢复 1 次月经周期)、妊娠和无病生存。分析发现,281 例女性中位年龄 39 岁(范围 24~45),中位随访时间 7.3 年(四分位范围 6.3~8.2)。曲普瑞林治疗组(148 例患者)和对照组(133 例)5 年累计的月经恢复率分别为 72.6%(95% *CI* 1.12-1.95,$P=0.006$)。治疗组 8 例妊娠(5 年累计妊娠率 2.1%),对照组 3 例妊娠(5 年累计妊娠率 1.6%),HR 2.56(95% *CI* 0.68-9.60,$P=0.14$),年龄调整的 HR 2.40(95% *CI* 0.62-9.22,$P=0.20$)。曲普瑞林治疗组和对照组的 5 年无病生存率分别为 80.5%(95% *CI* 73.1%-86.1%)及 83.7%(95% *CI* 76.1%-89.1%),HR 1.17(95% *CI* 0.72-1.92,$P=0.52$)。据此可见,绝经前乳腺癌患者同时应用化疗和曲普瑞林对长期卵巢功能有益,但是妊娠率没有差异。尽管治疗组和对照组无病生存没有显著差别,但值得进一步关注。

2011 年的一项 Cochrane 系统研究发现,皮下注射和肌内注射 GnRH-a 两种不同途径对于化疗患者的卵巢保护效果是不同的,皮下注射对月经和排卵具有保护作用(恢复月经的 RR 1.90,95% CI 1.30-2.79;闭经的 RR 0.08,95% CI 0.01-0.58;排卵的 RR 2.70,95% CI 1.52-4.79),而经肌内注射 GnRH-a 则没有这样的效果。但是两种不同途径的用药对妊娠率、超声下窦卵泡计数均没有显著差异。尽管妊娠率没有明显差异,作者仍然推荐接受化疗的育龄女性皮下注射 GnRH-a 以保护卵巢功能。由于这些循证证据的出现,GnRH-a 作为一种保护化疗患者卵巢功能的方案已经成为一些国家的临床指南,指南推荐在化疗开始前 2 周开始应用以回避点火效应(flare-up)。

GnRH-a 减少化疗所致性腺功能减退的可能机制包括:①GnRH-a 能抑制下丘脑 - 垂体 - 性腺轴,阻止卵泡的募集及进一步发育成熟,在肿瘤化疗过程中起到保护卵巢功能的作用。②低促性腺激素状态可以减少进入窦卵泡发育阶段的卵泡数目,而发育中的卵泡对化疗十分敏感。③GnRH-a 造成的低雌激素状态减少了卵巢的血供,结果降低了卵巢暴露于化疗药物的剂量,保护了卵巢功能。研究发现高雌激素状态能增加卵巢血供和血管内皮面积,这一作用能被 GnRH-a 阻断。④GnRH-a 直接作用于卵巢,激活 GnRH 的受体。⑤GnRH-a 能上调性腺内抗凋亡分子的表达,如鞘氨醇磷酸酯(sphingosine-1-phosphate,S1P)。体内、外试验均观察到上调 S1P 可对性腺功能起到保护作用,但具体作用机制未明。⑥GnRH-a 可能有保护卵巢生殖干细胞的作用。

尽管 GnRH-a 对于卵巢功能的保护作用有很多证据,但也有很多研究表明 GnRH-a 对于癌症化疗患者的卵巢保护作用并不明显。2012 年 Munster PN 等发表的一项长达 5 年的对照研究显示,对于化疗治疗的早期卵巢癌患者,如果以恢复月经作为标记,GnRH-a(曲普瑞林)治疗并未能够提供更好的卵巢保护作用,与学者 Gerber B 等研究相似。另外,GnRH-a 对于化疗患者后续妊娠的影响仍不清楚,需要更多病例的积累和严格设计的前瞻性 RCT 研究来证实。目前也没有文献说明 GnRH-a 对于化疗患者生活质量的影响。这些问题都说明了肿瘤治疗中 GnRH-a 作用的复杂性。Demeestere I 等进行了一项为期 5 年随访的前瞻性研究,总结淋巴瘤患者中应用 GnRH-a 对于卵巢储备功能和生育力的影响,发表于 JCO。总计 129 例淋巴瘤患者在化疗中随机接受曲普瑞林 + 炔诺酮(GnRH-a 组)或炔诺酮(对照组)治疗。在随访第 2、3、4、5 和 7 年分析卵巢功能及生育力。主要研究终点是卵巢早衰(POF),定义为随访 2 年时促卵泡刺激素(FSH)>40IU/L。结果有具体资料的患者 66 例,平均年龄为 26.21 岁 ± 0.64 岁,GnRH-a 组中位随访 5.33 年;对照组中位随访 5.58 年(P=0.452)。多因素 Logistic 回归分析显示,POF 风险与年龄(P=0.047)、造血干细胞的条件性用药(P=0.002)和环磷酰胺的累计剂量 > 5g/m^2(P=0.019)有关,但是与化疗中应用 GnRH-a 无关(OR=0.702,P=0.651)。GnRH-a 组和对照组以抗米勒管激素和 FSH 评估卵巢储备功能是类似的,POF 发生率分别为 19.4% 和 25%(P=0.763)。在 GnRH-a 组和对照组分别有 53% 及 43% 的患者妊娠(P=0.467)。可见,淋巴瘤患者在化疗中应用 GnRH-a 并不能保护卵巢的储备功能及提高妊娠率。

(二)口服避孕药

口服避孕药(OCs)对化疗患者的卵巢功能有保护作用。作用机制为避孕药中的雌、孕激素能够通过负反馈抑制下丘脑 - 垂体 - 卵巢轴,以减少 FSH 和 LH 的合成与释放,而正常卵泡发育及排卵需要 FSH 和黄体生成素的调节,避孕药最终使卵泡不能发育、生长、成熟与排卵,卵巢处于抑制状态,从而降低了卵泡对化疗敏感性,起到保护作用。

1994—1998 年间对 405 例年龄 <40 岁的女性霍奇金淋巴瘤患者化疗期间应用 OCs 是否对卵巢功能有保护作用进行调查,其中服用 OCs 者(观察组)149 例,未服用 OCs 者(对照组)222 例,结果观察组闭经发生率为 10.1%,对照组闭经发生率为 44.1%($P<0.001$)。而对 33 例年龄 <40 岁的女性非霍奇金淋巴瘤患者进行调查,其中服用 OCs 者(观察组)9 例,未服用 OCs 者(对照组)24 例,结果观察组患者 POF 发生率为 0,对照组患者 POF 发生率为 8.7%。结论认为 OCs 能降低化疗患者继发性闭经及 POF 的发生率。

目前,关于口服避孕药是否对化疗女性的卵巢起到保护作用,尚无统一的结论。一些临床实验显示口服避孕药能够促使化疗后月经周期提前恢复。但也有临床对照研究认为,化疗剂量较高时口服避孕药对卵巢并没有明显的保护效果。同时,口服避孕药中的雌激素可能会增加血栓性疾病的发病风险,并且可能影响性激素依赖性肿瘤的生长,使口服避孕药的应用受到限制。

(三)其他药物

一项发表于 Annals of Oncology 的 II 期研究,招募了 17 例不典型增生和 19 例局限于内膜的内膜癌患者(年龄在 20~40 岁)。应用甲羟孕酮(MPA,400mg/d)和二甲双胍(750~2 250mg/d)24~36 周直至获得完全缓解,然后继续应用二甲双胍至妊娠。主要研究终点是病变缓解后的无复发生存。结果,患者的平均 BMI 为 31kg/m^2(范围 19~51),27 例患者的 BMI≥25kg/m^2,24 例患者的胰岛素抵抗指数≥2.5(总体平均 4.7,范围 0.7~21)。在治疗 12 周时 2 例患者疾病进展(6%,95% CI 2%-18%)。在治疗 36 周时 29 例(81%,95% CI 65%-90%)获得完全缓解,5 例(14%,95% CI 6%-29%)获得部分缓解。经过中位 38 个月(范围 9~66)的随访后,获得完全缓解的患者中 3 例复发。估计的 3 年无复发生存率为 89%。没有患者发生严重的毒性反应。在获得完全缓解的患者中 16 例尝试妊娠,她们招募前平均不育时间为 4.4 年(范围 0~12)。在研究期间 6 例患者获得 11 次妊娠,这 11 例均进行了 IVF-ET。随访期间 6 例活产。据此,作者认为,在甲羟孕酮治疗后二甲双胍能够抑制疾病复发。二甲双胍联合甲羟孕酮用于保留生育功能的内膜癌治疗值得进一步研究。

(李　雷　邓成艳)

第二节　女性恶性肿瘤手术治疗生育力保护策略

妇科肿瘤患者保留生育功能已成为肿瘤治疗的重要组成部分和临床工作的重要内容。2006 年,美国临床肿瘤学会发表了第一个肿瘤患者(包括成人和儿童)保留生育功能诊治的临床指南;2012 年,该指南由专家小组修订,新版指南的总体推荐原则基本未变。我国妇科恶性肿瘤保留生育功能治疗也越来越受到重视,很多相关的研究也在进行之中。2014 年中华医学会妇科肿瘤学分会根据我国的具体情况,借鉴美国临床肿瘤学会制定保留生育功能诊治临床指南的经验,汇总和分析相关数据库的重要文献,通过妇科肿瘤学、生殖医学、妇科内分泌学专家充分讨论,达成共识,制定了中国第一部妇科恶性肿瘤保留生育功能临床诊治指南。

一、子宫颈癌

随着子宫颈癌筛查的普及,早期患者增多,年龄也趋于年轻化,且随着国家计划生育政策的调整,很多年轻的子宫颈癌患者渴望保留生育功能。子宫颈癌保留生育功能治疗以手术为主。

1. **宫颈锥切术** 手术指征包括 I A1 期和 I A2 期子宫颈鳞癌及 I A1 期子宫颈腺癌。文献报道,早期的子宫颈浸润癌只要浸润深度≤3mm 且无淋巴血管间隙受累,均可以用宫颈锥切术进行治疗。注意事项:①切缘阳性、淋巴血管间隙受累、子宫颈间质受累和病变的多中心性是宫颈锥切术后病变残留或复发的决定性因素。因此,术后病理检查结果一定要明确说明这 4 方面的情况,这是制订患者宫颈锥切术后处理方案的依据。②为避免病变的残留,应根据患者的年龄、阴道镜检查结果和肿瘤的病理类型选择适当的锥切范围。切除宽度应在病灶外 0.3cm,锥高延至颈管 2.0~3.0cm,锥切时必须将鳞柱交界一并切除。③切缘阳性的子宫颈微小浸润癌,国际妇产科联盟推荐再做一次宫颈锥切活检或者按 I B1 期子宫颈癌处理。④ I A1 期子宫颈癌伴有淋巴血管间隙受累和 I A2 期子宫颈癌患者应同时行盆腔淋巴结切除术,若同时伴阴道上皮内瘤变者应切除部分受累的阴道。

2. **子宫颈广泛性切除术** 子宫颈广泛性切除术可通过阴式、开腹和腹腔镜进行,优点是治疗子宫颈癌的同时可以保留患者的生育功能。子宫颈广泛性切除术的手术指征:①渴望生育的年轻患者;②患者不存在绝对不育的因素;③肿瘤≤2cm;④临床分期为 I A2~ I B1期;⑤鳞癌或腺癌;⑥阴道镜检查未发现子宫颈内口上方有肿瘤浸润;⑦未发现区域淋巴结有转移。

注意事项:①术前明确子宫颈癌的病理诊断和临床分期,进行精确评估,严格掌握手术指征。②子宫颈广泛性切除术仅适用于早期子宫颈癌,而对于肿瘤 >2cm 和 / 或累及血管和淋巴管的 I B2 期以上的子宫颈癌患者,术后容易复发,原则上也不宜行子宫颈广泛性切除术。③术前判断子宫颈肿瘤大小、肿瘤与子宫颈管内口的关系、子宫下段肌层是否有浸润很重要,应用 MRI 检查测量并评估准确率达 96.7%。④术中应按常规行冰冻病理检查,并尽可能保证其准确性,盆腔淋巴结和子宫颈切缘的病理检查结果对是否行保留生育功能治疗有指导意义。⑤随访保留生育功能手术治疗后的妊娠情况。术后随诊方法:术后半年内应每个月对患者进行随诊,随诊内容包括妇科检查、B 超检查和血清鳞状上皮细胞癌抗原水平检测,必要时可行 CT、MRI 和 PET-CT 检查。若无异常,此后每 2 个月随诊 1 次;1 年后每 3 个月随诊 1 次;3 年后每半年随诊 1 次。每 3 个月进行 1 次子宫颈细胞学检查,若两次细胞学检查阴性,可建议患者妊娠。多数学者建议在术后 6 个月后可以妊娠,如自然受孕失败,可以考虑采用辅助生殖技术。

保留卵巢问题:早期子宫颈癌的卵巢转移率很低,其中子宫颈鳞癌的卵巢转移率 <1%,子宫颈腺癌约为 10%。临床资料也显示,卵巢分泌的性激素与子宫颈鳞癌的发生无明确关系。因此,早期子宫鳞癌患者术中可常规保留双侧卵巢,而早期子宫颈腺癌患者常规切除双侧卵巢。保留卵巢的指征:①病理类型为子宫颈鳞癌;②患者年龄≤45 岁;③肿瘤≤2cm;④无子宫体和宫旁组织的肿瘤浸润;⑤无明确的淋巴结转移。对需要进行盆腔放化疗的子宫颈癌患者,可通过手术(开腹或腹腔镜)在放疗前将卵巢移位至盆腔放射野以外的部位,常固定在结肠侧沟、横结肠下方,以保留卵巢的内分泌功能,有利于提高患者

治疗后的生命质量。卵巢移位前应行双侧卵巢的活检和快速冰冻病理检查并证实无肿瘤转移。

二、卵巢癌

卵巢恶性肿瘤是妇科恶性肿瘤中病死率最高的一类肿瘤,不同病理类型卵巢恶性肿瘤的临床表现不同,处理和预后也不尽相同。卵巢恶性肿瘤是否可行保留生育功能的手术治疗取决于患者的年龄、病理类型及手术病理分期。

1. **卵巢上皮性癌**　对于卵巢上皮性癌(卵巢癌)患者施行保留生育功能治疗应持谨慎的态度,必须经过严格选择,向患者和家属交代保留生育功能治疗的利弊和风险,争得其理解和同意,并签署治疗同意书。卵巢癌保留生育功能的手术必须具备以下条件方可施行:①患者年龄 <35 岁,渴望生育;②手术病理分期为 I A 期;③病理分化程度为高分化;④对侧卵巢外观正常,活检后病理检查阴性;⑤腹腔细胞学检查阴性;⑥"高危区域"(包括子宫直肠陷凹、结肠侧沟、肠系膜、大网膜和腹膜后淋巴结)探查及多点活检均阴性;⑦有随诊条件;⑧完成生育后视情况再行子宫及对侧附件切除术。

2. **卵巢恶性生殖细胞肿瘤**　①保留生育功能手术:作为卵巢恶性生殖细胞肿瘤治疗的一个基本原则,不受期别的限制。理由:多数卵巢恶性生殖细胞肿瘤为单侧;复发也很少在对侧卵巢和子宫;对顺铂 + 依托泊苷 + 博来霉素、顺铂 + 长春新碱 + 博来霉素方案化疗很敏感;切除对侧卵巢和子宫并不改善患者预后。②手术范围:患侧附件切除术,保留对侧正常的卵巢和未受侵犯的子宫,尽可能将转移病灶切除干净,术后辅以化疗,但需注意化疗对卵巢的毒性作用,进行卵巢保护。对早期的卵巢无性细胞瘤和 I 级未成熟畸胎瘤,除了需行患侧附件切除术,还应行包括大网膜切除和腹膜后淋巴结切除在内的全面分期手术,如证实手术病理分期为 I A1 期术后可不予化疗。

3. **卵巢交界性肿瘤**　①单侧卵巢交界性肿瘤:对于年龄 <40 岁的年轻患者,通常行患侧附件切除术,保留生育功能。对于早期患者多不主张进行分期手术,因为手术范围过大会造成盆腔粘连,导致术后不育;而且早期患者术后几乎不需要进行化疗。②双侧卵巢交界性肿瘤:发生率为38%,只要有正常卵巢组织存在,也可仅行肿瘤剥除术,保留生育功能。③期别较晚的卵巢交界性肿瘤:只要对侧卵巢和子宫未受累,无外生型乳头结构及浸润性种植,也可考虑进行保留生育功能治疗。由于卵巢交界性肿瘤患者大多年轻,手术后容易复发,处理比较棘手。因此,治疗前必须向患者和家属交代保留生育功能治疗的利弊和风险,争得其理解和同意,并签署治疗同意书。

三、子宫内膜癌

随着我国妇女生活方式和饮食结构的变化,子宫内膜癌的发病也有上升的趋势。对年轻的子宫内膜癌患者,采用大剂量高效孕激素保留生育功能治疗已被证明是一种有效的治疗方案。

1. **适应证**　①患者年龄 ≤40 岁;②有强烈的生育要求;③病理类型为子宫内膜样腺癌;④病理分化程度为高分化;⑤病变局限于子宫内膜内,无肌层浸润、子宫外扩散及淋巴结受累;⑥PR 表达阳性(适用于孕激素治疗者);⑦患者无孕激素治疗禁忌证(适用于孕激素治疗者);⑧患者经充分知情并能顺应治疗和随诊。

2. 治疗前评估

（1）病史采集：详细询问月经、婚育史；既往治疗过程及治疗反应；并发症病史，如多囊卵巢综合征、不孕症、糖尿病、高脂血症等。

（2）查体及全身状况评估：包括身高、体脂肪量、体重指数等；妇科检查；全血细胞计数正常；肝、肾功能正常；出凝血功能正常；心电图正常；胸片除外肺转移、胸水、肺结核、肺癌。

（3）病理诊断复核：由资深病理科医师进行审核，病理类型为子宫内膜样腺癌，病理分化程度为高分化，免疫组化染色 PR 为阳性。

（4）疾病程度评估：①无子宫肌层浸润：经阴道彩超检查或盆腔 MRI 检查；②未同时合并卵巢恶性肿瘤：行血清 CA125 水平检测和经阴道彩超检查，必要时行腹腔镜检查及活检；③无盆腔淋巴结受累：行盆腔 CT、MRI 检查，必要时行 PET-CT 或腹腔镜检查及活检。

3. 知情同意　详细向患者阐述手术治疗和药物保守治疗的利弊；讲解保留生育功能治疗的流程、药物副反应及病情进展的风险；确保患者完全了解治疗流程及风险，能够坚持完成治疗及随诊；并给予患者充分的时间考虑和咨询，在其自愿选择保守治疗并签署治疗知情同意书后开始治疗。

4. 治疗方法

（1）大剂量高效孕激素治疗：①药物选择：甲羟孕酮片，持续口服，250~500mg/d；或甲地孕酮片，持续口服，160~480mg/d。②剂量调整：治疗期间可根据有无阴道流血、子宫内膜厚度的变化在上述剂量范围内增减剂量。

（2）其他治疗方法：适用于有肥胖症、肝功能异常等孕激素治疗禁忌证的患者，很少单独使用，多为两种方法合用。①促性腺激素释放激素激动剂；②左炔诺酮宫内缓释系统；③芳香化酶抑制剂，如来曲唑。

（3）合并症的全身综合治疗：①减肥、降脂：知识宣教、饮食控制、运动指导；②诊断和治疗糖尿病。

5. 副反应监测　①可能出现的副反应：体重增加，不规则阴道流血，乳房胀痛，食欲下降、恶心、呕吐，皮疹，血栓栓塞性疾病。②监测方法：观察上述症状，每月测量体重，测定肝、肾功能，经阴道超声检查测量子宫内膜厚度、卵巢大小。

6. 疗效评估

（1）评估时机及方法：连续药物治疗 3 个月为 1 个疗程，每 3 个月常规行彩超和 / 或 MRI 检查以评估子宫大小、子宫内膜厚度及有无肌层浸润，了解盆腹腔内卵巢等其他脏器情况；宫腔镜或诊刮获取子宫内膜组织送病理检查。

（2）疗效判定标准：①完全缓解：治疗后子宫内膜完全退缩，间质蜕膜样变，未见任何子宫内膜增生或癌灶；②部分缓解：子宫内膜病变降低级别或有残余癌灶，伴腺体退化萎缩；③无反应或病情稳定：治疗后子宫内膜无变化，有残余癌灶，子宫内膜无退化和萎缩现象；④疾病进展：子宫内膜癌患者出现明确的肌层浸润或子宫外病变。

7. 药物治疗终止的指征　符合下列任何情况之一，可终止药物治疗：①有确切证据证实有子宫肌层浸润或子宫外病变，即疾病进展；②患者不再要求保留生育功能；③疗效评估已达完全缓解（视具体情况停止治疗或巩固治疗 1 个疗程）；④出现严重副反应无法继续治疗；⑤持续治疗 6 个月，肿瘤无反应者。

8. 随诊及后续治疗

（1）暂无生育要求者：治疗目的是维持规律月经、防止复发。①治疗对象：已完成大剂量孕激素治疗并获得完全缓解者；未婚或离异者；已完成生育者。②治疗方法：有自然月经者，给予观察、测基础体温。无自然月经或基础体温监测提示无排卵者，每个月给予口服孕激素 12~14 天，然后撤退出血；或口服短效避孕药，每个月定期撤退出血；或宫内置入左炔诺酮宫内缓释系统。已完成生育者，给予子宫内置入左炔诺酮宫内缓释系统或手术切除子宫。③病情监测：每 3~6 个月定期随诊，记录月经情况，盆腔超声检测子宫内膜情况，如有子宫内膜异常增厚或占位病变、不规则阴道流血，行诊刮以了解子宫内膜情况。

（2）有迫切要求生育者：治疗目的是监测排卵、积极助孕。①既往有不孕病史：行不孕检查，包括精液常规、子宫碘油造影及有无排卵障碍等。如发现任何一项异常，根据不孕原因及程度进行个体化处理；如未发现异常，则监测排卵、期待妊娠，仍不孕者应用辅助生殖技术助孕。②既往无不孕病史：观察自然周期月经恢复情况，监测基础体温以了解排卵情况，排卵期同房争取自然妊娠，如发现无排卵或有排卵但 6 个月仍未自然妊娠，进入上述不孕检查和治疗流程。③病情监测：方法同前。

对雌激素敏感型妇科恶性肿瘤的最大顾虑是保留生育功能后的干预措施（如通过增加外源性雌激素来刺激卵巢）和 / 或以后的妊娠是否会增加肿瘤复发的危险性。采用芳香化酶抑制剂（如来曲唑）的卵巢刺激方案可减少此顾虑，有研究表明，使用此方案获得的妊娠不会增加肿瘤复发的危险。

四、妊娠滋养细胞肿瘤

妊娠滋养细胞肿瘤患者的生存率已达 90%，滋养细胞肿瘤主要发生于育龄期妇女，治疗以化疗为主，保留生育功能治疗已是临床共识，主要的原则如下：①保留生育功能是治疗滋养细胞肿瘤的一项基本原则；②对晚期已有远处转移包括神经系统转移的滋养细胞肿瘤患者，只要治疗结果满意，均可保留其生育功能；③滋养细胞肿瘤患者化疗后，再次妊娠的流产、胎儿畸形及产科并发症的发生率无明显升高，长期随访治愈患者所生新生儿染色体畸变率与正常人群比较无明显差异。

对妇科恶性肿瘤患者咨询的"化疗是否导致不育"问题应给予重视，*BRCA* 基因突变携带者，尤其是 *BRCA1* 基因突变者的储备功能较低，对排卵诱导反应差，更容易发生化疗导致的不育；家族遗传性肿瘤患者采用卵母细胞或胚胎冷冻保存可能获益更大，因为通过胚胎活检可检测相应的基因突变，移植前基因诊断也可提供重要的线索和依据。组建肿瘤生育学专家小组，包括妇科肿瘤、放疗、病理、妇科内分泌和生殖医学专家，根据患者的肿瘤解剖部位、病理类型、分期、生育状态、生活方式、治疗后不育的风险和肿瘤复发的概率等因素进行综合考虑，制订个体化的治疗方案。

（李　雷　邓成艳）

● 参考文献

1. 中华医学会妇产科学分会子宫内膜异位症协作组 . 子宫内膜异位症的诊治指南 . 中华妇产科杂志，2015，3：161-169.

2. Hachisuga T，Kawarabayashi T. Histopathological analysis of laparoscopically treated ovarian endometriotic

cysts with special reference to loss of follicles. Hum Reprod,2002,17:432-435.

3. Muzii L,Bellati F,B ianchi A,et al. Laparoscopic stripping of endometriomas:a randomized trial on different surgical techniques. Part Ⅱ:pathological results. Hum Rep rod,2005,20:1987-1992.

4. Benaglia L,Somigliana E,Vighi V,et al. Rate of severe ovarian damage following surgery for endometriomas. Hum Reprod,2010,25(3):678-682.

5. Somigliana E,Berlanda N,Benaglia L,et al. Surgical excision of endometriomas and ovarian reserve:a systematic review on serum antimüllerianhormone level modifications. Fertil Steril,2012,98(6):1531-1538.

6. Donnez J,Lousse JC,Jadoul P,et al. Laparoscopic management of endometriomas using a combined technique of excisional(cystectomy)and ablative surgery. Fertil Steril,2010,94(1):28-32.

7. Honore GM,Holden AE,Schenken RS. Pathophysiology and management of proximal tubal blockage. Fertil Steril,1999,5:785-795.

8. Papaioannou S,Afnan M,Girling AJ,et al. The effect on pregnancy rates of tubal perfusion pressure reductions achieved by guide-wire tubal catheterization. Hum Reprod,2002,17:2174.

9. Dharia Patel SP,Steinkampf MP,Whitten SJ,et al. Robotic tubal anastomosis:surgical technique and cost effectiveness. Fertil Steril,2008,90:1175.

10. Fernandez H,Capmas P,Lucot JP,et al. Fertility after ectopic pregnancy:the DEMETER randomized trial. Hum Reprod,2013,28:1247.

11. Mol F,van Mello NM,Strandell A,et al. Salpingotomy versus salpingectomy in women with tubal pregnancy (ESEP study):an open-label,multicentre,randomised controlled trial. Lancet,2014,383:1483.

12. Cheng X,Tian X,Yan Z,et al. Comparison of the Fertility Outcome of Salpingotomy and Salpingectomy in Women with Tubal Pregnancy:A Systematic Review and Meta-Analysis. PLoS One,2016,11:e0152343.

13. Kontoravdis A,Makrakis E,Pantos K,et al. Proximal tubal occlusion and salpingectomy result in similar improvement in in vitro fertilization outcome in patients with hydrosalpinx. Fertil Steril,2006,86:1642-1649.

14. Sagoskin AW,Lessey BA,Mottla GL,et al. Salpingectomy or proximal tubal occlusion of unilateral hydrosalpinx increases the potential for spontaneous pregnancy. Hum Reprod,2003,18:2634-2637.

15. Tulandi T,Collins JA,Burrows E,et al. Treatment-dependent and treatment-independent pregnancy among women with periadnexal adhesions. Am J Obstet Gynecol,1990,162:354.

16. 谢幸,苟文丽. 妇产科学. 第8版. 北京:人民卫生出版社,2013.

17. 石一复,郝敏. 妇科肿瘤生殖医学. 北京:人民卫生出版社,2014.

18. Myo Sun Kim,You Kyoung Uhm,Ju Yeong Kim,et al.Obstetric outcomes after uterine myomectomy: Laparoscopic versus laparotomic approach.Obstet Gynecol Sci,2013,56(6):375-381.

19. 杨菁,徐望明,龙文. 宫腔镜诊断与手术图谱. 北京:人民卫生出版社,2008.

20. Grigoris F,Mikos T,Tarlatzis B.Uterus-sparing operative treatment for adenomyosis. Fertil Steril,2014, 101(2):472-487.

21. 中华医学会妇产科学分会计划生育学组. 剖宫产术后子宫瘢痕妊娠诊治专家共识(2016). 中华妇产科杂志,2016,51(8):568-572.

22. 王清,姚书忠. 腹腔镜下宫颈环扎治疗非孕及早孕期宫颈管机能不全的临床研究. 临床合理用药,2016,9(3):19-20.

23. Blumenfeld Z,Avivi I,Eckman A,et al. Gonadotropin-releasing hormone agonist decreases chemotherapy-

induced gonadotoxicity and premature ovarian failure in young female patients with Hodgkin lymphoma. Fertil Steril, 2008,89(1):166-173.

24. Bedaiwy MA, Abou-Setta AM, Desai N, et al. Gonadotropin-releasing hormone analog cotreatment for preservation of ovarian function during gonadotoxic chemotherapy: a systematic review and meta-analysis. Fertil Steril, 2011,95(3):906-914.

25. Ben-Aharon I, Gafter-Gvili A, Leibovici L, et al. Pharmacological interventions for fertility preservation during chemotherapy: a systematic review and meta-analysis. Breast Cancer Res Treat, 2010, 122(3):803-811.

26. Clowse ME, Behera MA, Anders CK, et al. Ovarian preservation by GnRH agonists during chemotherapy: a meta-analysis. J Womens Health(Larchmt), 2009, 18(3):311-319.

27. Kim SS, Lee JR, Jee BC, et al. Use of hormonal protection for chemotherapy-induced gonadotoxicity. Clin Obstet Gynecol, 2010, 53(4):740-752.

28. Chen H, Li J, Cui T, et al. Adjuvant gonadotropin-releasing hormone analogues for the prevention of chemotherapy induced premature ovarian failure in premenopausal women. Cochrane Database Syst Rev, 2011(11): CD008018.

29. von Wolff M, Montag M, Dittrich R, et al. Fertility preservation in women--a practical guide to preservation techniques and therapeutic strategies in breast cancer, Hodgkin's lymphoma and borderline ovarian tumours by the fertility preservation network FertiPROTEKT. Arch Gynecol Obstet, 2011, 284(2):427-435.

30. Munster PN, Moore AP, Ismail-Khan R, et al. Randomized Trial Using Gonadotropin-Releasing Hormone Agonist Triptorelin for the Preservation of Ovarian Function During(Neo)Adjuvant Chemotherapy for Breast Cancer. J Clin Oncol, 2012, 30(5):533-538.

31. Gerber B, von Minckwitz G, Stehle H, et al. Effect of luteinizing hormone-releasing hormone agonist on ovarian function after modern adjuvant breast cancer chemotherapy: the GBG 37 ZORO study. J Clin Oncol, 2011, 29(17):2334-2341.

32. Demeestere I, Brice P, Peccatori FA, et al. No Evidence for the Benefit of Gonadotropin-Releasing Hormone Agonist in Preserving Ovarian Function and Fertility in Lymphoma Survivors Treated With Chemotherapy: Final Long-Term Report of a Prospective Randomized Trial. J Clin Oncol, 2016, 34(22):2568-2574.

33. Mitsuhashi A, Sato Y, Kiyokawa T, et al. Phase II study of medroxyprogesterone acetate plus metformin as a fertility-sparing treatment for atypical endometrial hyperplasia and endometrial cancerdagger. Ann Oncol, 2016, 27(2):262-266.

34. Lambertini M, Boni L, Michelotti A, et al. Ovarian Suppression With Triptorelin During Adjuvant Breast Cancer Chemotherapy and Long-term Ovarian Function, Pregnancies, and Disease-Free Survival: A Randomized Clinical Trial. JAMA, 2015, 314(24):2632-2640.

第二篇　男性生育力保护

第七章 男性生育力概述

第一节 男性生育力的定义

一、男性生育力基本概念

男性生育力是指人群中育龄男子能够使其配偶在一定时间（月经周期）内自然妊娠的能力或概率。世界卫生组织的数据表明，正常夫妇有规律性生活而不避孕 12 个月内的受孕机会约为 85%，24 个月内约为 93%~95%。胎儿的娩出是评价男性生育力的终极目标。国际上公认采用"妊娠等待时间"（time to pregnancy，TTP）研究方法，以配偶妊娠作为评价男性生育力的"金标准"对男性生育力进行评价，即观察育龄夫妇不避孕而获得妊娠所需时间以及后续影响因素分析。

妊娠等待时间在使用时是有一定限制的，实际评估的是一种生物学功能。然而，实际情况比这个生物学概念复杂很多，女方 12 个月内妊娠只是评估生育力的一个间接方法。有一部分男性的生育能力没有包括在内，因为可能进行了避孕的性交而不能检测生育能力。第二个潜在的问题是，男性的生育力和其使配偶妊娠的可能性不完全直接相关，生育力还取决于其配偶的生殖能力和生育机会。传统男性"有生育力"的标准是至少能生育一个孩子，但这个标准是有缺陷的，因为一些严重的弱生育力男性有时也会有孩子，只是更难一些。因此，从这方面考虑，12 个月使配偶妊娠的标准限制了可育男性的范围，将更多弱生育力男性排除在外，从而更加接近正常生物学功能的概念。

二、男性生育力发展历史

1677 年，荷兰科学家发现人的精液中含有精子。20 世纪 40 年代末和 50 年代初期，对精子生物学特性的认识取得了迅速进展，随之提出了男性生育力（male fertility）的概念。有生育力的男性，必须要有足够的精子数量。1949 年，Farris 首次按照活动精子的数量将男性生育力分为四类，当时对于男性生育力的高低评估只是通过活动精子的数量。

男性生育力主要由男性性功能及精液相关参数决定。男性性功能是实现男性生育力的首要条件，主要由能否正常勃起和能否正常射精决定。男性能否正常性交、能否顺利将精子输送到女性的生殖道是评价男性生育的先决条件。如果男性性功能发生障碍，不能把精子输送到女性的生殖道即发生不育。男性性功能障碍包括：性欲减退、勃起功能障碍、射精功能障碍和性快感缺失。这些障碍可以单独发生，也可以合并发生。男子性功能障碍的发病率占成年男性的 20%~60%，并具有随年龄增长而升高的趋势。正常的勃起是生殖行为的第一步，正常成年男子在性生活或持续性刺激下，阴茎勃起能持续数分钟甚至 1 小时以上。勃起发生障碍包括两种情况：一是无法充分勃起，以致无法插入阴道；二是无法维持勃起，未插入阴道或未射精即疲软,以致无阴道内射精。正常的射精是生殖行为的第二步。

射精功能障碍可分为早泄(premature ejaculation)、射精迟缓(retarded ejaculation)、不射精症(anejaculation)、逆行射精(retrograde ejaculation)和射精痛(painful ejaculation),其中早泄是射精障碍中最常见的疾病。射精功能障碍的定义包括了两方面内容:一方面,对可以射精的患者而言,射精时间是否正常(是否因早泄导致未插入阴道即射精),射精的方向性是否正确(是否存在逆行射精);另一方面,无法在性生活中射精的患者即存在不射精症。这些方面存在障碍都可能导致不育或生育力低下。

精液常规参数的分析仍然是评估精液的主要手段。精液参数检测具有简便、直观、可量化与实用等特点,常作为男性生育力评估的替代指标。但精液参数检测受到禁欲时间、取精方式、附性腺功能以及输精管道通畅性等因素影响,只能反映最基本的精液质量并作为男性生育力下降的间接证据,不等于实际的男性生育力。

三、男性生育力水平和存在问题

用精液参数等指标对男性生育力进行评价,尤其是对生育力低下或不育患者的生育力水平做出评估,可为临床提供治疗指导、疗效评估及预测辅助生殖技术结果。男性生育力的综合评估主要是精液相关参数的评估,主要包括精子浓度、精子总数、活动精子的总数、存活率、精液生化分析、精子形态学分析。精子膜完整性、顶体完整性、精子DNA完整性及精子顶体酶活性分析等精子结构的分析,是目前临床上分析男性生育力的进一步评估手段。精子染色体的结构分析及Y染色体的微缺失是近几年增加的检测项目。精子基因组蛋白质、精子miRNA和精子长链非编码RNA的检测也是近年来研究的热点。随着检测手段的不断进步,以后还会有新的精子相关检测标志不断被发现并加入到男性生育力评估内容中。

受医源性损伤、生活习惯、工作压力和环境因素等的影响,男性生育力也在发生变化。国内外对于精液参数变化趋势的研究结果表明,世界范围内精液质量总的变化趋势没有明确结论,但部分地区的精液质量下降已经被许多学者所接受,需要对精液质量变化趋势进行长期连续前瞻性研究。

国外精液参数变化趋势的研究始于20世纪70年代,但由于资料来源被认为存在偏倚而没有引起足够重视。直到1992年丹麦学者在研究了世界各地1938—1991年间公开发表的61篇文章,涉及21个国家14 947例男性的精液质量变化后,总结出:在过去的50年间男性精液质量有显著下降趋势,平均精子浓度下降了近50%,每次射精的精液量由3.4ml下降到2.75ml。这篇报告引起全球科学界的震动。随后一些学者相继对更多相关资料进行了研究,指出由于偏差、混淆因素或统计分析方法所引起的假象,应该扩大样本的代表性。一些学者的研究结论与之相反,认为精液质量下降并不确定。

由于研究目的、课题设计、实施方案、测定与分析方法的不同,以及地理和种族差异的影响,导致这种回溯性设计与资料收集/统计分析的合理性存在争议。这些争论在不断提醒我们,随着时间的推移,人类精液质量已经发生了改变,或者至少精子数量发生了一些变化。中国人口占世界人口的1/5多,但国内缺乏长期系统监测的数据资料。有研究表明,近25年来我国有生育力男性精液参数随时间增加精子浓度呈下降趋势,其中1996—2000年有显著下降,2000年后维持在一个平台期,精液体积在1996—2000年间较1991—1995年间略有上升。精子活动率随时间呈现上升趋势,随着男性年龄增加精子活动率有下降趋势。遗憾的是,当时没有以总精子数作为主要观察指标进行统计分析,总精子数的变化趋势更科学且权威。可以看出,精子活动率似乎在代偿精子浓度的下降。

男性精液质量的变化趋势已经引起广泛的关注。我国的生育率始终处于低下的水平,虽然与生育政策有一定关系,但同时因工作压力、环境污染等因素,我国育龄人群的生育意愿同样处于低下的水平,这也是导致我国过早进入老龄化社会的原因之一。

2014 年,《柳叶刀》第一次以"生育力"为主题,邀请国际专家共同撰写生育力保护策略和方法的综述及评论文章,对生育力保护的意义、重要性及国际发展现状进行了解读,并提出对未来该领域发展前景的规划。截至 2015 年 11 月 13 日,以 "fertility preservation" 为关键词,在美国国立生物技术信息中心上可以查询到 4 087 篇文献(1946—2015 年),其中近 5 年发表的数量为 2 247 篇,占到 55%。这些数据表明,近 5 年是生育力保护领域快速发展的核心时期,也是生育力保护从基础走向临床的关键转化阶段。

生育力下降已经成为世界范围内影响人口健康及生活质量的重大医学问题,尤其针对年轻的癌症患者、推迟生育者等群体。对于年轻的癌症患者,不仅要提高对其人文关怀和疾病的治愈率,还应注重癌症预后的生存质量,包括生殖内分泌功能、生育后代的能力和出生子代的安全性。而对于推迟生育力的人群,保留并延续其生育能力,降低异常胎儿的出生率,是医务人员的职责所在。

在过去几十年中,随着肿瘤诊断和治疗水平的提高,肿瘤患者的生存率大大提高。男性生殖细胞比间质细胞对放化疗更敏感。如果在治疗前预测到对性腺系统和生殖功能的损害,可以有效预防不育症的发生。但临床医生在进行肿瘤临床治疗的同时,常忽略了对男性生育力的保护,未能及时告知肿瘤患者治疗对生育力的损害。大部分肿瘤患者进行自精保存时已经过放化疗,此时的精液质量已经有所下降,有时甚至产生不可逆的生精细胞损伤,错过了精液保存的最佳时机。

青春前肿瘤患者是生育力保护的特殊人群,全球每年约有 16 万名青少年被诊断为恶性肿瘤。随着恶性肿瘤诊断和治疗技术的进步,青少年恶性肿瘤患者的存活率不断升高,存活率已近 80%。这些青少年恶性肿瘤幸存者步入成年后,必然会面临结婚和生育问题,其中 77% 的恶性肿瘤幸存者希望能保留他们的生育能力,对远期预后有较高的期望。肿瘤治疗对于他们来说,可能更容易导致无精子症,直接影响到男性生殖器的勃起和射精能力,而睾丸的切除将导致生育能力的永久丧失。对于不能射精的男性、青春期前男性甚至是儿童肿瘤患者,可行睾丸穿刺取精或睾丸组织冷冻保存,经过体外定向培养,有望最终得到成熟的精子用于辅助生殖。

人类青春期前睾丸组织冻存和自体移植目前仍处于研究阶段。近年来有学者通过一种器官培养系统,能够诱导小鼠的精子发生并保持分化成成熟精子的能力,而且精子生成的效率与未经冷冻的组织一样高。研究者利用圆形精细胞注射技术和体外受精技术进行显微授精。这些圆形精细胞和精子来自超低温保存 4 个月的睾丸组织,最终共发育成 8 个可育后代。美国科学家在恒河猴中成功利用精原干细胞自体和异体移植,产生有功能的精子并授精成功,获得了囊胚。这些为青春期前男性生育力保护和保存提供了可参考的依据。生精干细胞的冷冻和移植是一项新生的技术,已经在啮齿类动物和灵长类动物中试验成功,但在人类生育力保护中应用的可行性和安全性有待深入研究。

男性生育力的评估及生育力的保存和保护是目前男性生育研究的重点所在。面临着众多的问题和挑战。由于男性生育力评估起步较女性晚,在男性生育力的实验室检测方面,一些配备仍然不能满足对于男性生育力的综合评估和检测。一些比较成熟的检测项目未能在临床使用。对于精液质量的分析,需要构建精子质量的评价指标体系,从而科学、严谨地对精液质量变化做出评估与预测。我国人口众多,不孕不育人口数量超过1 000万对,生殖医学中心数量也达到近500家,均处于世界和亚洲的顶级水平,每年实施辅助生殖技术近20万周期,是全世界实施辅助生殖技术治疗周期最多的国家之一。这既可以为生育力保护和保存从临床问题角度提出需求和问题,同时也是我国生育力保护和保存研究成果和技术转化的重要平台。我国的男性生育力的评估及保存和保护发展具有很大的发展潜力。

(卢文红 周 芳)

第二节 男性生殖系统的结构与功能

男性生殖系统(male reproductive system)由睾丸、生殖管道、附属腺及外生殖器组成。生殖管道包括附睾、输精管、射精管和尿道;附属腺包括精囊、尿道球腺和前列腺;外生殖器包括阴茎和阴囊。

一、睾丸的结构与功能

睾丸(testis)是男性生殖腺,能产生雄性配子和性激素(主要为睾酮)。产生雄性配子即精子发生,是精子产生的全过程。而雄激素相关的类固醇合成则指男性类固醇激素的酶促反应。精子发生和类固醇激素的合成分别由生精小管构成的管状结构和生精小管的间质部分完成。但两者并未完全彼此分开,两者的完整性是保证精子生成的数量和质量正常的必要前提。睾丸的功能受下丘脑及垂体(内分泌调节)的调节,同时也受睾丸局部调节机制(自分泌和旁分泌)的介导与控制。睾丸在男性性分化、青春期发育、维持生育和性功能等方面具有重要作用。

(一)睾丸结构概述

1. 睾丸的组织形态 睾丸左右各一,卵圆形,包裹于阴囊内。阴囊皮肤富含温度感受器,可对周围环境温度的变化产生反应而调节皮肤内平滑肌的舒缩状态,进而改变阴囊表面积而影响散热,以此调节睾丸的温度。

睾丸体积随年龄变化而改变。新生儿的睾丸体积相对较大,出生后至性成熟期前,睾丸体积增长较慢;性成熟期睾丸迅速发育、长大和成熟;老年时逐渐萎缩变小。成人的睾丸长约4.5cm,宽约2.5cm,厚约3.0cm,重约12g。睾丸体积存在个体差异,其大小主要取决于生精小管的长度和数量,而不在于生精小管的直径大小和间质成分的多少(图7-2-1)。

2. 睾丸的组织结构 睾丸为实质性器官,表面覆以被膜,支持和容纳睾丸实质(图7-2-2)。

(1)睾丸被膜:被膜由鞘膜脏层、白膜(tunica

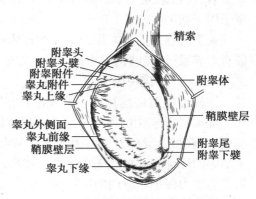

图7-2-1 睾丸和附睾的外侧面

albuginea）和血管膜三层组成。最外层的鞘膜脏层是浆膜，与衬在阴囊内表面的鞘膜壁层围成一个很窄的鞘膜腔，腔内含少量液体，能减少睾丸活动时两层鞘膜间的摩擦。中间一层的白膜坚韧而呈白色，为致密结缔组织，在睾丸后缘增厚形成睾丸纵隔（mediastinum testis）。最内侧的血管膜是疏松结缔组织层，富含血管，与睾丸实质紧密相连，深入到生精小管间。睾丸被膜有支持和容纳睾丸实质的作用，可促进精子向附睾排放。

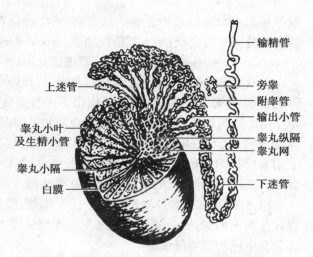

图 7-2-2　睾丸及附睾内部结构的模式图

（2）睾丸实质：睾丸纵隔的结缔组织呈放射状伸入睾丸实质，形成睾丸小隔（septula testis），将睾丸实质分成约 250 个睾丸小叶（lobuli testis）。睾丸小叶呈长锥体形，大小不等，其底部朝向外周的白膜，尖端指向睾丸纵隔。每个睾丸小叶含有 1~4 条弯曲细长的生精小管（seminiferous tubule），生精小管之间为结缔组织构成的睾丸间质。生精小管在接近睾丸纵隔处变为短而直的直精小管（tubule rectus）。直精小管进入睾丸纵隔后反复分支、吻合，形成大小不整的网状管道，称为睾丸网（rete testis）。由睾丸网的后上部又发出大约 12~15 条细管，离开睾丸进入附睾头，这些细管称为输出小管（efferent duct）。

3. 睾丸的血管和神经　睾丸分前、后两缘，前缘游离，后缘和上端有附睾贴附，睾丸的血管和神经经后缘出入。

（1）睾丸的血管：睾丸的血液供应主要来自于睾丸动脉，还有一小部分来自于输精管动脉和提睾肌动脉等的分支。与动脉伴行的睾丸静脉形成发达的蔓状静脉丛，位于阴囊皮下，返回的静脉血温度接近阴囊表面的温度。形成睾丸动脉的精索内动脉行程长而弯曲，血流的速度缓慢。由于该动脉与蔓状静脉丛关系密切，血流通过精索动脉时发生逆行性热交换，使动脉血温度在到达睾丸时已明显降低，使阴囊温度比体温低 3℃多，睾丸温度也明显低于体温，是保证精子发生的重要条件。

（2）睾丸的神经：睾丸受胆碱能神经支配，胆碱能神经终末在睾丸分布广泛，包括白膜、间质结缔组织、血管、生精小管壁，并与支持细胞和间质细胞形成突触连接。去甲肾上腺素能神经终末在睾丸也广泛分布。此外，睾丸还接受丰富的肽能神经支配。分布至睾丸的神经，对精子发生具有调节作用，有研究显示神经递质水平的变化与不育症的发生相关。

（二）生精细胞组织学和生殖生理学

生精上皮中有处于不同发育阶段的各级生精细胞，包括精原细胞、初级精母细胞、次级精母细胞、精子细胞和精子。精原细胞经历了增殖阶段，精母细胞经历了成熟分裂阶段，精子细胞经历了变形阶段，每一个细胞的变化阶段均有其特有的形态学结构。

1. 精原细胞（spermatogonia）　紧贴生精上皮基膜，是成熟睾丸中最原始的生精细胞。精原细胞的胞体呈球状，直径约 12μm，胞质着色较浅，胞核呈圆形或卵圆形。根据精原细胞核的形态、大小,以及染色质的致密度、核仁的位置和数量、胞质中有无糖原等特点,可将精原细胞分为三种类型:暗 A 型精原细胞(type A dark spermatogonia,Ad)、亮 A 型精原细胞(type A pale spermatogonia,Ap)和 B 型精原细胞(type B spermatogonia)。

暗 A 型精原细胞胞核为圆形和卵圆形,核染色质深染,有 1~2 个核仁,核中常见大而浅染的核泡;胞质内有糖原、微管及由很多小管组成的 Lubarsch 晶体,线粒体常成堆分布。亮 A 型精原细胞胞核多呈卵圆形,核染色质细密,浅染,有 1~2 个核仁附在核膜上;胞质中无糖原和微管,也无 Lubarsch 晶体,线粒体单个或成双存在。B 型精原细胞的核为卵圆形,核膜上附有较粗的染色质颗粒,核仁位于核中央;胞质内线粒体散在分布;整个细胞与基膜的接触逐渐减小,常呈狭长的胞质突起与基膜接触。

暗 A 型精原细胞是生精细胞中的干细胞,经过不断分裂增殖,一部分暗 A 型精原细胞继续作为干细胞,另一部分则分化为亮 A 型精原细胞,再分化为 B 型精原细胞。B 型精原细胞分裂生成初级精母细胞。

2. **初级精母细胞(primary spermatocyte)** 由 B 型精原细胞分裂形成的初级精母细胞处于分裂间期,称细线前期精母细胞,结构特点与 B 型精原细胞相似。这类细胞体积较大,胞质丰富,直径约 18μm,位于精原细胞近腔侧,可为复层。间期的初级精母细胞停留时间很短,立即进入分裂期。由于分裂前期较长达 22 天,所以在切片上可以看到大量处于分裂前期各阶段的初级精母细胞,根据细胞核和染色体形态特征的不同,可分为细线期、偶线期、粗线期、双线期和终变期。

3. **次级精母细胞(secondary spermatocyte)** 初级精母细胞完成第一次减数分裂,形成两个体积较小的次级精母细胞。次级精母细胞更靠近管腔,直径约 12μm,具有均质状的圆形核,染色质呈细网状,并有一些大而深染的环形块。由于次级精母细胞存在的时期短,切片上不易见到。

4. **精子细胞(spermatid)** 次级精母细胞完成第二次减数分裂,形成圆形的精子细胞。精子细胞位于近管腔处,直径约 8μm,核圆形,染色质致密,着色较深;胞质中有弥散的线粒体,高尔基复合体位于核旁。精子细胞通过核的浓缩和核蛋白转型、顶体形成、鞭毛形成和多余胞质的丢失,转变为精子。

5. **精子(spermatozoon)** 人精子形似蝌蚪,长约 60μm,分为头、尾两部。头部正面观大体上呈椭圆形,侧面观呈梨形,长约 4.1μm。头部主要有一个染色质高度浓缩的细胞核,其中常有大小不等的核泡。细胞核的前 40%~70% 区域被顶体(acrosome)覆盖,其贴近核膜的部分称顶体内膜,贴近细胞膜的部分称顶体外膜。顶体是由单位膜包裹的囊泡状溶酶体,内含多种水解酶,如顶体蛋白酶、透明质酸酶、酸性磷酸酶等。顶体尾侧的细胞质浓缩,特化为一薄层环状的致密带,紧贴细胞膜下,称为顶体后环。在受精时,精子释放顶体酶,分解卵子外周的放射冠与透明带,进入卵子内。

尾部是精子的运动装置,长约 55μm,可分为颈段、中段、主段和末段四部分。颈段长仅 0.5μm,紧接精子头部,其内主要是中心粒,由中心粒发出 9+2 排列的微管,构成精子尾部中心的轴丝,一直延伸至末段。中段长约 5~7μm,中央为轴丝,轴丝外侧有 9 根纵行外周致密纤维,外侧再包有一圈线粒体鞘,为尾部摆动提供能量。主段最长,约 45μm,由轴丝、外周致密纤维和包裹两者的高度特化的纤维鞘组成,无线粒体鞘。末段短,仅有轴丝在光学显微镜下观察不到。

（三）间质细胞组织学和生殖生理学

在疏松结缔组织构成的睾丸间质中,有一种重要的间质细胞(interstitial cell),又称 Leydig 细胞。除间质细胞外还包括免疫细胞、血管、淋巴管、成纤维细胞及疏松结缔组织。有研究发现,动物睾丸间质占睾丸总体积的 2.6%。人类间质细胞占 10%~20%,包含大约 200×10^6 个间质细胞。间质细胞呈多角形或球形,胞体较大,直径约为 15~20μm,核圆居中,胞质嗜酸性强,胞质内含丰富的滑面内质网、管状嵴线粒体和脂滴。滑面内质网和线粒体内富含类固醇生成酶。

睾丸间质细胞的主要功能是合成、分泌雄激素(androgen),包括睾酮(testosterone)、雄烯二酮、双氢睾酮等。血液中的睾酮有 90% 以上是由间质细胞分泌的,其余的由肾上腺皮质网状带细胞分泌的脱氢表雄酮、雄烯二酮转化而成。间质细胞合成和分泌雄激素,主要受腺垂体远侧部分泌的间质细胞刺激素(interstitial cell stimulating hormone,ICSH)和催乳素的调节,间质细胞膜上存在间质细胞刺激素受体,而该受体基因的表达受催乳素的诱导。

间质细胞胞质中的滑面内质网含有丰富的胆固醇酯酶,由血中摄取的脂肪酸和胆固醇在胆固醇酯酶的作用下形成酯化胆固醇并储存在胞质内的脂滴中。脂滴周围含有可溶性酯酶,使脂滴中的胆固醇酯释放出游离的胆固醇作为合成类固醇的原料。脂滴的多少可作为衡量间质细胞功能的一个形态学指标。在间质细胞刺激素作用下,脂滴内含有的类固醇生成快速调节蛋白(steroidogenic acute regulatory protein,StARP)使胆固醇快速转运至线粒体内膜,转化为孕烯醇酮(pregnenolone),孕烯醇酮在滑面内质网酶的作用下再转化为睾酮,继而进入血液和淋巴循环。

自青春期开始,间质细胞功能活跃,分泌睾酮启动和维持精子发生,促进外生殖器和性腺的发育与成熟,激发男性第二性征的发育,维持性功能。成年期,睾酮分泌稳定,以维持精子发生、男性第二性征和性功能。睾酮还能促进蛋白质合成、骨骺融合,并刺激骨髓造血。此外,雄激素对机体免疫功能有调节作用。

间质细胞能分泌少量的雌激素,近期发现它还能合成和分泌多种生长因子和生物活性物质,参与睾丸功能的局部调节。

（四）支持细胞组织学和生殖生理学

1. 支持细胞结构 支持细胞(supporting cell)又称 Sertoli 细胞,位于基底膜,向生精小管管腔延伸,可以认为是生精上皮的支持结构。所有生殖细胞形态及生理功能的分化、生殖细胞的成熟至精子均发生于此,是精子定向分化过程的基础和摇篮。支持细胞占生精上皮容量的 35%~40%。有正常生精功能的完整睾丸含有 $(800~1\ 200) \times 10^6$ 个支持细胞。青春期前的支持细胞为未成熟型,细胞形态为立方形或柱状,核卵圆形,凹陷较少而浅,核仁为致密体或网状,胞质内内质网较少,相邻细胞间无连接复合体。青春期后,支持细胞发生一系列成熟变化,包括停止分裂、芳香化酶减少、FSH 受体增多、出现合成 ABP 的能力等,转变为成熟型支持细胞。

支持细胞的顶端胞质中常可见精子残余体,在基部胞质中含有脂滴、糖原等。脂滴的含量和支持细胞的功能状态有关,在精子排放后脂滴含量增多,可能是从吞噬的残余体转化而来,随后脂滴逐渐减少。相邻的支持细胞膜间隙为 15~20nm,并以两种方式形成连接:①相邻支持细胞侧面近基部的胞膜形成紧密连接,将支持细胞间隙分隔为基底室和近腔室两部分。基底室位于生精上皮基膜和支持细胞紧密连接之间,内有精原细胞和细线前期精母细胞;近腔室位于紧密连接上方,内有较晚期初级精母细胞、次级精母细胞、精子细胞和精子。②在某些区域,细胞的间隙仅为 2nm,形成缝隙连接,建立起支持细胞间低电阻的信息传递通路,信息传递使相邻的支持细胞活动同步,精子发生周期可能依赖于这些电偶联。

2. 支持细胞的功能 支持细胞合成分泌大量因子,如蛋白质类、细胞因子、生长因子、类罂粟碱、类固醇、前列腺素和细胞分裂调节因子等。胞质内含有滑面内质网(类固醇合成)、粗面内质网(蛋白质合成)、高尔基体(内分泌产物的包装和转运)、溶酶体颗粒(吞噬作用)及微丝和中间丝(使细胞形状适应生殖细胞成熟作用的不同阶段)。支持细胞有多方面功能,在精子发生过程中发挥重要作用。

(1) 对生精细胞的支持、营养作用:在生精上皮中,支持细胞对各级生精细胞起支架作用,支持细胞形态和位置的改变可影响生精上皮的构成及排列规律。生精上皮内没有毛细血管,基底室中的生精细胞可直接从生精小管外获得营养物质,而近腔室内生精细胞的营养必须通过支持细胞有选择的转运才能获得。支持细胞还能供给生精细胞成熟过程所需的能源,如乳酸盐、丙酮酸盐等,是支持细胞在 FSH 作用下生成的。

(2) 帮助生精细胞运送和精子释放:当细线前期的初级精母细胞由基底室进入近腔室时,支持细胞紧密连接两侧的微丝束发生收缩,如同拉链一样开启细胞之间的连接;生精细胞进入后,其下方形成新的连接,上方的连接逐步开启,最后生精细胞进入近腔室。精子释放入管腔,也是支持细胞顶端胞质主动运动的结果,与细胞中的微丝、微管收缩有关。

(3) 分泌功能:支持细胞能够分泌液体进入生精小管的管腔中,构成睾丸液。如果结扎动物的睾丸输出小管,则支持细胞所分泌的液体不能排出,导致睾丸迅速肿胀,体积变大,重量加重。分泌液中蛋白含量较少,氯化物和钾的浓度高于血浆,并富含肌醇和谷氨酸盐。支持细胞分泌的液体帮助将精子从睾丸经直精小管、睾丸网输送到附睾的输出小管。

支持细胞能分泌一种与睾酮和双氢睾酮具有高亲和力的蛋白,称为雄激素结合蛋白(androgen binding protein,ABP)。20% 的 ABP 由支持细胞直接分泌进入基部的血液循环,80% 进入生精小管的管腔,与进入生精小管的雄激素结合,提高生精上皮内的雄激素浓度,为精子发生提供适宜的微环境。另外,高浓度的 ABP 随睾丸液流向附睾,这对附睾功能尤其是附睾头部功能具有重要作用。

支持细胞可分泌抑制素(inhibin)和激活素(activin),调节腺垂体远侧部合成和分泌FSH。支持细胞能合成与分泌少量类固醇激素,主要是雌激素,对精子发生具有一定的调节作用。支持分泌雌激素的量与年龄有关,幼年和老年者分泌得较多,青春期和性成熟期分泌得较少。

(4) 吞噬作用:在正常的精子发生过程中,大多数的生精细胞在不同发育阶段发生细胞凋亡和退化,在精子变形过程中也脱落胞质残余体,支持细胞在生理情况下将这些死亡的细胞和残余的胞质吞噬到细胞内,在溶酶体的作用下进行分解。

(5) 参与血 - 睾屏障的形成:生精小管与血液之间存在着血 - 睾屏障(blood-testis barrier,BTB),可阻止某些物质进出生精上皮,形成并维持有利于精子发生的微环境,还能防止生精细胞和精子抗原与机体免疫系统接触而诱发自体免疫反应。支持细胞间的紧密连接是血 - 睾屏障中最为重要的组成成分,是屏障中最不易通过的结构。

(五) 血 - 睾屏障

人体的重要脏器都有巧妙的保护机制,如大脑有血 - 脑屏障,防止细菌等异物进入,睾丸也是如此。1950 年,科学家伯鲁恩在给哺乳动物皮下注射二氨基吖啶染料后,发现大多数器官的细胞均能摄取染料而呈现荧光,但生精小管的荧光却很弱。因此,他推测睾丸中存在一种类似血 - 脑屏障的结构,能选择性地阻止血液中某些物质进入生精小管内。

1. 血 - 睾屏障的结构及分子结构　血 - 睾屏障存在于生精小管与睾丸间质的血管之间,由以下几部分组成:①毛细血管内皮及基膜;②间质的结缔组织;③生精上皮基膜;④支持细胞间的紧密连接。其中,具有周期性重建作用的紧密连接是构成血 - 睾屏障最为重要的组成成分,是屏障中最不易通过的结构。

血 - 睾屏障主要由跨膜的支持细胞紧密连接组成,定位于生精上皮靠近基底部。支持细胞紧密连接的构成成分中包含三种经典跨膜蛋白:Claudins、Occludin 及连接黏着分子(junctional adhesion molecules,JAMs)家族。

2. 血 - 睾屏障的功能　血 - 睾屏障形成并维持了有利于精子发生的微环境。由于血 - 睾屏障的存在,生精小管的管腔具有与间质不同的微环境;同时,由于紧密连接的分隔,使近腔室环境不同于基底室。间质血浆和淋巴中某些物质不能通过紧密连接而进入近腔室,从而保证近腔室内精母细胞的减数分裂和精子的形成在一个十分稳定的微环境中进行,以避免外界有害物质的干扰。同时,血 - 睾屏障是有效的免疫屏障。精母细胞和精子抗原不能与体内的免疫系统接触,因而可避免生精细胞自身免疫反应发生。在睾丸炎时,血 - 睾屏障被破坏,血液进入近腔室和生精小管的管腔,机体对精子的抗原产生自身致敏而产生抗精子抗体。血 - 睾屏障可阻止大分子物质和若干离子向近腔室的被动弥散,对维持和稳定近腔室的微环境有十分重要的作用。一些大分子物质如清蛋白、铁蛋白和 γ- 球蛋白等不能通过,而营养物质如氨基酸、碳水化合物、脂肪酸等则较易通过,类固醇激素也能通过血 - 睾屏障。

二、附睾的结构与功能

附睾(epididymis)由输出小管(efferent duct)和附睾管(epididymal duct)组成,具有重吸收和分泌功能:将流入的睾网液进行重吸收,并分泌甘油磷酸胆碱、糖蛋白、胆固醇与唾液酸等,为精子成熟、贮存和处理等提供适宜的内环境。

(一)附睾结构概述

1. 附睾的结构　附睾为一对细长扁平的器官,位于睾丸的后上方,睾丸后缘的外侧部,两者借由输出小管相通连。附睾与睾丸一起系于精索下端。附睾内侧为输精管。附睾分为头(caput)、体(corpus)和尾(cauda)三部分。附睾上端膨大而钝圆,称附睾头,盖于睾丸上端。下端尖细,为附睾尾,凭借结缔组织和鞘膜相连,转向后上方,移行于输精管。头、尾之间的部分为附睾体,呈圆柱形,与睾丸后缘借疏松结缔组织相连。附睾体的外侧面与睾丸之间的纵行浆膜腔隙,称为附睾窦。

2. 附睾的神经支配　主要来源于肾丛。附睾的交感神经支配不多,位于附睾上皮的基膜外侧,不进入上皮细胞之间,形成一个稀疏的管周丛,大多数神经终止于血管。接近输精管时,交感神经支配逐渐增加,在输精管末端有胆碱能神经。收缩细胞的结构与交感神经的支配说明输出小管与附睾管一起蠕动,而附睾尾与输精管可间歇性收缩,在射精时尤为明显。

3. 附睾的血管

(1)动脉:附睾近端由睾丸动脉的上下分支供应,附睾远端则由来自输精管动脉的血液供应,其分支与附睾头端血管吻合。输精管动脉与提睾肌动脉可作为侧支的来源。输出小管尤其是其头端有致密的毛细血管床。附睾管各段的结构虽有差别,微血管供应却相似,与输出小管相比,毛细血管床疏松,结构较整齐。

(2)静脉:附睾体部与尾部的静脉互相连接形成附睾边缘静脉,头部静脉直接汇入蔓状静脉丛。附睾边缘静脉与提睾肌静脉以及输精管静脉相通,最后成为附睾静脉,通入蔓状静脉丛。蔓状静脉丛向上汇集成精索内静脉,左侧汇入肾静脉,右侧直接注入下腔静脉。

(3)淋巴管:睾丸和附睾的淋巴管形成浅深两丛。浅淋巴管丛位于睾丸固有鞘膜脏层内面;深淋巴管丛位于睾丸和附睾实质内,集成4~8条淋巴管,在精索内伴睾丸血管上升,入腰淋巴结。睾丸的淋巴液通过附睾的头部与尾部排出,这个直接通路可能具有重要生理意义,部分睾丸激素可以通过该途径直接到达附睾。

(二)附睾的组织结构

附睾的被膜由三层结构组成,最外层是鞘膜,中间层为厚而坚韧的白膜,最内一层为血管膜。附睾由输出小管和附睾管组成。

1. **输出小管** 位于睾丸后上方,共有10~15条,一端连于睾丸网,另一端通入附睾管。输出小管的管壁内衬纤毛柱状上皮,由柱状无纤毛细胞和纤毛细胞相间排列构成,管腔不规则,管周由薄层环行平滑肌围绕。高柱状细胞的游离面有大量纤毛和少量微绒毛,称纤毛细胞。纤毛向附睾管方向摆动,推动管腔内液体和精子向附睾管方向移动。低柱状细胞的游离面没有纤毛,称无纤毛细胞。无纤毛细胞较多,游离面有少量微绒毛,细胞核位于基部,胞质内有丰富的小泡,还可见较多的溶酶体样致密颗粒和多泡体。输出小管可对管腔中液态的和固态的物质进行重吸收。

2. **附睾管** 附睾管为一条极度蜷曲的管道,长4~6m,直径约为0.5mm。近端与输出小管相连,远端与输精管相连。管腔规则,腔内充满精子和分泌物。附睾管的管腔整齐,上皮较厚,属假复层纤毛柱状上皮,纤毛长但不运动,又称静止纤毛。附睾管上皮由主细胞(principal cell)、基细胞(basal cell)、顶细胞(apical cell)、狭窄细胞(narrow cell)、亮细胞(clear cell)和晕细胞(halo cell)六种细胞组成。附睾管各段所含的上述细胞的比例不尽相同,表现出分布上的区域性差异。

(1)主细胞:分布于附睾管各段,数目较多,占所有附睾细胞的65%~80%,其形态结构有较明显的区域性差异。起始段主细胞形态高而窄,游离面仅有少量微绒毛,胞质中有线粒体、溶酶体、糖原、微丝、微管,以及顶部小管、有被小窝和有被小泡。细胞核呈长圆形,常见凹陷。核上区高尔基复合体较发达,核下区有丰富的粗面内质网、多聚核糖体。主细胞有很强的吞饮功能、重吸收功能和分泌功能。相邻主细胞的近腔面有紧密连接。

(2)基细胞:分布于附睾管各段,位于相邻主细胞基部之间。细胞呈锥体形,基底部与基膜有较大接触面,细胞的顶部被其他细胞覆盖而不露于腔面,但有时候其细胞突起可达到腔面。细胞器很少,有粗面内质网、高尔基复合体、线粒体及少量脂滴。人附睾管的上皮主要由主细胞和基细胞组成。

(3)顶细胞:多见于附睾起始部和中间部位。细胞狭长,顶部稍宽,游离面有少量微绒毛,基底面不与基膜接触。顶部胞质内含有大量线粒体。顶细胞与主细胞的比例约为1∶5。除了可以内吞管腔物质之外,顶细胞的其他功能尚不明了。

(4)狭窄细胞:多见于附睾起始部分,也可见于附睾其他部位。细胞呈高柱状,较其他细胞窄。核长而致密,近细胞游离面。游离面有少量短的微绒毛,顶部胞质有丰富的小泡和多泡体,线粒体丰富。狭窄细胞的数量较少,与主细胞的比例约为 1 : 29。狭窄细胞可借其细胞形态而与顶细胞相区别。

(5)亮细胞:存在于附睾头部、体部和尾部。细胞顶部胞质内充满大小不等的囊泡和空泡、有被小窝、顶部小管、溶酶体和致密颗粒。细胞核位于靠近基底部,圆形,浅染,核仁明显。游离面有少量微绒毛。亮细胞有很强的吞饮功能,可内吞精子成熟时脱落的胞质残余体及某些管腔内的蛋白质。

(6)晕细胞:多见于尾部,位于主细胞之间。细胞体积小,光镜下见该细胞胞质有一圈透亮的环状区域,故称晕细胞。晕细胞位于上皮基部,胞质内有致密的核心颗粒。目前认为晕细胞是附睾上皮内的 T 辅助细胞、T 细胞毒细胞和巨噬细胞。晕细胞可能参与附睾局部的免疫屏障,能阻止精子抗原与循环血液的接触。附睾管的上皮基膜外侧有薄层平滑肌围绕,并从管道的头端至尾端逐渐增厚,肌层的收缩有助于管腔内的精子向输精管方面缓慢移动。管壁外为富含血管的疏松结缔组织。

(三)附睾功能

1. 附睾上皮的功能

(1)吸收功能:睾丸支持细胞产生大量的睾网液,大约有 95% 的睾网液被附睾重吸收,输出小管和附睾起始段是附睾重吸收的最主要区域。它们是附睾重吸收的结构基础,附睾尾部的主细胞中上述结构较少,说明附睾尾部的吸收功能不及附睾的头部和体部。内吞是附睾上皮细胞的一个重要吸收方式,包括很多由受体介导的特殊物质的吸收,被吸收物质在溶酶体内的降解和重新利用。

(2)分泌功能:附睾管道上皮细胞主要有局浆分泌和顶浆分泌两种方式。上皮细胞能向管腔中分泌:①离子:如 Cl^-、HCO_3^-、K^+。②有机小分子:如 H_2O、肌醇、唾液酸和甘油磷酸胆碱(glycerophosphoryl choline,GPC),附睾主细胞能分泌肌醇,故附睾中肌醇浓度很高。③蛋白质:附睾上皮细胞能合成分泌数十种蛋白质和多肽,如与精子运动发育相关的前向运动蛋白、酸性附睾糖蛋白、制动素等;多种酶,如 SOD、α- 糖苷酶、谷胱甘肽过氧化物酶、糖基转移酶、γ- 谷氨酰转移酶等。此外,附睾管上皮细胞能表达 5α- 还原酶,它能将睾酮转变为双氢睾酮。双氢睾酮是附睾功能的主要调控激素。

(3)浓缩功能:卡尼汀(肉毒碱)由肝细胞合成,卡尼汀为脂肪酸氧化辅助因子。附睾头部远端和附睾体部的上皮细胞能摄取血中的卡尼汀并转运至附睾管腔内,远高于血浆水平。附睾精子可主动摄取附睾液的卡尼汀使其积聚于精子内,因此从附睾头部至尾部,精子内卡尼汀含量逐渐增加。

(4)保护功能:附睾上皮可防止精子免受氧自由基及其他外在因素的破坏,主要有两种保护方式:第一种是通过分泌相关的酶(如谷胱甘肽 S- 转移酶、γ- 谷氨酰转肽酶等)来调节谷胱甘肽的水平及其结合能力,从而改变氧自由基的形成,甚至达到消除氧自由基的目的;第二种与免疫作用有关,主细胞之间形成的血 - 附睾屏障为管腔内的精子提供了一个特殊的环境,是保护附睾上皮免疫屏障的重要组成成分。

(5)附睾管腔微环境的调节功能:附睾上皮中存在大量的生理转运系统,从而维持并调控附睾管腔内特殊的液体微环境,该微环境将有利于精子在附睾内的成熟。附睾上皮细胞 Na^+ 通道开放,重吸收 Na^+ 并驱动水的吸收,而 K^+ 分泌至附睾腔中,故此,附睾液中的 K^+/Na^+

由头至尾逐渐升高。睾网液进入附睾后,水分被大量吸收,同时 pH 下降。睾网液与血浆等渗,而附睾液为高渗。

2. **附睾内环境对精子的作用**　生精小管产生的精子经直精小管、睾丸网进入附睾。精子在附睾内停留 8~17 天,并经历一系列成熟变化,才能获得运动能力,达到功能上的成熟。附睾的功能异常会影响精子的成熟,从而导致不育。

(1) 精子的运送:人精子由睾丸进入附睾后,在附睾中停留约 12 天。睾丸内的精子没有成熟,无运动能力,依靠以下三个因素进入附睾,并被运送至输精管:①附睾头部吸收大量的水分,睾网液流入附睾,将精子带到附睾;②依靠输出小管纤毛上皮的纤毛运动,将精子向下方推送;③附睾管壁依赖雄激素的作用,进行自动节律性收缩。精子在附睾尾部存在的时间多于其在头部和体部的时间。

(2) 精子的成熟:精子在附睾内获得了运动和受精能力。附睾管腔液体环境对精子的成熟和储存十分重要,对附睾上皮细胞分泌和重吸收功能的精确调控,使精子能在成熟发育的每一阶段都处于最适宜的微环境中。附睾管内的特定液体环境在精子获得运动能力的过程中发挥主动作用。精子在附睾中移行过程中,精子膜发生修饰性变化,膜通透性、膜荷电性、膜凝集素受体、膜脂的成分和比例、膜蛋白质等均发生改变。

(3) 精子的贮存:附睾尾部是主要的精子储存场所。有研究表明,生殖管道中精子的 50%~80% 位于此处,而其中的 50% 的精子可在射精中射出。附睾尾部管腔液成分与其他部位存在显著不同,这可能与精子贮存有关。若精子长期存在于附睾尾部,将引起精子的老化。

(4) 过剩精子的处理:存在于附睾管中的衰老或死亡的精子可能被附睾上皮细胞及管腔内的巨噬细胞所吞噬。被吞噬的精子形成胞质颗粒,与脂褐素类似。

三、输精管的结构与功能

输精管(vas deference)为输送精子的管道。在附睾尾处,附睾管急转向上进入精索内,遂移行为输精管。输精管出腹股沟管腹环后入盆腔,延至膀胱底部与精囊腺排泄管汇合而成射精管。人输精管全长,左侧平均为 31.24cm,右侧平均为 31.12cm,自然状态下外径为(2.02 ± 0.23)mm,内径为 0.20~0.85mm。输精管行程长而复杂,按其行程的解剖部位可以分为四段:睾丸部、精索部、腹股沟部和盆腔部。睾丸部是输精管起始段,较迂曲,沿睾丸后缘及附睾内侧上升,在附睾头的高度进入精索。精索部走行于精索内,稍显迂曲,其上出阴囊至腹股沟皮下环。此段位置表浅,管壁厚,管腔小,肌性丰富,活体易于触摸,呈坚实圆索状,是输精管结扎易施行部位。腹股沟部为腹股沟管内的一段,至腹环穿出,连接盆腔部。盆腔部是最长的一段,跨过输尿管末端形成梭形膨大,称为输精管壶腹,至膀胱底在精囊腺内侧,两侧输精管末端并列到达前列腺底,与精囊腺排泄管汇合成射精管。输精管壶腹有一定的储存精子功能,其内膜分支多,也具有活跃的分泌功能。

精索是自睾丸上端至腹股沟管腹环处左右各一条的条索状结构,全长 11.5~15cm,直径约 0.5cm,体表易触摸到。精索外包被精索被膜,被膜内含有一层不连续的提睾肌。当机体受到寒冷、惊恐等强烈刺激时,提睾肌收缩,提升精索和睾丸。输精管走行于精索后内侧,伴行的还有出入睾丸的血管、淋巴管、神经等,如睾丸动脉、输精管动脉、输精管静脉、蔓状静脉丛、输精管神经丛等;蔓状静脉丛围绕在睾丸动脉外周。精索内结构为睾丸、附睾和输精管提供血液循环、淋巴回流和神经支配,保护睾丸免受损害,使精索静脉维持通畅的回流,保证睾丸具有 34~35℃的低于体温的生精环境。若精索静脉血液瘀积(多见于左侧),可导致睾丸内部温度升高、缺氧、CO_2 积聚,睾丸新陈代谢受阻。随着精索静脉回流受阻,还可出现附睾瘀积症。

输精管的管壁厚,由黏膜、肌层和外膜构成。黏膜表面形成多条纵行皱襞,黏膜又分为上皮层和固有膜层,上皮为假复层纤毛柱状上皮,上皮外有基膜。上皮细胞主要由主细胞和基细胞构成,主细胞细而高,亦有长微绒毛(静纤毛),但较附睾管的上皮主细胞短。胞质内含吞饮泡、多泡体、粗面内质网、线粒体、脂褐素颗粒等,核上区可见高尔基复合体。肌层厚,约 1.0~1.5mm,由内纵、中环、外纵三层平滑肌构成。内层肌较薄,呈散在小束,中层肌最厚。输精管平滑肌有节律性收缩,收缩的程度和频率自起始端向下逐渐增强,射精时平滑肌出现协调的激射性收缩波。输精管外膜为疏松结缔组织,含血管和神经,也偶见散在的平滑肌,手术时应注意避免过多伤及血管。输精管壶腹最大的特点是黏膜皱褶高隆,且穿插吻合形成复杂的迷路状,以致断面似反复分支的网状陷窝。

射精管(ejaculatory duct)由输精管的末端与精囊的排泄管汇合而成,位于前列腺底的后方。左右射精管几乎等长,约 1.49~2.33cm,中点的横径约 0.08~0.43cm。据解剖调查,两侧射精管也有合并后共同一个开口的实例。射精管位于前列腺底的后方,斜穿前列腺实质,开口于尿道前列腺部精阜前列腺小囊的两侧。射精管黏膜具有低皱褶,被覆上皮为单层柱状或为假复层柱状上皮,在接近尿道的开口处变为移行上皮,细胞内含有黄色色素颗粒。固有层的弹性纤维很多,深部富含静脉丛。肌层和外膜与前列腺组织相连续,其肌纤维亦受肾上腺素能神经支配,性高潮时激发肌纤维做同步的节律性强烈收缩,促使精液喷出。

四、精囊的结构与功能

(一)精囊结构概述

精囊(seminal vesicle)又称精囊腺,为一对长椭圆形囊状器官,位于膀胱底部、前列腺上方、输精管壶腹的外侧。中国男子精囊一般长 2.11~6.16cm,最大宽径 0.56~2.20cm,厚0.25~2.51cm。主要由高度蜷曲的小管构成,表面高低不平,类似很多结节聚积在一起。管的近端变细,在输精管壶腹的末端聚合成射精管。人精囊与动物不同,并非精子的储存库,平常有少量输精管壶腹的精液可流入精囊内。

精囊管壁从外至内分为外膜、基膜和黏膜三层结构。黏膜向腔内突起,形成许多复杂而菲薄的皱襞,皱襞常连接吻合,使管腔状如众多憩室,断面颇似蜂窝,使精囊上皮表面积大大增加,有利于腺体的分泌和贮存。黏膜上皮为单层柱状或假复层柱状上皮,一般由柱状细胞和基细胞组成,上皮外有固有膜。柱细胞为上皮的主要细胞,其游离面有少量短小的微绒毛。胞质内有丰富的线粒体和粗面内质网,分泌颗粒存在于高尔基区和顶部胞质。脂色素颗粒在性成熟期出现,是次级溶酶体的解聚残体,随年龄增加而增多。基细胞位于柱状细胞间的基底部,锥形,细胞器不发达,可见少量脂滴及多泡体。在上皮内还可见到淋巴细胞、中性粒细胞、嗜酸性粒细胞和巨噬细胞。基膜较薄,弹性纤维丰富,伸入皱襞内作为支持性成分。固有膜内血管丰富,并富于弹性纤维,肌层较薄。射精时平滑肌收缩,使精囊的分泌物进入射精管。

（二）精囊功能

精囊在发育成熟过程中高度依赖男性雄性激素的调控,睾酮刺激精囊分泌活动,精囊中含有丰富的 5α- 还原酶,可将睾酮转化为双氢睾酮。精囊的分泌活动也受到神经系统及其交感和副交感神经元的功能调控,副交感神经的刺激增加精囊中一氧化氮产生,精囊中一氧化氮含量的增加,引起精囊腺体中果糖分泌的增加。在性兴奋时,精囊腺的兴奋性变得极高并发生收缩。射出精液的 70% 来自精囊腺。精囊的分泌物呈白色或淡黄色,弱碱性,稍黏稠,富含果糖和抗坏血酸,可为精子提供营养和能源。由于精囊腺和输精管的胚胎起源相同,先天输精管缺如都伴有精囊腺缺如,可以用来鉴别由于睾丸异常的无精子症与先天性两侧输精管缺如所致的无精子症,先天性两侧输精管缺如下精液不含果糖。

精囊分泌物中果糖含量很高(315mg/100ml)。果糖是葡萄糖在精囊中转变而来,它和精囊产生的少量葡萄糖、核糖、山梨醇等可以被精子中段的线粒体代谢,释放的能量供精子运动。用果糖含量来评价精囊功能时,要用精子计数进行校准。校准后的精液果糖含量如果偏低,常发现在低睾酮水平的男性、精囊炎或精囊梗阻、逆行射精的患者。

精囊腺含有某些"保护因子",如蛋白酶抑制剂。这些抑制因子可稳定精子膜和防止释放有活性的顶体酶以保护精子的功能。常用的评价精囊功能的方法包括测量精囊中特异性分泌蛋白精囊腺特异蛋白 MHS-5 和蛋白 C 抑制剂。精囊缺损患者的诊断也可通过测量精囊分泌的 MHS-5 来确定;蛋白 C 抑制剂在正常男性精液中浓度较高,精囊不发育或发育不全的患者精浆中蛋白 C 抑制剂的含量明显偏低。精浆中含有丰富的抗氧化物质,包括超氧化物歧化酶、过氧化氢酶、谷胱甘肽过氧化物酶 / 还原酶、抗坏血酸、尿酸和硫醇等。精囊分泌的抗坏血酸在抗氧化防御机制方面具有重要的作用,可保护获能后的精子免除氧化攻击。抗坏血酸可被铜离子氧化,从而失去保护活性,在吸烟患者或某些病理情况下,精浆中铜离子含量增加,精子容易被氧化损伤,造成不育。

精囊分泌的许多物质具有增强精子运动的功能,如钾、重碳酸盐、镁、19- 羟前列腺素和泌乳素刺激素。重碳酸盐刺激精子运动的机制是通过作用于精子腺苷酸环化酶系统来增加 cAMP 的含量。人类精液中含有大量的由精囊分泌的前列腺素,精囊能分泌前列腺素 PGE、PGB、PGA、PGF 等四大类共 15 种,对于雄性生殖的维持是必要的。PGE 既影响精子生成,又影响精子运动,使精子活动力增加,这与 PGE 刺激细胞内的 cAMP 增多有关。PG 通过调节输精管平滑肌的收缩作用而影响精子运行。同时,精囊还分泌抑制精子运动的物质,如精囊分泌抑制精子活动物质(SPMI)的前体,前列腺分泌的蛋白激酶将其分解成更小的肽段,以浓度依赖的方式抑制精子运动,起保护性作用;进入女性生殖道,去除 SPMI,精子可重新恢复活动能力。

精囊对精液凝固功能的作用。射精后的人类精液最初呈凝固状态,主要是由于精囊特异性分泌的凝固蛋白 Semenogelin1,分子量 52kD,随后该凝固蛋白被前列腺来源的一种糜蛋白酶样蛋白激酶前列腺特异性抗原(PSA)水解,产生许多分子量较小的具有各种各样生物学活性的肽段,这些肽段被发现存在于精子的表面或被精子利用。精囊功能减弱的患者,分泌的凝固蛋白 Semenogelin1 减少,射精后精液无法出现凝固现象,往往造成精子活力的下降,造成不育。精液的黏稠度还与精囊的功能相关。正常的人精液有一定的黏性,但黏性异常增高,可造成不育。异常高的黏性常与精囊的功能下降有关。

精囊还分泌一些抗原物质,能抑制女性生殖道内的免疫系统对精子和受精胚胎的攻击反应。精囊分泌的抗 IgG-Fc 受体Ⅲ成分能保护精子免除抗体介导的免疫反应或抗体介导的细胞毒反应,精囊中也含有一些滋养层淋巴细胞交叉反应抗原(TLX)。母方对异性 TLX 抗原的识别和接受过程被认为是对异源性胚胎的免疫耐受,精囊释放的 TLX 抗原刺激母体的免疫功能,母方产生针对 Fc-γ 受体的封闭抗体,是成功受孕的关键因素。目前已知精子表面有三种抗原来源于精囊:MHS-5 抗原、乳铁蛋白(80kD)和 Ferriplan(15kD)。

　　精囊其他功能:前列腺提供稳定精子染色质的 Zn,精囊通过其分泌的蛋白质 Semenoglin(Sg 又被 PSA 水解成许多分子量较小的肽段)在精子表面将 Zn 转运到精子内部,影响 Zn 在染色质中的含量,调控精子染色质的稳定性。因此,正常情况下,当精子与卵子结合穿透卵子细胞质的时候,精子的染色质发生去凝集和核的膨胀现象;但如果在精子受孕前提前发生核的膨胀现象往往造成不育。

(三) 尿道球腺

　　尿道球腺(bulbourethral gland)是一对复管泡状腺,长径左侧(0.95±0.20)cm、右侧(0.92±0.23)cm,宽径左侧(0.60±0.13)cm、右侧(0.61±0.14)cm,位于尿道球背侧,部分或全部埋在尿生殖膈肌内。尿道球腺外包绕着一层结缔组织被膜,腺体分为叶和小叶。每个小叶内有一个小导管,小导管吻合形成导管,再汇合成一个总导管,长度约 3~4cm,开口于尿道阴茎部。尿道球腺主要分泌唾液酸、甲基氨糖、半乳糖、半乳糖胺、半乳糖醛酸等物质,此外分泌物中还具有 ATP 酶和 5- 核苷酸酶活性。碳酸酐酶同工酶Ⅰ、Ⅱ、Ⅲ,可调节二碳酸盐的浓度及精浆 pH。尿道球腺分泌物是精液的组成部分,最初射出的精液主要是尿道球腺的分泌物,其功能是润滑尿道,且有刺激精子活动的作用。

五、前列腺的结构与功能

(一) 前列腺的结构

　　前列腺(prostate)是最大的男性附性腺,质坚实,色淡红稍带灰白,外形呈"倒栗子"形,上宽下尖。上端宽大,稍凹陷,接膀胱底部,称为底部。前部紧包尿道起始部,后部有左右射精管在前列腺内汇入尿道。前列腺下端稍细尖,背面与直肠邻近,故经直肠可触及。前列腺的前后径为 1.46~3.94cm,底的横径为 2.99~5.30cm,由底至尖的垂直径为 1.48~4.58cm,重量 9.21~31.80g,老年时逐渐退化。前列腺外周包裹一层结缔组织和平滑肌构成的被膜,被膜分外、中、内三层,外层富含血管,中层纤维丰富,内层则含平滑肌;被膜伸入腺体实质内,将其分成数叶,并形成腺组织周围的基质。1921 年,Loowsly 将前列腺分为前、中、后、左、右五个叶:前叶为尿道与侧叶之间的狭小区,腺泡少;中叶又称前列腺峡,呈楔形,位于尿道后面,老年人往往中叶肥大顶起尿道后壁导致排尿困难;后叶位于射精管后面,直肠指检摸到的就是后叶;左、右侧叶范围大,发生肥大时从两侧压迫尿道,出现尿潴留。1968 年,McNeal 提出将前列腺分为前纤维肌肉间质区、移行区、中央区和周围区。如果按照腺泡环绕尿道的分布,则可分为黏膜腺区、黏膜下腺区、主腺区三个区域。前列腺的血液供应主要来自于膀胱下动脉及直肠会阴动脉分支,进入腺体后分为内外两组,内组为尿道组。前列腺的淋巴管与膀胱、直肠及精囊腺的淋巴管有交通,上行注入髂内淋巴结或骶淋巴结。前列腺癌有可能借此途径传播至骶骨或腰椎,形成骨转移。前列腺的神经来自于膀胱丛,传入纤维则伴随盆内脏神经,至 2、3、4 骶神经后根,进入脊髓。

　　前列腺的组织结构:前列腺实质由 30~50 个形态、大小不一的复管泡状腺组成,最后汇成 16~32 条导管,开口于尿道前列腺部精阜两侧及前列腺窦底的黏膜表面。腺体以尿道为中心排列成内、中、外三个环形区带。内层区域为黏膜腺,位于尿道周围。中层区域为黏膜下腺。黏膜腺和黏膜下腺较小,受雌激素调控。外层区域为主腺,是前列腺的主要组成成分,体积最大,受雄激素的控制。老年时雄激素分泌减少,主腺组织逐渐萎缩。但受雌激素影响黏膜腺和黏膜下腺反而增生肥大,压迫尿道导致尿潴留,黏膜腺可出现结节性增生。前列腺癌多见于主腺区,而主腺受雄激素调控,故前列腺癌时可以选用去势疗法。腺泡上皮和导管均为单层柱状或假复层柱状上皮的分泌物浓缩形成呈同心圆状的板层小体,即前列腺凝固体和钙化,形成前列腺结石。结石的数量与年龄呈正比。腺上皮的形态及功能与雄激素水平有关。在腺体发育不良或炎症时,如引起前列腺导管狭窄则可致前列腺囊肿。

腺上皮一般由主细胞、基细胞及少量特殊类型上皮细胞组成。主细胞为柱状或矮柱状细胞,高 $12\mu m$,顶端有微绒毛,核圆或椭圆形,长轴与细胞长轴一致,位于基底部,有核膜凹陷,核仁明显。胞质的核上区有发达的高尔基复合体、分泌小泡及粗面内质网;核周及核下区则可见大量粗面内质网。胞质中含大小不一的分泌颗粒及少量溶酶体;分泌泡和溶酶体内显示有酸性磷酸酶(acid phosphatase,ACP),是精浆中 ACP 的主要来源。分泌泡 ACP 的合成和分泌受激素调控,在雄激素刺激下分泌量增加。在分化较好的前列腺上皮癌细胞中 ACP 活性明显增高,而分化差的癌细胞中的 ACP 活性低。氨基肽酶和非特异性酯酶主要分布于主细胞核上区及顶部。6- 葡萄糖醛酸酶分布于主细胞胞质中,在前列腺癌变时其活性明显降低,活性与前列腺内锌的浓度有关。锌是前列腺上皮中重要的金属原子,在前列腺侧叶和后叶的上皮细胞中分布最多。

基细胞数量较少,为主细胞的 1/2。细胞呈多边形,嵌于主细胞之间的基部。基细胞膜的 ATP 酶与 5'- 核苷酸酶活性很强。细胞内未见分泌颗粒,有吞饮小泡。细胞核大而不规则。基细胞是未分化的干细胞,能分化增殖形成主细胞。前列腺上皮的损伤修复及良性增生都与基细胞增殖有关。恶性肿瘤时,只见异常的分泌细胞,无基细胞,所以认为可能与上皮癌变有关。

特殊类型上皮细胞:在前列腺精阜区,还可见一些特殊类型的上皮细胞,主要有涎黏蛋白细胞、前列腺导管细胞、嗜铬细胞和星形小颗粒细胞。涎黏蛋白细胞有圆形的特殊性膜被分泌颗粒,组织化学显示颗粒内有神经氨酸蛋白。前列腺导管上皮细胞呈柱状,细胞内有大量粗面内质网、分泌颗粒及溶酶体,核上区有高尔基复合体。位于尿道前列腺部的嗜铬细胞的特殊颗粒内含有 5- 羟色胺、胃动素、P 物质及神经降压素等。星形小颗粒细胞仅见于人前列腺导管开口附近的尿道上皮内,分泌尿抑胃素(urogastrone),具有强烈抑制胃液分泌的作用。

前列腺的基质主要由结缔组织和平滑肌细胞组成,包绕在腺泡周围,主要起支持作用。成纤维细胞常规则地排列在腺泡基膜下,平行于腺泡长轴,外周是一层平滑肌细胞,排列成篮状。组织化学显示平滑肌细胞内含有高浓度的苹果酸、异柠檬酸、乳糖。此外,平滑肌细胞和成纤维细胞内存在 5α- 还原酶活性,其表达受雄激素调控。该酶活性升高会使 DHT 增高。前列腺基质中富含血管及神经,直接或间接影响前列腺分泌物的形成及腺泡与血液间的物质交换。平滑肌细胞的存在对腺腔分泌物的排出具有推动的作用。

(二)前列腺的功能

前列腺既有外分泌功能,又有内分泌功能。前列腺可分泌乳白色稀薄的前列腺液,占射出精液量的 1/10~1/3,弱酸性(pH 为 6.5 左右),其中含有多种电解质(如锌、钙)、多种酶类,常见的有酸性磷酸酶、碱性磷酸酶、蛋白水解酶、纤维蛋白酶、乳酸脱氢酶、麦芽糖酶、溶菌酶、氨基肽酶等,还含有有机化合物,如精胺、亚精胺、腐胺、胆固醇等脂类、柠檬酸盐。前列腺发炎时,前列腺液呈微碱性,pH 可达 7.7。前列腺液内含有较高浓度的蛋白水解酶和纤维蛋白酶,均与精液的液化有关,而且还可使宫颈黏液水解和降低尿道的酸性。若有精液黏度过度或精液不液化,均提示上述酶系统的分泌有缺陷。临床检测精液的蛋白质时,为了避免内源性水解酶可能带给蛋白质变化的干扰,宜在精液液化之前进行测定。

1. **锌的分泌**　前列腺是人体内含锌量最高的器官之一。人前列腺液含有高浓度的锌,一般为 720mg/100g 干重,精浆中的含锌量为 310mg/100g 干重(2.1nmol/L),约为血锌含量的100 倍。锌作为人体近百种酶的辅酶,参与多种代谢活动。前列腺上皮细胞中的锌以两种类型存在:一类为结构锌,主要分布于胞质和核仁中;另一类为分泌锌,位于细胞顶部。前列腺分泌的锌与柠檬酸结合成柠檬酸锌的形式存在。柠檬酸锌汇入精液后,大部分锌解离,并与精囊腺分泌的糖蛋白结合。精浆中的锌与蛋白质结合,可延缓精子膜脂质氧化以维持膜结构的稳定性和通透性,使精子有良好的活力。精浆中高浓度的锌对精子顶体反应有抑制作用。当精子进入女性生殖道后,精液中大量的锌与子宫黏液中的蛋白结合,顶体酶因此被激活,从而使精子可以顺利地穿透透明带。前列腺分泌大量的锌对精子的多种功能的发挥起重要作用。临床上有时以锌制剂促进患者精子活动度的提高。此外,锌为前列腺的抗菌因子,锌能抑制革兰氏阳性菌和革兰氏阴性菌。患前列腺炎时,前列腺液中的锌浓度降低。

2. **钙的分泌**　精液中钙仅次于钠、钾,大部分由前列腺分泌,浓度为 7mmol/L,约为血钙浓度的 3~4 倍。前列腺液钙浓度达 10mmol/L,而离子钙的浓度较低,仅为 0.15mmol/L。精液中非离子钙主要以磷酸钙和柠檬酸钙的形式存在。钙与精子运动、获能及顶体反应有密切的关系。钙可以影响精子 cAMP 的代谢,并对精子鞭毛轴丝有直接作用,可能是通过直接刺激精子鞭毛的收缩微管装置参与鞭毛收缩与松弛所需的酶的活性,增强精子的呼吸,促进精子运动的钙结合蛋白融入精子膜,产生增强精子运动的作用。前列腺炎时,前列腺液钙、镁等浓度下降。

3. **柠檬酸的分泌**　人前列腺中的柠檬酸含量为 480~2 688mg/100ml,精浆中约为376mg/100ml,主要来源于前列腺。柠檬酸是由柠檬酸盐合成酶催化草酰乙酸和乙酰 CoA 合成,其形成受到雄激素、催乳素等因素的调节。这些激素使前列腺细胞及其线粒体锌离子高浓度聚积。柠檬酸可与 Ca 离子结合,形成可溶性复合物,抑制钙盐的沉淀。钙可抑制酸性磷酸酶(ACP)活性,因此柠檬酸有保护 ACP 的作用。柠檬酸具有很强的缓冲功能,使精液维持适宜的 pH 和渗透压。精液柠檬酸和 ACP 通常被认为是前列腺功能的指标,在炎症损伤时浓度下降。

4. **酸性磷酸酶的分泌**　前列腺的 ACP 含量是机体组织中最高的。前列腺内 ACP 分为两种,一种为溶酶体 ACP,另一种为分泌性 ACP。前列腺癌细胞常持续分泌 ACP,使血清ACP 增高,应用 PAP 作为前列腺癌的标志物已有 40 年历史。一般认为,同时测定 PAP 和PSA,可提高前列腺癌的检出率及准确性。研究表明,人精浆中富含 ACP,ACP 具有免疫抑制作用,可使精子在男女两性生殖道内储存、转运与受精过程中不受自身和异体免疫反应的损害。

5. **前列腺特异性抗原**

(1) 前列腺特异性抗原(prostate specific antigen,PSA):是前列腺上皮细胞分泌的一种糖蛋白,分子量为 33 000~34 000Da,半衰期为 3.15 天。在正常前列腺组织中,只有前列腺腺管上皮细胞分泌 PSA。血清 PSA 的清除是通过肝脏。PSA 能使精液中的凝块水解,与男性生育力有关;同时,PSA 也常作为前列腺癌早期诊断的标志物。PSA 是前列腺组织特异性的,但不是前列腺癌特异性的,PSA 存在于正常前列腺组织、增生的前列腺组织中,也存在于原发性前列腺癌组织、转移性前列腺癌组织中;但其他器官、组织缺乏 PSA。许多因素都影响 PSA 的测定值,如良性前列腺增生、前列腺炎、急性尿潴留、前列腺按摩等都可使血清 PSA 升高,而经尿道前列腺切除手术、前列腺癌根治术、放疗或内科治疗可使 PSA 下降;前列腺直肠指诊、膀胱镜检查、经直肠 B 超检查、穿刺活检均使血清 PSA 升高,而前列腺炎服用抗生素治疗、前列腺增生和癌的内分泌治疗使 PSA 下降。因此,血清 PSA 测定应在前列腺按摩后 1 周、前列腺直肠指诊、膀胱镜检查、导尿等操作 48 小时后、射精后 24 小时、前列腺穿刺后 1 个月后测定。血清中的 PSA 以游离 PSA 与总 PSA 存在。对鉴别诊断良性前列腺增生与前列腺癌有非常重要意义。测定游离 PSA 可以提高检测前列腺癌的敏感性和特异性,良性前列腺增生主要通过前列腺的体积增加使 PSA 水平增高;前列腺癌即使在早期前列腺体积很小时也可使血清 PSA 明显升高,因此测量血清 PSA 与前列腺大小的关系即 PSA 密度,对于前列腺癌诊断也有所帮助。

（2）前列腺特异膜抗原（prostate specific membrane antigen,PSMA）:是前列腺组织细胞膜内的特异性抗原。正常前列腺及前列腺癌 PSMA 均可呈阳性,但在前列腺癌组织中高表达,可以测定前列腺癌组织中的 PSMA 水平,或者在外周血中测得。应用逆转录 - 聚合酶链反应法检测前列腺癌患者外周血 PSMA mRNA,阳性率为 62.3%,有助于发现临床不能确诊的早期前列腺癌转移灶。免疫组织化学显示,PSMA 在前列腺癌细胞的淋巴结或骨转移灶中呈阳性,在激素难治性前列腺癌中更明显。由于 PSMA 在激素难治性前列腺癌或转移性病灶中高表达,故有望作为前列腺癌靶向治疗的靶蛋白。

6. 多胺的分泌　前列腺能产生和分泌精胺、亚精胺、腐胺等脂族多胺,其中精胺的含量最高,约为 0.5~3.4mg/ml。精液中 ACP 水解磷酸胆碱形成磷酸根离子,与带正电荷的精胺结合,形成精胺磷酸盐结晶。精胺的合成是在马尿酸脱羧酶催化下由马尿酸脱羧生成的。精胺在二胺氧化酶作用下产生醛类化合物,精液的特殊气味就是来自于此。多胺具有一定的抗菌作用,其代谢产物对细菌也有毒理作用,但同时也能灭活精子。已经证明,多胺代谢与诱导细胞生长有关,多胺在 DNA 复制中有作用。

7. 其他分泌功能　前列腺还能分泌多种肽类物质,如促甲状腺激素释放激素、肾上腺皮质激素刺激激素、松弛素、内啡肽、催乳素、抑制素等。但这些激素对前列腺的旁分泌调节作用仍不十分清楚。

（卢文红　周　芳）

第三节　精子产生的生殖生理

一、精子发生的过程

（一）精子发生

从精原干细胞（spermatogonia stem cell）形成高度分化和特异的精子是一个极其复杂的

细胞分化过程,包括精原干细胞的增殖分化、精母细胞的减数分裂和精子形成。增殖分化是指精原干细胞通过有丝分裂形成大量的生精细胞,减数分裂包括染色体配对和遗传重组,形成单倍体的细胞。成熟的精子形成经过一系列独特的形态学变化过程,从一个球形细胞变成一个种属特异、性状特异的精子。

（二）有丝分裂增殖

在胚胎期,原始干细胞通过迁移到达未分化的性腺,这个过程依赖于干细胞因子(stem cell factor,SCF)和 c-Kit 受体的相互作用。SCF 发挥作用需依赖于 c-Kit 受体形成配基受体二聚体复合物,在干细胞表面的相互作用刺激了干细胞的增殖和生存。在未分化性腺向睾丸分化时,原始干细胞和支持细胞的前体细胞处于睾丸生精小管内。

在新生儿期,精子发生上皮由松散的未成熟的支持细胞和极少量的精原细胞组成。青春期睾丸,处于分裂期间的生精细胞进行有丝分裂,这些细胞称为 A 型精原细胞,在增殖过程中形成两种精原细胞:一种为正在分化的精原细胞,另一种是与精原干细胞完全相同的细胞。鼠类的 A 型精原细胞分化显示出混合的细胞型,包括 A0、A1、A2、A3 和 A4 型精原干细胞。A0 型精原细胞是一种储备型的细胞,分裂缓慢,在睾丸损伤后这种细胞能加快分裂。A1~A4 型精原细胞是更新精原干细胞以维持生育能力,经数次有丝分裂形成同源的姐妹细胞群。根据灵长类精原细胞核的形态、染色质的致密程度及核仁的数量等,将 A 型精原细胞分成暗 A 型(Ad)精原细胞和亮 A 型(Ap)精原细胞。Ap 精原细胞是更新干细胞,为精子发生不断提供干细胞。研究显示,在猴和人类精子发生的过程中,处于细胞分裂周期 S 期的 Ap 精原细胞能特异表达一种标志蛋白,称为增殖细胞核抗原(proliferating cell-nuclear antigen,PCNA)。在成年灵长类支持细胞和 Ad 精原细胞不表达 PCNA,提示成年灵长类睾丸支持细胞不发生分裂,Ad 精原细胞是处于静止期的细胞。在未成熟的罗猴睾丸中 FSH 和 HCG 刺激 Ap 精原细胞增殖,同时也增强其表达 PCNA,Ap 精原细胞具有增殖的活性。此外,激素也作用于 Ad 精原细胞使其增殖,但极少表达 PCNA,因此可以推断 Ap 精原细胞起源于 Ad 精原细胞。

（三）减数分裂

减数分裂(meiosis)起始于细线前期的初级精母细胞,这一时期的男性生殖细胞进行最后的半保留 DNA 复制,在减数分裂的早前期染色体呈细线状,仅性染色体形成致密的异固缩小体。随着细线期(leptotene)和偶线期(zygotene)精母细胞通过支持细胞的紧密连接进入近腔室,初级精母细胞核形态发生明显变化。在细线期,虽然 DNA 已复制,但染色体看不到两条姐妹染色单体,染色体折叠成珠状,形成染色粒(chromomere)。随着染色体的进一步折叠,染色粒越来越大,数目越来越少,减数分裂进入偶线期。在偶线期,同源染色体配对,即染色体联会。染色体配对是高度特异的,配对的同源染色体不互相融合,有 0.15~0.32nm 的间隙,形成联会复合体。联会复合体除了可以稳定同源染色体配对,还可协助同源染色体小片段之间的交换和重组。联会复合体是减数分裂细胞中高度保守的结构,是父源和母源染色体基因互换和重组的一个特异结构。

粗线期(pachytene)的精母细胞,染色体进一步折叠,每条染色体出现两条染色单体,各自有自己的着丝点。此时,在同源染色单体之间发生某些片段的断裂和交换(crossing over),这一现象能在光镜下看到,称为交叉(chiasma)现象,是染色体基因互换和重组的基础。在双线期(diplotene)时,同源染色体开始分离,但交叉的部位仍连在一起。在终变期

（diakinesis），核仁消失，交叉数目明显减少，同源染色体只有端部在一起。由终变期进入减数分裂的中期、后期和末期，每一个初级精母细胞分成为两个次级精母细胞。每一个细胞中容纳单倍体染色体数，每一个染色体由两条染色单体组成，两条染色单体靠近着丝点处相连。第一次减数分裂完成后，经过短暂的间期（有时此期不存在），染色体不再进行复制即进入第二次减数分裂。在第二次减数分裂时，两条染色单体在着丝点处分开，各自移向细胞两端，在较短的时间里，次级精母细胞即分裂成为早期的精子细胞。

减数分裂是一个极其复杂的过程，需要许多新的结构蛋白和酶的参与，它们对染色体的排列、断裂、重组和修复等具有重要的意义。如：Rad51 是与人类同源作用于基因重组的细菌重组蛋白，ATM 相关基因是预防 DNA 损伤的基因家族的一员；泛素偶联修复酶（ubiquitin conjugating repair enzyme）参与蛋白质转化；另外还有减数分裂特异性的 DNA 双链断裂酶、DNA 重组蛋白及减数分裂特异的热休克蛋白（heat shock protein，HSP）等。

（四）成熟精子变态过程

从圆形精子细胞发育为成熟的精子，发生了明显的形态学变化，圆形精子细胞的细胞器也发生相应的变化。其中高尔基复合体变化明显，高尔基复合体囊泡融合成一个大的顶体囊泡，覆盖于精子细胞核大部分的表面，逐渐形成顶体；中心粒迁移到细胞核的尾侧，远端中心粒分化形成精子尾部中轴的轴丝；线粒体集中在鞭毛起始部，形成线粒体鞘；多余的胞质形成残余体逐渐抛弃。精子的染色体发生重组，细胞核高度浓缩。

高尔基复合体最终形成精子的顶体。在精子形成早期，胞质内含有大量的高尔基复合体。随着精子形成过程的开始，高尔基复合体产生圆形的前顶体囊泡，囊泡内含有致密的前顶体颗粒。随后前顶体囊泡逐渐融合形成一个大的顶体囊泡。随着精子细胞核的浓缩变长，顶体囊泡成为扁平状，覆盖在细胞核的表面，由顶部向尾部逐渐包绕精子细胞核的大半部，形成顶体（acrosome）。

线粒体最终成为成熟精子的能量供应器。在精子细胞形态变化中，较为明显的是细胞能量供应器——线粒体的改变。在精子形成刚开始的时候，精子细胞中的线粒体形态已完全不同于精原细胞或体细胞的线粒体形态，此时的线粒体嵴贴附在线粒体膜的周围，其间为弥散的和空泡化的基质。当线粒体组成精子尾部线粒体鞘时，线粒体的形态为"月牙状"。随着线粒体结构的改变，线粒体的蛋白成分也改变。

圆形精子细胞的细胞质在成熟的精子中被完全抛弃。在留下的很少的胞质中不含核糖体，胞质蛋白质的合成停止了，但线粒体蛋白质的合成仍在继续。形态统计显示，在精母细胞和精子细胞中线粒体数超过 10^3，但每个精子中段仅容纳约 75 个线粒体，表明在精子形成的过程中大量的线粒体被遗弃。

精子染色质发生剧烈的变化。其中以核小体组蛋白为基础的物质逐步被鱼精蛋白代替，通过一系列变化形成新的染色体。鼠干细胞的减数分裂前组蛋白的合成有 2 个峰，分别在细线前期和粗线期。睾丸精原细胞表达睾丸特异的 H_3 的蛋白，细线前期精母细胞表达组蛋白 tH_2A 和 tH_2B，粗线期精母细胞表达组蛋白 H_1t；减数分裂后的精子细胞特异表达组蛋白 H_2B。精子细胞变形过程中，通过蛋白质转化，鱼精蛋白替代核小体上的组蛋白。在鼠和人类，鱼精蛋白有 P1 和 P2 两种。

鱼精蛋白可以中和 DNA 电荷，降低 DNA 分子间的静电排斥作用，并通过二硫键形成致密的细胞核。此外，鱼精蛋白与 DNA 之间的联系使染色质形成层层折叠的结构，并使精子细胞核高度浓缩,其 DNA 至少比有丝分裂染色体多 6 次折叠。在精子细胞的基因组发生浓缩时,其转录活性消失,但仍有蛋白质的合成、精子细胞中 mRNA 的贮存以便用于翻译。组蛋白向鱼精蛋白转化过程的异常可导致不孕或胚胎早期夭折。

精子的发生过程是在支持细胞的微环境中完成的,各级生精细胞嵌入在支持细胞质的深处并与支持细胞膜形成独特的半连接接触。当圆形的精子细胞变态完成后,被释放到管腔并浸泡在睾丸液中,随着睾丸液的流动通过睾丸的输出小管进入附睾中。每个精子都是由一个 A 型精原细胞通过多次有丝分裂和减数分裂而来的,没有完全相同的精子。第一次减数分裂是初级精母细胞来自父方和母方的 23 对染色体之间按 2^{23} 随机组合分配到次级精母细胞中,形成 2^{23} 种不同的染色体。每条染色体上都有许多基因相互连锁,联会时同源染色体之间可能发生染色单体的部分片段交换,产生新的连锁关系。这样使每个精子具有独特的遗传信息,是人类复杂遗传和变异现象的基础(图 7-3-1)。

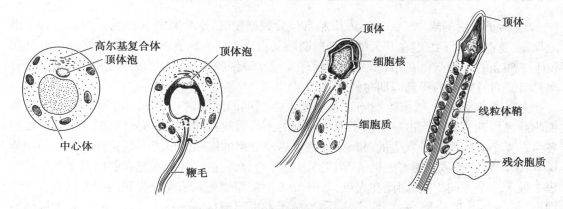

图 7-3-1 精子变态过程示意图

(五)精子发生的动力学

1. 精子发生的效率 生精上皮由支持细胞和生精细胞组成。灵长类和大鼠生精上皮中的支持细胞和生精细胞的数量明显不同,大鼠的支持细胞占 10%~20%,生精细胞占 50%~80%;在人类和猴中,支持细胞占 30%~40%,生精细胞占 20%~60%。根据单位体积计数,灵长类睾丸支持细胞比大鼠多 2~5 倍,人睾丸的支持细胞密度高于大鼠 2 倍。不同种属的睾丸中支持细胞与生精细胞的比率不同,使各种属睾丸支持细胞的工作量不同,而与每一个支持细胞发生联系的长形精子细胞的数量也不同。大鼠长形精子细胞与支持细胞的比值为 10,非人类灵长类为 6,人类为 4。生精细胞密度较低和支持细胞工作量较少使灵长类每天生产精子的数量较低,大鼠每天产生精子数为 $(10\sim24)\times10^6/g$ 睾丸,仓鼠、兔、牛、马、羊和猪均大于 $12\times10^6/g$ 睾丸,非人类灵长类为 $4\times10^6/g$ 睾丸,人类为 $(3\sim7)\times10^6/g$ 睾丸。

2. 精子发生的时程 精子发生有丝分裂、减数分裂和精子形成等一系列复杂的步骤需要几周时间。精子发生的动力学研究需要借助一些特殊的物质,这些物质能够进入细胞内并能掺入细胞增殖周期中,细胞分裂后通过对这些物质的观察可评估早期的生精细胞。目前最常用的是溴脱氧尿苷(bromodeoxyuridine,BrdU),在细胞增殖周期的 S 期,BrdU 能掺入 DNA 中,并能非常容易地通过免疫组化显示。通过观察 BrdU 标记的生殖细胞分裂,能测定精子发生周期的时程。包括人类在内的各种动物,从进入第一次减数分裂到精子释放称为精子发生的时程,各种属间精子发生的时程是不同的。

　　种属不同,精子发生的时程也不同(表7-3-1)。在同一个种属内,整个精子发生过程中的细胞发育速率是恒定的。同一种属的所有 A 型精原细胞在相同的时间完成整个发生的过程。激素或各种外界的有害物能影响精子发生,但不能改变精子发生的速率。

表 7-3-1　不同种属的精子发生时程

种属	时程(天)	周期数	种属	时程(天)	周期数
小鼠	34.5	4	人	64	4
大鼠	48	4	羊	40	4
兔	47~51.8	4.5	猪	32	4
牛	54	4			

　　3. 精子发生的规律　A 型精原细胞有丝分裂增殖时,产生新的 A 型精原细胞作为干细胞保留,这些新的干细胞在几天的静息周期后又将进入新一轮有丝分裂的增殖过程,并又保留下一些新的干细胞。在相同的种属,所有 A 型精原细胞静息周期的时间是恒定的,每个种属具有其自身特异的静息周期时间。

　　大鼠相邻两批 A 型精原细胞进入精子发生周期的间隔时程为 12 天,即大鼠 A 型精原细胞静息周期为 12 天,占整个精子发生时程的 1/4,因此在同一时间必然出现 4 批精原细胞各自在 4 个不同的精子发生的时程中。最早启动分裂的细胞的位置不断被随后分裂的细胞所取代,向管腔迁移。随着一批 A 型精原细胞开始分裂,前面 3 批细胞在朝向精子发生的过程中处于 3 个不同周期,因此在大鼠,每一个 A 型精原细胞从启动分裂到精子形成共有 4 个周期,每一个周期表示一种细胞类型,称为精子发生周期(spermatogenic cycle)。各种属间精子发生周期数不同。

　　如果在青春期所有的 A 型精原细胞都准确地在同一时间开始有丝分裂并产生精子,而增殖的干细胞经过一定的静息周期后再进入精子发生,这势必造成脉冲式释放精子,导致男性不育。实际上,青春期 A 型精原细胞是随机启动进入有丝分裂的,尽管不同的细胞其发育的速率和周期均是恒定的,但其进入精子发生的时间被错开,使精子释放连续进行。

　　4. 生精上皮周期　相邻的两批 A 型精原细胞进入精子发生的间隔是恒定的,在精子发生过程中,细胞增殖分化的速率也是恒定的,因此,在同一个周期中所有的细胞发育均是平行的,无论在何种生精小管的横切面,细胞的排列都具有各自特征。大鼠精子发生的周期间隔为 12 天,当一个新的 A 型精原细胞经过 12 天、6 次的有丝分裂进入减数分裂时,上一批细胞又经过了 12 天完成了减数分裂,成为早期的精子细胞。由于精子细胞变形成为精子的过程需要 12 天,因此进入有丝分裂的细胞不仅与进入减数分裂的细胞同处,还与开始变形的精子细胞同处。在这 12 天的时程中,处在 4 个周期中的所有细胞组成明确的和容易辨认的 14 个特殊的细胞组合称为期(stage)。这种特殊细胞组合随时都在变化,在 12 天中连续出现 14 个阶段,然后出现一次重复。

　　人类与生精细胞有规则排列的啮齿类动物不同,生精小管的横断面上可以辨别出界限清楚的 6 个期,但并不是每个期都占满生精小管的整个横断面,可识别的细胞组合只占据生精小管上皮较小的楔形区域。这一现象并不意味着人类的精子发生周期和细胞发育的速率调控机制不同于其他种属,而似乎显示在人类精子发生过程中单个细胞群并列的空间较小。

沿生精小管的纵轴,精子发生的形态学结构具有明显的特征。在青春期,生精小管纵轴中央处的 A 型精原细胞最先被启动进入有丝分裂增殖,产生第一个精子发生周期。与此同时,激活物沿生精小管纵轴向两端缓慢伸展,进行性地启动 A 型精原细胞产生第二个精子发生周期,第三个精子发生周期在整个生精小管的纵轴上形成精子发生波(spermatogenic wave)。

5. 精子发生的染色质结构 近几年关于精子 DNA 结构和功能的深入研究发现,精子染色体结构是非常复杂的,有些属性与体细胞 DNA 结构相似,而有些则是生精细胞特有的。

Ward 对精子形成中染色体结构的变化提出了一个精子染色体结构模式,根据这个模式将长链裸露的 DNA 到逐渐组装成染色体的过程分为 4 个阶段:

(1)裸露的双链 DNA 附着于精子细胞中的特殊结构——核环,称之为染色体锚定;

(2)锚定的染色体通过特殊的片段——基质连接区与核基质中的蛋白质每个 30~50kb 相连接,使染色体链形成一系列环状结构;

(3)DNA 环结合鱼精蛋白而浓缩成紧密的结构;

(4)浓缩的染色体进行空间排列。

根据这个模拟的精子染色质组装模式,染色质锚定代表一种新型 DNA 结构,这个结构只存在于生精细胞中。核环是通过与特殊的 DNA 片段来锚定染色体的。研究显示核环也存在于人的精核中。在染色体的锚定过程中,DNA 环区的形成与鱼精蛋白结合是两个独立的过程,DNA 组成的环区是唯一既存在于体细胞也存在于精子细胞中的结构。精子在发生过程中,生精细胞中的组蛋白逐渐被鱼精蛋白代替的经过终将导致生精过程中细胞核逐渐浓缩。在体细胞内,DNA 环绕在组蛋白周围形成核小体,而在精子细胞中鱼精蛋白在 DNA 的螺旋沟中结合 DNA,完全中和 DNA,使 DNA 相邻的 2 条链通过范德华力结合在一起。人和小鼠精子核中所有的染色体着丝点均聚集在核中心,二端粒则位于核外周。

(六)细胞凋亡和精子发生的调控作用

细胞凋亡(程序性细胞死亡)是一系列协调信号的级联序列反应导致细胞死亡。细胞凋亡与细胞坏死是不同的,这种形式的细胞死亡发生在生理条件下,也可以在毒物暴露、内环境紊乱等情况下诱导细胞凋亡。人类睾丸内精原细胞、精母细胞和精子细胞的凋亡均可被检测到,睾丸细胞凋亡的发生率有种族差异。在灵长类生物,内分泌失衡或热处理可诱导睾丸细胞凋亡。灵长类生物模型中发现 A 型精原细胞分化为 B 型精原细胞依赖于促性腺激素。近期人类研究的数据显示,促性腺激素作为精原细胞的细胞存活因子的作用,大于作为细胞分化因子的作用。

二、精子发生过程中的调控

精子发生过程受神经内分泌和精子发生相关基因及蛋白的调节,睾丸内部细胞之间的相互作用也对精子的发生起到局部调控的作用。下丘脑 - 垂体 - 睾丸轴是男性生殖功能的重要调控系统,这种调控是一种复杂的信息传递和反馈调节。下丘脑、垂体与睾丸在功能上密切联系,相互调节,使精子发生成为严格有序、协调统一的过程。

1. 下丘脑水平对精子发生的调控

(1)促性腺激素释放激素:下丘脑合成和分泌促性腺激素释放激素(gonadotropin-releasing hormone,GnRH),是中枢神经系统作用于生殖功能的最重要因素。研究证实,无论是 GnRH 的合成、储存、释放或作用过程哪个环节出现异常,都会部分或完全地影响性腺的功能。

GnRH 以一系列脉冲的方式被释放入血,经血流运送至垂体前叶,与促性腺激素细胞膜表面的特异受体结合,启动了第二信使系统肌醇三磷酸而出现反应:首先,在数分钟内储存的卵泡刺激素(follicle-stimulating hormone,FSH)和黄体生成素(luteinizing hormone,LH)被释放,持续约 30~60 分钟。随着第二次 GnRH 峰的到来,分泌反应要强于第一次反应(释放储存),称为 GnRH 的自预激(self-priming)作用。GnRH 的持续作用可以引起 LH 的释放和小的分泌颗粒的显著减少。其次,经过数小时或数天后,促性腺激素细胞又开始合成分泌颗粒。经过几天后,GnRH 又与促性腺激素细胞继续结合以维持分泌状态。

GnRH 与受体结合后,部分 GnRH- 受体复合物保留在质膜上,而其他的则经过包被小窝进入脂质结构中发生降解或经过其他多肽的处理后进入胞质。如果 GnRH 长期作用使受体被持续占据,将引起垂体中 LH 及 FSH 的含量和分泌减少,即促性腺激素的脱敏现象。临床上早期连续性注射 GnRH 或改用 GnRH 激动剂后,反而引起 Gn 明显减少,甚至抑制精子发生。

(2)垂体腺苷酸环化酶激活肽:垂体腺苷酸环化酶激活肽(pituitary adenylatecyclaseactiviting poly-peptide,PACAP)是下丘脑大细胞性神经系统(如视上核和室旁核)分泌的一种神经肽。PACAP 的受体有两种类型:Ⅰ型受体为 PACAP 的特异受体,主要分布在下丘脑、垂体、睾丸、附睾和肾上腺等部位;Ⅱ型受体为 PACAP 和血管活性肠肽(vasoactive intestinal peptide,VIP)共同受体,主要分布于肺、肝等组织。

PACAP 对精子发生的调控表现在两个方面:①PACAP 通过其在下丘脑 - 垂体 - 睾丸轴中广泛分布的Ⅰ型受体,激活腺苷酸环化酶的活性,具有促垂体激素的作用;②睾丸中的 PACAP 含量丰富,其受体广泛分布于支持细胞和生精细胞,提示 PACAP 可能有直接调控睾丸的功能,在精子发生过程中发挥重要的调节作用。

2. 垂体水平对精子发生的调控 垂体水平调节睾丸功能主要是通过分泌促性腺激素 FSH 和 LH 来进行的。LH 和 FSH 是一类具有化学信使作用的蛋白激素,通过其在睾丸内的特异受体将激素信息传递到细胞内,促进细胞的活动。LH 受体位于睾丸的 Leydig 细胞和卵巢的膜与颗粒细胞、黄体细胞及间质细胞中。FSH 受体位于卵巢的颗粒细胞和睾丸的 Sertoli 细胞中。催乳素受体在人体分布很广泛。男性配子的产生和类固醇激素的分泌是在青春期后持续进行的。这表明睾丸激素对促性腺激素的释放没有正反馈作用,因而也没有峰式的激素形式和配子的周期性产生。

(1)FSH 的调控作用:研究显示,FSH 对精子发生具有下列调节作用:①诱导动物和人精子发生的启动或始发;②引起去垂体大鼠与冬眠动物精子发生的再启动;③与睾酮一起参与维持性成熟灵长类的精子发生,保持精子发生在数量与质量上的正常。

FSH 对精子发生的调节作用是通过支持细胞介导的。FSH 与支持细胞膜表面的受体结合,激活腺苷酸环化酶,该酶以 ATP 为底物产生 cAMP,使 cAMP 水平增高,进而激活蛋白激酶,导致细胞内一些蛋白质磷酸化,30~60 分钟后细胞内 mRNA 和 rRNA 的水平明显提高,支持细胞合成和分泌种类繁多、性质与功能各异的活性物质,这些物质直接或间接参与精子发生过程。FSH 的部分作用可能是通过其刺激支持细胞中雄激素受体间接实现的。FSH 对雄激素受体的作用是通过短期和长期效应来实现的。短期效应可以使 mRNA 稳定下降,但不影响雄激素受体蛋白的水平;长期效应能刺激雄激素受体基因转录,从而升高雄激素受体蛋白的水平。

（2）LH 的调控作用:LH 对精子发生的调控是通过影响睾丸间质细胞的功能而实现的。在 LH 脉冲式释放的生理刺激下,睾丸间质细胞合成与分泌睾酮,进而调控精子发生。虽然 LH 脉冲式释放对维持间质细胞的功能极为重要,但睾酮的释放特点并无明显的脉冲波动。

LH 与间质细胞膜表面的受体结合,通过增大胞质内第二信使 cAMP 的浓度而将信号传递进细胞,促进细胞的活动,合成和分泌睾酮。间质细胞膜上的 LH 受体基因表达产物具有多样性,现已分离鉴定出至少四种不同的 LH 受体 mRNA,并编码出不同大小的受体蛋白。此外还有 13 种变异型(结构上残缺不全)的受体蛋白。这些缩短或结构残缺不全的 LH 受体蛋白的功能不清,但已知某些变异型受体蛋白只能和 HCG 结合而不能与 LH 发生反应。另外,LH 受体蛋白能同缩短的受体蛋白相互作用,产生一种新的重组 LH 受体蛋白,其对 HCG 有更高的亲和力和结合能力,并能更强地刺激第二信使的产生,而有更高的合成与释放雄激素的生物效应。

（3）泌乳素的调控作用:泌乳素在垂体和血液中存在着不同分子大小的多种结构,它们可能是同一基因转录翻译后不同加工的产物。泌乳素细胞均匀分布在垂体前叶,已有 4 种不同的泌乳素分泌细胞被发现,泌乳素以分泌颗粒形式储存于细胞中,呈脉冲式分泌,这与下丘脑控制泌乳素分泌的激素也是以脉冲式释放有关。

影响泌乳素分泌的有泌乳素抑制分子和泌乳素释放因子。泌乳素抑制因子包括儿茶酚胺、多巴胺。它们与受体结合后进入细胞,使分泌颗粒表面的多巴胺受体促进泌乳素的分泌。与受体结合后多巴胺进入细胞,使分泌颗粒中的泌乳素脂质降解,因而减少激素的释放。在男性,泌乳素能增加 LH 受体的数量,使 LH 作用于间质细胞发挥促激素生成作用。释放因子能促进泌乳素的释放,下丘脑促甲状腺激素释放激素(TRH)能明显刺激泌乳素的释放,TRH 受体位于泌乳素细胞上。肠血管活性多肽(vasoactive intestinal polypeptide,VIP)是促进泌乳素释放强有力的释放剂,其受体也分布在泌乳素细胞上。雄激素也能导致高泌乳素血症,原因可能是降低了泌乳素细胞对多巴胺的敏感和增加了 TRH 受体的数量。

泌乳素在男性睾丸中的受体只限于间质组织,作用是增加间质细胞中 LH 受体的数量,从而增加 LH 的作用。同样泌乳素能在前列腺中增加雄激素的吸收和 5α- 还原酶的活性。泌乳素能促进睾酮在精囊腺中的作用,而睾酮则能维持泌乳素受体在精囊腺中的数量。男性泌乳素的血浆浓度病理性升高可引起生育力的损伤,表现为血液中睾酮浓度减低和性欲的丧失。患者泌乳素分泌的睡眠昼夜节律紊乱,不出现醒来的泌乳素下降,掩盖了睡眠增加泌乳素的作用。

3. 睾丸对精子发生的调控作用　睾丸间质细胞合成分泌雄激素(主要是睾酮),睾丸内正常的睾酮水平是保证精子发生的基本条件。

（1）睾酮在精子发生中的作用:睾酮释放后,部分被选择性输送到睾丸的生精小管中,与生精小管支持细胞内的雄激素受体及管腔中的雄激素结合蛋白结合,促使精子发生。

睾酮对精子发生调节作用的主要证据是:①临床上睾酮缺乏的患者或雄激素受体突变的患者,表现为原发性无精子或精子发生完全停止。②垂体切除大鼠的睾丸体积小于正常大鼠,精子生成减少,精子发生被阻断在初级精母细胞阶段;间质细胞大量减少,睾酮水平低下,睾酮依赖的附属性腺如前列腺和精囊腺退化,当垂体切除后给予大剂量的睾酮,精子发生将继续进行,附属性腺也没有明显退化。③睾丸女性化(testicular feminized,Tfm)小鼠由于间质细胞内 17α- 羟化酶的活性低下,使其合成睾酮的能力明显降低;同时,该小鼠编码雄激素受体的基因在第 1 112 位有一个碱基缺失,其雄激素依赖组织因缺乏雄激素受体而对雄激素完全不敏感。结果 Tfm 小鼠睾丸体积仅为正常小鼠睾丸的 1/10,精子发生严重障碍,表明睾酮在调控精子发生的过程中有重要作用。睾酮对精子发生的调节机制目前仍不十分清楚,目前主要的观点认为,睾酮是通过睾丸两种主要细胞——支持细胞和管周细胞内的雄激素受体间接地调节精子发生。

(2)睾丸负反馈的调节作用:睾酮除直接在睾丸内通过对支持细胞及管周细胞的作用调控生精过程以外,还能负反馈调节下丘脑 - 垂体的分泌,通过影响 GnRH 及垂体促性腺激素 LH 和 FSH 的水平,形成影响精子发生的循环调节通路。

睾酮是由 LH 刺激睾丸中间质细胞所分泌的,反过来,睾酮又是调节 LH 分泌的主要激素。研究发现,免疫中和恒河猴的睾酮可以导致血中 LH 浓度升高,而在所有被阉割的动物中,给予睾酮则引起 LH 浓度的陡然下降。睾酮的负反馈作用主要是降低 LH 峰的频率,其幅度也有一些改变。由于 FSH 和 LH 脉冲式释放是由相似的 GnRH 分泌所控制,所以睾酮负反馈部位是在下丘脑。

睾酮也能改变垂体对 GnRH 的反应性,下丘脑和垂体同时受睾酮的负反馈作用。这两个部位都有大量的雄激素受体,在阉割后的雄性大鼠的下丘脑基底正中的弓状核周围注射睾酮可以使血中 LH 的浓度明显降低;至少在啮齿动物中,不管从周围血还是从下丘脑给予5α- 双氢睾酮,都能对 LH 的分泌起一定的调节作用,这表明睾酮的代谢物除了在周围发挥作用外,还可能参与负反馈调节。除了睾酮对下丘脑 - 垂体的负反馈调节作用外,睾丸支持细胞分泌的抑制素可以通过负反馈调节垂体分泌 FSH,研究表明支持细胞分泌的睾丸抑制素与生精过程的完成有关。

4. 精子发生过程中的局部调控作用　睾丸的精子生成受睾丸局部调节机制的影响,包括睾丸不同细胞之间的相互作用以及生长因子的调节作用。

(1)支持细胞在精子发生中的作用:睾丸支持细胞对精子发生的调控表现在多方面。

1)机械作用:支持细胞从生精小管的基部一直延伸至顶部,为精原细胞的有丝分裂、精母细胞的减数分裂和精子细胞变形成为精子提供场所。支持细胞同时还能通过胞质间桥梁作用,使由同一精原细胞分化而来的生精细胞保持联系。支持细胞在其基部有紧密连接,是基本的机械作用,对血 - 睾屏障的形成及构建一个独特的生精细胞发育的微环境至关重要。

在支持细胞和生精细胞之间也存在着特殊的机械作用。支持细胞中朝向精母细胞和精子细胞顶体的内质网膜的嵴是平整的,这些结构被普遍认为是连接装置。另一种支持细胞和生精细胞之间的机械作用称为管球复合体(tubulobulbar complex),是成熟期精子细胞头部的胞膜呈狭窄的管状突起陷入邻近的支持细胞膜中。在显微镜下可以观察到支持细胞和生精细胞之间是直接接触的,这种物理性接触是细胞间的黏着。

2)营养作用:由于血 - 睾屏障的存在导致支持细胞必须为生精细胞提供不可缺少的营养,支持细胞的一个重要功能就是将必需的营养物质从血浆中运输到生精细胞,这对生精细胞的生存和代谢至关重要。

许多小分子量可溶性的营养成分可通过支持细胞间的机械连接或细胞分泌直接转运,

但是大量的物质由于溶解度小及活跃的化学特性需要由结合蛋白来转运。研究显示,支持细胞能合成许多不同的转运蛋白向生精细胞转运各种营养物质,如合成转铁蛋白细胞、合成铜蓝蛋白、将维生素转运至生精细胞,脂质也是由特殊的结合蛋白来转运的。

3)调节作用:支持细胞对生精细胞的调节作用是通过旁分泌因子和局部的营养因子来进行的。支持细胞和生精细胞共同培养能促进生精细胞内 RNA 及 DNA 的合成,刺激生精细胞表面抗原的出现和维持谷胱甘肽的生成,支持细胞分泌的一系列因子可能介导这种调节作用。目前已知的一些因子,如胰岛素样生长因子、表皮生长因子、成纤维细胞生长因子、转化生长因子和神经生长因子等,参与了精子发生中的细胞增殖、减数分裂和分化的局部调节。

(2)管周细胞的作用:管周细胞构成生精小管的完整性并可能参与小管的收缩。在睾丸发育早期就形成管周细胞层,而只有在青春期早期由于雄激素的作用肌样细胞才开始分化。

管周细胞对精子发生的作用还体现在它与支持细胞间的相互作用:①支持细胞和管周细胞共同形成细胞外基质,细胞外基质构成生精小管的完整性且能帮助维持血-睾屏障;②管周细胞和支持细胞之间的机械作用能促进和维持支持细胞的极性及顶端分泌的特性;③管周细胞可能调节支持细胞的功能,如能增加支持细胞的 ABP 产量、刺激人支持细胞合成转铁蛋白、改变支持细胞的组织化学特性等。

5. 精子发生的基因调控作用 精子发生过程背后是错综复杂的基因网络调控过程,这些基因通过不同的形式对精子发生起着不同的调控作用。一些基因为生殖系统特异表达,一些为体细胞和生殖细胞共同表达,还有一些通过 mRNA 转录后的加工,即选择性剪接对精子发生起调节作用。这些调节基因发生突变或缺失均会不同程度地影响精子发生过程,从而导致男性生精障碍。

(1) *c-kit* 基因的表达:生殖系统的特异基因可在支持细胞、间质细胞和生殖细胞中表达。编码跨膜酪氨酸激酶受体的 *c-kit* 基因在生殖干细胞中表达,其配体是干细胞因子或青灰因子(steel factor,SLF),在支持细胞中表达。在 FSH 或 cAMP 的刺激下,支持细胞中的 SCF-mRNA 明显增加和更新。*c-kit* 基因在生殖细胞中的表达终止于精子发生的减数分裂期。

(2)Y 染色体的微缺失:1976 年 Tiepolo 和 Zuffardi 发现 6 例具有正常男性体型的无精子症患者 Y 染色体长臂远端部分缺失,因此提出在 Y 染色体长臂非荧光区域(Yq11.23)存在着控制精子发生的基因。由于该基因缺失患者多表现为无精子症,故将其称为无精子因子(azoospermia factor,AZF)。Yq11 区域分成 25 个亚区(D1~D25),在 Yq11 上存在 3 个精子发生位点,各位点在男性生殖细胞发育的不同时期起作用。由于每一位点缺失严重表现为无精子症,故将其命名为 AZFa、AZFb、AZFc,其中 AZF(D3~D6)精子发生阻滞在青春期前阶段,表现为唯支持细胞综合征(sertoli-cell-only syndrome,SCOS)和小睾丸;AZFb(D20~D22)可表现出不同组织变化,可以是 SCOS,也可以是不同程度的生精阻滞。表明 AZF 的缺失不仅可以导致无精子症,还可以引起严重的少精子症。

YRRM1 基因是从人睾丸 cDNA 文库中获得的,定位在 AZFb 区域中,只表达在生精细胞,特别是精原细胞和次级精母细胞上,Southern blot 分析表明,*YRRM1* 仅在人类和猩猩中存在。基于该基因是 AZF 的重要候选成分,*DAZ* 基因定位于 AZFc 区域内。睾丸组织原位杂交法

表明 *DAZ* 表达在减数分裂前期生殖细胞上,特别是精原细胞,*DAZ* 可能在精子发生的早期起作用。

(卢文红　周　芳)

● 参考文献

1. 李铮,张忠平,黄翼然,等.世界卫生组织男性不育标准化检查与诊疗手册.北京:人民卫生出版社,2007.

2. 谷翊群.男性生育力与精液参数的变化趋势.中华男科学杂志,2014,20(12):1059-1062.

3. MdSaidurRahman,June-Sub Lee,Woo-Sung Kwon,et al. Sperm Proteomics:Road to Male Fertility and contraception. International Journal of Endocrinology,2013.

4. Wyns C,Curaba M,Vanabelle B,et al. Options for fertility preservation in prepubertalboys. Hum ReprodUpdate,2010,16(3):312-328.

5. Stensvold E,Magelssen H,Oskam IC. Fertility-preserving measures for boys and young men with cancer. Tidsskr Nor laegeforen,2011,131(15):1433-1435.

6. Glaser AW,Phelan L,Crawshaw M,et al. Fertility preservation in adolescent males with cancer in the United Kingdom:a survey of practice. Arch Dis Child,2004,89(8):736-737.

7. 乔杰,龙晓宇,高江曼,等.人类生育力保护的机遇与挑战.中国实用妇科与产科杂志,2016,32(1):8-12.

8. Edmond J. Farris. Male fertitlity. British Medical Jouranal,1951,22,1475-1479.

9. Jia Y,Hikim AP,Lue YH,et al. Signaling pathways for germ cell death in adult cynomolgus monkeys(Macacafascicularis)induced by mild testicular hyperthermia and exogenous testosterone treatment. Biology of reproduction,2007,77:83-92.

10. Ruwanpura SM,Mclachlan RI,Matthiesson KL,et al. Gonadotrophins regulate germ cell survival,notproliferation,in normal adult men.human reproduction,2008,23:403-411.

11. Marshall GR,Ramaswamy S,Plant TM. Gonadotropin-indepandent proliferation of the pale type A spermatogonia in the adult rhesus monkey(Macacamulatta),2005,73:222-229.

12. 王一飞.人类生殖生殖学.上海:上海科学技术文献出版社,2005.

13. 郭应禄,胡礼泉.男科学.北京:人民卫生出版社,2003.

第八章 男性生育力评估

男性生育力是指男性产生精子以及精子受精卵子的能力;更广义的概念还包括睾丸储备功能(即睾丸储备),是指睾丸可持续生成精子的数量和质量,以及分泌雄激素的潜能。前者主要注重个体的生殖功能,后者则还包含了性功能。评估男性生育力的方法要根据个体发育所处的阶段来选定。男性进入青春期后,睾丸生精上皮中精原干细胞即开始精子发生的过程,经过约 64 天的减数分裂最终形成精子。在我国,一般 13 岁以后的青少年男性精液中可见到精子,主要依据精液分析来评估男性的生育力;而对于青春期前的男性或无精子症的男性,生育力潜能评估则更多的是考虑睾丸组织中是否有足够的成熟精子或生精细胞。因此,对男性生育力进行合理评估,以明确接受生育力保护治疗的必要性或适应证,是开始男性生育力保护前的首要步骤。鉴于男性生育力保护方法包括了精子和睾丸组织两个水平,因此,男性生育力的评估方法也将从这两个层面展开。

第一节 基于精液/精子分析的男性生育力评估方法

不同于一般的不育患者和供精者筛查,生育力保护前,男性生育力保护申请者除了需要常规进行性传播疾病筛查,以避免对精子库的储存精子交叉污染外,还需要对被保护的精液或精子样本所具有的生育力潜能进行评估,以确定生育力保护的必要性。有许多方法可用于精液、精子的生育潜能评估,但对于生育力评估而言,精液常规分析、精液微生物检测和精子 DNA 完整性分析是最为直接和重要的评估方法。

一、精液常规分析

精液分析是评价男性生育能力的重要实验室检查方法。为了保证精液分析的准确性,精液必须在实验室取精室内无菌采集,最好在精液采集前禁欲 3~7 天。如遇到接受抗肿瘤治疗需紧急进行生育力保存时,可以灵活掌握禁欲时间。通过精液分析判断男性生育能力,应按照《世界卫生组织人类精液检查与处理实验室手册》第 5 版建议的标准操作程序和参考值标准进行。该参考值范围基于健康人群建立,是目前男性生殖医学最为认可的标准。依据这一标准,精液分析液化不应超过 60 分钟,精液量大于 1.5ml,密度 $\geqslant 15 \times 10^6$/ml,存活率 $\geqslant 58\%$,其中向前运动精子 $\geqslant 32\%$,精子正常形态率 $\geqslant 4\%$。

1. **一般描述** 采集的标本应立即送至实验室,实验室室温应控制在 20~25℃。实验室人员应记录取精的时间,询问采集是否完整并记录。射精时前段精液主要为附睾中的精子,后段精液主要为精囊液,如有丢失,将会大大影响精液常规分析准确性,此时可告知受检者择日复查。精液可用刻度移液管测量,或者对样品进行称重。低精液体积可能由于:①样品收集不全;②附属性腺分泌功能障碍;③射精时压力过大。称量法是采用电子天平称重含有标本的取精容器,减去取精容器的重量(或使用去皮功能)即为精液标本的重量,可按精液密度为1g/ml换算为精液的体积。将标本置于37℃恒温水浴液化。由于蛋白酶的活性,正常精液在37℃下15~20分钟内完全液化,超过30分钟液化可描述为"延迟",超过60分钟不液化的视为异常。然后观测精液外观,正常的精液应具有均质、灰白色的外观并具有特殊腥味,精液有强烈刺鼻的气味可能提示细菌感染;精子浓度很低的标本,精液较透明;长期没有排精,精液可因黄素蛋白浓度的增加呈淡黄色或黄色;精液颜色呈黄色也可能表明精液中有炎症细胞。患有黄疸或服用某些维生素,精液也可能为黄色;有红细胞的标本,精液可呈现为鲜红或红褐色。使用精确pH试纸(6.8~8.0)测定精液pH,测定前精液应充分轻缓搅匀,并于射精后1小时内测定。如果pH很低且为无精子,提示可能存在射精管道的堵塞或双侧输精管先天性缺如。

2. 精子计数 待精液完全液化后开始进行精子计数,一般在射精后1小时之内进行。精子凝集是指彼此黏附的精子(不是其他细胞和碎片)以头对头、头对尾、尾对尾或混合的形式聚集成团,这种情况也应详细记录。在运动评估期间,如果观察到圆形细胞,则应当在相同的字段中计数。如果发现圆细胞 $> 1 \times 10^6$/ml,应进行区分白细胞和未成熟生殖细胞的差异染色方法以评估精液中白细胞的浓度(白细胞 $> 1 \times 10^6$/ml称为白细胞精子症)。大量碎片也应视为异常。精子计数可采用两种方式进行,即精子人工计数与计算机CASA分析仪计数。目前认为人工计数方法更为准确。

(1)人工计数法:可选择的精子计数板有血细胞计数板和专用精子计数板。预先将计数板置于37℃恒温板上预热,显微镜载物平台预先加热并恒温在37℃。轻缓、充分混匀精液标本,混匀时不能剧烈或产生气泡。取约 $10\mu l$ 精液滴加到计数板上,轻轻盖上盖板,置于显微镜下观察。精液在计数板平台和盖板之间不应有气泡,如有气泡应清洗干净计数板后重新加样,以免影响检测结果。调节好显微镜焦距,选择计数板中央及四周至少5个视野,至少计数200条精子。每份标本重复取样2次,各自计数200个精子,两次计数结果在95%可信区间的,取两次的均值出报告;不在可信区间的必须重新取样,重复计数2次。

(2)计算机CASA分析仪法:预先将2块计数板置于37℃恒温板上预热,显微镜载物平台预先加热并恒温在37℃。混匀精液标本后进行加样,置于显微镜下观察。调节好显微镜焦距,选择计数板中央及四周至少5个视野,分析至少200条精子。加样另一块计数板,重复以上分析。2次分析结果应在95%可信区间,如不在95%可信区间,则需重复上述分析直至符合质控要求。当精子的浓度过高,如超过 80×10^6/ml时,应采用稀释液稀释后再行精子计数。《WHO人类精液分析实验室技术手册》第5版对以下几种情况明文禁止:①对同一计数池进行2次计数;②一次填充一块计数板的2个计数池;③两次结果的差异值大于可接受值时,尝试第三次计数,并计算3个数值的平均值或最相近的2个值的平均值。

如没有检测到精子,则需将精液标本按3 000g/min离心15分钟,取其沉淀物显微镜下逐一观察,并将结果在最终报告中备注。离心的速度和时间不能低于上述要求;若在沉淀物中找到精子,则为隐匿性无精子症。

3. 精子运动能力分析 采用计算机辅助的精子分析系统(CASA)进行精子运动能力分析,计数前向运动精子数量,被认为较显微镜下主观分析更为客观(图8-1-1)。该系统还可提供精子运动的其他参数:

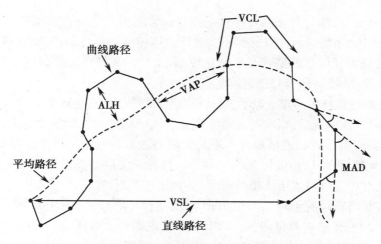

图 8-1-1 精子分析系统

（1）VCL（曲线速率）：精子头沿其实际曲线的运动速率，即在显微镜下见到的二维方式运动轨迹的时均速度，反映精子活动能力。

（2）VSL（直线速率）：精子头在开始检测时的位置与最后所处位置之间的直线运动的时均速率。

（3）VAP（平均路径速率）：精子头沿其平均路径移动的时均速率。直线性 LIN=VSL/VCL，前向性 STR=VSL/VAP，是判断前向运动精子的条件之一。

（4）BCF（鞭打频率）：是精子曲线路径跨越其平均路径的平均频率。

（5）MAD（平均角位移）：是精子头沿其曲线轨迹瞬时转折角度的时均绝对值。

精子分析系统对精子运动能力的判断更客观，对运动方式的判断更精细。精子分析系统的主要问题是精子与其他类似尺寸物体（如一些圆形细胞、细胞质液滴或碎片）的识别和区分。此外，使用该设备需要由受过训练的人员进行持续的视觉监控和校准，且仪器较昂贵。

二、精液感染与男性生育力

男性生殖道在正常情况下（尿道除外）无细菌、支原体、衣原体及病毒的存在。男性尿道中正常寄居的细菌会污染精液，但一般没有致病作用。如人类免疫缺陷病毒、巨细胞病毒、人乳头瘤病毒、单纯疱疹病毒、人疱疹病毒、乙型肝炎病毒，以及最近在人精液中检测到的埃博拉病毒和寨卡病毒等可通过聚合酶链反应（PCR）或连接酶链反应（LCR）技术检测出来。目前，男性生殖道病毒感染的临床意义和妊娠结局还不完全清楚。

有研究对精子活力差、精子凝集及白细胞增多、精液背景差及畸形精子增多者进行UU、CT、弓形虫检查、细菌培养和药敏试验，结果显示，精液感染在就医的男性不育者中占55.64%。其中 UU 占 39.6%、CT 占 24.35%、弓形虫占 2.3%、细菌占 68.49%，显著高于普通群体，提示精液感染会影响到男性的生育力。

精液感染不仅会影响精子的存活，还会使畸形精子的比例增加。UU 可附着于精子头部、中段及尾部，改变精子流线型特性，降低男性的生育力。所以，男性生育力保存过程中，通过精液的培养甄别感染的存在，不仅能保护男性精子的生育能力，还能为精子保存基地——精子库的安全,预防交叉感染提供了保证。常见男性附属性腺感染的病原体有淋球菌、支原体、衣原体、葡萄球菌、链球菌等,这些病原体较易培养鉴别,实验室培养方法比较成熟,但结核分枝杆菌和病毒的培养及鉴别比较困难。常规的精液细菌培养应包括细菌菌落计数、需氧菌培养、厌氧菌培养和细菌鉴定。

1. 精液细菌培养样本采集 禁欲 3~5 天的患者排尿后,洗净双手,用 0.1% 的新洁尔灭灭菌棉球消毒阴茎及龟头后,再次用无菌生理盐水灭菌棉球清洗阴茎及龟头,以手淫法采集精液于无菌容器内待检。如遇精液样本不是无菌方法留取或不是用无菌容器留取应拒收,嘱受检者择日复检,以保证检验结果的可靠性。精液采集后在保证无菌的条件下立即送到实验室,不能及时送检时可置于冰箱冷藏,但不宜超过 2 小时。

2. 精液细菌培养检验步骤 可用 $10\mu l$ 无菌接种环取精液,一环接种于 9cm 血琼脂平板上分区划线,37℃ 普通培养箱培养 24~48 小时。观察有无菌落生长,并进行菌落计数,平板生长菌落数乘以 100 即为每毫升精液的菌落数。根据菌落特征和涂片革兰氏染色结果,作初步生化试验,然后可再选择相应的微生物鉴定和药敏分析仪鉴定卡作进一步鉴定。

3. 结果鉴定 革兰氏阳性球菌生长且菌落计数 $>10^4$cfu/ml,可报告细菌种名、药敏结果。革兰氏阴性杆菌生长且菌落计数 $>10^2$cfu/ml,可报告细菌种名、药敏结果。革兰氏阳性球菌生长,菌落计数 $<10^4$cfu/ml,无诊断意义,报告无致病菌生长。革兰氏阴性杆菌生长,菌落计数 $<10^2$cfu/ml,无诊断意义,可报告无致病菌生长。而若精液培养超过 3 种细菌生长,可视为污染标本,建议重留送检。

三、精子 DNA 完整性分析

很多因素会影响到精子 DNA 的完整性,如精子发生过程中受损精原细胞的凋亡异常、染色质包装缺陷、浓缩异常,环境毒物以及不良的生活习惯,精子储存与运输过程中感染导致的精液中氧自由基增加,内源性内切酶,吸烟、射线等环境因素,放疗和化疗等医源性因素。由于精子本身缺乏 DNA 损伤的修复系统,精子 DNA 损伤极为常见,甚至存在于所有精液中,但不同质量的精子其 DNA 损伤的程度不一。冷冻解冻过程会使精子的 DNA 损伤增加,但在正常精子这种增加可能不显著。精液质量越差,冷冻和解冻过程导致的精子 DNA 损伤会越严重。

精子 DNA 损伤会影响后续 ART 治疗中的临床结局。多项荟萃分析研究均显示,男性不育群体中精子 DNA 损伤程度更高,12 个月内女方自然受孕率随精子 DNA 损伤增加而下降。精子 DNA 损伤增加会影响到 IVF 的受精率、优质胚胎率、IVF/ICSI 的流产率。男性不育患者在行 ART 治疗前检测精子 DNA 损伤将有助于 ART 治疗方法选择和估计治疗预后。应高度重视精子 DNA 损伤对出生后代健康的影响,对严重精子 DNA 损伤的患者应适当治疗后再行 ART 治疗。女方配偶反复 IVF 和 ICSI 种植失败或流产时,男性患者行精子 DNA 损伤检测有助于发现反复种植失败或流产的原因。

检测精子 DNA 损伤的方法很多,各有优缺点,如精子染色质结构分析(sperm chromatin structure assay,SCSA)、末端脱氧核苷酸转移酶介导的脱氧尿苷三磷酸标记(TUNEL)、彗星试验(COMET)和精子染色体扩散(sperm chromosome diffusion,SCD)等。这些方法可分为两类:①TUNEL 和中性彗星试验等是直接检测精子 DNA 断裂的方法;②SCD、碱性彗星试验和 SCSA 等方法则先使用酸或碱变性 DNA,以检测酸或碱敏感的 DNA 断裂位点,是间接检测精子 DNA 断裂的方法。

1. SCSA　原理是受损的 DNA 在酸的作用下变成单链,吖啶橙与双链 DNA 结合发出绿色荧光,与单链 DNA 结合发出红或黄色荧光,可通过流式细胞仪进行检测,用分析软件分析 DFI。该方法定量检测,客观,便于标准化。SCSA 参数是独立于常规精液参数以外的特殊检验参数,反映了不同精子染色质构象结构的异质性。Evenson 等对 SCSA 参数用于男性生育力的评估和预测亚临床不育进行了大量研究,得出评估人生育力潜能的阈值——DNA 碎片化指数(DNA fragmentation index,DFI),代表携带损伤 DNA 的精子在全体精子中所占的百分比,DFI 超过 30% 者可能与男性不育相关。

2. **末端脱氧核苷酸转移酶介导的脱氧尿苷三磷酸标记(TUNEL)法**　该方法的原理是使用末端转移酶将一段标记的核糖核酸连接到断裂的 DNA 片段的 3′ 羟基末端,可在荧光显微镜下观察,也可用流式细胞仪检测。TUNEL 法的主要步骤有:精子细胞固定、原位末端转移酶标记及结果检测。该方法主要检测凋亡所致的精子双链 DNA 损伤,对 DNA 损伤具有较高的特异度和敏感度,但操作复杂、成本高、变异性较大。Sergerie M 等用 TUNEL 法结合流式细胞仪,比较 47 例已有生育史和 66 例不育人群的精液精子 DNA 片段(sperm DNA fragmentation,SDF),得出 SDF 的阈值是 20%,即 SDF 超过 20% 很可能导致不育。但是 Duran 等通过 TUNEL 法检测了 154 个 IUI 周期的精液,发现 SDF>12% 均不能使妇女受孕。

3. SCD　该试验原理为没有 DNA 碎片的精子在经过酸性变和去掉核蛋白后 DNA 扩散形成特征性光晕,而带有 DNA 碎片的精子不会产生这种光晕,因此可根据光晕的大小来判断精子的 DNA 碎片化程度。2005 年对 SCD 方法进行改造后形成的 Halosperm 试剂盒,可使用光学显微镜观察结果,保持精子尾部的完整性,从而很容易区分精子和非精子成分。基本方法是:将精子悬液与琼脂糖混合铺于载玻片上,酸处理后溶解细胞去除核蛋白,用 DAPI 或 Diff-Quik 试剂染色,最后用荧光显微镜观察。结果可根据精子 DNA 产生的光晕进行评估,正常的精子 DNA 产生扩散的光晕,而损伤的精子 DNA 则不产生或产生很小的光晕。SCD 检测方法的组内差异和组间差异很低,是一种简洁、准确、廉价、结果易于分辨的方法。但实验中,试剂、实验条件及操作方法的改变均影响检测结果的判读,给临床诊断带来一定困难。J. Ribas-Maynou 等研究了 50 例可育供精者的精液和 190 例门诊不育患者的精液,指出 SCD 试验的 SDF 阈值是 22.75%,即 SDF 超过 22.75% 时可能会导致不育。

4. **彗星试验**　又称单细胞凝胶电泳,原理为当精子细胞 DNA 发生断裂后,损伤 DNA 片段在电场力的作用下向阳极迁移,从而形成彗星样拖尾,在荧光显微镜下观察,根据彗星的头、尾的相对荧光强度评估精子 DNA 的碎片化程度。该法可用来检测精子 DNA 双链和单链断裂损伤、抗氧化损伤,以及进行遗传毒理学等研究。精子彗星试验的基本步骤有:精子细胞凝胶玻片的制备、单细胞凝胶电泳、镜检、计数及分析。此法根据电泳液的 pH 不同,分为中性彗星试验和碱性彗星试验。该方法为定量检测,所需样品和细胞数量少且灵敏度较高,但检测时间长,方法复杂,标准化困难。借助于专用图像分析设备,由彗星电泳图像可以获得很多参数,可反映精子 DNA 损伤的程度,常用的分析参数包括:①距彗星头部中心一定距离(n)处区域的平均荧光强度(Fn)与头部核心区荧光强度(Fo)的比值;②彗星尾部或整体的长度;③彗星尾部长度(头部边缘至尾端距离)与头部直径的比值;④彗星头、尾或整体于凝胶上的电泳迁移率。Lukesimon 等通过碱性彗星试验分别检测 20 例 IVF 成功和 50 例 IVF 失败的精子 DNA 损伤,指出精液 SDF 超过 52%,IVF 妊娠失败的风险会更大,密度梯度离心后的精液阈值是 42%,而前者更有预测价值。J. Ribas-Maynou 等研究了 50 例可育供精者的精液和 190 例门诊不育患者的精液,指出碱性彗星试验和中性彗星试验的精液 SDF 阈值分别是 45.37% 及 34.37%。

5. 活性氧物质检测 在许多具有高 WBC 的不育男性的精液中可以检测到活性氧物质(reactive oxygen species,ROS)。精子中的 ROS 主要来源于在氧化磷酸化期间分子氧的单价还原的线粒体。ROS 检测常用于存在如精索静脉曲张、感染、职业暴露于铅或镉等毒素的情况下。但不育精液样本中病理水平的 ROS 没有被准确定义。目前检测氧化应激的方法主要有:

(1)化学发光法:是评估精液中 ROS 浓度的最常用方法。鲁米诺是一种高度敏感的膜透性探针,与 pH 中性的多种 ROS 反应,可用于测量细胞外和细胞内的氧化应激。ROS 的寿命非常短,且须在精液收集后快速检测。反应产生光子,转化为电信号,采用发光计测量。多种发光计可用于测量由化学发光反应产生的光强度。多种因素,如精液中有白细胞和细胞碎片、分析时间长、液化差、重复离心、pH 变化等,都可影响化学发光反应和结果。

(2)硝基四氮唑蓝试验:硝基四氮唑蓝是黄色水溶性硝基取代的芳族四唑化合物,其与细胞超氧化物离子反应形成甲衍生物,可以通过分光光度计定量测量。

(3)流式细胞术:流式细胞术使用特异性染料如碘化丙锭和 Yopro-1 区分活的及不活的精子。但该技术所需要的昂贵的流式细胞仪设备、经验丰富的技术人员和用于数据分析的专业软件,使其应用受到限制。

(4)电子自旋共振或电子顺磁共振检测:是检测自由基的最直接和快速的方法,且没有添加多余的化学品,但电子自旋共振仅用于检测选择性氧化剂。

(5)精液抗氧化剂的测定:是通过测量过氧化氢酶、谷胱甘肽过氧化物酶和超氧化物歧化酶的水平,对精液应激水平进行间接评估的方法。某些天然抗氧化酶可保护精子免受氧化损伤。总抗氧化能力(total antioxidant capacity,TAC)反映了精液中存在的所有抗氧化剂的累计效应。

(6)ROS-TAC 评分:由于单独的 ROS 和 TAC 都不足以量化精液氧化应激水平,因此产生了一个组合了两个变量的新指数,称为 ROS-TAC 评分。其通过化学发光测定在精液样品中测量 ROS 的水平,并且通过比色或增强化学发光测定来评估 TAC。一般认为 ROS-TAC 评分低于 30 的男性很可能存在生育障碍。但目前没有足够的数据可用于验证该评分在临床实践中的应用。

(邢 柳 范立青)

第二节 基于睾丸活检和影像学改变的男性生育力评估方法

辅助生殖技术的发展,特别是睾丸取精 -ICSI 技术平台的成熟,对睾丸生育力评估,即从睾丸中获取精子的可能性分析,提出了越来越迫切的要求。基于睾丸水平的睾丸生育力评估方法很多,主要包括睾丸检查、活检和影像学检查。

一、睾丸检查

人睾丸中曲细精管约占容积的 80%~90%，其总体积的大小、质地与精子总数、男性生育力呈显著相关。睾丸检查应包括睾丸的有无、大小、质地、可能存在的病变等。睾丸检查时取站立位，观察睾丸的位置和轴线；睾丸体积测量和质地触诊应取仰卧位，因站立位牵拉睾丸有可能会发生晕厥。

1. **睾丸体积的工具测量**　WHO 推荐采用睾丸体积测量器测量。该器由 12 个椭圆形球体组成，分别标记为 1、2、3、4、5、6、8、10、12、15、20、25 号，每个号代表了对应的排水量体积（ml）。睾丸大小测量时可让患者站立或平卧位，将其睾丸固定在阴囊皮下。使用睾丸体积测量器采用比拟的方法进行测量。阴囊皮肤厚度会影响测量结果，因此必须把睾丸放在阴囊皮肤最薄处。左、右两侧睾丸要分别测量和记录。该方法临床使用方便，操作简单。

睾丸体积的 B 超测量更加方便。在超声下分别测定睾丸的长、宽、高，再用公式：长 × 宽 × 高 × 0.71 算出最后的体积，方法精确，适应于设置有男科超声的医疗机构。

2. **睾丸体积与睾丸储备**　欧洲健康男性单侧睾丸的正常体积为 12~30ml。国内通过结扎术前睾丸大小测定的研究结果提示，按照百分位数法计算其大小在 10~20ml，平均为（14.4 ± 3.1）ml。睾丸体积少于 8ml 的有 1.12%。中国人宜以单侧睾丸体积≤8ml 来诊断"小睾丸"，并推断为睾丸的储备功能差；单侧睾丸体积 >25ml 时可诊断为"大睾丸"，但应排除睾丸鞘膜积液、睾丸肿瘤。

3. **睾丸质地与睾丸储备**　正常睾丸应有弹性，轻轻触诊不会有疼痛感觉。软而小的睾丸提示生精功能可能受损，如低促性腺激素的性腺功能低下患者；睾丸体积正常或增大，但质地较硬，提示可能存在睾丸肿瘤；克氏征患者多表现为小而硬的睾丸。

二、睾丸活检

睾丸活检（testicular biopsy）能够检查睾丸组织的病理组织学改变，可能找出导致精子发生障碍的可能病因，特别是对非梗阻性无精子症的患者。由于睾丸活检是侵入性的有创检查，因此，睾丸活检前应明确为无精子症，三次精液检查并离心；应排除非梗阻性无精子症，包括触诊输精管和附睾、测定生殖内分泌和精浆生化；应检查射精后尿液是否存在精子，以排除逆行射精。睾丸活检有三种常用方法：睾丸切开活检、穿刺活检和针吸活检。如要准确评估男性生育力，睾丸切开活检明显具有优势。

1. **睾丸切开活检术**　手术切开宜选在睾丸上极两侧血管分布较少的部位。术者左手拇指与示指固定睾丸和精索，绷紧阴囊皮肤，向外环下方的精索注射麻醉剂；压挤睾丸贴近皮肤，并予以固定，将附睾置于术野后方；横切口切开阴囊皮肤、肉膜及鞘膜，将睾丸挤向切口，血管钳提起鞘膜缘，以利显露；缝合白膜至切口以固定活检窗口，横切白膜 4~5mm，挤出约米粒大一块组织，置于固定液中送检；缝合白膜切口，观察有无出血。缝合鞘膜及肉膜皮肤。

2. **睾丸组织病理学评估**　活检睾丸组织通常通过组织固定、脱水、包埋、切片和染色后进行病理组织学观察，对精子发生的能力、障碍类型障碍进行判断。Johnsen 评分法是常用的睾丸组织病理评判方法，可对精子发生障碍的程度及类型作出定量和定性的判断（表 8-2-1）。Johnsen 积分共分 10 级，积分越高精子发生越好，积分越低精子发生障碍越严重，一般认为9~10 分为精子发生基本正常。

表 8-2-1　Johnsen 评分法

评分（分）	组织学标准
10	生精功能正常
9	生精功能轻度改变,后期精子细胞较多,上皮细胞排列紊乱
8	每小管小于 5 条精子,后期精子细胞较少
7	无精子或后期精子细胞,初期精子细胞较多
6	无精子或后期精子细胞,初期精子细胞较少
5	无精子或精子细胞,精母细胞较多
4	无精子或精子细胞,精母细胞较少
3	只有精原细胞
2	无生精细胞,只有支持细胞
1	无生精上皮

3. 睾丸组织病理改变与生育力评估

（1）睾丸活检组织形态学正常:若精液检查提示未见精子,首先应考虑梗阻性无精症。若无精液,应考虑是否有逆行射精的存在。

（2）曲细精管存在各级生精细胞,但数量减少,生精上皮变薄,管腔相对增大,但精原细胞基本正常,且曲细精管基底膜没有纤维样变和透明样变,则为生精功能低下型。在排查了主要性传播疾病后,检查中获取的精子应考虑直接冷冻保存。

（3）有精子发生阻滞,可阻滞于精原细胞、初级精母细胞和精子细胞阶段,特点是生精细胞仍然存在,但不能发育成为精子,如有 AZFb 区微缺失的患者。这些患者精液检查虽无精子,但仍可见到脱落的生精上皮细胞（说明并非梗阻性无精子症）且精原细胞仍正常。

（4）睾丸病变严重:①唯支持细胞综合征:睾丸生精功能停止,曲细精管内只含支持细胞,间质细胞明显增生,一般由先天性异常引起,如 AZFa 区缺失的患者。这种病理改变目前认为已不可能再恢复其生精功能。②克氏综合征:睾丸病变表现为曲细精管直径细小,其内无生精细胞而仅有支持细胞,基底膜增厚或呈透明样变。间质细胞过度增生,染色体核型为 47,XXY。本病同样生精功能恢复困难。③严重生精功能障碍型:各种损害睾丸功能的因素,如部分精索静脉曲张的患者,其睾丸组织学改变表现为曲细精管的生殖上皮不完全成熟,呈多样性变化,即在同一睾丸组织可有曲细精管透明样变、基膜纤维增生、生精上皮脱落、生精上皮排列紊乱等。这类患者行精索静脉高位结扎后,精液质量可以改善,约 30% 患者可获得生育能力。但精索静脉曲张造成严重的睾丸病理改变,出现局灶性纤维化及透明样变,曲细精管基底膜呈带状增厚,透明变性可向间质蔓延,则属不可逆性改变。

三、睾丸影像学分析

1. X 线检查　腹部平片可以发现男性生殖器官的钙化和肿瘤,对生育力评估的意义不大。

2. 超声检查 对于青春期以后的男性,精液的常规分析被认为是评估男性生育能力的金指标。有约 10% 的男性不育患者为无精子症患者,病因分为梗阻性无精子症和非梗阻性无精子症。前者睾丸生精功能正常,病变存在于精子的输送通道。非梗阻性无精子症病变发生在睾丸,生精功能有不同程度受损,但可能存在局部的精子发生。超声作为无创伤性检查在男性生育力评估,特别是对非梗阻性无精子症患者具有指导诊断和治疗的意义。常用的检查方法包括阴囊二维超声、彩色多普勒超声(colour doppler ultrasonography,CDUS)、能量多普勒超声(power doppler ultrasonography,PDUS)和实时超声弹性成像(real-time sonoelastography,RTE)。

(1) 阴囊二维超声检查:检测时多取仰卧位,暴露下腹部和外阴部。检查时嘱患者上提阴茎,将阴茎贴于腹壁,并用治疗巾或纸巾将阴囊适当托起,对双侧睾丸及附睾作常规长、短轴扫查,最好同时显示左、右侧睾丸,以便对照。睾丸位置表浅,阴囊皮肤薄且无皮下脂肪,有利于高频超声探测,探头频率多用 7.5~10MHz。阴囊超声可清晰显示睾丸的大小、形态及内部回声,主要检查睾丸体积及有无钙化点、隐睾、睾丸肿瘤、鞘膜积液等。

阴囊壁厚度 3~7mm,平均约 4mm。除非有阴囊壁水肿或睾丸鞘膜腔积液,正常情况下阴囊壁的 5 层组织结构很难分辨。无论是在纵切面还是在横切面图像上,睾丸均呈椭圆形。成年人两侧睾丸的相应直径无显著差别,其长、宽、厚分别约为 (40.4 ± 0.9)mm、(26.3 ± 2.6)mm 及 (16.95 ± 2.5)mm。检查时过度牵拉阴茎或探头过分加压会影响 3 个径线的测量。睾丸白膜显示为一层光滑连续的强回声,在睾丸后外侧向实质内返折,形成睾丸纵隔。纵隔宽约 5mm、厚约 3mm,在较完整的切面上长约 20~30mm,回声较白膜更强,但是没有声影。少数人的睾丸纵隔可表现为不均质的多个细管状暗区,属于正常变异。睾丸实质为密集的中等偏低颗粒状回声,较均质,实质内可见到血管结构。

(2) 彩色多普勒超声:彩色多普勒超声敏感性高、直观、检查时间短,可显示睾丸的形态结构、血管及其血流动力学状态,对于了解睾丸中可能存在的局部精子发生灶有一定的意义。正常睾丸血流丰富,包膜动脉环绕睾丸边缘,睾丸实质内见点状或条状分布的彩色血流,血流频谱呈低阻型,阻力指数为 0.37~0.71,平均为 0.47。行睾丸内血管检查时,需作连续反复的斜切扫查,直至与所观察的血管长轴平行,以全面显示睾丸内血管的走行方向。当取得满意的彩色血流图时,用多普勒频谱测量。

Foresta 等应用 CDUS 彩色多普勒超声对男性睾丸内血管进行半定量评分:0 级,无血管;1 级,1~3 条血管;2 级,3 条以上血管。梗阻性无精子症和生育正常的男性睾丸内血管数都在 3 条以上。Foresta 等研究认为睾丸 CDUS 检查有助于无精子症的鉴别诊断,且根据血管分布情况,采取在血管附近进行穿刺抽吸,可提高取精的成功率。

Biagiotti 等发现睾丸动脉收缩期最大速度(PSV)和阻力指数(RI)对梗阻性、非梗阻性无精子症和不明原因的少弱精子症具有鉴别诊断意义,梗阻性无精子症与生育力正常男性的 PSV 和 RI 相近,不明原因的少弱精子症患者的 PSV 和 RI 较低,而非梗阻性无精子症患者的 PSV 和 RI 最低。无精子症组睾丸纵隔动脉的 RI 高于少精子症和精液正常组,在少精子症和正常组之间也有显著差异。睾丸体积与血清 FSH 及睾丸纵隔动脉搏动指数(PI)呈负相关。

(3) 能量多普勒超声:能量多普勒超声空间分辨力高,较 CDUS 能更连续和准确地显示睾丸内血管分布情况,特别是对微小血管和弯曲迂回的血管,其对非梗阻性无精子症的穿刺指导更具有价值。

Har-Toov 等用 PDUS 技术建立非梗阻性无精子症患者睾丸血流灌注的三维定位图,将睾丸血流灌注相对丰富的区域确定为最有可能发现精子的优势区域。其预测精子的准确率为 74.8%,阳性预测值为 72%,阴性预测值为 75.6%,特异性为 89.8%,但敏感性仅为 47.3%。因为能够有效避开睾丸大血管,降低穿刺活检的并发症,被认为是安全、准确获取精子的方法。

(4) 实时超声弹性成像:实时超声弹性成像通过探测睾丸组织各区域的不同硬度来评价睾丸生精功能,能在分析睾丸组织结构的同时发现组织病理学变化,并在一个灰阶或彩色编码图像中显示组织各区域的不同硬度。研究发现睾丸的体积与生精功能很可能和其弹性密切相关。

按照 RTE 评分指南,取样框内绿色、红色和灰色分别代表较软组织、较硬组织和中间硬度的组织,评分标准如下:

1 级:睾丸大部分发生形变,绿、灰色相间,兼有少量红色的马赛克状;

2 级:睾丸中心发生形变,中心呈绿色,周边为红色,兼有少量灰色;

3 级:睾丸部分发生形变,灰色为主,周边为红色,中心示少量绿色;

4 级:睾丸大部分未发生形变,红、灰色相间,中心示少量绿色;

5 级:睾丸全体没有形变,睾丸整体为红色,兼有少量灰色。

研究显示 NOA 组中弹性评分 3~5 级出现率明显高于 OA 组及正常对照组,睾丸体积与 RTE 的相关系数呈负相关,随着睾丸体积的减小,弹性评分逐级上升,提示其对男性生育力的评估更具参考价值。

1) 隐睾:隐睾是睾丸未降入阴囊内的临床表现,是影响男性生育力最常见的先天畸形之一,包括下降不全和异位的睾丸。常见部位在腹股沟(75%),25% 位于腹腔内、腹膜后和耻骨上区。多为单发,右侧较左侧多见,偶有双侧隐睾的病例。超声对隐睾的检出率高(83.3%),其声像图通常表现为较正常睾丸小而软的卵圆形结构,呈均质致密的中等或较低回声,轮廓清晰,边界光整。部分隐睾内可见睾丸纵隔的较强回声带,该回声带的出现有助于与淋巴结的鉴别,是诊断隐睾较可靠的依据。

对位于腹股沟部的隐睾,因位置表浅宜用 7.5~12MHz 的高频变频探头扫查。取立位探查易于显示,将探头的长轴与腹股沟韧带垂直,自外上向内下作一系列斜切,超声常显示边界清晰的卵圆形均匀性低回声团块,并有一定的活动度,有时会向腹内或阴囊内移位。向腹腔内移位时,可用手或增加腹压将睾丸推至腹股沟管处再作扫查以提高检出率。

腹内型隐睾因位置较深,宜用 3.5~5.0MHz 的变频探头扫查。隐睾通常位于膀胱两侧,充盈的膀胱可将肠气推开,提高隐睾的检出率。如显示充盈的膀胱后,仍未找到隐睾声像时,应沿着睾丸下降走行途径进行探查,同时应加压探头,以尽量排除肠气的干扰,使前腹壁尽量靠近腹膜后组织,便于清晰显示腹膜后隐睾声像。有时隐睾位于更低的位置如股三角处,易遗漏。

影响超声显示隐睾的主要原因:一是肠管气体的干扰,是超声难以发现隐睾的主要原因;二是隐睾的体积过小,超声不易显示;三是小儿不合作,躁动不安,影响检查。

2) 睾丸肿瘤:各种类型的睾丸肿瘤的共同特点是,睾丸增大,彩色血流图显示睾丸血流明显增多,同侧阴囊内找不到正常睾丸。

3)鞘膜积液:阴囊内有液性区包绕睾丸,睾丸被压缩在后下方边缘。精索部未见积液。鞘膜积液有陈旧性出血者,在液性区中有漂浮细光点,或有条索状回声(纤维索)。此外,还有精索睾丸鞘膜积液、精索鞘膜积液和交通性鞘膜积液。

4)睾丸微石症:睾丸微小结石,呈多发性、散在性,位于生精小管内。原因主要是睾丸生精小管上皮细胞萎缩坏死,脱落入生精小管腔内,以其为中心,糖蛋白和钙盐呈环形沉积,外周包绕有数层胶原纤维样结构组织。超声表现:每个切面内可发现点状强回声 5 个以上,直径 <3mm;呈双侧性、散在、均匀分布;常伴有精索静脉曲张、隐睾及睾丸发育不良等。

5)睾丸内梗阻:睾丸输出管道堵塞和睾丸网发育异常可引起睾丸网扩张,前者见于附睾头肿块压迫和输出小管、附睾管发育异常,扩张程度较轻;后者多见于先天性发育异常,睾丸网扩张明显,两者均可影响男性生育力。超声表现:睾丸内梗阻表现为睾丸网呈细网状扩张。

6)睾丸萎缩:睾丸萎缩分为先天性和后天性两种。前者不易治疗。后者原因复杂,一般为病毒感染、损伤、炎症、放射物质、内分泌疾病、药物、精索静脉曲张等。表现为体积较同龄组缩小,质地偏软。阴囊超声检查是诊断睾丸萎缩的金标准。超声表现:萎缩睾丸体积小、回声减低;大部分萎缩睾丸的血流信号减少或消失;超声弹性成像显示大部分萎缩睾丸硬度减低。

7)睾丸囊肿:睾丸囊肿可分为白膜囊肿、单纯性囊肿和睾丸网囊肿,后两者主要因为生精小管或睾丸网局部堵塞、扩张而形成;白膜囊肿位于鞘膜内,向表面隆起。超声表现:囊肿单发或多发,圆形或类圆形,少数形态不规则,壁较薄,边界清晰,一般伴后方回声增强。

8)输精管检查:正常男性输精管阴囊段走行笔直,管壁较厚,呈均匀的低回声,管腔较窄,内膜呈纤细的线样强回声。检查时患者取仰卧位,充分暴露阴囊,由附睾尾部起连续探查输精管附睾段、阴囊段,观察其走行、形态,于阴囊段取长轴切面冻结图像,垂直其内膜线测量输精管外径及内径。超声可清晰辨认输精管阴囊段结构,声像图表现具有特异性,管腔外径(2.15 ± 0.43)mm,内径 0.2~0.5mm。

3. CT 和 MRI 检查　主要用于隐睾的探查。

(邢　柳　范立青)

第三节　基于生殖内分泌和遗传学改变的男性生育力评估方法

一、内分泌评估方法

精子是决定男性生育能力的基础,精子发生是一个激素依赖连续不断增生与分化的过程。男性生殖功能主要受下丘脑 - 垂体 - 性腺轴的调节与控制,性腺轴分泌促性腺激素释放激素(GnRH)、卵泡刺激素(FSH)、黄体生成素(LH)、泌乳素(PRL)睾酮(T)、雌二醇(E_2)和抑制素 B(INH-B)等,直接参与调节精子发生和性功能。性腺轴任何一个环节异常都可能影响男性的生育能力。

激素分子尤其是雄激素分子,以极微的浓度存在于血液循环中,发展对微量物质的特异性定量检测技术是生殖内分泌疾病研究和临床治疗的方向。男性生殖内分泌检查的方法主要包括激素生物学效应试验和激素测定两大类。前者主要通过激素的生物学效应来推测其含量水平,后者则通过测定血清中激素及相关代谢产物的分子数量水平来了解受试者的内分泌功能。

早期的垂体促性腺激素生物学效应测量方法是 Klinefelter 描述的大鼠子宫试验方法:未成熟小鼠皮下注射 3 天,并在首次注射后 72 小时测量其子宫重量,以此推测 FSH 和 LH 的综合活性水平。Steelman 和 Pohley(1953)开发了一种特异性测定 FSH 的测量方法:连续 3 天皮下注射 FSH,第 4 天称卵巢重量,通过与标准化 FSH 比较,计算出测试品的含量(IU/ml)。小鼠体内生物检测是一种不精确且昂贵的分析方法,因为其变异度达 10%~20%,也即意味着 75IU 实际上可能是 48~117IU,但每次测定需要使用 120~180 只大鼠。

生殖男科临床中常用的是 HCG 刺激试验,可证实是否存在有功能的睾丸组织,特别是睾酮水平低下者。具体方法为:第 1 天抽血作为对照,肌注 HCG 2 000IU;第 4 天再次抽血后,第 2 次肌注 HCG 2 000IU;第 7 天再次抽血,3 次血分别测定睾酮。肌注 HCG 后睾酮上升者为 HCG 刺激试验反应阳性,不增加者为阴性。无睾症的患者,睾酮基础值低,HCG 试验为阴性。隐睾患者的反应偏低或接近正常人水平,因为隐睾会导致曲细精管的生精功能损害,但睾丸间质细胞仍保持分泌睾酮的功能。

生殖内分泌激素分子的测定方法很多。20 世纪 50 年代开始使用生化法,用有机溶剂提取后层析、比色等,缺点是费时费力,不能作微量检测。放射免疫分析(radioimmunoassay,RIA)在激素分子检测史上具有划时代意义,发明者因此获得了诺贝尔生理学或医学奖。该技术的关键是将有放射性的物质标记在待测物上,通过特殊设备放大标记物的信号,明显提高了检测灵敏度,用抗体作为结合物取代以往用的有机物和无机物,大大提高了特异性,把放射性核素的高灵敏与免疫反应的高特异结合起来,使免疫分析从定性变为定量,从常量分析提高到微量,甚至是超微量(10^{-6}~10^{-12}g/ml),从而可以检查到以往无法检测到的微量分子,使内分泌学科进入快速发展阶段。但是,RIA 的缺点是同位素标记物半衰期短,试剂盒的有效期短,尤其是 ^{125}I 的半衰期为 60 天,试剂盒需每个月供应一次;同样,受放射性的衰变影响,每次测定都需作标准曲线;并在每批测定中,同时检测高、中、低剂量的相同血清,对测定进行质量控制,使测定精确性误差控制在批内低于 10%、批间低于 15%。基于以上的原因,一系列以 RIA 平台为基础的技术在不断发展。

1. 酶联免疫法　是用酶取代放射性核素作示踪剂,其催化底物与核素一样起到信息放大的作用。酶联免疫吸附法通过检测生色底物在酶作用下产物的吸光值测定激素抗原。该方法由于酶标板孔间的均一性欠佳、显色体积太小、比色光径不足等原因,导致重复性和准确性欠佳。

2. 荧光免疫法　是直接用荧光物质标记抗体或抗原来进行分析,包括荧光偏振免疫分析和镧系元素标记的时间分辨荧光免疫分析。该方法一次测定一份样品可快速得到多种激素的结果,但是灵敏度低,为 10^{-9}g/ml,通常需要预处理样品以减小背景及标本干扰,且不能测定大分子质量的物质。

3. 化学发光免疫法　化学发光免疫法不使用酶而直接用发光物质标记抗原或抗体来进行分析。该方法使用类均相的包被抗体的磁性微粒,扩大了反应面,加速了免疫反应,不用酶,避免了许多影响因素,无需催化剂,故大大提高了速度,每小时可分析 180 份标本。光子测量的数量级高达 6 级,物质的量程高达 4 个数量级,且测定结果十分稳定,可测定包括大分子蛋白、抗体、小分子多肽及核酸等各类生命物质。目前,大多数实验室均采用化学发光免疫法。

正常人血清 T、FSH、LH 水平呈快速脉冲式波动,因此,应在早晨每隔 20~40 分钟采集 1 次血标本,至少采取 3 次。测定时,可采取分次测定或从 3 次标本中各取等量血混合后再进行测定,以便获得均值。

依据血清 FSH 水平可判断促性腺激素分泌过高、正常及过低,根据此结果可以初步判断如果有生育力下降时其病因是在睾丸还是在睾丸以上的部位(下丘脑或垂体)。该检查的适应证是精液中无精子、严重的少精子且体检睾丸体积大致正常的患者。血清 PRL 水平增高,可能通过负反馈作用于下丘脑,抑制垂体促性腺激素的正常释放,因此,低促性腺激素性性腺功能减低患者均应进行血清 PRL 测定。男性乳房异常发育患者也应测定血清 PRL。

抑制素 B 是目前评价睾丸生精功能最灵敏、最客观的指标。抑制素是男、女性腺分泌的肽类激素、糖蛋白。抑制素由共同的 α 亚基和各自特异的 β 亚基(βA 和 βB)组成的二聚体,分别称为抑制素 A 和抑制素 B。男性抑制素 A 的数量极少或无,有重要生理作用的是抑制素 B,主要由睾丸支持细胞分泌。青春发育期睾丸体积增大,抑制素 B 分泌水平逐渐升高,此后趋于稳定,健康成年男子血清水平波动在 244~291pg/ml,较 FSH 能更准确地反映睾丸的生精功能。在一些不育症患者中,血清抑制素 B 含量较低,如中重度少精子症、隐睾症、克氏症等。

二、染色体评估方法

染色体分析对男性生育力评估有着非常重要的意义,因为,有研究显示,约 5% 的男性因染色体异常而导致生精功能障碍,其中 4% 发生于性染色体、1% 发生于常染色体。检测染色体异常的方法有多种,包括常规的外周血染色体核型分析(G 显带)和荧光原位杂交技术等。

(一)常规的外周血染色体核型分析(G 显带)

人类染色体用吉姆萨染料染色呈均质状,但是如果染色体经过变性和 / 或酶消化等不同方式处理后再染色,可呈现一系列深浅交替的带纹,这些带纹图形称为染色体带型。显带技术就是通过特殊的染色方法使染色体的不同区域着色,使染色体在光镜下呈现出明暗相间的带纹。每个染色体都有特定的带纹类型,染色体特定的带型发生变化表示该染色体的结构发生了改变。染色体 G 显带技术是细胞遗传学研究和染色体疾病诊断最常用的技术,是染色体核型分析的“金标准”。虽然身体的各种有分裂潜能的细胞都能用于染色体核型分析,但最常用的方法为外周血染色体核型分析。

人外周血小淋巴细胞通常都处在 G_1 期(或 G_0 期),一般情况下不进行细胞有丝分裂。但若在培养基中加入植物血凝素(PHA),这种小淋巴细胞可转化为淋巴母细胞,进入有丝分裂。

秋水仙素可以使处于增殖周期中的分裂细胞停止在有丝分裂中期。淋巴细胞短期培养后,经秋水仙素处理,低渗和固定,即可得到大量停留在有丝分裂中期的细胞。

人体的 1ml 外周血内一般含有约 $(1~3) \times 10^6$ 小淋巴细胞,足够用于染色体标本制备和分析。通常会用肝素湿润注射器从静脉采血 0.3~0.5ml,并接种于 6~10ml 淋巴细胞培养液中（注入 30~40 滴全血），轻摇匀后置 37℃恒温箱培养 68~72 小时,期间定期轻摇,使细胞充分接触培养基。

终止培养前 1~2 小时,在培养基中加入终浓度为 0.036~0.07μg/ml 的秋水仙碱。将培养物全部转入洁净离心管中,以 1 000r/min 离心 8~10 分钟,弃上清液。向刻度离心管中加入预温 37℃的低渗液 8ml,用滴管混匀,置 37℃恒温水浴中低渗 15~25 分钟。

低渗处理后加入 0.5ml 固定液（甲醇∶乙酸 =3∶1）,轻轻混匀后 1 000r/min 离心 8~10 分钟。弃上清液,再加入 5ml 固定液,轻轻混匀,静置 20 分钟,1 000r/min 离心,弃上清液,重复固定 2 次。

弃上清液后,视细胞数量多少加入适量固定液制成细胞悬液（以看不见明显混浊为宜）。在温度 25~28℃、湿度 50%~60% 的条件下,将细胞悬液滴在预冷的洁净的湿玻片上,放在 80℃烤箱烘烤 4 小时,自然冷却至 37℃（烤片时间还有 56℃过夜、37℃,2~3 天、60~80℃,2~10 小时）。分别用 0.025% 的胰蛋白酶工作液消化 5~6 分钟和 0.05% 的胰蛋白酶工作液消化 20 秒,在吉姆萨染液中染色 15 分钟,自来水冲净、晾干、镜检分析。每例平均计数 30 个分裂象,分析 3~5 个核型;异常核型则增加计数及分析量。

在好的制备条件下,各号染色体显带要轮廓清晰、外形完整,无微毛状、各带深浅反差突出,有利于染色体核型分析。合格制备的判断标准为染色体相互缠绕或重叠≤2 条的核型占为 50%~75%（10~15）/20;最佳制备的判断标准为染色体相互缠绕或重叠≤2 条的核型≥75%（15/20）。

谭跃球等在 367 例男性不育症患者的染色体分析结果中发现有 79 例染色体异常（表 8-3-1）,其异常率为 21.5%。

表 8-3-1　367 例男性不育患者的染色体异常核型及频率

异常核型	无精,小睾或睾丸较小（n=108）	无精,睾丸正常（n=180）	少弱畸精睾丸正常（n=75）	死精（n=4）	占异常核型百分率(%)（n/79）	占总病例百分率(%)（n/367）
47,XXY	50	1	1*	2	69.6	14.7
46,XY/47,XXY	5	2			8.9	1.9
46,XX	6		1*		8.9	1.9
45,X/46,XY	2				2.5	0.5
46,X,del（Y）(q11)		3			3.8	0.8
46,XY,t（Y;6）	1				1.3	0.3
46,X,fra（Y）(q1208)			1		1.3	0.3
46,XY,t（1;2）(q21;q35)		1			1.3	0.3
46,XY,t（14;22）(q24;q13)		1			1.3	0.3
46,XY,t（7;22）(p11;q11)		1			1.3	0.3
46,XY,inv（7）(p22;q22)		1			1.3	0.3
合计	64（59.3%）	10（5.6%）	3（4%）	2（50%）	100（79/79）	21.5（79/367）

（二）荧光原位杂交技术

荧光原位杂交（fluorescence in situ hybridization，FISH）技术是在 20 世纪 80 年代末发展起来的一种非放射性分子细胞遗传检测技术，其基本原理是利用 DNA 碱基互补配对特性，将荧光标记的 DNA 探针和与其互补的目的 DNA 进行杂交，根据荧光信号的有无及类型来诊断染色体、DNA 异常类型。该方法具有无需进行培养、操作简便、安全快速、敏感度高、探针能长期保存、能同时显示多种颜色（多位点检测）等优点。既可以分析中期分裂象细胞又可以检测间期细胞，且具有定性、定位、相对定量的特点。

FISH 技术的基本过程包括探针制备及标记、细胞学样本的制备（低渗、固定等）、探针和样本的变性、杂交、荧光信号检测等步骤。现在，探针基本上都可直接购买，很少需要自己来制备和标记（需自行制备探针时，通常可采用 PCR 技术将带有标记的修饰核苷酸，如 Bio-16-dUTP 合成到探针中）。

FISH 之前需先将样品和探针变性。在变性液和杂交液中分别加入 70% 和 50% 左右的甲酰胺（变性剂），使得变性和杂交可分别在 70℃ 和 37℃ 左右完成，保持染色体或间期核形态稳定性。一般杂交需要 16 小时，重复序列探针杂交时间为 4 小时左右。杂交结束后，通过洗脱去除非特异性吸附的分子。直接标记的探针杂交后直接加入碘化丙锭（propidiumiodide，PI）或 4,6- 二氨基 -2- 苯基吲哚（4,6-diamidino-2-phenylindole，DAPI）染料复染，用生物素标记的探针，需通过抗生物素蛋白结合荧光素而显色。最后，在荧光显微镜和专门的软件工具下照相和分析处理观察信号。

判读标准如下：①每组探针计数至少 100 个细胞；②单独判断每一项指标，正常细胞比例 >90%，异常细胞比例均 <10%，提示该指标无异常；③某一项指标异常细胞比例 >60%，提示该指标异常；④如果某一指标异常比例介于 10%~60%，则加大细胞计数至 200 个细胞。如实记录异常细胞比例，提示为嵌合体。

三、精子染色体评估方法

有研究显示，即使外周血体细胞的染色体是正常的，精子染色体仍可能出现异常，包括染色体数目和结构异常。精子染色体直接参与受精卵染色体组成，异常染色体的精子不仅会影响其受精能力，受精后还会导致流产、胚胎发育不良、死胎或者畸形胎儿出生的风险。高度畸形精子，特别是大头畸形精子极有可能有高比例的精子染色体数目异常。目前，精子染色体主要通过 2 种方法检测：①人精子和无透明带金黄地鼠卵融合试验；②精子荧光原位杂交（fluorescence in situ hybridization，FISH）。前者通过获得精子的染色体分带核型，可以直接分析精子染色体数目和核型，但技术复杂繁琐，同时需要正常受精能力的精子，难以在临床常规开展。

精子 FISH 可以直接对精子核进行各条染色体或全部染色体计数分析。制备方法与染色体 FISH 类同。主要步骤包括：液化后精液 PBS 溶液洗涤；沉淀低渗液处理 15 分钟；3 次固定后滴片；56℃烤片 1 小时；0.5mol/L NaOH 溶液中碱性膨胀 5 分钟，室温下在 2×SSC 溶液中 10 分钟；经梯度酒精脱水晾干；避光条件下加探针混合物 10μl，封片，于 78℃变性液中变性处理 6 分钟，置于预温的湿盒中，42℃保温箱杂交过夜。次日经洗涤、脱水、晾干后，加 DAPI 染液，封片镜检。

在进行精子全染色体组二体率分析的 240 名患者中，有 15 名为反复着床失败的患者，其精子全染色体组二体率总和均值为 6.73%,而 240 名患者群体的精子全染色体组二体率总和均值为 4.93%。Ramasamy 认为,对于辅助生殖治疗中反复着床失败和反复流产的患者,应考虑精子的染色体检查。

四、Y 染色体微缺失评估方法

Y 染色体长臂(Yq11)上发生的微缺失会严重影响人类精子的发生,继而影响男性的生育能力。严重的少精子症患者中,约 5% 有 Y 染色体该区域的微缺失。可能的原因是在减数分裂时期或胚胎发生早期,Y 染色体该区域 DNA 序列中有许多高度重复和回文结构区域,是重组高发并导致片段缺失的原因。这些区域缺失后常与无精子症有关,之前找到的 3 个与无精子症有关的区域就在其中,被分别命名为:AZFa、AZFb、AZFc。近年来还发现了第 4 个 AZF 亚区域,位于 AZFb 和 AZFc 之间,被命名为 AZFd。

在 AZFa 区域发现的不育患者缺乏的基因有 *DFFRY*,或称为 *USP9Y*,是单拷贝基因,其产物可作为 C 末端核小体表面蛋白水解酶。*USP9Y* 在不同的组织广泛表达。此外,还有 *AZFAT1*、*DBY* 和 *UTY* 等基因。AZFa 区缺失的患者表现为无精子症,且多为不能找到精子的唯支持细胞综合征。

在 AZFb 区域发现两个基因:*E1FLAY* 基因编码 e1F-1A 蛋白,是一种广泛存在的翻译起始因子;*RBMY* 基因 Y 染色体上的 RNA 结合模体,是多拷贝基因家族,由 30~40 个成员构成,其中一些是假基因。该区域缺失的患者多表现为无精子症,睾丸活检发现多为精子发生阻滞,主要停留在精母细胞阶段。

如果缺失区域位于 AZFc 区,其表型范围很大,主要表现为严重少精子症、无精子症,甚至唯支持细胞综合征。辅助生殖技术的干预使 AZFc 区缺失的患者有了生育的可能,但其男性后代很可能会带有相同的遗传缺陷而影响生育能力。

2013 年欧洲男科协会和欧洲分子遗传实验质控网推荐了 Y 染色体微缺失的检测标准,建议采用两管多重 PCR 扩增、四个通道(FAM/VIC/ROX/Cy5)荧光检测的方法,判断 AZFa、AZFb、AZFc 三个区域六个序列标签位点(sequence tag site,STS:sY84、sY86、sY127、sY134、sY254、sY255)的微缺失,同时设置两个内对照基因:男性性别决定基因(*SRY*)和编码锌指蛋白基因(*ZFY*),对样品采集、抽提、PCR 整个过程进行质控。

近期出现的基因芯片法和测序的方法来检测该区域的 Y 染色体微缺失,优点是高通量,能发现更多的缺失类型,且检测速度快、结果稳定、检测时间短、自动化程度高。

五、基因突变评估方法

导致男性不育最主要的原因是精子发生障碍,但有 75% 的精液异常找不到明确的病因,被诊断为特发性异常。精子发生是一个非常复杂的生理过程,在这个过程中存在许多特异性的基因表达。有研究证明许多基因的突变,会导致精子发生障碍,并影响到男性的生育能力。已知有代表性的突变基因包括 Kallmann 综合征相关的 *KAL1* 基因、*FGFR1*(*KAL2*)、前动力蛋白受体 2 基因(*PROKR2/KAL3*)、前动力蛋白 2 基因(*PROK2/KAL4*)、色素域解旋酶 DNA 结合蛋白 7 基因(*CHD7/KAL5*)和 *FGF8*(*KAL6*);双侧输精管缺如相关的囊性纤维化跨膜介导的调节子基因;雄激素不敏感综合征相关的雄激素受体基因;隐睾相关的胰岛素样因子 3 基因;精子发生相关的 FSH 受体基因;与精子的获能、运动以及精卵结合等相关乳酸脱氢酶

C4 基因,以及与线粒体 DNA 突变相关的基因。

　　单基因突变的检测可通过印迹杂交、实时 PCR、RT-PCR 和蛋白免疫印迹等方法证实。但要分析精子发生障碍的病因,可能需要借助高通量技术的支持,因为至少有 3 000 个以上的基因参与了精子发生,还有更多调控影响因子存在,单个基因的检测往往得不到临床满意的结果。

（邢　柳　范立青）

第九章　男性生育力的影响因素

第一节　年龄与生育力

年龄因素对人类生育力的影响是明确的,对于男性的影响要远远小于对女性的,即便高龄男性生育能力下降到不能自然怀孕,也可以尝试通过人类辅助生殖技术达到生育的目的。本节主要探讨年龄对男性自然生育能力的影响、对辅助生殖的妊娠结局及子代出生后健康的影响。

一、年龄与精液参数的关系

精液常规参数是男性生育力评价的主要参考指标,男性进行辅助生殖技术治疗的指征也主要依照精液常规参数估计前向运动精子的总数。年龄一直被认为是精子浓度、活力等参数的影响因素之一。已有大量研究表明,随着男性年龄的增加,睾丸功能下降,男性精液参数及精子功能会随之明显下降,导致妊娠等待时间明显延长。Hassan MA 等的研究发现,当男性年龄超过 45 岁时,妊娠等待时间增加了 5 倍。Rothman KJ 等的研究也发现,35~39 岁的男性生育力略有下降,而 39 岁以后生育力每年下降率约为 21%~23%。

年龄对精液各个参数的影响机制有不同,大致可以归结为以下几点:男性一般在 40 岁以上可能出现雄性激素水平的下降,雄激素水平和生精功能及男性性功能都有密切联系,生精功能的下降直接影响精子数量和精子浓度,而性生活的质量和次数的下降可能直接影响女方受孕的概率。

二、年龄与精子质量的关系

男性生育力虽可维持到较高年龄,但随着年龄增加男性的生殖功能逐渐减退,表现为生殖激素水平的改变、精液质量的下降及遗传风险性增高。氧离子、氧自由基和过氧化物等活性物质统称为活性氧类(reactive oxygen species,ROS)。ROS 在生理状态下可调节精子的功能,少量持续的 ROS 是精子获能、受精等生理过程所必需的,但过量 ROS 会造成氧化应激,导致精子膜损伤,影响精子功能。精子膜含有大量多聚脂肪酸,这一特殊结构使精子膜对 ROS 的水平变化尤为敏感,极易受到 ROS 的攻击而发生氧化应激损伤。目前精子 DNA 完整性检测是对精子氧化应激损伤情况的首选评价方式,许多研究结果表明,年龄是精子 DNA 碎片率升高的独立影响因素。

2014 年新西兰奥塔哥大学的一项研究在回顾性分析了全球 90 个研究后指出:男性随着年龄增长,除了已知的精子表现变弱会影响怀孕成功率外,精子 DNA 的质量也会影响后代健康。该研究团队分析了来自 30 个国家包含 94 000 名参与者的 90 个研究,发现精液量、精子活力等参数的下降及异常或 DNA 受损的精子增加都与年龄相关。研究团队并未评估男性因年龄增长在精子质量下降的确切比例是多少,但在分析中可观察到一些控制良好的临床研究,精子质量随着年龄变化而稳定地持续下降;其他则显示 35 岁以后某些精子特征会变差,40 岁以后又有更多的参数开始下降。研究团队表示,男性生育年龄推迟也是不容忽视的不育问题之一,越来越多的不孕不育夫妇不得不使用辅助生殖技术。

三、年龄与辅助生殖技术结局的关系

高龄男性生育能力下降,虽然通过人类辅助生殖技术可以解决精液常规参数异常的问题,仍可使女方受孕并生育子代,但男性年龄是否会影响人类辅助生殖的结局一直存在争议。有研究认为,男性年龄对辅助生殖的卵子受精率、2~3 天的胚胎质量、胚胎着床率、妊娠率、流产率、活产率影响不大;但若男性年龄超过 60 岁,则辅助生殖技术的受精率、胚胎或囊胚的质量、着床率会有明显下降。虽然 2~3 天分裂期胚胎质量没有受到男性年龄的影响,但可能由于胚胎期精子的基因活性改变,导致囊胚形成率显著下降。也有一些研究认为男性年龄与辅助生殖的胚胎着床率、妊娠率、流产率及活产率有关。de La Rochebrochard 等对1 938 例因单纯女方因素不孕进行 IVF 治疗的病例数据分析发现,年龄≥40 岁的男性 IVF受孕失败的可能性是 <30 岁男性的 1.7 倍,他们认为与女性年龄超过 35 岁相类似,男性年龄超过 40 岁也是生育的一个主要危险因素。同样,Robertshaw I 等通过对 237 例使用赠卵的辅助生殖技术结局分析发现,随着男性年龄升高,其胚胎着床率、妊娠率、活产率均明显下降,而流产率显著上升,通过 Logistic 回归分析显示,男性年龄每增加 5 岁活产率降低 26%。

四、年龄与女方流产的关系

有研究认为,随着男性年龄增加,女方自然流产率上升。Kleinhaus K 等对 13 865 例有流产史的妇女进行回顾性分析发现,排除女方及其他相关因素后,随着男性年龄的增加,女方自然流产率明显上升。Slama R 等研究也发现,男性年龄超过 45 岁,其妻子发生自然流产的概率是 <25 岁男性的 2 倍。Humm KC 等通过全基因组测序发现,随着男性年龄的增加精子基因突变的可能性随之升高,基因组的复制对碱基对交换、微缺失、微重叠等错误更为敏感,可能影响蛋白质编码和/或功能的新发突变,也可能由于精子成熟过程中表观遗传学的变化,导致胚胎发育不良、流产及其他负面影响。

五、年龄与子代缺陷的关系

有回顾性研究发现,在排除母亲年龄因素后,随着子代父亲年龄的增加,出生子代发生唇腭裂、先天性心脏病、先天性髋关节脱位、气管食管瘘、食管闭锁、脊柱裂及四肢畸形等先天性疾病的比例有一定程度的升高。但男性生育年龄与子代出生缺陷是否存在确切关系,以及两者间关联的机制尚不明确。

早在 1975 年,就有研究认为 4 种常染色体显性遗传病与子代父亲的年龄有关,分别是软骨发育不全、Apert 综合征、Marfan 综合征及骨化性肌炎,有上述疾病的子代父亲平均年龄比正常子代父亲平均年龄要高出 6.1 岁,而这些疾病与母亲的年龄及胎次没有关系。软骨发育不全最常见的临床表现是不成比例矮小症、腰椎前凸或大头畸形,占活产婴儿的 1/25万,是由于纤维母细胞生长因子受体 3(*FGFR3*)基因突变引起的,而 Apert 综合征是由于纤维母细胞生长因子受体 2(*FGFR2*)基因突变导致的,而 *FGFR3* 和 *FGFR2* 基因突变与父亲

高龄有显著的关系。

胚胎或胎儿染色体非整倍体发生率约占 30%~50%,绝大多数染色体非整倍体胚胎或胎儿会自然流产,但 13、18 和 21- 三体综合征以及性染色体数目异常的胎儿可能出生,他们占所有出生婴儿的 0.3%,但大多数染色体非整倍体主要是孕产妇的原因,男性年龄的影响一直存有争议,大多数研究都没有发现子代唐氏综合征及其他染色体非整倍体的发病率与父亲年龄有关。

儿童孤独症(autism spectrum disorder,ASD)是广泛性发育障碍的一种亚型,多见于男性儿童,主要表现为不同程度的言语发育障碍、兴趣狭窄、人际交往障碍和行为方式刻板等。Voskamp JE 等通过对 14 231 例儿童孤独症患者与 56 924 例健康儿童进行对照研究后发现,ASD 与父亲年龄呈显著相关性,40 岁以上男性所生育子代 ASD 发病风险比 20 岁男性高出3.3 倍。

高龄男性与所生育子代患精神分裂症的风险增高有一定相关性。Sipos A 等对瑞典人群进行队列研究发现,在排除社会人口、经济、家族史及父母早亡等因素后,子代精神分裂症的发病率与父亲年龄有关,超过 50 岁男性所生育子代发生精神分裂症的比例是青年男性的1. 66 倍。

高龄男性所生育子代患重度抑郁症、癫痫、双向情感障碍等疾病的风险增高。Buizer-Voskamp JE 等研究发现高龄父亲所生子代发生重度抑郁症的概率较年轻父亲显著升高。Vestergaard M 等也通过 96 654 例儿童为基础进行队列研究发现:35 岁以上父亲所生育子代被诊断癫痫的可能性稍高于年龄为 25~29 岁的父亲。Chudal R 等对出生于 1983—1998 年的 1 861 例双向情感障碍患者进行调查,年龄≥50 岁的父亲所生育子代发生双向情感障碍的风险比年龄在 30~34 岁的父亲增加了 2. 8 倍,而母亲的年龄与双向情感障碍的发病率没有关系。

(滕晓明 江宁东 范宇平)

第二节 肿瘤与生育力

肿瘤是机体的细胞异常增殖形成的新生物,常表现为机体局部的异常组织肿块。肿瘤的种类繁多,有不同的生物学行为和临床表现。根据侵袭性的不同,可以将肿瘤分为良性肿瘤和恶性肿瘤。无论肿瘤的性质如何,也不论是男性生殖系统内部还是外部的肿瘤,都可能对男性生育力造成不利影响。本节将根据良恶性肿瘤及其生长部位以及恶性肿瘤治疗,分别就其对男性生育力的影响进行探讨。

一、良性肿瘤与生育力

良性肿瘤是指无浸润和转移能力的肿瘤。肿瘤常具有包膜或边界清楚,呈膨胀性生长,生长缓慢,肿瘤细胞分化成熟,对机体危害较小。良性肿瘤虽不会因侵袭性和转移性对人体造成无法控制的消耗性影响,但生长于特定部位和具有分泌功能的良性肿瘤仍能对男性生育力造成可逆或不可逆的影响。

(一)非生殖系统良性肿瘤

1. 垂体良性肿瘤 垂体良性肿瘤常以腺瘤的形式出现。垂体腺瘤约占颅内肿瘤发病率的 10%。按照肿瘤的大小和激素分泌的功能不同可以对垂体瘤进行分类。根据肿瘤大小的不同,垂体瘤可分为垂体微腺瘤(肿瘤的直径 <1cm)和垂体腺瘤(肿瘤直径≥1cm);根据分泌激素的不同,可分为激素分泌性垂体腺瘤和无功能腺瘤。其中无功能腺瘤,患者主要表现为肿块引起的压迫症状,如视觉改变和头痛等。

激素分泌性垂体腺瘤是一类临床表现复杂、治疗方法多样且转归各异的垂体瘤。现已明确,所有类型的垂体细胞都能形成腺瘤病变。目前认为激素分泌型垂体腺瘤主要累及单纯生成多肽激素的细胞。根据激素分泌种类的不同,激素分泌性垂体瘤可以分为以下几种类型:

(1)泌乳素分泌型垂体瘤:临床上最为常见,在所有的垂体腺瘤中至少占 70%,常导致高泌乳素血症(血清 PRL>25μg/L)。该型垂体瘤对男性生育力的影响主要表现为性功能减退,如性欲下降、勃起功能障碍和射精功能障碍等,也可导致精液质量下降和男性不育症。

(2)生长激素分泌型垂体瘤:主要表现为骨骺未闭合的青少年患者发生巨人症(成比例的生长)和成人的肢端肥大症(不成比例的生长)。成人起病初期较为常见的临床表现为面容改变、手足和颅骨粗大(帽子、手套或者鞋子尺码增大),随着疾病进展还可能出现骨关节病变、尿崩症、冠心病、腕管综合征、视觉损害、甲状腺疾病及高血压等。该型垂体瘤对男性生育力的影响主要表现为患者性欲下降和勃起功能障碍。

(3)促肾上腺皮质激素分泌型垂体瘤:也称 Cushing 病,男性较女性少见。瘤体过度分泌的 ACTH 对糖皮质激素正常的反馈抑制效应存在部分抵抗作用,导致持续性皮质醇增多症,主要表现为向心性肥胖、满月脸、痤疮、多毛和皮肤紫纹等。该型垂体瘤的男性患者睾丸小而软,第二特征不良,可出现性欲减退、勃起功能障碍及前列腺缩小,也可表现为严重少弱精症或无精子症。

(4)促甲状腺激素分泌型垂体瘤:可导致继发性甲状腺功能亢进,主要表现为怕热、多汗、体重下降、心慌、房颤等高代谢症状。该型垂体瘤的大部分(可达 70%)男性患者表现为性欲减退、勃起功能障碍、早泄或男性乳房发育和蜘蛛痣等雌激素增高的体征,精液质量方面亦可表现为精子活力下降、畸形率增加和 DNA 碎片率增加等。

(5)促性腺激素分泌型垂体瘤:该型垂体瘤常表现为 FSH 的过度分泌,通常在肿瘤生长到足够大引发神经系统症状时才引起临床关注。此类患者 LH 的缺乏较为常见,可致男性睾酮水平低于正常,并可进一步发展为男性性欲减退、勃起功能障碍和不育等。

需要注意的是,激素分泌型垂体瘤可以是单独发生,也可以是分泌两种以上激素的混合性肿瘤,临床表现也有相应的混合症状。

2. 功能性肾上腺良性肿瘤 肾上腺是人体重要的内分泌器官,可分泌糖皮质激素、盐皮质激素和性激素等多种甾体激素。一旦肾上腺的某一部位发生肿瘤,相应部位的激素就会过度分泌,即功能性肾上腺肿瘤,并引起一系列与激素过度分泌相关的临床症状。

(1)分泌皮质醇的肾上腺腺瘤:可导致血皮质醇水平增高,也称 Cushing 综合征。临床表现与前文所述的 Cushing 病类似,男性患者可出现性欲减退、勃起功能障碍及前列腺缩小,也可表现为严重少弱精症或无精子症。

(2)肾上腺性征异常症:因肾上腺的某种先天性或后天性病变引起的外生殖器及性征异常,称肾上腺性征异常症或肾上腺生殖综合征。出生时正常、青春期前发病者,病因多为肾上腺肿瘤引起,往往引起女性患者的男性化表现而影响女性生育力。目前已经证实,先天性类脂质肾上腺增生症是由于编码负责将胆固醇转运到线粒体膜内的蛋白质的基因，即甾体类生成快速调节（$StAR$）基因的突变。罹患此病的婴儿，无论染色体核型如何，其生殖器官均为女性，即出现女性假两性畸形，并患有严重的失钠性先天性肾上腺增生。对于染色体核型为男性的此病患者，治疗的基本原则是皮质激素的补充疗法，抑制垂体 ACTH 的过度分泌，从而抑制肾上腺皮质的增生。治疗过程中要慎重考虑性别取向，大多数的患者以女性抚育。若行睾丸切除术，则术后需进行雌激素补充治疗。

3. 甲状腺良性肿瘤　甲状腺良性肿瘤较为常见，约占颈部肿块发病率的 50%，可分为甲状腺腺瘤、结节性甲状腺肿、甲状舌管囊肿和亚急性甲状腺炎等类型。其中自主性高功能性甲状腺腺瘤、继发甲亢的甲状腺腺瘤和结节性甲状腺肿可对男性生育力造成影响。与分泌 TSH 等垂体瘤类似，此类肿瘤的男性患者也表现为性欲减退、勃起功能障碍、早泄或男性乳房发育和蜘蛛痣等雌激素增高的体征，精液质量方面亦可表现为精子活力下降、畸形率增加和 DNA 碎片率增加等。

4. 颅咽管瘤　颅咽管瘤是非垂体来源的肿瘤，约占颅内肿瘤的 3%。发病部位常位于蝶鞍上方。囊性占 54%，实性占 14%，两种成分兼有占 32%。颅咽管瘤在男性比在女性更为常见。大多数颅咽管瘤患者均表现为垂体功能不足，但程度不同。垂体功能损害的程度取决于下丘脑或者垂体柄受累的范围。生长激素和促性腺激素缺乏很常见，有一半患者发生垂体 - 肾上腺功能障碍。甲状腺功能不足也有发生。对男性生育力的影响主要表现为促性腺激素分泌不足导致的性腺功能低下和不育。泌乳素水平可正常，也可轻度升高，但往往不足以导致高泌乳素血症。

颅咽管瘤的治疗通常须通过手术来缓解局部压迫。完全切除肿瘤在技术上很难实现，手术经常导致下丘脑损伤，采用伽马刀等技术可以获得更彻底的切除，不良反应也较少。

5. 松果体良性肿瘤　松果体良性肿瘤包括异位松果体瘤和松果体的不典型畸胎瘤。在松果体部位上，还有其他的病变发生，包括深部中线囊肿、松果体本身的肿瘤和血管病变等。在这些情况下，下丘脑的功能可能受到影响，并伴有生长激素和促性腺激素分泌受损。

（二）生殖系统良性肿瘤

1. 睾丸良性肿瘤　睾丸肿瘤并不多见，占全身肿瘤的 1%，绝大多数为恶性肿瘤。我国发病率较低，为 1/10 万 ~2.1/10 万，好发于青壮年。常见的睾丸良性肿瘤包括间质细胞（Leydig 细胞）瘤和支持细胞（Setoli 细胞）瘤。肿瘤多具有内分泌功能，可分泌促性腺激素和雄激素，在儿童可引起男性早熟、生殖器巨大、阴毛增多、骨骼及肌肉发育过早；在成人则表现为男性乳房增大、性欲减退和勃起功能障碍。手术切除肿瘤后，内分泌可恢复正常。

2. 附睾良性肿瘤　附睾肿瘤较为罕见，其中良性肿瘤居多占 70%~80%。常见的附睾良性肿瘤包括间皮瘤和平滑肌瘤，其次为纤维瘤、脂肪瘤、畸胎瘤和神经纤维瘤等。肿瘤可阻塞附睾管而导致少弱精症甚至无精子症。附睾良性肿瘤常误诊为附睾结核、附睾炎或精液囊肿，单纯性肿瘤切除术后预后良好。

3. 精索肿瘤　精索肿瘤临床上十分罕见，绝大多数为良性肿瘤，以脂肪瘤和纤维瘤多见。主要表现为精索肿块，可压迫输精管而导致少弱精症甚至无精子症。单纯性肿瘤切除术后预后良好。

4. 射精管囊肿与精囊囊肿　射精管囊肿较为多见，多为继发性，囊液内含有果糖和精子，且囊内常有结石。精囊囊肿少见，多为先天性，后天性为射精管炎性梗阻所致。囊内液体呈血性,含有精子。射精管囊肿可导致少弱精症、血精、射精量减少和射精痛等症状,精囊囊肿可导致射精障碍,偶见血精。囊肿较小者可予保守治疗,较大者可予精囊镜下囊肿切除或精囊切除术治疗,预后良好。

二、恶性肿瘤与生育力

在育龄人群中,恶性肿瘤的发病并不罕见。根据美国2004—2006年的数据估计,男性在40岁之前患上任何一种癌症的可能性为1.51%。作为消耗性疾病,恶性肿瘤可在局部和全身引发功能障碍,并对患者对整体健康和生育力造成影响。肿瘤细胞分泌的激素和细胞因子可能影响精子发生,导致精子活力下降。恶性肿瘤也可能引起营养不良,并伴有维生素、矿物质和微量元素缺乏,而这些物质是保持性腺功能所必需的。有些恶性肿瘤会伴有发热,对精子发生有不利影响。

(一)非生殖系统恶性肿瘤

恶性肿瘤的疾病过程本身会影响精子发生。在没有开始进行任何治疗前,癌症患者中的少精子症病例就多于健康男性。约有12%的男性在化疗前无法提供冷冻所需的活动精子。有报道称少精子症存在于25%的霍奇金淋巴瘤患者、57%的白血病患者及33%的胃肠道恶性肿瘤患者中。引起癌症患者精液质量降低的确切机制尚不明确,多种因素都可能参与其中,包括治疗前生殖细胞中已经存在的缺陷以及癌症的系统性作用。这些患者精子质量降低的原因可能是中枢水平的内分泌失调或癌症的系统性影响,或者两者兼而有之。非生殖系统恶性肿瘤还可能转移至生殖系统,如肺癌、肾癌、结肠癌、淋巴瘤、急性淋巴细胞白血病等恶性肿瘤均可出现睾丸和附睾转移,从而进一步损害患者的生育力。

(二)生殖系统恶性肿瘤

1. 睾丸癌　睾丸癌是育龄男性最多发的实性肿瘤,发病率约占男性所有癌症的1%,多发于青壮年男性,以30~35岁为最多。精原细胞瘤是睾丸癌最常见的病理类型,其他类型还包括胚胎性癌、畸胎瘤、绒毛膜上皮癌和卵黄囊瘤等。虽然近年来睾丸癌的发病率不断上升,但其6年生存率已超过95%。约85%的精原细胞瘤均为1期,可以采用多种方法进行治疗:可行根治性睾丸切除术,对于复发病例需密切随访,必要时可行放化疗;也可以采用辅助放疗或铂类药物行辅助化疗。欧洲一项大型多中心临床试验将患者随机分为放疗组和化疗组,结果发现两组的复发率持平。如果接受化疗的患者从一开始就反应良好,则化疗的长期缓解率可以达到80%~90%。

睾丸癌化疗带来的两种主要的生殖毒性是导致患者出现少弱精症及睾丸间质细胞功能障碍。一项研究表明,化疗后有27%的患者出现无精子症,86%的出现睾丸间质细胞功能障碍。该研究还表明化疗结束后2~3年患者精子数量会增加,约有50%的患者可升至正常,不过约25%的患者仍为无精子症。

睾丸组织是人体对放射敏感性最高的组织,低剂量的射线即可导致睾丸功能障碍。例如,15cGy的射线可一过性干扰生精功能,600cGy的射线可造成睾丸组织的永久性破坏,2 000~3 000cGy的射线可导致睾丸间质细胞功能障碍。因此,睾丸癌的放疗过程中需注意对健侧睾丸的防护。大多数精原细胞瘤只累及一侧睾丸,但约半数精原细胞瘤的患者在治疗前就会出现生精功能受损。虽然治疗后会出现精子数量的一过性减少,但通常都能恢复到治疗前的水平。为了让健康的新生精子替代经过辐射暴露的精子,建议治疗后至少等待

6个月再尝试备孕。挪威的一项研究发现,约80%经过放疗或化疗的男性患者并没有事先冷冻精子也成功繁衍了后代,似乎放化疗并不会对后续妊娠产生不利影响。因为可以在治疗前冻存精子,所以由精子问题导致无法生育的风险已经降至最低。

2. **附睾恶性肿瘤** 附睾恶性肿瘤非常罕见,占附睾肿瘤的20%~30%,组织学类型包括平滑肌肉瘤、纤维肉瘤和横纹肌肉瘤等。恶性程度高,生长迅速,早期转移,预后不佳。凡确诊附睾恶性肿瘤者均应早期行根治性睾丸切除术治疗,术后辅以联合化疗或放疗。

3. **前列腺癌** 前列腺癌主要发生于50岁以上的男性,偶见于年轻人群。腺癌占95%以上,移行细胞癌和鳞癌较少。发生于前列腺外周带者较多。癌肿晚期可侵犯尿道、膀胱颈和精囊,也可逆行转移至附睾等处。对于无生育要求的患者可考虑物理去势或药物去势治疗,对于尚有生育要求的患者可先进行精子冷冻。亦可采用手术或放射治疗,但前列腺电切术后和内放射治疗后勃起功能障碍发生率较高,可影响患者生育力。采用保留神经的根治性前列腺切除术可减少术后勃起功能障碍的发生。

4. **尿道癌** 原发性尿道癌较为罕见,其发病率不到所有癌症发病率的1%。主要组织学类型为尿路上皮癌,鳞癌和腺癌较少。癌肿可部分或完全阻塞尿道,造成尿液和精液排出不畅,也可出现区域淋巴结转移和前列腺转移。根据肿瘤的分级分期可采用手术治疗、放疗、化疗或联合治疗等。

5. **阴茎癌** 阴茎癌多发于50~60岁年龄段,在年轻人中也有发生。此前认为包皮过长和包茎是阴茎癌的危险因素,最近的研究认为HPV感染与该病有显著相关性。阴茎癌的病例类型绝大多数为鳞癌。阴茎癌可对患者的性功能造成影响,引起性交痛、勃起功能障碍和射精障碍等。无淋巴结转移者预后较好,有区域淋巴结转移的5年生存率明显下降,而未经有效治疗者大都于2~3年内死亡。

三、癌症治疗对男性生育力的影响

癌症治疗导致生育力损害的风险和严重程度不确定,在很大程度上取决于各种患者因素和治疗因素。患者因素包括确诊年龄、治疗时间长短、性别、治疗前生育力以及恶性肿瘤的部位和分期。治疗因素则包括化疗的药物种类、给药途径和放疗的部位、范围、剂量及照射强度。其中一些癌症的治疗可能要求患者进行绝育手术。此外,治疗膀胱癌、前列腺癌和直肠癌的非绝育手术也可能通过损害男性患者勃起和射精功能从而影响生育力。虽然存在明显的剂量依赖、药物依赖、性别依赖及年龄依赖等因素,但化疗药物尤其是环磷酰胺和甲基苄肼等烷化剂仍可对生育力造成显著影响。针对生殖腺、脑垂体或在其周围进行的局部或全身放疗都可能对生育力造成极大影响。因此,在开始性腺毒性治疗前进行精子冷冻对保障患者的后续生育力有重要意义。对于尚无法产生精子的儿童和青少年患者,睾丸组织冷冻和精原干细胞冷冻是可能的治疗途径,但其疗效尚有待验证。

(滕晓明 杨 阳)

第三节 感染性疾病与生育力

男性感染性疾病对男性生育力的影响是明确的,如青春期后的腮腺炎继发睾丸炎或慢性前列腺炎等。生殖道感染的种类繁多,且急慢性不同、病原体多样、临床症状各异,因而感染性疾病对生育力的影响机制各不相同。

在解剖结构上,男性生殖道感染可通过损伤或破坏生殖器官及造成生殖管道的粘连和阻塞对生育力造成影响;从功能角度看,男性生殖系感染可通过影响睾丸生精功能、引起附属性腺分泌功能紊乱、诱发自身免疫和微生物对精子的直接作用等机制,导致精子发生障碍、精浆成分改变、精液参数和精子功能下降等,从而引起男性不育。

在临床诊治男性生殖系感染引起的男性不育时,应考虑以下因素:①能否明确是感染引起的不育:生殖道中定居着许多微生物,有病原性、非病原性及条件致病性的。有一部分微生物在正常状态下并不引起疾病,但往往是潜在因素,一旦这些微生物增殖、传播和引起急慢性感染炎症,则影响男性生育功能;而有些细菌是正常情况下是共生的,有些携带支原体的患者并无生育影响,甚至有些检测报告的结果是取样时外生殖器表面的杂菌,所以并非检测到微生物就要诊断感染引起不育。②明确感染的原因:男性生殖道感染可以有多种病原微生物同时感染,而同一种病原微生物也可引起多个器官的同时感染,需要个体化分析。③临床表现:男性生殖道感染症状、体征常是非特异性的,相当一部分患者可以无明显症状,掌握特点、熟练辨别并定性定位才能准确诊断,不能忽略体格检查。④病史询问:生殖道感染的病史有其特殊性,个人史、治游史的询问技巧对诊疗很有帮助。⑤如何治疗:对感染的治疗以抗微生物治疗为主,要注意性伴侣共同诊治的原则,但感染引起不育,特别是非特异性感染引起不育的机制至今尚有争议,因此不能忽视共同存在其他致病因素,应综合治疗。

一、生殖系统结核

生殖系统结核是全身结核病的一部分,可由泌尿系统结核和/或原发感染经血行播散引起,结核原发病灶大多在肺,其次是骨关节及肠道。男性肾结核 50%~75% 并发生殖系统结核,而男性生殖系统结核主要是由肾结核下行蔓延到前列腺、精囊,然后再经输精管到附睾,只有少数附睾结核在肾结核症状出现之前或同时被发现,这可能是因肺结核通过血源性传播所引起。从病理学检查结果来看,前列腺是最常发生的部位,但因缺乏肯定的临床症状很难被发现,故临床见到的病例远较实际为少。临床上最明显的男性生殖系统结核为附睾结核和睾丸结核。随着结核病发病率的增高,男性生殖系统结核特别是附睾结核和睾丸结核也呈明显上升趋势,且临床表现呈非典型化,给诊治带来困难。

在活动性结核的患者中,结核性附睾炎的发生率为 17.3%,约占男性生殖系统结核的 30.8%。发病早期约 70% 为单侧,表现为附睾增大、质硬、结节样变,表面不规则并有压痛,输精管呈"串珠样改变";若病程长达 1 年以上则 75% 为双侧,病变多由附睾尾部开始向附睾头部方向蔓延,可发生纤维化、干酪样坏死或破溃。双侧附睾结核者,往往由于整个生殖道的广泛破坏以及纤维化引起梗阻而造成梗阻性无精子症。这种病例从男性不育的角度分析,已很难通过外科治疗而获得生育。一般采用体外受精-胚胎移植或卵细胞质内单精子注射技术受精。

通过生殖结核的发病规律分析,为保护生育能力,应特别注意预防治疗及早期治疗。随着我国防治结核工作的进步,尽管生殖系统结核仍是不育的原因之一,但发病率已经大为下降。另外,当发现有全身结核特别有泌尿系统结核或已发现前列腺、精囊结核者,应积极采取抗结核药物治疗或必要的手术治疗。

二、急性淋菌性尿道炎

淋病是革兰氏阴性双球菌（淋病奈瑟菌）在泌尿生殖道黏膜引起的特殊炎症，最先由瑞士医生 Frans Nistermark 于 1986 年从输卵管渗出液中分离。淋菌性尿道炎主要表现为泌尿生殖系统的化脓性感染，也可表现为眼、咽、直肠感染和播散性淋球菌感染。淋病潜伏期短，传染性强，可导致多种并发症和后遗症。人是淋球菌的唯一天然宿主。淋病主要通过性接触传播，淋病患者是主要传染源，也可因接触含淋球菌的分泌物或被其污染的用具而感染。宫颈淋病约 80% 可不出现症状或症状轻微，是主要的传染源，加上有些患者不治疗或不适当地治疗，以及耐药菌株的出现，是淋病得以流行的因素。

男性淋病的临床表现：一般潜伏期 2~3 天，尿道红肿、发痒及刺痛，尿道口流黄绿色脓液，排尿疼痛，伴尿频、尿急或排尿困难，夜间阴茎痛性勃起，两侧腹股沟淋巴结肿大、疼痛，发热，全身不适。发病后 24 小时起症状严重，1 周后开始消退，1 个月后症状可消失。炎症消退后，由于尿道坏死黏膜愈合形成纤维化瘢痕，可逐渐形成尿道狭窄。

急性淋菌性尿道炎引起的急性睾丸炎症对男性生精功能存在直接影响。急性炎症可能导致睾丸生精细胞损失及功能损害，从而引起生精功能减退甚至丧失。急性淋菌性尿道炎引起的急性附睾炎症常可导致附睾管梗阻，影响精子运输。其他情况的急性淋菌性尿道炎主要是影响精浆，机制同一般生殖道炎症对精液参数的影响。继发的尿道狭窄等解剖改变也可能产生精子运输障碍及射精障碍。淋病的治疗原则是早期、大剂量应用抗生素。

三、急性腮腺炎

单纯的病毒性睾丸炎临床罕见。流行性腮腺炎是常见的睾丸炎发病原因之一，大约 20% 的腮腺炎患者会并发睾丸炎且多见于青春期后期。其机制为青春期男性感染发生流行性腮腺炎后，抗病毒治疗不及时或效果不佳，病毒再次入血，继发病毒性睾丸炎。在睾丸炎愈合时，睾丸变小、质软，生精小管有严重萎缩，但保存了睾丸间质细胞，因此睾酮的分泌并不会受到影响，但对生育有影响。

四、衣原体生殖道感染

沙眼衣原体感染是目前最流行的性传播疾病，衣原体感染引起男性非淋菌性尿道炎，感染向上扩展导致附睾炎，附睾的管腔因水肿变狭窄，睾丸可增大，尿道分泌物增多。已经证实 40 岁以下男性发生附睾炎，衣原体是主要病原体之一。前列腺液对衣原体有一定的抑制作用，但一部分慢性前列腺炎也可由衣原体引起。有报道对非细菌性前列腺炎进行衣原体分离，有 1/3 左右患者衣原体阳性。文献报道，沙眼衣原体感染与精子形态、顶体酶及精子凋亡等存在相关性，附睾和前列腺炎引起的结构和功能改变直接影响精液质量，进而影响到生育，但衣原体对男性不育的确切作用机制尚需继续探索。另外，生殖道衣原体感染是女性发生流产的重要感染性因素之一。

衣原体感染的诊断主要依赖实验室检查。临床微生物实验室常用的胶体金法假阴性率较高，较为可靠的方法是细胞培养，类似病毒的分离，敏感性为 80%~90%，特异性为 100%。

五、支原体生殖道感染

支原体是能独立生长的最小微生物,缺乏细胞壁,形态呈多形性。支原体常寄居于泌尿生殖道,在一定条件下能引起生殖道疾病,如非淋菌性尿道炎、输卵管炎、盆腔炎、慢性前列腺炎、附睾炎等,并影响到生育。

一般临床检验将支原体分为解脲支原体和人型支原体两类。解脲支原体是人类泌尿生殖道内最常见的支原体,可分为14个血清型。由于各血清型之间具有较高的抗原同源性,交叉反应明显,给解脲支原体临床分离株的血清分型工作及筛选有毒力的血清型株带来一定的困难,而不同生物群之间的交叉反应较少见。近年来,解脲支原体的检出率不断上升,临床上常对宫颈分泌物、精液和前列腺液中检测出支原体的就医者盲目投以大量抗生素药物,导致支原体临床分离株的耐药性日益严重。生殖道支原体感染和不育的影响目前尚无一个系统、有说服力的研究来证实。

自1973年解脲支原体首次被指出与不育有关以来,对于支原体和精子浓度、活力、精子形态、精子DNA完整性、精浆微量元素甚至AsAb的关联都有不同程度的研究,并且大多数研究的结果都显示支原体感染可能从各种途径造成对精子、精浆的不良影响。然而,这些研究都并没有在确切机制上深入探索。也有研究报道支原体阳性者与阴性者的精子参数没有显著性差异,并且在排除其他影响因素的前提下,支原体感染对精液量、精子活力、存活率及精子的正常形态均没有影响,对IVF的受精率、卵裂率、优质胚胎率、着床率及流产率等均无影响。

相对解脲支原体,人型支原体对流产率有更明确的影响,一般人型支原体感染需要积极治疗。

支原体在生殖道寄居频率高低与性成熟、性活动和性伴侣的数量有关。由于支原体感染无特征性症状和体征,诊断主要靠分泌物培养测定来证明,并可以同时进行药敏试验。精液或前列腺液的PCR检测近年来在支原体的诊断中也投入应用。

六、慢性前列腺炎

慢性前列腺炎(chronic prostatitis,CP)是目前泌尿外科、男科门诊最为常见的炎症。各地前列腺炎发病率的报道不一,根据尸检报告,前列腺炎的患病率为24.3%~44.0%。

慢性前列腺炎的发病机制不明,病因十分复杂,存在广泛争议。可能是多种病因同时起作用,其中一种或几种起关键作用;或者是许多不同疾病,但具有相同或相似的临床表现;甚至是这些疾病已经治愈,而其所造成的损害与病理改变仍然持续起作用。多数学者认为主要病因可能是病原体感染、炎症和异常的盆底神经肌肉活动等的共同作用。

在日常诊疗中,关注慢性前列腺炎患者发病的诱因对有效治疗和预防很有意义。慢性前列腺炎的诱因包括:酗酒、嗜辛辣食品、不适当的性活动、久坐引起前列腺长期充血;受凉、过劳导致机体抵抗力下降或特异性体质;盆底肌肉长期慢性挤压;导尿等医源性损伤等。

慢性前列腺炎对不育的影响也很复杂。目前的文献总结可以涵盖以下几个方面:精浆质量改变、精浆白细胞改变、免疫环境改变、氧化应激和精神心理因素。但其中许多具体的机制尚不十分明了,由于前列腺液是精液的组分,因此慢性前列腺炎已经被视为引起男性不育的重要临床因素,仍需要更进一步的深入研究。

(滕晓明 黄文强 范宇平)

第四节　生殖器官发育异常与生育力

男性生殖系统包括内、外生殖器。外生殖器包括阴囊和阴茎,内生殖器包括睾丸、附睾、输精管、射精管、尿道、精囊腺、前列腺和尿道球腺。生殖器官发育正常是男性生育能力的重要保障。如果生殖器官发育异常,可通过损伤生精上皮、阻塞精子的排出管道、影响性功能等方式降低男性的生育力,甚至导致不育。

一、睾丸发育异常

1. 先天性无睾症　双侧先天性无睾症的发病率为 1/20 000,单侧先天性无睾症的发病率约为双侧的 4 倍。先天性无睾症的病因尚未明确,可能与血管疾病、遗传疾病、宫内感染、创伤及各种致畸因素相关。目前认为最有可能的病因是宫内睾丸扭转。

双侧先天性无睾症的形态学表现可能由男性生殖系统的胚胎发育直接衍生。妊娠第 8 周,由未分化性腺组织分化的睾丸开始分泌抗米勒管激素(AMH),随后分泌睾酮。如果睾丸组织在开始分泌睾酮之前就丧失,则米勒管已经退化;而中肾管以及尿生殖窦与外生殖器男性化等雄激素依赖性分化尚未开始。如果原本存在的睾丸组织在其开始分泌睾酮一段时间才被破坏,则泌尿生殖道的雄激素依赖性靶器官或多或少向男性表型完全分化。双侧先天性无睾症患者如果睾丸已开始分泌 AMH 而无睾酮分泌,会表现为男性假两性畸形。如果已经开始分泌睾酮,则表现为男性表型,且中肾管分化组织(附睾、输精管、精囊腺)也发育。小阴茎提示胎儿发育过程中雄激素依赖性生长不足。如果双侧先天性无睾症患者不治疗,则不会出现青春期发育,表现为典型的类无睾症表型。单侧先天性无睾症不会出现性分化及青春期发育障碍。

诊断主要与隐睾鉴别。HCG 试验在隐睾症患者可检测到睾酮水平升高,而双侧先天性无睾症患者即使经过 7 天的 HCG 激素刺激,其睾酮水平依然很低。测定血清 AMH 也可鉴别,因无睾症患者缺乏 AMH。

双侧无睾症患者无法解决不育问题,只能通过供精辅助生育技术或者领养获得后代。

2. 多睾　少见,是指阴囊内除了两个正常睾丸外,还额外有一个睾丸在一侧阴囊内,多见于左侧。病因可能与胚胎早期生殖嵴横向分裂或两个以上发育有关。额外睾丸可正常大,也可较小,可有独立的附睾输精管或与相邻睾丸共享附睾和输精管,也可没有输出管道。患者多无自觉症状,生育力可正常。

3. 睾丸下降不全　正常情况下,胚胎早期,睾丸位于膈下平面的腹膜后间隙,妊娠第 2 个月开始睾丸自腹膜后逐渐下降,在第 6 个月时,睾丸下降至腹股沟内环口,第 7 个月睾丸随腹膜鞘突降至腹股沟管,第 8 个月末降至阴囊内。但也有出生后短期内才降入阴囊的情况。睾丸下降不全是指睾丸停留在下降途径中的任何位置,常发生于下丘脑 - 垂体 - 性腺轴功能紊乱、睾酮合成或作用障碍患者。解剖学异常也是睾丸下降不全的常见原因,如睾丸系膜太短、睾丸系膜与腹膜粘连、睾丸引带缺如或太短、腹股沟管过窄、皮下环过紧等。

单侧睾丸下降不全的发生率是双侧睾丸下降不全的 5 倍。有资料表明,足月和 / 或体重 >2.5kg 出生的男性新生儿中,睾丸下降不全的发病率为 1%~4.6%,到 1 岁时发病率仅为 1%~1.5%。早产儿和 / 或体重 <2.5kg 时,发病率为 0.1%~9.0%,到 1 岁时下降至 1.1%~2.1%。

15 岁男孩的发病率为 1.6%~2.2%。

睾丸下降不全往往伴随生精上皮功能紊乱。许多单侧睾丸下降不全患者也有生育力损害。生育力的减退很早就出现,在 1 岁时就能发现睾丸形态学异常,病程越长其形态学改变就越显著。研究显示,163 名睾丸下降不全患者组织活检结果有 28% 为中度生精功能减退,其中 2/3 为唯支持细胞综合征或生精阻滞,9 名患者发现原位癌或精原细胞瘤。但是睾丸下降不全患者通常不会出现内分泌功能损害。

睾丸下降不全患者罹患睾丸肿瘤风险增高,是普通人群的 4~5 倍。即使行睾丸固定术将睾丸牵引至阴囊内以及对侧,正常睾丸恶变的风险依旧很高。有资料表明,13 岁前成功的治疗可降低恶变的相对危险度。

睾丸下降不全应尽早治疗。6 个月内婴儿可等待睾丸自然下降。治疗应在 1 岁前完成,早产儿应达矫正年龄后治疗。如果 6 个月末没有下降,则推荐激素治疗。最新指南推荐的方案是:GnRH 400μg,每一鼻孔每次 200μg 气雾剂喷鼻,每日 3 次,共 4 周。随后立即进行 HCG 治疗,HCG 每次 500IU,共 3 周。这种联合方案诱导睾丸下降的成功率为 20%。

如果激素治疗不能诱导睾丸下降,则需要进行外科睾丸固定术。应该在 1 岁前进行。腹腔内隐睾的手术成功率为 85%,腹股沟隐睾的手术成功率为 95%。成年患者采用激素治疗无效。如果无法或还未行睾丸固定术,则需定期随访检查。睾丸下降不全手术后仍需定期复查睾丸。

青春前期或青春期进行的治疗并不能预防睾丸损害,推荐早期治疗睾丸下降不全是基于患者 1 岁时就出现睾丸形态学改变的事实。但是早期治疗预防不育的效果还有待时间检验。

二、附睾发育异常

男性胚胎发育过程中,当中肾管退化时,接近睾丸的中肾小管存留下来与睾丸网相连成睾丸的输出小管。10~15 根输出小管通入由中肾管发育而来的附睾管。附睾管迂回曲折构成附睾头、体和尾部。而由于不明原因与睾丸相邻的中肾小管以及相应的中肾管不发育或发育不良,造成各种畸形。由于输精管是由与附睾管相连续的中肾管远端部发育而成,所以附睾的先天性异常伴有输精管的先天性异常。

附睾发育异常有以下几种类型:无附睾、附睾头与睾丸不连接、附睾中部未发育、附睾中部闭锁、附睾与输精管成长袢形和附睾头部囊肿。

单侧附睾发育异常不影响生育;双侧则治疗困难,手术方法连接睾丸和附睾的管道不易成功,需要尝试睾丸取精及辅助生育技术。

三、输精管发育异常

输精管先天性异常比较罕见,主要有输精管缺如、输精管发育不全、输精管异位和重复输精管等。

1. **输精管缺如**　这种类型相对多些。据统计,在无精子症患者中 1%~10% 有输精管缺如。可为单侧或双侧缺如,以单侧为多,输精管缺如常合并附睾发育不全或缺如,也可有精囊、射精管、输尿管甚至膀胱三角区完全缺如,但输精管缺如不一定意味着睾丸缺如,因为两者胚胎来源各异。有报道显示,父母年龄越大发生输精管先天性缺如的机会就越大。双侧输精管缺如无法使配偶自然受孕。双侧输精管缺如常因婚后不育就诊,患者一般身体健康,性生活正常,有射精。检查精液里无精子,精索内扪不到输精管可初步确诊。必要时行手术探查。输精管缺如者睾丸组织检查正常,睾丸曲细精管能产生精子,附睾头穿刺液中有活精子,但不能输出。目前对此类患者尚无明确的治疗方法。

2. 输精管发育不全 是指有输精管存在但发育不全,输精管全部或部分长得纤细或内腔闭锁不通。此症不同于输精管炎症、输精管肿瘤等所致的输精管病变。其病理检查时不存在炎症、肿瘤等病变,仅表现为输精管严重纤维化及组织结构发育不良。患者往往因不育症诊治而发现输精管发育不全。

3. 输精管异位 可有一侧或双侧输精管异位,表现为输尿管位置偏离精索或开口异常,此症常合并其他泌尿生殖器官畸形。Kaplan 报道 8 例中,有 6 例伴有其他泌尿生殖器官畸形,3 例伴有先天性肛门闭锁。

4. 重复输精管 可发生于单侧或双侧,是由于胚胎早期重复侧的中肾管重复而造成。但报告病例中,大多数重复输精管侧有两个睾丸,各有自己的输精管。此症较罕见,临床一般无症状,性生活正常,往往在绝育手术后发生再孕,在追述再孕原因时才被发现。因此,在男性绝育中必须仔细检查,若有重复输精管应分别结扎。

双侧输精管先天性畸形,一般是没有生育力的。重复输精管和输精管缺如的患者身体发育及双侧睾丸均正常,性生活、射精及精液量也可无异常。

四、附属性腺发育异常

1. 精囊腺发育异常 胚胎发育过程中,每一根中肾管的尾端向外突出形成精囊腺。精囊腺发育异常常伴有附睾、输精管的发育异常,包括精囊腺缺如、重复精囊腺、一侧或双侧精囊腺发育不良等。精囊腺单侧缺如可无临床症状,双侧缺如可造成不育症,尚无治疗方法。

精囊囊肿根据囊肿发生来源分为精囊本身的囊肿和胚胎期副中肾管残端形成的囊肿两类,后者常伴有泌尿生殖系统畸形。精囊囊肿均为单囊,大小不等,较大者可并发感染。腹壁双手扪诊及直肠指诊可扪及囊肿。副中肾管囊肿位置靠近中线,较大,囊液中不含精子。精囊囊肿位置偏于一侧,囊液中常有精子。较小囊肿可严密观察,较大者需行囊肿切除术。

2. 前列腺发育异常 包括以下几种类型:

(1)无前列腺:很少见,多伴有其他泌尿生殖系统畸形。患者常有性功能减退,甚至不能勃起,精液量明显减少。

(2)异位前列腺:异位前列腺可出现在膀胱三角区、阴茎根部、残留脐尿管末端、前列腺部尿道内。位于膀胱和尿道内的前列腺多以血尿为主要症状。

(3)前列腺囊肿:可分为先天性和后天性,以先天性前列腺囊囊肿多见。囊肿的组织来源包括副中肾管上皮和中肾管上皮两种。囊腔内常含有陈旧性血液、脓汁或细胞碎片,无精子。患者症状因囊肿大小而不同,可有尿急、尿频、排尿费力、尿线细、残余尿及尿潴留,血尿罕见。直肠指诊可在前列腺上方中线触及囊肿。治疗以手术切除为主。

五、阴茎先天性异常

胚胎时期在双氢睾酮的作用下,生殖结节增长增粗发育成阴茎;两侧的尿生殖褶左右闭合,形成尿道海绵体部;阴唇阴囊隆起在中线处愈合,形成阴囊。各种原因造成的阴茎先天性畸形可以分成三类:阴茎发育异常、阴茎位置异常和先天性包茎。

1. 阴茎发育异常

(1)先天性阴茎缺如:少见,患儿常伴有其他严重畸形而早亡。患者可有正常阴囊,睾丸正常或未下降,尿道开口于直肠、会阴或阴囊等处。可行阴茎再造术。

(2)小阴茎:通常出生时只有1cm,常伴有阴囊、睾丸发育畸形。见于幼稚病、性腺功能低下、两性畸形等。治疗需要查明原发疾病,对原发疾病进行治疗,并给予内分泌治疗。

(3)重复阴茎:罕见,常伴有重复尿道、重复膀胱。常有排尿、性交及射精等障碍。

(4)巨阴茎:阴茎明显大于同龄人,常见于青春期早熟、先天性痴呆、侏儒症、垂体功能亢进等疾病。

2. 阴茎位置异常

(1)隐匿阴茎:正常的阴茎由于耻骨前皮下脂肪丰富,附着于阴茎体的皮肤不足,而被埋藏于皮下,使外表上看阴茎短小。

(2)阴茎扭转:阴茎海绵体发育不平衡,使阴茎从中线向左或向右扭转($<90°$),尿道口与系带向上或向下扭转。常伴有尿道下裂等畸形。

(3)阴茎阴囊转位:罕见,阴茎移位于阴囊的后方,常因合并其他严重畸形而于出生后不久死亡。

(4)蹼状阴茎:是指阴囊皮肤和阴茎皮肤相连成蹼状,如蹼状皮肤延伸至阴茎头可造成性交困难,需手术整形。

3. 先天性包茎与嵌顿包茎

先天性包茎是指出生时包皮与阴茎头粘连导致包皮不能向上翻转而显露阴茎头。如包茎不能自行消失或者有狭窄环,可行包皮环切术。嵌顿包茎是由于包皮翻转到冠状沟时,狭窄的包皮口会影响阴茎头血液、淋巴液回流,发生瘀血、水肿、疼痛。应尽早手法复位,如失败可行包皮背侧狭窄环切开术,日后再做包皮环切术。如组织损伤不严重,也应及时行包皮环切术。

六、尿道发育异常

1. 尿道上裂

表现为尿道背侧部分或全部缺失,常并发膀胱外翻。可分为阴茎头型、阴茎体型和完全型。手术治疗以重建尿道和控制排尿为目标。阴茎头型畸形程度轻,且能控制排尿,可不手术或只行阴茎头成形术。阴茎体型一般采用 Young 手术重建尿道,并切断阴茎耻骨韧带及阴茎体上索带组织,使阴茎伸直延长。完全型一般采用 Young-Dees 手术,重建膀胱颈并延长后尿道,可有效控制尿失禁。

2. 尿道下裂

是比较常见的泌尿系统先天性畸形,根据尿道口位置分为以下4种类型:

(1)阴茎头型:最常见,尿道外口位于包皮系带部,系带本身常缺如。阴茎头向腹侧弯曲,腹侧无包皮,背侧被头巾样包皮覆盖。如尿道口狭窄,可出现排尿困难或排尿时尿流方向不正常。如果阴茎不弯曲,仅表现为排尿困难,可只做尿道口切开术。如伴有阴茎弯曲,则行尿道延长术或尿道成形术。

(2)阴茎型:尿道口位于阴茎腹面,且阴茎向腹侧不同程度弯曲。尿道口越靠近阴茎头,阴茎弯曲越轻微;越靠近阴囊,则阴茎向腹侧弯曲越严重,勃起时尤为明显。站立排尿时会溅湿衣裤,成年后性交困难。较多见的是尿道口位于阴茎中部腹侧,包皮只能盖住阴茎头背面。尿道口靠近阴茎头且阴茎下弯轻度者,可行一期阴茎背侧白膜紧缩术矫正下弯,并行改良式尿道成形术,将尿道口移植冠状沟水平位。阴茎中度以上下弯则需分期手术,第一期矫正阴茎下弯,第二期行尿道成形术。

（3）阴茎阴囊型:尿道口位于阴茎根部与阴囊交界处,阴茎发育不良并向腹侧严重弯曲。若伴发隐睾,外观似女性阴唇。小儿排尿时,尿液成扇形射出,直立排尿会溅湿衣裤,所以只能蹲下排尿。成年后不能性交。手术分两期:第一期矫正阴茎下弯;第二期行尿道成形术。

（4）会阴型:尿道口位于会阴部,阴茎短小、高度弯曲、发育不全,酷似女性外阴。如合并隐睾,则为男子假两性畸形,此种畸形常合并肛门和直肠畸形。治疗分两期手术:第一期矫正阴茎下弯;第二期行尿道成形术。阴茎发育不良者,一期手术后可试用 1~2 疗程绒毛膜促性腺激素治疗。近年来也有专家采取阴囊纵隔带蒂皮管一期尿道成形术,效果良好,可减少患者多次手术的痛苦。

（卢文红　许剑锋　张开舒）

第五节　内分泌疾病与生育力

下丘脑 - 垂体 - 睾丸轴及其他性腺轴调控并影响着精子发生,对男性生育能力具有决定性的影响,男性生殖内分泌疾病通过这三个层面损害生育能力,甚至造成不育。男性生殖内分泌疾病主要包括原发病变位于下丘脑及垂体的低促性腺激素性性腺功能减退症和原发病变位于睾丸的高促性腺激素性性腺功能减退症。内源或外源性性激素异常也是男性不育的内分泌因素。一些全身性疾病也可因下丘脑或垂体的改变而导致下丘脑 GnRH 和垂体 Gn 分泌下降,从而导致睾酮分泌下降而影响男性生育。

一、低促性腺激素性性腺功能减退

低促性腺激素性性腺功能减退（hypogonadotropic hypogonadism,HH）是一组由于下丘脑促性腺激素释放激素、垂体促性腺激素缺乏或减少导致性腺功能减退的疾病。HH 的病变部位在下丘脑或垂体,性腺功能由于长期缺乏促性腺激素的刺激而处于幼稚状态。常见的疾病有特发性低促性腺激素性性腺功能减退（idiopathic hypogonadotropic hypogonadism,IHH）、Kallmann 综合征、Prader-Willi 综合征、垂体功能减退症和高催乳素血症等。

（一）特发性低促性腺激素性性腺功能减退和 Kallmann 综合征与生育力

IHH 和 Kallmann 综合征是以下丘脑分泌 GnRH 失调或作用紊乱为特征的疾病。典型的 IHH 表现为 FSH 和 LH 同时降低,以及睾酮（testosterone,T）降低,IHH 患者大多在进入青春期后才出现症状。男性常表现为性器官呈幼稚型、小睾丸、性功能低下和不育等。精液检查显示无精子症。IHH 偶尔也存在其他表现异常,如镜像动作或连带运动、肾功能异常、面部中线缺陷、腭裂、牙齿发育不全、小脑功能障碍、耳聋、眼异常、肥胖和智力迟钝等。Kallmann 综合征的患者有嗅觉障碍,还可有其他异常。Kallmann 综合征的发病率大约是 1/10 000,男性比女性发病率高 4 倍。

这类病的发病机制是下丘脑 GnRH 分泌不足或其作用障碍,使垂体分泌促性腺激素受损。由于 LH 和 FSH 的缺乏,性腺不能产生精子和睾酮。定位于 X 染色体短臂的 KAL1 基因在有家族史和 X 染色体隐性遗传的患者中常被检测出突变甚至缺失。主要临床表现为青春期发育缺失或者不全,并伴有严重的性腺功能减退。患者单侧睾丸的平均体积为 3ml(成年男性睾丸体积≥12ml),常表现为单侧或双侧隐睾,或已做过睾丸固定术。阴囊发育不全并色素沉着不全。阴茎和前列腺不发育。其他体征包括阴毛、腋毛和体毛的稀疏或缺如,无胡须,类无睾症体型及女性型脂肪组织分布。乳房发育罕见。未治疗过的患者性活动降低或者没有。可出现无精液症和无精子症。长期性腺功能减退还可造成骨质疏松。Kallmann 综合征患者还会对芳香类物质有嗅觉的减退或缺失,但 IHH 患者没有此症状。

IHH 患者的治疗主要有 3 种方案:雄激素替代治疗、促性腺激素生精治疗和脉冲式 GnRH 生精治疗。雄激素替代治疗可以促进男性化,使患者完成性生活和射精,但不能产生精子,而后两种方案可以促使睾丸产生精子。虽然 IHH 和 Kallmann 综合征的患者由于性腺没有发育,表现为无精子症和无精液症,但是几乎所有患者都可以通过治疗产生精子。最开始给予数月睾酮治疗,使患者快速男性化,体质增强,出现性冲动。然后给予 GnRH 或促性腺激素治疗。临床上最常用的是使用人绒毛膜促性腺激素(HCG,相当于 LH)和 FSH 或人绝经期促性腺激素(HMG,相当于 FSH)治疗。用法是每周皮下注射 2~3 次。治疗应持续到精液中出现精子或使配偶达到妊娠。产生的精子也可以进行冷冻保存,以备有生育需求时使用。

（二）Prader-Willi 综合征与生育力

Prader-Willi 综合征发病率为 1/10 000,常由于生理和精神异常就诊。约 75% 的患者可检测出位于 15 号染色体长臂近端 15q11-3 区的一个基因簇的缺失。

患者在新生儿和幼儿时表现为广泛的重度的肌张力减退。在刚开始学会走路后开始变胖,直至非常肥胖。饮食过量,易发生糖尿病。成年后身材矮小,手、足小,手瘦窄。1/3 患者有全身色素减退。多数患者有精神发育不全,典型表现的智商为 60~70,常有各种行为异常。

绝大多数男性患者生殖器发育不全。儿童期典型表现为小阴茎,单侧或双侧睾丸下降不全,阴囊发育不全。青春期发育延迟且不完全,但阴毛可以发育正常。患者可表现低睾酮、低 LH 的继发性性腺功能减退,或低抑制素、高 FSH 的原发性性腺功能减退。睾丸活检显示生精小管萎缩,且常缺乏精原细胞。所以,Prader-Willi 综合征患者是没有生育能力的。

（三）垂体功能减退症与生育力

垂体功能减退症最常见的病因是肿瘤(分泌促性腺激素、催乳素、生长激素、促甲状腺激素、促肾上腺皮质激素或激素失活性垂体腺瘤)、垂体和垂体柄的转移瘤,以及垂体区域手术和放疗。症状和体征取决于其基本的病因以及所缺少的某些专一性的垂体激素。患者最早缺失的往往是促性腺激素,接着为生长激素,最后是促甲状腺激素和促肾上腺皮质激素。另外,创伤、感染、血色素沉着病和血管疾病也会导致垂体功能不全。如果超过 70% 的垂体组织受到破坏,就会产生内分泌功能的不全。临床症状由垂体功能减退出现的时间决定。如果所有激素分泌都减少(全垂体功能减退症),那么所有靶腺的功能便会下降。男子缺乏促性腺激素会导致阳痿、睾丸萎缩、第二性征退化及精子生成减少,随即出现不育症。成人的生长激素不足往往不能从临床上发现。促甲状腺激素不足可导致甲状腺功能减退,而促肾上腺皮质激素不足则导致肾上腺功能减退,并有疲劳、低血压,以及对应激和感染缺乏耐受力。散发的垂体激素不足症,常是在儿童和少年时期因生长发育停止或青春期缺如而被发现。

对于垂体功能减退造成的不育采用 HCG/FSH 注射治疗。与 IHH 的促性腺激素治疗相比,垂体功能减退患者配偶的妊娠更易成功,尤其是垂体功能不全发生在青春期之后的患者。

(四) 高催乳素血症与生育力

催乳素是垂体前叶分泌的多肽类激素,其分泌受下丘脑双重调节,在成年男性的生理作用不明。男性高催乳素血症(hyperprolactinemia,HPRL)的病因很多,生理性或心理性的应激都会使催乳素升高,但通常是暂时性的,且不会超过正常水平的 2 倍。垂体的催乳素受下丘脑分泌的多巴胺抑制作用调节,具有多巴胺拮抗作用的药物也可引起高催乳素血症。分泌催乳素的垂体腺瘤是造成高催乳素血症的最常见原因。催乳素瘤分为微小催乳素瘤(直径 <10mm)和大催乳素瘤。后者增殖超过蝶鞍的边缘会引起周围组织尤其是视神经的破坏。慢性肾衰竭和甲状腺功能减退也是引起高催乳素血症的重要原因。原发性甲状腺功能减退可由于促甲状腺激素分泌增多导致 HPRL。

高催乳素血症通过多种机制影响男性生殖功能。在下丘脑水平可能损害 GnRH 的脉冲性释放,使 LH、FSH 分泌减少,导致继发性性腺功能减退,睾酮水平降低,精子发生受到抑制。大催乳素瘤可对垂体促性腺激素细胞造成破坏,导致 LH、FSH 水平降低。催乳素对睾丸是否有直接抑制作用尚不清楚。

男性高催乳素血症患者的临床表现为雄激素缺乏和不育,常伴有性欲减退和勃起功能障碍,少有男子女性型乳房发育和溢乳。有些患者没有症状和主诉。蝶鞍区的肿瘤依据肿瘤的位置和大小可引起头痛或视野缺损等症状。

对于应激诱发的高催乳素血症不需要治疗。催乳素瘤主要应用多巴胺拮抗剂溴隐亭治疗。药物治疗非常有效,只有不到 10% 的患者需要手术治疗。在多巴胺拮抗剂的有效治疗下,会出现 LH 脉冲式分泌,睾酮水平也会很快升高。持续的雄激素分泌不足要采用雄激素替代治疗。持续性促性腺激素抑制但有生育需求的患者,可用 HCG/HMG 进行治疗。

综上所述,部分原因造成的低促性腺激素性性腺功能减退通过治疗是可以有生育能力的。国内有研究资料表明,HCG/HMG 治疗可促进 HH 患者睾丸发育、体积增大及精子形成,但精子浓度显著低于正常水平。半数以上生精成功的患者配偶可自然妊娠,但其孕早期自然流产的风险高于正常人群。不同病因 HH 患者精子生成所需时间不同,青春期后起病的获得性垂体功能减退症患者精子出现所需治疗时间最短。这与 Pitteloud 等的结论一致。治疗前睾丸体积小于 4ml、伴有隐睾手术史会明显延长精子初现时间。这与 Liu 等应用促性腺激素治疗 HH 的临床研究结果一致。长期睾酮替代治疗不影响 IHH 患者治疗后产生精子。Pitteloud 等研究还显示 HH 患者治疗前抑制素 B 水平大于 60pg/ml,则生精治疗成功率高。还有资料显示:维持睾酮水平所需的 HCG 剂量越小,其生精治疗效果越好。

二、高促性腺激素性性腺功能减退病变

在性腺,由于性激素的合成和分泌减少,垂体的促性腺激素(LH 和 FSH)反馈性分泌增多,使外周血中促性腺激素水平升高。

Klinefelter 综合征是高促性腺激素性性腺功能减退最常见的原因,在男性人群的发病率为 1∶500。染色体数目畸变是其病因,约 80% 的核型是 47,XXY,约 20% 的核型包括 46,XY/47,XXY 的嵌合体、48,XXYY、48,XXXY 及 49,XXXXY 等。外周血淋巴细胞为单纯

47,XXY 核型的患者睾丸组织也可能表现为嵌合体。染色体数目异常是由于卵子或精子在减数分裂时配对性染色体不分离造成的,2/3 病例的染色体分离起源于母亲的卵子发生,1/3 起源于父亲的精子发生。

　　青春期前就诊患者很少,大约 1/4 患者出现睾丸下降不全、轻度睾丸体积缩小或长腿表现。部分儿童可有学习障碍、语言表达能力下降。在青春期和成年期,主要以小而硬的睾丸、不育和雄激素缺乏症状为特征。47,XXY 核型的成年患者睾丸体积一般在 1~3ml,很少超过 4ml。60% 的患者阴茎长度正常。患者身高常明显高于正常,特征体型是患者臂展很少超过身长,双腿却明显比躯干长(即下身长大于上身长)。70% 的 25 岁以上患者主诉性欲和精力减退。只有约 20% 的患者胡须生长正常。由于雄激素分泌减少,患者可出现肌力下降、骨质疏松、骨折发生率身高以及腿部静脉曲张等,常可见肥胖、糖耐量降低、糖尿病和代谢综合征。青春期有约 40% 的患者可出现不同程度的双侧无痛性男性乳房发育,这取决于血清雄激素与雌激素的比值。

　　过去曾认为 Klinefelter 综合征患者是绝对不育的,随着睾丸取精术尤其是显微外科技术的应用,发现很多患者睾丸中有局灶性的生精功能存在。约有 50% 的患者可以通过睾丸取精术找到精子。嵌合型的患者找到精子的概率更大。Klinefelter 综合征患者精液中能够找到精子的比例极低,影响睾丸取精成功率的主要因素是年龄,随着年龄增大成功率降低。但是 16 岁以下青少年患者睾丸取精的成功率只有 0~20%,而 16~30 岁患者的睾丸取精成功率为 40%~70%。所以对于青少年患者不主张睾丸取精进行低温冷冻保存。Klinefelter 综合征患者后代获得非整倍体后代的概率与正常核型的非梗阻性无精子症患者相似。很多 Klinefelter 综合征患者都会进行睾酮替代性治疗,因为外源性睾酮会负反馈抑制下丘脑 - 垂体 - 睾丸轴,抑制睾丸内局灶性的生精功能,所以建议停止应用雄激素替代治疗 6 个月后再进行睾丸取精术。

三、甲状腺疾病与男性生育力

　　甲状腺是内分泌系统的主要器官,主要功能是分泌甲状腺激素(thyroid hormones,TH)。甲状腺激素包括三碘甲状腺原氨酸(T_3)和甲状腺素(T_4),主要是以 T_4 形式存在,T_4 在血清中的含量是 T_3 的 40 倍,但 T_3 的生物活性是 T_4 的 5 倍。T_3 和 T_4 进入血液后与甲状腺激素结合蛋白结合进行运输。甲状腺激素血清浓度受下丘脑 - 垂体 - 甲状腺轴负反馈调节。TH 广泛参与和调节机体的生长发育、物质代谢等。甲状腺疾病主要包括甲状腺功能亢进(hyperthyroidism)和甲状腺功能减退(hypothyroidism)。

　　甲状腺功能亢进是由于甲状腺激素分泌过多造成的临床疾病,简称甲亢。临床上造成甲亢最主要的原因是弥漫性甲状腺肿(Graves 病)。这是一种甲状腺自身免疫性疾病,典型的临床表现包括高代谢症候群、甲状腺肿和眼征。高代谢症状主要表现为怕热出汗、心动过速、进食明显增多却体重下降、乏力。患者甲状腺呈弥漫性对称性肿大,质地软。在甲状腺上下叶外侧可闻及血管杂音,扪及震颤。眼征主要包括非浸润性突眼和浸润型突眼两种。大多数为非浸润性突眼,一般具有对称性,主要因交感神经兴奋眼外肌群和上睑肌张力增高造成。可表现为眼裂增宽、眼球内侧聚合不能或欠佳、眼向下看时上眼睑不能跟随眼球下落、眼向上看时前额不能皱起。患者易激动、思想不集中、失眠、紧张、焦虑、烦躁,常诉心悸、气促,稍微活动即明显加剧。得不到有效治疗者,可出现心脏扩大、心力衰竭等严重症状。

甲亢的男性患者勃起功能障碍常见,偶见乳腺发育。少部分典型患者可出现对称性黏液性水肿,多见于小腿胫前下段。

甲状腺功能减退是由于甲状腺激素合成及分泌减少造成机体代谢降低的疾病,简称甲减。在胚胎期或婴儿期发病会严重影响大脑及身体生长发育,造成智力低下和身材矮小,称为呆小症或克汀病。在成年后发病称为成年型甲减。造成甲减的病因很多,最常见的是甲状腺本身的病变,如甲状腺炎、地方性甲状腺肿等。各种导致下丘脑促甲状腺素释放激素减少的疾病、导致垂体前叶促甲状腺素及甲状腺激素减少的疾病都可造成甲减。成年型甲减患者常怕冷、表情淡漠、目光呆滞、少言乏力、眉毛稀疏、记忆力减退。患者心率缓慢、心脏普遍扩大,常伴有心包积液,可出现明显脂代谢紊乱,如高胆固醇血症、高甘油三酯血症、动脉粥样硬化等。患者食欲减退,常便秘、腹胀。男性患者勃起功能障碍常见。

正常的甲状腺功能对于男性生育能力的维持是至关重要的。不管是长期还是短期的甲状腺激素水平的偏移,都会从微观和宏观两个方面改变男性生殖功能。在人类睾丸组织中从婴儿期到成人都有甲状腺激素受体,这也提示甲状腺激素在睾丸发育过程中的关键作用。甲亢和甲减都与精子发生、精液质量、性激素水平和勃起功能障碍相关,但临床上甲状腺功能紊乱在多大程度上会导致男性不育还不十分清楚。

甲状腺疾病与男性生育力的关系一直存在争议。研究表明,甲减大鼠的生精上皮有破坏,甲减会减少精子的总数量,增加精子通过附睾的时间。不管是甲亢还是甲减都会削弱精子功能。甲亢和甲减患者的精子正常形态率较低,甲亢患者的前向运动精子百分率降低。

已经证实,在哺乳动物中 T_3 调控睾丸的发育和成熟,调节 Sertoli 细胞和 Leydig 细胞的增殖与分化。而成年后每天精子的产量,与 Sertoli 细胞的总数相关。人类的每个 Sertoli 细胞对应 10 个生殖细胞或 1.5 个精子。Sertoli 细胞的代谢标志物如抗米勒管激素(anti-Mullerian hormones,AMH)、芳香化酶、神经细胞黏附分子(neural cell adhesion molecule,NCAM)的表达受 TH 调控。AMH 由不成熟的 Sertoli 细胞分泌,有促使胎儿米勒管退化的作用,而 T_3 可降低 AMH 在 Sertoli 细胞内的水平,引起胎儿米勒管退化障碍。T_3 可减少 Sertoli 细胞中芳香化酶基因的表达,干扰生殖激素之间的正常转化,影响生殖激素的合成。Sertoli 细胞周期抑制蛋白 P27 和 P21 可以抑制活性细胞周期蛋白依赖激酶,对细胞周期起负调控作用,而 T_3 能增加这两种蛋白的水平。Leydig 细胞分泌睾酮到生精小管中,睾酮对于精子发生是必需的。研究表明,甲状腺激素变化对实验动物 Leydig 细胞的分化及类固醇的产生有明显影响。大鼠试验表明,T_3 可促使睾丸间充质干细胞分化成成熟 Leydig 细胞;可影响 Leydig 细胞上 LH 受体基因启动子区域调控 mRNA 的表达,从而影响 LH 受体蛋白合成;可通过对细胞色素 P_{450} 侧链酶的调控影响生殖激素的合成。

甲状腺功能紊乱与勃起功能障碍的关系也有争议。Krassas 等研究表明,甲亢和甲减患者中 ED 的患病率分别高达 70% 和 63%。阴茎勃起时,一氧化氮、一氧化碳对血管的扩张起着至关重要的作用。甲亢可诱发阴茎海绵体中一氧化氮合酶的下降而减少一氧化氮和一氧化碳的生成,血管扩张作用减弱,从而导致 ED。有研究认为甲状腺激素可以通过调节 Na^+-K^+-ATP 酶的活性,促进 ATP 的分解加速,增加机体的基础代谢率,引起甲亢性糖尿病,而糖尿病会造成神经营养障碍及周围血管病变,进一步影响阴茎血管内皮功能。甲状腺激素增多可直接增加心肌的收缩力,使心输出量增加,血压升高,直接损伤血管内壁。同时甲亢患者机体处于高代谢状态,使机体处于缺氧应激状态,加重了血管内皮的损伤。内皮素是一种内源性血管活性多肽,广泛存在于血管内皮等各种组织和细胞中,具有强烈的收缩血管作用。甲亢时血管内皮损伤会释放内皮素,可阻碍阴茎供血,加重阴茎勃起功能障碍。

国内也有研究显示甲状腺功能紊乱可引起 SHBG 及性激素水平的变化,进而对男性性功能产生危害。而当甲状腺功能恢复正常时,性激素和性功能异常会显著改善。对 Grave 病患者的对照研究显示,甲状腺激素可能作用于 SHBG 的生成或代谢过程,TT 和 SHBG 呈显著正相关。也有研究认为雄激素会抑制 SHBG 的生成,SHBG 与性激素有高度亲和力,会明显延迟性激素的清除率,这提示不同甲状腺功能状态下 SHBG 水平变化可能是导致 TT 水平变化的主要原因。甲亢程度越严重,病程越长,对性腺功能的抑制程度就越大。甲亢患者的 SHBG、TT、总雌激素和游离雌激素水平明显升高,体内游离睾酮含量基本正常,但生物活性下降,这可能是造成患者并发乳腺发育的原因。甲减患者多数 LH 及 FSH 水平处于正常范围,FT 水平降低。有研究表明,经过 L-T$_4$ 治疗后原发性甲减患者的 FT 水平、SHBG 及总睾酮水平均升高。甲减患者常伴发高催乳素血症,而高催乳素血症可伴发抑制性神经递质 5-羟色胺的增高而引起 ED。甲减患者易出现情绪抑郁、性欲减退等,也容易诱发 ED。

总之,正常的甲状腺功能有助于维持男性正常生育力。甲状腺激素水平的异常可能通过影响下丘脑-垂体-睾丸轴影响生殖内分泌系统的稳定。但是甲状腺激素对性腺轴的机制仍不十分明确,需要更多深入的研究探寻。

四、糖尿病与男性生育力

糖尿病(diabetes mellitus,DM)是当前威胁全球人类健康的最重要的非传染性疾病(noncommunicable diseases,NCD)之一,据国际 DM 联盟统计,2011 年全球 DM 患者人数已达 3.7 亿,其中 80% 在发展中国家,估计到 2030 年全球将有近 5.5 亿 DM 患者。流行病学调查显示,在 20 岁以上的人群中,DM 患病率为 9.7%,糖尿病前期的比例为 15.5%,5.5% DM 患者中仅有 40% 获得诊断。DM 是一种代谢性疾病,同时伴有脂肪、蛋白质、水、电解质等代谢障碍。长期患 DM 可导致各种组织包括眼、肾、心脏、血管、神经的慢性损害和功能障碍。DM 可使男性出现生精功能障碍、性功能障碍、生育力下降或不育等症状,其对男性生殖系统的影响也逐渐引起国内外学者和医生的重视。

(一)糖尿病患者性功能障碍

男性糖尿病患者的性功能障碍主要表现为勃起功能障碍、射精障碍、性欲和性快感减退等,严重影响患者的生活质量。据报道,在 40~70 岁男性糖尿病患者中,勃起功能障碍发生率可达 40%~60%。其相关因素很多,包括血管内皮细胞(含阴茎海绵体)病变、神经性及内分泌功能性改变等。发病机制主要是由于持续高血糖引起的细胞代谢异常、激活细胞内氧化应激及改变下丘脑-垂体-睾丸轴的调控等。

(二)糖尿病患者精液常规参数的变化

研究表明 DM 患者的精液常规参数发生变化,包括精液体积减少、精子总数减少、活力减低和正常精子形态率降低。DM 患者糖代谢紊乱,而精子的运动离不开能量的提供,糖代谢对于维持成熟精子活力和受精能力具有重要意义。糖尿病患者睾丸生精细胞中凋亡因子 bcl-2 和半胱氨酸的天冬氨酸蛋白水解酶(cysteinyl aspartate specific proteinase,caspase)升高,使生精细胞凋亡增加。精浆中 8-羟基脱氧鸟苷（8-hydroxy deoxyguanosine，8-OHdG）含量升高，8-OHdG 是活性氧自由基，可诱导精子 DNA 损伤，影响 DNA 完整性。同时，DM 患者生精细胞增殖减缓或发生障碍，生精细胞数量减少，生精小管内生精细胞脱落，生精上皮变薄乃至生精上皮周期改变，最终造成 DM 患者精子浓度及精子总数的下降。DM 可导致附睾功能障碍，使精子在附睾中的成熟发生障碍，导致精子正常形态率降低。

（三）糖尿病患者性激素的变化

国内外的研究一致认为 DM 患者的睾酮分泌明显降低，而 FSH、LH 和 E_2 的变化尚存在争议。在 2 型糖尿病患者中低 E_2 血症的男性睾酮平均水平及 HDL-C 的浓度显著低于血清 E_2 水平正常者。有学者认为总睾酮（total testosterone，TT）及性激素结合球蛋白（sex hormone binding globulin，SHBG）水平低的男性发生代谢综合征及糖尿病的危险性增高，在中年男性中低 TT 和 SHBG 可作为代谢综合征及糖尿病的独立预测因子。也有学者认为，因为性激素的改变致使睾丸间质细胞数量减少和形态改变，生精小管减小，支持细胞变性，间质细胞数目减少，进而引起雄激素合成能力下降。

DM 对生育力的影响目前还处于初步研究阶段，具体影响机制尚不明确。对于 DM 是否会影响精子的染色体变化、染色体的表观遗传变化、精卵结合过程及胚胎发育仍待进一步研究和探索。

五、性激素异常与男性生育力

1. **雄激素过多** 睾丸和肾上腺可有产生雄激素的肿瘤及产生雄激素的异位肿瘤，可引起体内雄激素产生过多，先天性肾上腺增生也可导致肾上腺来源雄激素增高。雄激素（estrogen）过多的原因除上述体内雄激素产生过多外，还有外源性摄入过多。雄激素过多可反馈抑制 FSH 和 LH 分泌，从而影响精子生成。

2. **雌激素过多** 肾上腺皮质或睾丸功能性肿瘤可分泌雌激素，肝功能异常也会导致雌激素升高。外周血雌激素升高可反馈抑制 FSH 和 LH 分泌，引起可逆性促性腺激素过少的性腺机能减退，影响精子生成。临床表现为性功能障碍、睾丸萎缩、精液异常和乳房发育。

六、肾上腺疾病与男性生育力

先天性肾上腺皮质增生症（congenital adrenal hyperplasia，CAH）是一种常染色体隐性遗传病，发病率约为 1/10 000~1/15 000。CAH 的病因是类固醇激素合成过程中某种酶的先天性缺陷，导致肾上腺合成皮质醇完全或部分受阻，经负反馈作用促使下丘脑 - 垂体分泌的促肾上腺激素释放激素（促肾上腺皮质激素）增加，导致肾上腺皮质增生。常见的酶缺陷包括 21-羟化酶、11β-羟化酶、3β-类固醇脱氢酶、17α-羟化酶缺陷等。临床主要表现为肾上腺皮质功能不全、水盐代谢失调、性腺发育异常。

巨细胞型先天性肾上腺皮质增生是一种罕见的 X 染色体隐性遗传病，常伴有低促性腺激素性性腺功能减退。此类患者性腺功能减退的病因是源于下丘脑还是垂体，目前尚无定论。多数患者发现位于 X 染色体短臂 Xp21.3-21.2 区域的 *DAX-1* 基因有突变，此病可以以微缺失综合征伴有假性肥大型肌营养不良及甘油激酶缺乏的形式出现。患者需要终身服用糖皮质激素和盐皮质激素，禁忌行撤退试验。

（卢文红 许剑锋 周 芳）

第六节 免疫性疾病与生育力

免疫性疾病一般指自身免疫性疾病（autoimmune diseases），是指机体对自身抗原发生免疫反应而导致自身组织损害所引起的疾病。一般认为，单倍体精子是正常人体组织双倍体细胞的隐匿性抗原物质。正常精子发生、发育成熟直至射精排出过程中，睾丸支持细胞间紧密连接构成血 - 睾屏障（blood-testis barrier，BTB），使精母细胞、精子细胞和精子避免与机体免疫系统接触，因而不会发生自身免疫反应。然而 BTB 并不是完全封闭的，其适时开放对精子发生有重要作用，但若其异常开放则会增加免疫细胞与精子接触的概率，导致免疫反应。这可能是男性发生免疫性不育的重要机制。

多数学者认为，常见的自身免疫性疾病大多对生育力存在影响，但其机制并不清楚。本节主要介绍个别免疫性疾病与男性生育力之间的关系。

一、系统性红斑狼疮对男性生育力的影响

系统性红斑狼疮（systemic lupus erythematosus，SLE）是一种累及多脏器的自身免疫性的炎症性结缔组织病，发病机制复杂，临床表现多样。

性激素水平及其代谢产物异常所造成的内环境失调是自身免疫反应混乱的重要因素之一。由于 SLE 患者雌激素及其活性代谢产物通常是升高的，高雌激素水平使 SLE 的免疫系统发生了紊乱，从而导致了 SLE 的发生。而高雌激素水平对男性生育力存在影响。

雌激素主要通过与雌激素受体（estrogen receptor，ER）结合发挥作用，所以 ER 在雄性生殖系统中的分布与雌激素对雄性生殖系统的影响密切相关。雌激素对男性生殖的影响很复杂，雌激素对于雄性生殖具有双向调节功能：一方面，大剂量的雌激素可引起睾丸发育异常和生精障碍；另一方面，体外条件下小剂量的雌激素又能促进精子细胞的分裂、增生和分化，减少细胞凋亡，雌激素对睾丸网和输出小管内水、离子、蛋白质的重吸收有重要的调节功能。对于雌激素作用的细胞和分子机制仍然需要进一步深入研究。

研究报道，SLE 患者中 35% 的男性患者有性欲下降、勃起功能障碍或不射精症等性功能障碍，约 1/3 的患者可检测到精子抗体，且精子抗体的出现与 SLE 活动有关，活动期患者检出率为 66%，而非活动期检出率为 15%。另一项对 35 例男性 SLE 患者的研究发现，40%的患者可检测到精子抗体。SLE 患者组平均睾丸体积及平均精子计数、精子存活率低于对照组。所有患者均有精子异常，包括无精子症、少精子症、畸形精子症，无精子症及少精子症患者组接受的静脉环磷酰胺（cyclophosphamide，CP）治疗次数高于畸形精子症组，考虑青春期后的静脉 CP 治疗可能是损害睾丸的主要原因。检测反映生精功能的血清抑制素 B，发现应用过 CP 治疗的患者水平显著低于未用过 CP 治疗的患者。可见 SLE 对男性患者的影响主要表现为精液参数异常，原因可能主要为治疗药物的影响。

二、类风湿关节炎对男性生育力的影响

类风湿关节炎（rheumatoid arthritis，RA）是以慢性对称性多关节炎为主要表现的系统性疾病。病因不明，有较高的致残率。RA 对生殖系统的影响以女性为主，可能因为女性 RA 发病率明显高于男性。RA 对男性生殖系统的影响机制并不明确，有一些关于 RA 继发生殖

道感染的报道,但无直接影响生殖系统的系统并发症。

三、Reiter 综合征对男性生育力的影响

Reiter 综合征(Reiter's syndrome,RS),又称反应性关节炎(reactive arthritis,ReA)、尿道 - 眼 - 滑膜综合征,是指发病 8 天后出现以结膜炎、尿道炎和关节炎为临床表现的一类疾病。

RS 的病因与发病机制尚不明,目前认为与感染、免疫异常和遗传因素有关。男性青年患者多见,男女发病比例约为 50∶1,患者中 HLA-B27 抗原阳性率高达 60%~90%,可能是致病菌侵犯黏膜后,由于致病菌携有模拟 HLA-B27 抗原的成分被免疫系统识别而引起 HLA-B27 升高。

RS 对男性生育力的影响主要继发于尿道炎等感染,多数学者认为本病与感染有关,并将其分为性病型和痢疾型。性病型病原体以沙眼衣原体、解脲支原体为主。

四、免疫性疾病治疗药物对男性生育力的影响

免疫性疾病本身机制复杂,对男性生育力的影响尚不能完全阐明。但各种研究表明免疫性疾病常用的药物对男性生育力存在影响。

(一)糖皮质激素

正常生理状态下,糖皮质激素(glucocorticoid,GC)在睾丸的浓度是由 Leydig 细胞分泌的 11β-HSD 调控的。长期紧张造成的高 GC 可造成生殖细胞的减少,这可能是通过糖皮质激素受体介导对 Leydig 细胞直接作用导致睾酮生物合成中一种或几种酶活性减低,和 / 或通过诱导 Leydig 细胞的凋亡使 T 减少,进一步引起精子生成减少和 / 或直接使生精细胞的凋亡增多而发挥作用的。在睾丸扭转复位造成的缺血再灌注损伤,大剂量的 GC 能减少白细胞黏附及 ROS 的产生,减少生殖细胞凋亡。GC 对生育的影响以及针对性的治疗还需要进一步深入研究。

(二)环磷酰胺

环磷酰胺(cyclophosphamide,CP)是一种烷化剂类抗肿瘤药物,临床除了用于各种恶性肿瘤的化疗外,也是类风湿关节炎、SLE 及其他自身免疫性疾病的常用治疗药物。CP 的常见不良反应包括肝肾功能损伤、出血性膀胱炎、恶心、呕吐、骨髓抑制,以及对雄性生殖系统的毒性损伤。

有学者用光镜观察腹腔注射 CP 2 个月的大鼠睾丸的形态,结果显示大鼠睾丸和附睾重量均较正常显著减轻,睾丸生精小管管径缩小、间距增宽,生精上皮变薄,生精细胞层次和数量减少,生精小管腔多未见精子形成,附睾管管腔内精子稀少,含有大量脱落细胞,管壁变薄。同时,有学者选用 1、3、5、9 周龄大鼠进行 CP 灌胃研究,周龄分别相当于人类的婴儿期、青春期前、青春期、成年期,针对睾丸的不同发育时期,结果发现除 1 周龄组外,各实验组与相应对照组比较均有明显的睾丸组织损害,包括曲细精管直径变小,生精细胞层数减少、结构紊乱等。定量分析表明,用药时 3、5、9 周龄处于生精细胞增殖启动阶段以上的曲细精管直径、面积、生精上皮细胞计数及 Johnson 评分都显著低于同周龄对照组。提示处于生精细胞增殖启动阶段以上的睾丸最终均受到了生精功能损害,且随年龄增加损害呈递增趋势,提示相同剂量的 CP 对发育越成熟的睾丸影响越大,反之,年龄越小,CP 对性腺的远期损害也越小。丙烯醛(acrolein,ACR)是 CP 的主要毒性产物,化学性质活跃。研究发现丙烯醛具有

强氧化性,在体外对未成熟睾丸的 Sertoli 细胞具有明显的氧化应激损伤作用,而 Sertoli 细胞不仅为精原干细胞提供生长分化必要的细胞因子,还为其传递必需的抗氧化酶。所以,CP 对 Sertoli 细胞的损伤,可能是 CP 致未成熟睾丸损伤的重要机制之一。

(三)氨甲蝶呤

氨甲蝶呤(methotrexate,MTX)是二氢叶酸还原酶抑制剂,属于细胞毒药物。小剂量的 MTX 是 RA 的常用治疗药物。MTX 主要通过发挥抗炎及免疫抑制作用治疗 RA,其引起的不良反应涉及各个系统。MTX 是一种较弱的 DNA 损伤药物,长期应用可造成 DNA 双链、单链断裂及碱基脆性位点的形成。

(四)雷公藤

雷公藤具有清热解毒、祛风通络、舒筋活血、除湿、消肿止痛的作用,其提取物和某些成分具有免疫调节、抗炎、抗肿瘤和男性抗生育作用。雷公藤多苷是一种新型的免疫抑制剂,在免疫性疾病中已广泛应用。动物研究结果已经证实雷公藤制剂对生殖系统存在影响。临床尚无大规模的前瞻性研究,有报道成年男性患者用药后可观察到生殖损害,主要表现为精子数量减少、活力降低及形态学异常等。

(滕晓明　范宇平)

第七节　精液质量与生育力

生殖健康关系到人口素质和种族的延续,男性生育力是生殖健康的核心,而精液质量则是男性生育力的基础。在正常的生殖过程中,男性通过性交将精液递送到女性阴道的后穹窿,精子作为一个群体迁移前行并最终到达输卵管的壶腹部完成受精。在这个过程中,精子的质量,包括精子数量、运动能力和形态等无疑是男性生育力的重要指标。目前,精液参数分析被临床用于评估男性生育力水平,尤其对于那些生育力低下或不育的患者,精液质量是其不育诊断、治疗方式选择和疗效评估的基础。精液分析虽然不是男性生育力评估的金标准,却是评估精液质量及推测男性生育力的直观、有效的手段。精液分析主要包括精液常规分析和精子功能检查。

一、精液常规分析

(一)精子浓度

精子总数与生殖结局密切相关。Slama 等采用妊娠等待时间(time to pregnancy,TTP)方法追踪了 942 对自然受孕夫妇,发现精子浓度在 55×10^6/ml 以下时,随精子浓度的增加 TTP 的时间会缩短。Larsen 也认为精子浓度是生育力潜能的一个观测值。Zinaman 等对 210 对排查不孕因素后育龄夫妇连续 12 个月经周期的追踪研究发现,一次射精的总数与妊娠率之间存在显著相关。

《世界卫生组织人类精液检查与处理实验室手册》第 5 版依据参考人群中单侧第 5 个百分位数,将精子浓度的正常参考值下限下调为 15×10^6/ml。应注意的是,人类精子浓度呈右偏态分布,并不是正态分布,这种取值的代表性存在争议。有研究者认为该下限值过低,使得一些男性生育力低下患者不能得到及时治疗。Jedrzejczak 等提议采用$(50\sim60)\times10^6$/ml 作为完全生育力的下限。Skakkedaek 建议设定两个下限值:一个较高,如 40×10^6/ml;一个较低,如 15×10^6/ml,介于中间的数值作为诊断灰区。

手册同时指出,应尽可能精确测量精液的体积,如精确到 0.1ml。推荐使用电子天平称重收集器中的精液来测量精液体积。一般认为,精液浓度的变化范围在 1.043~1.102g/ml,统一的方案是假设精液的浓度为 1g/ml。不推荐将精液从收集量器中倒入量筒中来测量,应使用广口的收集量器来采集精液,防止精液丢失。正确测量出精液体积,结合精子浓度,即可测算出一份精液中的精子总数。现在认为一次射精的精子总数在评估生育力方面比单纯的精液浓度更有意义。精子总数与睾丸精子发生及生殖结局密切相关。

（二）精子活力

精子活力是评估男性生育的重要指标,且与妊娠率相关。因为在正常生殖过程中,精子需要依靠其运动穿过宫颈黏液到达输卵管壶腹部与卵子结合,精子这种快速运动的能力是妊娠成功的前提。

《世界卫生组织人类精液检查与处理实验室手册》第 5 版中将精子运动区分为前向运动、非前向运动及不活动。前向运动:指精子主动地呈直线或大圆周运动,不管其速度如何。非前向运动:指所有其他非前向运动的形式,如小圆周运动。不活动:指没有运动。这种改变简化了精子活动力的评估,但更强调了前向运动精子对男性生育能力的重要性。计算机辅助的 CASA 精子自动分析使我们对精子运动能力的判断更客观,对运动方式的判断更精细,未来将加深我们对精子活力与男性生育力关系的认识。

辅助生殖技术极大地缓解了成功受精对男性生育力的要求,特别是 ICSI 技术的出现,只要能得到微量存活的精子,就能保留男性的生育能力。目前,前向运动精子数、活动率和畸形率等常规精液指标是选择 ART 方法的最重要依据之一。图 9-7-1 是《世界卫生组织男性不育标准化检查与诊疗手册》推荐的一般性处理指南。处理后的前向运动精子总数是

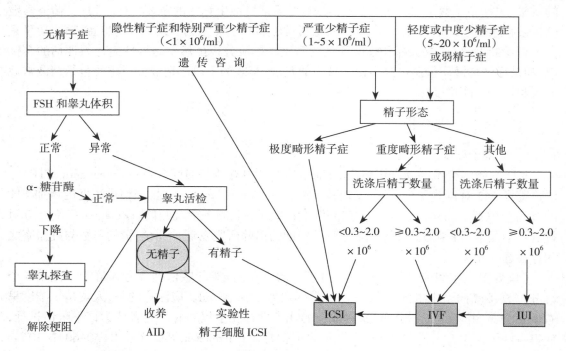

图 9-7-1 《世界卫生组织男性不育标准化检查与诊疗手册》推荐的一般性处理指南

ART 治疗选择最重要的参数。

(三)精子形态学分析

正常精子形态是通过观察性交后的宫颈黏液中的精子或从卵子透明带表面回收来的精子形态来定义的。借助目镜测微尺,甚至计算机系统来精确测量精子各部分尺寸,把"具备潜在受精能力精子"(亚群)的外观作为形态正常的标准。人为设定临界标准,规定"临界形态精子都是异常"。目前,精子形态的评估有自由标准和严格标准。自由标准是描述明显的异常,对于不能确定是否异常的精子形态归为正常精子;而严格标准是将所有不能确定为正常的精子归为异常精子。对于性交后宫颈黏液中回收的精子涂片评估来定义正常精子形态的标准,这样限定了的精子在严格标准的评估下很少有超过 25% 的。精子形态仍然存在争议,主观性较大且难以实现实验室之间的标准化。Menkveld 等在多年前就开始建议采用严格标准,采用严格标准后精子正常形态的参考值下限从 15% 下降至 4%。Menkveld 认为这一低临界值与近期研究中正常精子形态平均值的下降趋势一致,并在对实验室不同时期的涂片进行了研究后发现,这一下降与采用严格标准的评估方法相关,也和环境因素等负面作用造成的真正下降相关。精液形态分析具有主观性,《世界卫生组织男性不育标准化检查与诊疗手册》第 5 版将 4% 作为正常精子形态率的下限,修改精子头部长度上限为 4.7μm(巴氏染色,计算机测量),比第 4 版的 5.0μm 更严格。精子头部宽度上限为 3.2μm(巴氏染色,计算机测量),而第 4 版是 3.5μm。精子中段宽度为 0.5~0.7μm(巴氏染色,计算机测量),第 4 版仅描述中段宽度 <1.0μm。同时,对顶体、空泡、细胞质小滴等要求也更加严格。以往很少有精子头部的宽度与生育力或 TTP 相关性的研究,Germaine M 等人注意到精子头部的宽度(μm)和 TTP 之间有强相关性,每个精子头部宽度每增加 1 单位可引起 TTP 减少约 2.5 倍。圆头精子百分比和 TTP 之间也具有相关性,圆头精子百分比每增加一个百分点,则 TTP 延长 11%,导致生育力下降。

精子形态与宫腔内人工授精(IUI)成功率关系密切,具有预测价值。有研究认为,正常精子比率影响 IUI 临床妊娠率,正常形态精子百分率≥2% 可获得较满意的临床妊娠率。精子正常形态率也是影响 IVF 结局的一个重要因素,按 WHO 新版标准对精子形态进行评估正常形态精子比例越高其临床妊娠率就越高,精子畸形率增加可影响精子功能,如导致顶体酶活性及顶体反应率降低,引起男性不育。近年来,也有国内研究对精子形态对 ART 妊娠结局的预测价值提出质疑,认为正常形态精子百分率≤4% 可影响 IVF 的总受精率,正常形态精子百分率≤3% 时 IVF 的正常受精率下降。但即使正常形态精子百分率≤1% 仍不会造成受精障碍或受精失败,因此,认为畸形精子症不能单独成为决定 ICSI 的指征,精子形态检测对 IVF 的胚胎质量、临床妊娠率及抱婴率等无明显预测意义。随着一项新的技术的应用,即经形态学选择的精子卵细胞质内注射(intracytoplasmic morphologically selected sperm injection,IMSI)采用更高的放大倍数(×6 000),能更清楚地显示精子的形态学,选用细胞核和内容物形态正常的精子进行细胞质内注射,受精率(rates of ongoing pregnancy)、妊娠流产率低而临床活产率高,从而可望改善辅助生殖技术(assisted reproductive techniques,ART)的结局。Knez 等在一项随机对照研究中将 IMSI 和传统的 ICSI 进行比较,发现经过高倍镜下细胞内形态选择的精子在妊娠率和妊娠结局上都显著优于 ICSI,而 Setti 等在一项 500 对夫妇的随机对照研究中发现,IMSI 与 ICSI 在受精率上有显著差异。在 IMSI 组,少弱畸形精子症患者的妊娠率是 ICSI 组的 2.5 倍。在少弱畸形精子症中,经过形态学选择的精子临床妊娠率显著高于未经形态学选择的精子。这一现象的生物化学机制还不清楚,可能是由于异常核形态的精子染色体或 DNA 存在潜在损伤。

二、精子功能检查

精子需要获能,穿过宫颈黏液,在输卵管壶腹部与卵子相遇,发生顶体反应穿过透明带和卵子结合才能使卵子受精。基于精液的常规检查不能直接反映生育力强弱,也不能代表精子的受精能力,精子的功能检查具有更重要的意义。随着辅助生殖技术的发展,尤其是 ICSI 技术的出现,使得理论上只需要有一个精子即可以解决生育问题,这看上去似乎精子功能的评估已不再重要,而事实上却并非如此。精子功能检测可了解影响生育力的精子缺陷,对不孕夫妇的有效临床评估也有重要意义。精卵结合对生育的影响极为重要,胚胎学专家发现 IVF 失败的原因与精子未能结合透明带有关,也有研究发现使用结合于透明带的精子用于 ICSI 时,受精及胚胎发育有显著的改善。但是由于卵子的获得受限、卵子质量的评估困难、结果重复性差、结果难以解释等原因,以及需要显微操作等技术条件限制,精卵结合试验在临床应用上难以广泛开展。但是一些生物替代品可以基本做到标准化、重复性好、参比对照,如通过精子与透明质酸的结合优选出精子,提高 ART 的成功率。人精子去透明带仓鼠卵穿透试验可用来检验精子是否具有与卵子结合功能以及精子头部的初始解聚过程,能提供许多 ART 成功率的信息。该试验与体外受精实验的结局高度相关,假阳性率低,但是也有人认为假阴性率高。改良的精子穿卵试验可以预测精子缺陷,从而预测妊娠结局,对接受 ICSI 治疗的夫妇有很大的临床意义。

虽然精子功能检查临床应用较少,但是对于生育力的评估,尤其是对于精子参数正常但精子功能缺陷而造成 IVF 失败的男性患者非常重要。此外,精子功能检查,对推动精子的生理学研究、治疗方法的改进,以及对患者治疗方案的设计有重要意义。

(一) DNA 损伤检测

精子 DNA 完整性和染色质包装质量是染色质结构的两个重要参数,其异常可能对精子功能造成严重影响。精子 DNA 碎片指数(sperm DNA fragmentation index,DFI)是指发生 DNA 链断裂的精子占全部精子的百分比,常用于评价精子 DNA 完整性。目前普遍认为男性不育除与精子浓度、精子活力、精子形态等相关外,与 DFI 也有一定的关系。有研究将一组不育男性的精子 DNA 与另一组可生育男性的精子 DNA 进行对比,结果显示,不育男性组的 DFI 值明显高于生育男性,且高 DFI 组中,精子的活力较低、畸形率较高。精子 DNA 是父方来源的遗传信息的载体,染色质结构的完整性是正常受精、胚胎发育与妊娠的前提条件。染色质损伤可能影响受精或受精后的早期发育,从而影响男性生育力,这可能是由于鱼精蛋白缺乏和组蛋白剩余过多造成精子染色质过早凝聚所致。测定精子 DNA 完整性和染色质包装质量,可以评估精子染色质结构,精子 DNA 严重损伤可以区分正常生育力和不育男性。此外,精子 DNA 的损伤和精液常规参数间存在一定的相关性。

精子的染色质结构是否完整,关系到自然妊娠及 ART 的成功率,当精子 DFI 值升高时自然妊娠与 ART 的失败率也会随之升高。不育男性的精子 DNA 损伤率较生育力正常男性明显升高,并且精子 DNA 完整性与精子染色质包装质量呈正相关。精子 DNA 损伤的水平能预测 ART 的成功率和复发性流产的可能性。IVF-ET 的受精率和精子 DNA 损伤率相关,临床妊娠的配偶精子 DNA 损伤率明显低于未临床妊娠的损伤率。精子 DNA 可以作为一个有效的生物标记,可预测生育力损伤后的纠正程度,如精索静脉曲张。睾丸精子 DNA 损伤发生率较低,对于射出精子有严重 DNA 损伤的男性使用睾丸精子进行 ICSI 可能更为有利。有数据显示,精子完整性和 DNA 致密化对精子功能很重要,并且 DNA 完整性和组装与生育力相关。但是否需要评估男性不育患者的精子 DNA 损伤,现在还存在争议。还需要更多的对照试验探寻 DNA 损伤的临床意义及分子机制,以及改善 DNA 损伤的治疗方法。

有研究小组尝试使用锌治疗精子 DNA 的损伤,单独用锌组与锌 + 维生素 E、锌 + 维生素 E+ 维生素 C 组相比,治疗后的精子质量没有明显差异,而不使用锌的治疗组,精子 DFI 比使用锌组要高,由此认为锌对于改善 DFI 有效。同样,研究人员尝试使用 rFSH 改善少弱畸形精子症男性的精子 DFI,DFI 有显著改善。此外,还有研究显示,吸烟、饮酒等不良生活习惯,除了可导致精子活力下降以外,还会使精子 DFI 上升。因此,除了药物治疗,不育男性患者应进行个人习惯的改进,以健康的方式生活,从而改善自身精子 DNA 完整率,提高精子质量。另外,高龄生育也将影响 DFI 值,因此除了保持健康、良好的生活习惯以外,选择适当的年龄进行生育也有利于优生优育。

(二)精子蛋白质组学

精子蛋白质组学是指精子完整基因组所对应的全套蛋白质。蛋白质作为生命活动的执行体,其结构和相互作用是生物功能表现的基础。由于基因和蛋白质表达不存在严格的线性关系,mRNA 水平并非与蛋白质表达水平相对应,蛋白质的翻译后修饰、同工蛋白质、蛋白质间的相互作用等无法在基因水平认识,随着后基因组时代的来临,有必要开展精子蛋白质组学的研究。精子是终末分化细胞,不再合成蛋白质,因此精子是研究蛋白质组学的最好对象。

应用蛋白质组学或许可找出涉及精子功能障碍的分子靶点。20 世纪 90 年代已开始精子蛋白质组学的研究,罗克莉等研究了死精子症患者的精子与正常精子存在的差异,并对其中的 6 个蛋白质做了鉴定,发现死精子症缺失了一些精子结构前体蛋白和调节因子。Pixton 等经过对 IVF 失败的精子开展蛋白质组学的研究,发现至少有 20 种蛋白质的异常表达,并对其中 4 个斑点做了鉴定,认为精子蛋白质组学对精子功能缺陷的研究至关重要。Salemi 等研究了 SPANX 蛋白的时空表达变化,提示其与精子成熟过程紧密相连,与男性生育力也存在一定相关性,在不育男性和弱精男性中,SPANX 的表达下调。通过 MALDI-TOF/TOF 分析,相比可育男性精液标本,SPANX 蛋白在精液参数正常的不育男性的精液中表达下调。

(三)精浆生化

精子的数目和活力、活率与精浆的生化成分、生化性质及 pH 密切相关,精浆生化指标的测定对男性不育症的治疗具有重要的指导意义。精浆主要由附属性腺的分泌液组成,构成精子生存的外环境,为精子提供能量及稳态环境。精浆生化分析主要是酶、糖类、金属离子等的测定,可以通过精浆生化检测评估附属性腺的功能及生殖道的通畅性。

附睾是精子输送、储存及获得前向活动力和受精能力的场所。精浆中性 α- 葡萄糖苷酶催化糖类分解为葡萄糖,为精子提供能量,其活性高低影响精液质量。精浆中性 α- 葡萄糖苷酶仅来自附睾,反映了附睾的分泌功能。中性 α- 葡萄糖苷酶活性异常提示附睾功能障碍,导致精液中未成熟精子比例增加。中性 α- 葡萄糖苷酶活性降低与精子形态、活力、低渗肿胀试验等降低相关,并与精子 DNA 碎片化呈显著负相关。

前列腺的分泌功能:精浆锌、柠檬酸和酸性磷酸酶(ACP)的含量是前列腺功能的可信检测指标,且它们之间存在较好的相关性。前列腺是体内含锌量最多的器官之一,延续精子细胞膜的脂质氧化,维持细胞结构稳定性和生理通透性,从而保持精子良好的活动力;精浆锌还能维持精子染色质稳定性,清除氧自由基。前列腺分泌的蛋白酶使精液液化,前列腺功能障碍可影响精液的液化。何雁等认为精液酸性磷酸酶下降与精子浓度和精子活力呈负相关,并认为酸性磷酸酶可以作为男性不育的一项实验室诊断指标。

精浆果糖、前列腺素可反映精囊腺的功能,精囊腺分泌的凝胶蛋白使精液射出后成正常胶冻状,分泌的前列腺素对精子在女性生殖道中的生存和转移非常重要。果糖是精子活动的主要糖类能源,直接参与精子的获能和受精。精浆果糖含量受血中睾酮水平的影响,雄激素不足可造成果糖含量降低,能间接反映睾丸间质细胞分泌雄激素的功能,精浆果糖浓度降低影响精子活力及受精率,因此果糖可以作为男性不育症的一项筛查指标。

精液质量的各项参数与男性生育力水平有着显著联系。一方面,应正确认识精液质量检测对评估男性生育力的重要性,综合利用精液质量评估的各指标并指导临床,对男性生育力低下或不育患者作出合理诊断并提供正确治疗方案。另一方面,精液分析具有主观性,实验室之间的差异使不同实验室结果的交叉比较变得困难,且也不能排除精液质量的地理差异。因此,更应认识到精液质量用于评估男性生育力的局限性,积极开发新的检测技术,为评估男性生育力作出更准确的判断。

(范立青)

第八节　性功能障碍与生育力

男性的性功能包括性欲唤起、勃起、性交、性高潮和射精 5 个方面,任何实践过程的异常都可以称为性功能障碍。男性性功能障碍非常常见,约占成年男性的 10%。性功能问题不比其他常见病,虽然患者群庞大,但性功能障碍的研究却发展缓慢,直至现在,国内尚无完整可靠的性功能障碍的流行病学调查。因此,需要深刻认识到改变观念、普及性教育是性医学发展的第一步。

按男性不育症的定义,诊断男性不育症的前提是患者有正常的性生活,因此如因性功能障碍不能完成性交的患者并不能诊断为不育症。

一、勃起功能障碍与男性生育力

勃起功能障碍(erectile dysfunction,ED)是泌尿男科常见疾病,其发病机制仍未完全明了。但 ED 的发病率却不容忽视,据估计,随着人口老龄化,到 2025 年世界 ED 患病人数将上升 130%,达到 2 亿人。笔者于 2012 年研究调查了上海市多个地区的中老年男性ED 流行病学情况,有效样本量 1 591 例,对通过 ED 诊断流程确诊为 ED 的受访者和通过IIEF-5 量表初步筛查为 ED 的患者分别进行了统计。因为 ED 的临床诊断带有较大的主观性,确诊 ED 必须有患者自身对于勃起功能不满意的主诉,故在确诊 ED 时将 893 例自诉无性生活者排除在统计范围之外。该研究中确诊 ED 的样本占总样本的 17.3%,而在有性生活受访者样本中占 39.4%。基于不同的社会文化,对我国的 ED 患者而言,大多认为ED 的症状是难言之隐。这也提示确诊 ED 的受访者仅仅是受调查者中 ED 患者其中的一小部分。

正常的勃起过程包含神经、血管、肌肉的协同作用,同时也受内分泌及心理因素的影响,任何方面失常均可能造成 ED,许多生理或病理的情况都能对以上各方面中的一个或多个因素产生影响,这些都可以是 ED 的危险因素或病因。

年龄是导致 ED 的独立危险因素,众多的流行病学研究已经表明勃起功能障碍的发生率随着年龄的增高而上升。探讨其中原因,主要可以归结为两方面:①随着年龄的上升,内分泌水平的变化可能导致性功能整体水平的下降;②随着年龄的上升,各种同样与年龄有关的疾病逐渐出现或者加重(如高血压、冠心病、高脂血症等),也可能间接影响勃起功能。年龄可能是 ED 和男性生育力下降的共同影响因素。

心因性 ED 占所有 ED 的 50% 以上,可见心理因素在 ED 的致病因素中非常重要。正常性活动的完成,除了男女双方的生理功能完备外,还需要配合以一定的精神心理状态。焦虑、抑郁、对性生活失败压力和挫败感及其他负面的情绪都可能影响勃起功能,结合躯体状态,在这种情况下进行性生活常会发生 ED。而在男性不育症庞杂的病因中,心理因素也是影响方面之一。

内分泌疾病和 ED 的关系密切,除了直接对雄激素有影响的疾病外,很多内分泌疾病伴有对血管和神经的慢性影响,也是 ED 发生的可能危险因素。明确的如性腺功能减退症、甲状腺疾病等,已被证实对男性生育力有明确的危害。

各种不良嗜好同样也是 ED 和男性不育症的共同影响因素。吸烟是勃起功能障碍发生的一个独立危险因素,常导致动脉性 ED 的发生。著名的马萨诸塞男性增龄研究的调查结果显示,吸烟者和不吸烟者 ED 的发生率分别为 11% 及 9%,而且戒烟 1 年以上者 ED 的发生率才逐渐降低到与不吸烟者相当的水平。吸烟对勃起功能既有急性的影响又有慢性的危害,动物实验结果显示,让成年雄性狗被动吸烟后,立即刺激其海绵体神经不能诱发充分的阴茎勃起。长期吸烟可以使阴部内动脉和海绵体动脉发生硬化性狭窄,导致勃起时海绵体灌流不足而影响勃起功能。长期酗酒也可能显著影响性功能,这种影响比吸烟造成的影响更不容易被纠正。有报道,酗酒与不酗酒的肝病患者 ED 发生率分别为 70% 和 25%,而且酗酒者发生勃起功能障碍后戒酒多年后仍有半数不能恢复勃起功能。研究提示,大量酒精可对中枢神经系统产生广泛的抑制作用,也包括勃起中枢在内,同时,酒精也可以抑制垂体分泌促性腺激素,减少睾酮的合成,并加速睾酮的清除,从而导致血睾酮水平下降。酒精也可导致焦虑、紧张的情绪从而使勃起失败。

另外,由于 ED 引起患者性交、射精的频率下降,导致慢性前列腺炎等恶性循环,除了对 ED 和患者性欲等本身存在影响外,同样可能影响患者精液的参数。

关于 ED 的治疗对男性生育力基本没有影响,二线治疗以理疗等为主。药物治疗中一线治疗药物 PDE-5I 的安全性,一直是学界关注的热点。这里需要明确几点:第一,PDE-5I 已经证实对生育力不存在影响;第二,PDE-5I 并无依赖性,目前无任何报道明确 PDE-5I 会产生药物依赖或停药反应;第三,PDE-5I 很少导致持续的勃起,这可以从 PDE-5I 的作用机制上理解。睾酮也是 ED 治疗中常用的药物,迟发性性腺功能减退患者口服睾酮可改善勃起功能,但在相对年轻的患者身上应用就应考虑垂体 - 下丘脑 - 性腺轴的负反馈抑制机制,小剂量激发应用有时的确有所收效,但长期应用睾酮反而会抑制机体睾酮的分泌,对睾丸的生精功能有明显的抑制作用。需要明确的是睾酮并不是男性不育的治疗药物,相反,近年多项研究将其作为新型的避孕药。

二、射精功能障碍与男性生育力

正常射精包括三个阶段：精液的各种成分通过输精管、前列腺、精囊进入后尿道；膀胱颈环形平滑肌收缩，防止精液逆流入膀胱；射出期在球海绵体肌、坐骨海绵体肌及盆底肌的收缩下，精液快速经尿道排出体外。这个过程的启动、完成出现功能障碍，即为射精功能障碍。射精功能障碍与男性生育力本身并无关系，但一部分射精功能障碍的患者确实无法自行生育，需要 ART 或者生育力保存。

1. **早泄**　早泄（premature ejaculation，PE）的人群可能要多于 ED，文献报道大约占 35%。国际性功能障碍医学会关于 PE 的定义为：几乎总是发生在插入阴道以前或插入阴道的 1 分钟内射精；完全或几乎完全缺乏控制射精的能力；造成自身的不良后果，如苦恼、忧虑、挫折和 / 或回避性接触等。与 ED 类同，PE 的病因也包含心理因素的影响，但除此之外，PE 与男性生育力并无其他关联。

五羟色胺再摄取抑制剂是 PE 的首选治疗药物，常用的包括盐酸舍曲林、帕罗西汀、达泊西汀等。由于该类药物也是精神科常用的抗抑郁药物，因而在使用时常受限制。五羟色胺再摄取抑制剂在生育力影响方面并无不良反应报道，目前临床也没有对准备生育的男性禁用。

2. **不射精**　不射精（anejaculation）是指性交时阴茎能够勃起及插入阴道，可以正常地完成性交过程，但无法出现射精反射和达到性高潮。

从机制上，可以将不射精症分类为功能性和器质性。在正常的性生活中阴道对阴茎龟头的刺激不能达到射精中枢的射精阈值，即导致不射精的发生。功能性不射精包括过高强度或频度的刺激，如高频度手淫史、不正确的刺激方式；心理因素，包括紧张、罪恶感、社会心理的创伤均可能导致功能性不射精。器质性不射精是由于神经系统的病变使性刺激的传导减弱或是不能将性刺激冲动传导至射精中枢；射精中枢本身的病变导致射精冲动的发放失败；由于射精反射中的效应器官收缩无力，无法将精液排出。

虽然不射精和男性不育症没有发病机制上的联系，但性生活不能射精其自然结果是无法正常生育子代。不射精没有特效的药物治疗，心理 - 行为治疗和辅助射精的手术治疗是主要治疗方式。对一些急于解决生育问题、不射精男科治疗效果不佳、生育力问题未能解决的不射精症患者可以通过辅助生殖技术解决生育问题。比如通过阴茎震动刺激或者电刺激取得精液的患者，可以根据精液质量和女方情况选择辅助生殖方式。也有部分通过上述方法仍无法取得精液或者部分在女方体外受精手术行取卵术后取精困难的男性，可能需要通过睾丸穿刺或显微取精术取得精子行 ICSI 实现生育。

3. **逆行射精**　逆行射精（retrograde ejaculation）是指男性患者性欲正常、阴茎能够正常勃起，能插入阴道进行性交，有射精动作和高潮感受却无精液排出，性交后尿液化验检查时可发现大量精子。逆行射精的发病率要低于不射精症，中国男性的发病率约为 1%~4%。逆行射精同样由于导致正常性生活无精液或精子射入阴道而使患者无法实现正常生育。

诊断逆行射精最简单的方法是化验患者射精后的尿液。患者在射精前需彻底排空膀胱，射精后收集所有尿液成分，标明为射精后尿液。通过肉眼检查标本并注意是否有精液，测量记录 pH，标本离心 5 分钟计算精子浓度和活动参数，初步估计进入后尿道精子的数目。如果射精后的尿液中有大量的精子，且患者没有正常的射精，就可诊断为逆行射精。如果标本中没有精子,说明可能是不射精或是逆行射精伴输精管道梗阻或伴睾丸生精功能障碍。

对于大部分逆行射精,药物治疗效果有限,这种情况下必须通过对尿液或者是精液和尿液的混合物进行处理,用于进行 ART,解决患者生育问题。患者可先服用碱化尿液的药物如碳酸氢钠使尿液变成碱性,理想的 pH 为 7.5~8.5,在射精前患者还应多饮水以使尿液稀释。在射精后标本立即按照实验室程序用标准的试剂处理,并准备 AIH 或 IVF/ICSI。

三、性欲异常与男性生育力

性欲(sexual desire)是指在一定时间、场合和对象的刺激下产生性兴奋和进行性行为的欲望,是人体发育成熟以后必然出现的一种本能要求,与生俱来。虽然性交在一定意义上是为了达到传宗接代的目的,但是性交还可给人带来极大的兴奋、欢愉、轻松和强烈的满足感。因此对于人类,性交和生育的关系不像其他动物那么紧密,特别是对性交欢愉的追求,可能和生育目的相背离。性欲这一关系到根本性唤起过程的因素常在性功能障碍的分类中被忽视。

男性的性生理特点决定男性的性欲来得快且强烈,视觉及触觉所引起的性幻觉可以激发出性欲,但性高潮消退也很快。在性高潮以后有不应期,即对性欲不感兴趣,阴茎不能受性刺激而勃起,年轻人不应期较短,老年人不应期较长。

男性性欲减退(male hyposexuality)是指成年男性持续或反复的对性活动和性幻想的欲望水平较低。主要表现为缺乏性幻想、缺少参与性活动的主观愿望和意识、主动性行为的要求减少、性活动频率低。性欲减退是常见的男性性功能障碍之一。性欲减退的诊断有两个注意点:一是患者缺乏应有的性欲,包括性冲动、性兴趣、性要求;二是正常强度的性刺激不能引起患者的性欲。

性欲减退应与性厌恶相鉴别。性厌恶(sexual aversion)是指对性活动存在持续的或周期性发作的憎恶和抵触,避免或尽可能避免与性伴侣的性接触,发病以女性居多。患者表现为对性生活的憎恶甚至恐惧,躲避任何形式的性行为。

性欲异常导致的结果是性行为频率明显降低甚至无性行为。对于需要完成生育的男性,性欲减退与特发性不育症的转归是一致的,是需要治疗的。性欲减退的患者中大部分是由精神心理因素所引起的,即使在由各种疾病所引起的性欲减退中,也有相当一部分含有部分心理因素,因此心理治疗是一种重要的治疗方法。根据高级神经中枢的条件反射机制,对曾经有性生活经历的人,由后天获得的条件反射机制,通过视、听、回忆等刺激,引起大脑皮层中枢的兴奋,从而达到治疗的目的。性欲减退内分泌治疗常用的有人绒毛膜促性腺激素及雄激素替代治疗。对于继发性性腺功能减退,病变通常在垂体或下丘脑,造成血清中FSH、LH 的下降,进而引起睾酮水平的下降,可以肌注人绒毛膜促性腺激素治疗。对于原发性性腺功能减退,由于病变在睾丸,造成血清睾酮水平的下降,因此常用睾酮替代治疗。有生育要求的男性应慎用睾酮。

(滕晓明　范宇平)

第九节　医源性损伤与生育力

通常认为,医源性损伤指患者的损伤源自于医方,即患者在就医的全过程中所导致的物理性、化学性、生物性或心理性损伤,包括临床操作性损伤、药源性损伤、护理性损伤、预防保健性的损伤等。在疾病诊疗过程中,与男性生育力相关的医源性损伤可大致分为三类:手术损伤、放射性损伤、药物损伤。

一、手术损伤

1. 泌尿生殖系统手术损伤　良性前列腺增生和前列腺癌的患者人数在逐渐增加,尤其是前列腺癌的患者数量增加极为迅速。两者的治疗以手术为主,术式多样,术后性功能恢复上也各有特点。在术后功能恢复的评判标准上,术者和患者已不满足于排尿功能的改善,性功能的术前持续和术后恢复开始受到重视。研究显示,开放性手术组性功能正常率为40%,勃起障碍发生率为60%;经尿道电切除术组性功能正常率为70%,勃起障碍发生率为30%;经尿道前列腺等离子双极电切术组性功能正常率为66.67%,勃起障碍发生率为33.33%。经尿道手术性功能正常率明显高于开放性手术组,差异有统计学意义($P<0.05$)。因此认为前列腺经尿道手术术后对性功能的影响远低于开放性手术,近年来腔镜技术逐渐取代了传统的开放手术,减少了医源性损伤对男性性功能与生育力的影响。

泌尿系统手术如肾结石手术,也会引起不同程度的性功能障碍,从而影响患者的自然生育过程。有研究表明,不同手术方式可对复杂性肾结石患者术后性功能和生活质量造成不同程度的影响。如微创经皮肾镜碎石取石术治疗和开放性手术治疗相比较,微创组术后性勃起功能(性唤起)、性高潮、性功能质量、性生活满意度、情感职能和心理健康评分均显著高于开放性手术组($P<0.05$)。故认为微创经皮肾镜碎石取石术治疗复杂性肾结石具有较高的临床价值,术后性功能和生活质量较传统的开放性手术改善明显。

2. 盆腔手术损伤　盆腔自主神经系统由交感、副交感神经组成。$T_{11}\sim L_2$的交感神经节节后纤维向下延伸,组成交感神经的上腹下神经丛,在骶骨岬前,距中线约1cm,距两侧输尿管约1.5~2cm,于两侧髂总动脉构成自主神经系统的副交感成分,专司勃起功能。经过侧韧带的自主神经丛再分为若干支分布于直肠、精囊、前列腺,因此,盆腔手术稍不注意将会造成自主神经损伤,影响男性生育力。谢莉萍等通过比较腹腔镜与开腹根治术对男性直肠癌患者术后性功能的影响,指出相较于传统开腹手术而言,保留自主神经的腹腔镜直肠癌根治术能有效降低患者术后勃起及射精功能障碍的发生率,提高患者术后的生活质量。

3. 其他手术损伤　某些特殊手术如颅脑部手术,手术靶点为杏仁核、内囊前肢、扣带回、内侧隔区、伏隔核、尾状核等处,也会对患者术后性生活质量造成影响,出现性欲增强或减退。手术中医生对手术靶点应准确定位。

二、放射治疗损伤

放射治疗对男性性功能改变主要分为器质性和功能性两个方面。如盆腔放射治疗后,盆腔血管血流减少,自主神经破坏,可导致血清中睾酮浓度下降,尽管多数时候睾丸已被保护起来位于放射野之外,但仍有可能遭到散射线的损伤。男性睾丸组织对辐射非常敏感,高剂量放射治疗后可造成A型精原干细胞全部死亡,对支持细胞也有部分致死作用。甚至低于0.1Gy的剂量也会引起短期少精子症,达到0.65Gy的辐射剂量可导致无精子症,超过1.2Gy剂量的辐射可导致不可逆的永久性无精子症。睾丸经过放疗后,精子发生的恢复过程缓慢而艰难,有研究证实,睾丸组织分别接受大于1Gy、2~3Gy和4~6Gy剂量辐射后9~18个月、30个月和5年时,精液中仍然无精子。因此,提倡男性患者在放射治疗前及时将精子冷冻保存在精子库中以防不育症的发生，同时，在放射治疗中，应对生殖器官进行保护。有研究对 62 例直肠癌患者放射治疗后进行问卷调查，放疗后性欲减退者 29 人（46.8%），勃起功能障碍者 20 人（32.3%），共计有 79.1% 的患者存在性功能改变，虽然经过心理干预后性欲减退和勃起障碍的患者减少，但仍然有一半男性出现性功能障碍。

三、药物损伤

据不完全统计，目前影响生育能力的药物已达近百种。日常使用的药物中，有些药物影响精子的成熟、运动、形态及生存，有些药物影响性功能，有些药物影响精子质量改变。药物影响可随着停用及时间的推移逐渐恢复，但有些药物的影响可以是永久性的。药物主要通过以下途径影响生育力：①损害阴茎勃起及射精功能；②直接作用于男性性腺，影响睾丸产生精子的生精细胞的功能；③作用于下丘脑 - 垂体 - 性腺轴，影响人体内激素的正常分泌，导致促性腺激素和睾酮水平的变化而影响生育能力。

可以影响生育的药物，主要有以下几类：

1. 降压降脂利尿药 大多数降压降脂利尿药都是通过损害性功能而使性欲减退、性高潮丧失，导致勃起功能障碍及射精障碍。如甲基多巴、呱乙啶、可乐定、肼苯达嗪、美卡拉明、哌唑嗪、六烃季安、丙二醇等。长期大量使用利血平可致阳痿、精子数目减少、不射精。螺内酯有抗雄激素作用，通过影响勃起功能使性欲减退，导致阳痿，并可因降低精液质量和减少精子数目而影响生育。双氢克尿噻、呋塞米、依他尼酸可诱发低血钾；进而发生勃起功能障碍或阳痿而影响生育能力。钙离子通道阻滞剂可抑制正常的受精过程。α- 受体拮抗剂可降低尿道内的压力，常用于有膀胱出口梗阻症状的患者，可导致逆行射精。

2. 抗心脏病药 用于充血性心力衰竭的洋地黄、地高辛、黄夹苷等药物可引起男子性功能低下或勃起功能障碍。

3. 镇静、催眠、抗惊厥及精神病用药 如安定、安宁、巴比妥、苯巴比妥、异戊巴比妥、司可巴比妥、单胺氧化酶抑制剂等。催眠药长期使用可使男性性欲减退、性高潮丧失或勃起功能障碍。氯丙嗪、氯丙咪嗪、氯普噻吨、氟哌利多、碳酸锂等长期使用可引起勃起功能障碍及不射精。氯氮、扑米酮可影响脑垂体促性腺激素的分泌，使睾酮分泌减少，性欲减退，阳痿或不射精。

4. 激素类药 雌二醇、炔雌醇等用于男性前列腺癌时，可导致勃起功能障碍或射精障碍。己烯雌酚、氯地孕酮可引起男子性欲减退，勃起功能障碍或性高潮降低。长期大量应用雄激素如甲睾酮、庚酸睾酮、丙酸睾酮可致睾丸萎缩、性欲减退、精子数目减少、精液质量下降。雄激素进入人体内后可以导致体内下丘脑 - 垂体 - 性腺轴功能的紊乱，影响睾丸对生精功能的调节导致不育。而抗雄激素药物会使体内雄激素水平受到影响，导致性欲下降和生精障碍。肾上腺皮质激素药氢化可的松、氢化泼尼松等，可致生精障碍、精子数目减少、阳痿等。酮康唑可抑制睾酮的合成，氯醇悄唑影响附睾精子的获能过程。黄体酮、环丙孕酮都可导致不育。

5. 解热、消炎、镇痛及胃肠用药 如阿司匹林、对乙酰氨基酚可致生精障碍。保泰松可致男性睾丸萎缩退化，精子数量减少。治疗痛风的秋水仙碱、别嘌呤醇、吲哚美辛以及镇痛药，吗啡、美沙酮等均可导致男性阳痿、精子数目减少。解痉止痛药如阿托品、山莨菪碱、甲氧氯普胺均可引起勃起功能障碍；治疗胃病的西咪替丁及雷米替丁在人体内靶器官选择性差,可致阳痿、性欲减退、精子数目减少、精液质量下降。

6. 其他 有些抗菌素,如新霉素、红霉素、庆大霉素等可引起精液质量下降。免疫抑制药环孢霉素可引起精子密度和活力下降。磺胺类药如复方新诺明、柳氮磺胺吡啶可使精子数量及质量下降。乙硫异烟胺、三氯乙烯、格鲁米特、三苯乙醇、苯乙肼、二甲苯氧庚酸、麦角新碱、盐酸双环胺均可导致勃起功能障碍;抗肾上腺素药酚妥拉明可致阳痿;鱼肝油酸钠可使精子数目减少;甲氰咪胍可致阳痿及精子数量减少;羟基脲药可致睾丸萎缩;苯海索、可乐定、碳酸钾可致射精障碍;此外,呋喃唑酮、帕吉林、氯苯那敏、异丙嗪、维拉帕米、5-羟色胺、环磷酰胺、磷酸丙吡胺、呋喃类及烷基化物均可造成性功能障碍。上述药物均可影响性功能,有些长期大量服用会导致勃起功能障碍如阳痿或射精障碍,若及时停用大多数功能可以恢复,对于一部分不能中断用药的患者,应在医师指导下用药。

有研究比较了抗乙肝病毒药物干扰素、拉米夫定和阿德福韦酯对育龄慢性乙肝男性患者精子质量的影响,将 90 名 20~45 岁男性育龄慢性乙肝患者,随机分为干扰素治疗组、拉米夫定治疗组和阿德福韦酯治疗组。分别检测各药物组患者治疗前、治疗中和治疗后的血清 HBsAg 阴转率、HBeAg 阴转率、抗 -HBe 阴转率、HBV-DNA、谷丙转氨酶及精子的密度和活力。结果发现,干扰素、拉夫米定、阿德福韦酯治疗慢性乙肝的疗效显著,但治疗期间和停药 3 个月后,各组患者的精子密度和活力水平均显著下降($P<0.05$;$P<0.01$),停药 6 个月后恢复至治疗前的水平。结果提示,干扰素、拉夫米定、阿德福韦酯均可明显降低男性患者精子密度和活力的水平,影响患者的生育力;停药后副作用有所缓解。医生在给患者制订诊疗方案时,应考虑到治疗方法对生育力的破坏作用,告知患者及时进行生育力保存。

(范立青)

第十节 生活习惯与环境因素对男性生育力的影响

生活习惯和生存环境对于男性生育力的影响越来越受到重视。本章将从吸烟、饮酒、肥胖、睾丸热应激源、心理压力、杀虫剂、重金属、内分泌干扰物、微波等方面对男性生育力的影响进行论述。

一、吸烟对男性生育力的影响

2005 年底 WHO 发布的报告指出,中国的烟民数量为 3.5 亿人,占世界总数的 25%。我国 2004 年公布的数据显示,15 岁及以上调查人群中吸烟者占 26%,其中男性吸烟率为 48.8%。吸烟对人体呼吸系统和心血管系统的负面影响已广为人知,大量的研究也表明其与男性生育力有密切关系。研究表明,吸烟人群的精子存活率和精子浓度低于不吸烟人群,吸烟人群精子的正常形态率和前向运动精子均显著低于不吸烟人群。每天吸 20 支烟的研究对象比不吸烟者更容易患勃起功能障碍,且随年龄增大 ED 发生率明显增加。

烟雾中含有大量活性氧(reactive oxygen species,ROS)和致癌物,吸烟降低男性生育力的机制正与此相关。

1. 氧化应激 ROS 在生理剂量下能够促进精子成熟过程中的染色体浓缩、顶体获能和精卵结合。精浆中含有活性氧代谢酶(如超氧化物歧化酶)、尿酸和抗坏血酸等自由基清除剂,能够维持氧化应激和抗氧化机制的平衡。香烟烟雾中有大量 ROS,当 ROS 的含量超过精浆抗氧化能力后，由于精子质膜含有大量的多不饱和脂肪酸，ROS 会攻击不饱和脂肪酸，造成精子质膜脂质过氧化、细胞凋亡和 DNA 的破坏。与此类似的活性氮（reactive nitrogen species，RNS）也会引起亚硝基应激。吸烟者血清中的抗坏血酸浓度较正常人下降了 20%~40%，超氧化物歧化酶（superoxide dismutase，SOD）浓度也下降，抗氧化物质的减少使精浆抗氧化能力减弱，更容易打破氧化与抗氧化间的平衡。烟草会导致精子 DNA 的破坏，能够产生二倍体精子，这增加了非整倍体性的风险，而这种损害最后会被胚胎修复还是作为突变遗传下去还不清楚。有资料表明吸烟能够降低 IVF 和 ICSI 的成功率。

2. 影响下丘脑 - 垂体 - 性腺轴 香烟烟雾中含有的尼古丁能通过刺激生长激素、血管加压素、催产素来抑制黄体生成素（luteinizing hormone，LH）及泌乳素（prolactin，PRL）的生成。有研究表明卵泡刺激素在吸烟人群中的浓度要比不吸烟者低 17%。此外香烟中含有的多环芳烃（polycyclic aromatic hydrocarbons，PAHs）能降低睾丸支持细胞的功能，减少间质细胞产生睾酮。而睾酮的减少会显著减少精子的产生。

尽管吸烟影响男性生育力的机制仍然有争议，但是多数文献表明吸烟者精子数量减少、活力降低、精子畸形率升高，精子受精能力下降，精浆抗氧化系统削弱。吸烟是导致男性生育力下降的危险因素。应该充分认识吸烟的危害性，有生育需求的男性更应远离烟草。

二、饮酒对男性生育力的影响

长期过量饮酒不仅会损害肝脏和大脑，还可能引起生育力的下降。国外一项关于猝死的饮酒男性睾丸和肝脏病理研究表明精子发生可能比肝脏更容易遭到酒精损害。

不论是白酒、黄酒，还是红酒、啤酒，都含有乙醇。Pajarinen 等研究发现饮酒量与精子发生异常正相关，饮酒量越大，饮酒年限越长，精子发生异常的比例就越高。还原型谷胱甘肽转移酶（GST）M1 基因型更容易发生酒精诱发的精子发生异常。国外有研究表明怀孕期间每周饮酒 4.5 次的女性比每周饮酒 1 次的女性所生男孩的精子浓度要低 32%。每周饮酒 1~1.5 次的女性所生男孩的精子数量和精液量最高。有报道一名无精子症患者在戒酒 3 个月后精子参数恢复正常。国内一项对每天至少饮酒 180ml、每周至少饮酒 5 天者的研究结果显示：精液量、精子数目、精子活力和精子正常形态率都明显下降。酗酒者的血清睾酮、LH 和 FSH 的浓度明显下降，同时伴有少弱精子症和氧化应激增多。

乙醇是睾丸毒性物质，可以增加黄嘌呤脱氢酶向黄嘌呤氧化酶转化，并激活过氧化物酶酰基辅酶 A 氧化酶，这可能是造成氧化应激的原因。由于睾丸膜富含多烯脂肪酸，容易受到氧化应激造成脂质过氧化。乙醇损害睾丸间质细胞（Leydig 细胞），造成低睾酮血症，可能是造成精液量下降的原因。长期饮酒可以导致性功能障碍，如可引起性欲下降、勃起功能障碍、早泄或不能达到性高潮等。长期饮酒者常会因为呕吐、腹泻造成营养物质和微量元素的大量丢失，加重营养不良，对精子发生造成不良影响。

也有报道认为适量饮酒不会影响精子质量。但是多数研究表明长期饮酒会损害生育能力，甚至造成性欲减退、睾丸萎缩和男性乳腺增生。酗酒者更容易受到性功能障碍的困扰。

三、肥胖对男性生育力的影响

高热量饮食的增加及久坐不动的生活方式，使世界上的胖子越来越多。世界卫生组织估计 20 岁以上的成年人中有约 10% 的人肥胖。体重指数（body mass index，BMI）是体重测量的最常用公式,等于体重(kg)除以身高(m)的平方。世界卫生组织定义 BMI 18.5~24.99kg/m² 为正常,25~29.99kg/m² 为超重,30~34.99kg/m² 为 I 度肥胖,35~39.99kg/m² 为重度肥胖,超过 40kg/m² 为病态肥胖。由于人种的不同,我国把超过 24kg/m² 定义为超重,超过 28kg/m² 定义为肥胖。因为脂肪组织倾向于堆积在腹部,腰臀比(waist-to-hop,WHR)、腰围等能衡量内脏脂肪。所以,WHR 比 BMI 更适于鉴别肥胖和超重,应用也越来越广泛。

脂肪组织可以分泌脂肪细胞因子包括白细胞介素(interleukin-6,IL-6)和肿瘤坏死因子 -a(tumor necrosis factor alpha,TNF-a),也可分泌脂肪源性激素包括瘦素、脂连蛋白和抵抗素。IL-6 和 TNF-a 可以促进白细胞产生活性氧。肥胖可以导致下丘脑 - 垂体 - 性腺轴的功能失调。肥胖者的睾酮水平下降,雌激素水平升高,这与细胞色素 p450 芳香化酶活性增高有关,因其可将雄激素转化为雌激素。肥胖患者的瘦素水平异常升高。瘦素通过血 - 睾屏障增多,可直接作用于睾丸间质细胞,抑制睾酮的分泌;透过血脑屏障的瘦素增多,却没有有效激活下丘脑的神经元,导致促性腺激素减少。胃促生长素可以促进食欲,其在睾丸与受体结合,可以抑制类固醇激素合成的相关酶,从而抑制睾酮分泌。肥胖人群的胃促生长素水平明显下降,但机制不明。研究发现睾酮可以调节胃促生长素受体的表达,因此睾酮水平的降低可以解释胃促生长素水平的降低。肥胖者的抵抗素水平升高。抵抗素会促进胰岛素抵抗,造成高胰岛素血症,后者引起性激素结合球蛋白(sex-hormone-binding globulin,SHBG)水平下降,造成循环系统中的雌激素过剩,从而负反馈调节促性腺激素的释放,对生殖系统产生负面影响。肥胖者的抑制素 B 水平明显下降,而抑制素 B 的降低与男性不育关系密切。

肥胖常影响勃起功能。肥胖可增强肾素血管紧张素活性,破坏阴茎血管内皮细胞。脂肪细胞分泌的 IL-6 和 TNF-a 可以干扰一氧化氮功能而引起勃起功能障碍。另外脂肪组织在耻骨上区的堆积会造成阴囊温度的升高,而热应激对男性生殖有负面影响。有研究表明,行阴囊和耻骨去脂术后近 65% 不育患者的精子总数、活力和形态得到改善。

肥胖对于精子参数的影响尚无一致结论。Sallmen 等研究认为 BMI 与精子参数成负相关。Shayeb 等研究认为高 BMI 男性更容易出现低精子密度和精子正常形态率的降低。Sermondade 等发现超重和肥胖男性出现无精子症的风险显著高于正常体重的男性。但也有很多研究认为 BMI 升高与精液参数没有显著关系。

综上所述,肥胖者体内下丘脑 - 垂体 - 性腺轴的功能失调,以及相关的勃起功能障碍和阴囊温度升高,会影响男性的生殖潜能。通过减肥可以使激素水平恢复正常,从而改善男性生殖潜能。

四、睾丸热应激对男性生育力的影响

人类睾丸的生理温度在 32~35℃,一般比体内核心区温度低 3~4℃,比阴囊表面温度高 1.5~2.5℃。睾丸主要通过两种机制调节自身温度:第一种是通过阴囊皮肤散热。阴囊皮肤薄,表面积很大,睾丸温度可以通过阴囊皮肤传到外界环境。当环境温度降低时,提睾肌和肉膜会不自主收缩,使睾丸位置上升到更靠近温度高的腹腔,阴囊皮肤皱缩,减少外露面积,从而减少热量散失。当环境温度升高时,提睾肌和肉膜舒张,使睾丸位置降低远离腹腔,同时阴囊皮肤松弛,增加热量散发。第二种是通过蔓状静脉丛散热。盘曲的睾丸动脉被许多静脉环绕,有利于睾丸动、静脉血流的热交换。当动脉血到达睾丸组织时,就已经被降温了。

生精过程对于热应激非常敏感,阴囊温度升高使生殖细胞凋亡,可以引起生精上皮的萎缩和生精阻滞。国内有研究表明大鼠睾丸热应激 43℃、20 分钟水浴能够引起生精细胞的凋亡而致生精障碍。热休克蛋白 Hsp70 早期的高表达,可能通过上调 Bcl-2/Bax、下调活化 Caspase-3 避免生精细胞凋亡起到保护作用。更高温度的热暴露(45℃,15 分钟)会导致大鼠多种不同类型生殖细胞的广泛非特异性损伤。热应激还会导致生殖细胞和睾丸精子的 DNA 损伤,这可能是由于氧化应激损伤导致的。睾丸需要保持较低温度可能与 G 蛋白有关,它是睾丸内的内分泌因子信号通道所必需的,其生物活性的最佳温度是 34℃。另外睾丸和附睾温度升高抑制了精子膜蛋白的合成,导致精子异常形态率的升高。温度在基线水平每升高 1℃将抑制 14% 的生精功能。不育男性的平均阴囊温度比已育男性要高,且温度越高精液质量受影响越大,其精子总数、精子活力和双侧睾丸体积都下降。

精索静脉曲张和隐睾是常见的导致睾丸温度升高的疾病。前者主要是由于蔓状静脉丛迂曲扩张,导致血液倒流和淤阻,降低了睾丸动静脉血流的热交换,使睾丸温度升高。后者是因为睾丸的位置更靠近腹腔,甚至在腹腔内,导致睾丸温度升高,睾丸位置的高低、单侧还是双侧隐睾,以及手术治疗的时间,决定了生育力的损伤严重程度。

阴囊温度还与职业、生活习惯等有关。比如需要久坐的职业(司机),在车座上久坐可使阴囊温度升高 2℃。如果车座被加热,则会对阴囊温度的升高产生叠加效应。研究显示职业司机的精子异常形态率更高,且驾驶时间越长越严重。每天开车超过 3 小时的人群,其配偶怀孕所需时间明显延长。其他一些会长时间暴露在高温环境的职业,如窑炉工人、烘焙师等都有生育能力的下降。桑拿和热水浴是很多人休闲放松的方式,但是它们同样对生育力有负面影响。在桑拿的高温环境中,10 分钟就能使阴囊温度升高到核心体温。研究显示在 80~90℃的环境中每天桑拿 30 分钟,连续 2 周,精子的运动参数就会降低,但是在桑拿结束的 1 周内可以恢复正常。穿紧身内裤、长时间骑行、在大腿上使用笔记本电脑等都会加重阴囊温度的升高。有研究表明,冷却阴囊温度有助于生精功能的改善,这也提示热应激会损害生育能力。可以通过改善生活习惯、控制体重等,减少阴囊温度升高的因素,这对男性生育力的保护很有益处。

五、心理压力对男性生育力的影响

心理压力对于人们的一般影响和生育影响是错综复杂,甚至是叠加损害的。心理压力常引起性功能障碍。男性正常的性反应周期包括性欲期、兴奋期、高潮期和消退期。这四个阶段是连贯、不可分割、完整的动态过程。心理压力可使男性的性活动出现性欲缺失、勃起功能障碍、射精功能障碍等问题,也可以影响精液质量。对 1 076 对不育夫妇的研究显示,男性精子浓度与 WHO 身心健康指数评分成正相关,评分每增加 1 分对应精子浓度升高 7.3%。Eskiocak 的研究表明,精神压力能使超氧化物歧化酶产生受损。一个极端的例子是一名被强奸的妇女怀孕,而强奸犯在等待判刑期间做睾丸活检发现精子发生完全停止。

心理压力对于精液质量的影响可能是通过以下两个方面:

1. 对 L- 精氨酸 - 一氧化氮通路的作用。一氧化氮是 L- 精氨酸在一氧化氮合酶(nitric oxide synthase, NOS)的作用下合成的,是高度活跃的自由基,遍布男性生殖道。一氧化氮可以引起阴茎动脉、小梁血管和海绵体平滑肌细胞舒张,也可通过下丘脑中枢作用调节勃起功能。在正常生理条件下,一氧化氮能中和自由基,阻止 ROS 引起的精子活力下降。而压力条件下导致高浓度的一氧化氮会对精子产生细胞毒性,使精子浓度和活力下降。

2. 通过下丘脑 - 垂体 - 肾上腺轴从不同水平抑制下丘脑 - 垂体 - 睾丸轴,导致生殖内分泌功能紊乱。压力下,下丘脑受刺激分泌促肾上腺皮质激素释放激素,肾上腺皮质激素释放激素刺激垂体分泌促肾上腺皮质激素,其会刺激肾上腺分泌皮质醇。长期升高的皮质醇可以干扰促性腺激素的脉冲式释放的强度,也可抑制促性腺激素释放激素的释放。在压力状态下,肾上腺皮质激素释放激素会抑制促性腺激素释放激素,也可通过生长抑素的作用抑制生长激素、甲状腺释放激素和甲状腺刺激素的分泌。这会对生殖系统产生负面影响。

大部分研究认为压力是造成男性生育力下降的一种额外风险因素而非单独因素。心理压力会引起 NO、NOS、L- 精氨酸、精氨酸酶和精氨酸降解酶的变化,同样会引起下丘脑 - 垂体 - 肾上腺轴和下丘脑 - 垂体 - 睾丸轴错综复杂的神经内分泌反应,最后造成生殖功能的异常。世界卫生组织对健康的定义是身体、心理及对社会适应的良好状态。同样生殖健康不仅需要健康的身体,也需要健康的心理。面对过大的心理压力,建议进行心理咨询和行为治疗等干预措施。

六、杀虫剂对男性生育力的影响

杀虫剂主要包括有机氯和有机磷两种类型。杀虫剂具有抗雄激素特性或雌激素样特性,使促性腺激素释放激素或促性腺激素的生成受干扰而影响男性生殖健康。

1. **有机氯杀虫剂** 滴滴涕(双对氯苯基三氯乙烷,DDT)是最常用的有机氯杀虫剂之一,尽管因其高毒性在 20 世纪 70 年代就被禁用,但是仍有一些地区将其作为抗疟药使用。多数研究表明,DDT 暴露与精子活力、精子总数成负相关,但也有研究认为 DDT 暴露与精液参数没有相关性。西维因(carbaryl)是一种非持久性有氯杀虫剂,一项国内研究表明,男性暴露在含有有机氯杀虫剂的工作环境中,其精液量和精子活力显著低于无杀虫剂暴露组。

2. **有机磷杀虫剂** 毒死蜱(chlorpyrifos)是常用的家庭杀虫剂。尿中 3,5,6- 三氯 -2- 吡啶醇(TCPY)是其主要代谢物。研究表明中高水平的 TCPY 组的男性可能具有低于参考值的精子浓度和活力,其与血清雌二醇水平存在负相关。而雌二醇可抑制睾丸内细胞的凋亡。国内一项关于二乙基硫代磷酸酯的研究表明,其与精子浓度降低有关。墨西哥也有研究表明,尿中有机磷水平高的受试者的精子总数显著降低。

3. **邻苯二甲酸酯** 是香料、黏合剂、胶水、个人护理产品、洗涤剂、油漆、药物、食品、纺织品、农业佐剂的组成成分,是具有明确抗雄激素作用的内分泌干扰物。研究表明,邻苯二甲酸酯代谢物与精子浓度和活力存在负相关,与精子 DNA 损伤呈显著正相关。其浓度的升高可能也与睾酮、雌二醇、游离雄激素指数水平的降低相关。

七、重金属对男性生育力的影响

铅和镉等重金属是具有生殖毒性的毒物。人们通过污染的水、食物、空气或土壤而暴露于微量浓度的重金属。重金属可能导致下丘脑 - 垂体 - 性腺轴的破坏,或直接影响精子发生,导致精液质量下降。

1. **铅** 见于蓄电池、焊锡、合金、塑料、含铅玻璃、陶瓷釉料、弹药、水管设施等。孟加拉国的一项研究表明,血铅浓度大于 $40\mu g/dl$ 者精子数量显著下降,大于 $35\mu g/dl$ 者精子活力和形态显著降低。相关研究也得出了相似的结论。

2. **镉** 主要用于制造电池,也用于颜料、涂料和油漆等的生产。镉暴露与男性精子数量下降和精子活力降低有关,与血清 FSH 呈正相关。克罗地亚的一项研究表明,即使血中低浓度的镉(<1µg/dl)也会造成精子形态损伤。

3. 其他　多种重金属与精液质量下降有关。常用于化妆品(睫毛膏)的汞可导致精液质量的改变,中国香港的一项研究表明,高浓度的血汞与精液参数低于 WHO 参考值显著相关。体外研究表明,精子生物膜、头部、颈部、中段和尾部的 SH 群是汞的结合位点,因此汞可能多方位的影响精液质量。相关研究表明,锰、砷、钼等重金属都会降低精液质量。

八、电离辐射对男性生育力的影响

电离辐射(ionizing radiation,IR)是一切能引起物质电离的辐射的总称。X 射线、伽马射线、宇宙射线等短波射线和 α 射线、电子、中子等高能量微粒都属于电离辐射。人类所受辐射的平均水平是 2.8mSv,一般采用 15mSv 作为人体可以承受的最大辐射剂量。

电离辐射的来源广泛,环境来源的辐射占据人均自然辐射总量的最大部分,主要来源于土地、岩石等所含放射性铀元素等。氡气是铀元素衰变产生的,具有放射性,在缺乏通风的室内容易蓄积,会对人体造成不利影响。宇宙射线主要与太阳活动如太阳耀斑有关,高纬度和高海拔地区辐射剂量更高。医学领域电离辐射的应用也很多,在影像学诊断方面,X 射线穿透不同组织成像原理,是由于不同组织吸收强度不同;核医学是向人体注入含有放射性核素的药物后外部显影;放射疗法常用于治疗特定类型的癌症,射线通过不同方向照射靶组织,杀灭免疫丧失的细胞,最大程度减轻外周组织损伤。

电离辐射能够启动氧化应激,使细胞抗氧化能力失衡。而人类精子对氧化应激非常敏感,氧化应激介导核酸损害、蛋白质氧化、脂质过氧化等过程,导致细胞凋亡。

睾丸组织是对放射最敏感的器官之一,胚胎上皮和精原细胞对放射暴露极其敏感。精子发生是一个严密有序的过程,尤其在减数分裂过程中更易受电离辐射的影响。低剂量辐射(0.15~0.5Gy)能抑制精子发生,显著降低精子数目;超过 2Gy 的辐射剂量会导致长期甚至永久性无精子症。电离微粒可以直接作用于 DNA,也可通过 DNA 环绕区域产生自由基与 DNA 发生间接作用;这会使 DNA 单链和双链过度断裂,染色体重排,染色质交换和 DNA 碱基氧化,从而破坏了精子 DNA 的完整性。电离辐射还可影响性激素的产生,头颅放射会损害下丘脑 - 垂体 - 性腺轴,从而引起男性不育。

九、高原与男性生育力

医学上的高原是指海拔 3 000m 以上,能够激发机体产生生物学效应的环境及高度。据统计,全世界有 200 万人居住在这一海拔高度以上,并且每年有数十万人进入高原工作或旅游。特殊的高原环境尤其是缺氧一直是人们在高原生存面临的最大挑战。有关高原对男性生育力的研究非常少,主要集中在缺氧环境对生殖系统的影响。

(一)对下丘脑 - 垂体 - 性腺轴的影响

研究表明,慢性低压缺氧可影响下丘脑 - 垂体 - 性腺轴的分泌情况,但影响结果并不一致。有学者通过对移居高原和平原两组人群的研究发现,其内分泌系统各种激素水平并无明显改变。国外研究发现,低氧大鼠血浆生长激素、促黄体生成素、卵泡刺激素和促甲状腺激素水平睾酮水平与对照组并无明显区别。但近几年文献的结果却相反。Akiou Okumura 等对一组进入 7 821m 高原的探险队员进行内分泌监测,发现 1 个月后 LH 水平升高,FSH

水平没有改变。观察不同时间点激素水平的变化，发现5天后FSH水平上升，以后逐步降低，但仍然高于正常组，LH呈持续下降水平，T水平在30天以后也持续下降至与LH趋势一致。T主要由睾丸Leydig细胞分泌。T的合成受LH调节，Leydig细胞以胆固醇为原料，在线粒体和内质网内经一系列酶的作用下形成T。高原环境LH水平下降，可能是T水平下降的原因。也有人认为急慢性组织低氧导致线粒体内甾体脱氢酶活性减弱，降低雄甾二醇脱氢成T，使血清内T含量减低。

（二）睾丸组织形态学改变

国内有研究模拟海拔5 000m低压氧舱造成大鼠生殖系统损伤的模型，光镜下观察到缺氧组大鼠生精小管内生精细胞排列紊乱，生精细胞数减少，生精上皮变薄，管腔内精子数明显减少。Farias等讨论了持续性低压低氧和间歇性低压低氧对睾丸组织形态学及精原细胞氧化代谢的影响，结果显示持续性低压低氧和间歇性低压低氧均可导致睾丸组织体积减小，细胞间隙增大，上皮细胞空泡形成和细胞膜折叠。Farias等还发现，缺氧5天后睾丸内温度持续高出对照组1.5℃，组织形态学分析显示缺氧5天后睾丸间质内血管显著增生，是由于缺氧过程中毛细血管向较大的血管转换而导致的。精子发生的全过程与支持细胞有密切关系，支持细胞能分泌雄激素结合蛋白，可以把间质细胞合成和分泌的睾酮浓缩，使管内睾酮浓度比血浆中高100倍，这是精子生成所必需的。支持细胞的变性损伤必然影响精子形成。

（三）对精液质量的影响

有研究表明高原缺氧是精子数量减少的一个独立因素。田志军等对38名驻海拔3 300m与36名驻海拔5 000m以上的健康成年男性青年进行精液常规检测与血常规检查，结果显示两组青年的精子密度存活率均明显低于对照组。Verratti等研究认为这种精子数量和活力的损伤是可逆的，其通过对6名登山运动员进入高原前后的精液分析显示，高原暴露26天后精子数量明显减少，精子能动性明显降低，畸形及未成熟精子数量增多，返回平原6个月后基本恢复至正常水平。目前，人们对移居高原男性精液参数变化的影响因素缺乏病因学和病理学研究。

（四）对性功能的影响

健康男性在睡眠快速动眼期会自发4~5次与睡眠相关的勃起。Verratti等通过对登山者的观察研究发现，这种夜间睡眠相关的勃起能力随着海拔高度的增高进行性降低。由此推断高原低氧环境可能通过各种途径影响性功能并最终导致性功能障碍。国内有研究模拟高原缺氧对雄性大鼠性功能的影响，观察发现与平原对照组相比，各缺氧组大鼠的性行为参数除射精次数外均受到抑制，诱发阴茎勃起的次数也明显降低。原因可能是缺氧导致大鼠阴茎海绵体组织胶原纤维增多，平滑肌纤维减少，阴茎海绵体纤维化，从而降低了大鼠的性功能。缺氧环境暴露的时间越长，大鼠的性功能受抑制程度越严重。其具体的机制尚不能确定。

高原环境对男性生育力的影响研究仍较为有限，尽管部分结果显示高原对男性精液质量、性功能和生殖内分泌激素都有负面影响，但是缺乏对于机制的研究。高原环境对男性生育力的影响还需要更多深入的研究探讨。

十、微波对男性生育力的影响

微波射线遇到物质时才可被吸收，将能量转移至该物质。组织所吸收的微波能量首先依赖于暴露频率,与强度和暴露时间也相关。手机已成为当代人们工作生活和娱乐休闲的主要载体,它通过电磁波(electromagnetic wave,EMW)来传播信息。手机产生的 EMW 属于微波。手机辐射的大小可用比吸收率值计量。比吸收率(specific absorption rate,SAR)代表单位时间内单位质量的机体吸收的电磁辐射能量,单位是瓦/千克(W/kg)。

EMW 对于人体的作用机制并不清楚。当电磁波照射人体后,一部分能量被反射,一部分能量被吸收。吸收的 EMW 可造成细胞膜损伤,导致细胞功能改变,细胞膜损伤影响胞质膜结构如 NADH 氧化和钙离子通道,而钙离子能够调节精子获能和顶体反应,并且在细胞内信号传导通路中发挥关键作用。

有动物实验的研究显示手机辐射可以造成精子活力的下降,电镜下显示大鼠精子头部和线粒体形态的改变。但是也有得出相反结论的文献,Ozlem 等研究显示暴露于手机辐射的大鼠,精子活力增加,异常形态的精子减少。Kesari 发现大鼠手机暴露组的 ROS 显著增加,抗氧化酶明显减少。他还发现小鼠在手机 EMW 暴露下,会导致 DNA 碎片的增加。Ozguner 等研究大鼠经 EMW 暴露后的睾丸病理和激素水平,发现生精小管周径和睾酮水平下降。但是也有发现睾酮水平升高的研究。

目前,EMW 对于男性生殖腺的影响并不明确,动物实验的结果也不一致。尽管有研究认为手机辐射能够使体外精液的活力下降,但是由于衣物遮挡、手机与睾丸间的距离等因素影响,使研究难以标准化,手机辐射对于男性生殖系统的影响无法达成一致性的结论。

(卢文红　许剑锋)

● 参考文献

1. Hassan MA, Killick SR. Effect of male age on fertility: evidence for the decline in male fertility with increasing age. J. Fertil Steril, 2003, 79(3): 1520-1527.

2. Rothman KJ, Wise LA, Sorensen HT, et al. Volitional determinants and age-related decline in fecundability: a general population prospective cohort study in Denmark. J. Fertil Steril, 2013, 99(7): 1958-1964.

3. Wiener-Megnazi Z, Auslender R, Dirnfeld M. Advanced paternal age and reproductive outcome. J. Asian J Androl, 2012, 14(1): 69-76.

4. de La Rochebrochard, de Mouzon J, Thépot F, et al. Fathers over 40 and increased failure to conceive: the lessons of in vitro fertilization in France. J. Fertil Steril, 2006, 85(5): 1420-1424.

5. Robertshaw I, Khoury J, Abdallah ME, et al. The effect of paternal age on outcome in assisted reproductive technology using the ovum donation model. J. Reprod Sci, 2014, 21(5): 590-593.

6. Kleinhaus K, Perrin M, Friedlander Y, et al. Paternal age and spontaneous abortion. J. Am J Epidemiol, 2006, 163(11, S): S56.

7. Slama R, Bouyer J, Windham G, et al. Influence of paternal age on the risk of spontaneous abortion. J. Am J Epidemiol, 2005, 161(9): 816-823.

8. Humm KC, Sakkas D. Role of increased male age in IVF and egg donation: is sperm DNA fragmentation responsible? J. Fertil Steril, 2013, 99(1): 30-36.

9. Yang Q, Wen SW, Leader A, et al. Paternal age and birth defects: how strong is the association? J. Hum Reprod, 2007, 22(3): 696-701.

10. Jones KL, Smith DW, Harvey MA, et al. Older paternal age and fresh gene mutation: data on additional

disorders. J. J Pediatr, 1975, 86(1): 84-88.

11. Tolarova MM, Harris JA, Ordway DE, et al. Birth prevalence, mutation rate, sex ratio, parents age, and ethnicity in Apert syndrome. J. Am J Med Genet, 1997, 72(4): 394-398.

12. Buizer-Voskamp JE, Laan W, Staal WG, et al. Paternal age and psychiatric disorders: findings from a Dutch population registry. J. Schizophr Res, 2011, 129(2/3): 128-132.

13. Sipos A, Rasmussen F, Harrison G, et al. Paternal age and schizophrenia: a population based cohort study. J. BMJ, 2004, 329: 1070.

14. Vestergaard M, Mork A, Madsen KM, et al. Paternal age and epilepsy in the offspring. J. Eur J Epidemiol, 2005, 20(12): 1003-1005.

15. 范宇平, 潘家坪, 胡烨, 等. 男性生殖道溶脲脲原体感染与 IVF 结局的相关性研究. 中华男科学杂志, 2014, 20(1): 59-62.

16. Hosseinzadeh S, Pacey AA, Eley A. chlamydia trachoma at is induced death of human sperm at ozoa is caused primarily by lipopolysaccharide. J Med Microbiol, 2003, 52(3): 193-200.

17. 郭应禄, 胡礼泉. 男科学. 北京: 人民卫生出版社, 2004.

18. 王晓峰, 朱积川, 邓春华. 中国男科疾病诊断治疗指南(2013版). 北京: 人民卫生出版社, 2013.

19. 谷翊群, 陈振文, 卢文红, 等. 世界卫生组织人类精液检查与处理实验室手册. 北京: 人民卫生出版社, 2011.

20. 李宏军. 男科诊疗常规(2012年版). 北京: 中国医药科技出版社, 2012.

21. Pitteloud N, Hayes FJ, Dwyer A, et al. Predictors of outcome of long-term GnRH therapy in men with idiopathic hypogonadotropic hypogonadism. J Clin Endocrinol Metab, 2002, 87: 4128-4136.

22. Liu PY, Gebski VJ, Turner L, et al. Predicting pregnancy and spermatogenesis by survival analysis during gonadotrophin treatment of gonadotrophin-deficient infertile men. Hum Reprod, 2002, 17: 625-633.

23. Plotton I, Brosse A, Cuzin B, et al. Klinefelter syndrome and TESE-ICSI. Ann Endocrinol, 2014, 75(2): 118-125.

24. Franik S, Hoeijmakers Y, et al. Klinefelter syndrome and fertility: sperm preservation should not be offered to children with Klinefelter syndrome. Hum Reprod, 2016, 31(9): 1952-1959.

25. Catalano S, Pezzi V, Chimento A, et al. Triiodothyronine decreases the activity of the proximal promoter (PⅡ) of the aromatase gene in the mouse Sertoli cell line, TM4. Mol Endocrinol, 2003, 17(5): 923-934.

26. Buzzard JJ, Wreford NG, Morrison JR. Thyroid hormone, retinoic acid, and testosterone suppress proliferation and induce markers of differentiation in cultured rat sertoli cells. Endocrinology, 2003, 144(9): 3722-3731.

27. Krassas GE, Tziomalos K, Papadopoulou F, et al. Erectile dysfunction in patients with hyper and hypothyroidism: How common and should we treat? J Clin Endocrinol Metab, 2008, 93(5): 1815-1819.

28. Duarte-Guterman P, Navarro-Martín L, Trudeau VL. Mechanisms of crosstalk between endocrine systems: Regulation of sex steroid hormone synthesis and action by thyroid hormones. Gen Comp Endocrinol, 2014, 203: 69-85.

29. 胡欣, 刘超. 甲状腺功能异常与男性性功能减退症. 国际内分泌代谢杂志, 2015, 35(2): 138-140.

30. La Vignera, Condorelli Lo Presti, et al. Diabetes mellitus and functional sperm characteristics: A meta-analysis of observational studies. Andrology, 2015, 3(6): 1082-1087.

31. Guo-Lian D,Ye L,Miao EL,et al. The effects of diabetes on male fertility and epigenetic regulation during spermatogenesis. Asian Journal of Andrology,2015,17:948-953.

32. Soares PM,Borba EF,Bonfa E,et al. Gonadevaluation in male systemic lupus erythematosus. J Arthritis Rheum,2007,56(7):2352-2361.

33. Suehiro RM,Borba EF,Bonfa E,et al. Testicular sertoli cell function in male systemic lupus erythematosus. J Rheumatology,2008,47(11):1692-1697.

34. 泰开建.Reiter 综合征 26 例的临床分析.现代实用医学,2011(9):997-998.

35. 高学勇,王玮,韩咪莎,等.环磷酰胺对大鼠睾丸和附睾的影响.解剖学研究,2009,31(1):25-27.

36. 岳丽琴,李旭良,林涛,等.环磷酰胺对不同发育时期睾丸生精细胞毒性损伤的动物实验研究.中华小儿外科杂志,2006,27(1):38-41.

37. Sobarzo CM,Lustig L,Ponzio R,et al. Effect s of di(2-ethylhexyl)phthalate on gap and tight junction protein expression in the testis of prepubertal rats. J Microsc Res Tech,2009,72(11):868.

38. 胡建明.前列腺经尿道手术与开放性手术后对性功能影响的比较.中外医学研究,2014,12(28):51-53.

39. 万福庆,王赞礼,冯子熠,等,不同手术方式对复杂性肾结石患者术后性功能和生活质量的影响.中国当代医药,2016,23(10):65-67.

40. Havenga K,Deruiter MC,Enker WE.Anatomical basis of autonomic nerve-preserving total mesorectal excision for rectal cancer. Br J Surg,1996,83(3):384-388.

41. 谢莉萍,林金鑫,雷育清,等.腹腔镜手术对男性直肠癌患者术后性功能的保护作用.中华普通外科学文献,2016,10(4):256-259.

42. Trost LW,Brannigan RE.Oncofertility and the Male Cancer Patient. Current Treatment Options in Oncology,2012,13(2):146-160.

43. 王丹,易峰涛,涂希平,等.男性直肠癌患者放疗后性功能状况及其影响因素分析.中国性科学,2015,24(2):46-48.

44. 范宇平,陈斌,吴琪俊.上海市 1 591 名中老年男性勃起功能障碍流行病学调查.中国男科学,2012,26(9):32-36.

45. Nicolosi A,Glasser DB,Kim SC,et al. Sexual behavior and dysfunction and help-seeking patterns in adults aged 40-80 years in the urban population of Asian countries. BJU Int,2005,95(4):609-614.

46. 李宏军,李汉忠.男科学.第 3 版.北京:北京大学医学出版社,2013.

47. 关志宝,翁立满.吸烟对男性生殖能力的影响.中国误诊学杂志,2005,5(2):242-243.

48. 张爱英.吸烟对精液质量的影响分析.中医医刊,2003,30(10):13-14.

49. Lam TH,Abdullah AS,Ho LM,et al. Smoking and sexual dysfunction in Chinese males:findings from men's health survey. Int J Impot Res,2006,18(4):364-369.

50. Hassan A,et al. Seminal plasma cotinine and insulin-like growth factor-I in idiopathic oligoasthenoteratozoospermic smokers. BJU Int,2009,103(1):108-111.

51. Dawson EB,et al. Effect of ascorbic acid supplementation on the sperm quality of smokers. Fertil Steril,1992,58(5):1034-1039.

52. Ramlau-Hansen CH,et al. Is smoking a risk factor for decreased semen quality? A cross-sectional analysis. Hum Repord,2007,22(1):188-196.

53. Raychoudhury SS, Kubinski D. Polycyclic aromatic hydrocarbon-induced cytotoxicity in cultured rat Sertoli cells involves differential apoptotic response. Environ Health Perspect, 2003, 111(1):33-38.

54. Inyang F, et al. Disruption of testicular steroidogenesis and epididymal function by inhaled benzo(a) pyrene. Reprod Toxicol, 2003, 17(5):527-537.

55. Kuller LH, May SJ, Perper JA. The relationship between alcohol, liver disease, and testicular pathology. Am J Epidemiol, 1978, 108:192-199.

56. Ramlau-Hansen CH, Toft G, Jensen MS, et al. Maternal alcohol consumption during pregnancy and semen quality in the male offspring: two decades of follow-up. Hum Reprod, 2010, 25:2340-2345.

57. Sermondade N, Elloumi H, Berthaut I, et al. Progressive alcohol-induced sperm alterations leading to spermatogenic arrest, which was reversed after alcohol withdrawl. Reprod Biomed Online, 2010, 20:324-327.

58. Guo H, Zhang HG, Xue BG, et al. Effects of cigarette, alcohol consumption and sauna on sperm morphology. Zhonghua Nan Ke Xue, 2006, 12:215-221.

59. Pasquali R. Obesity and androgens: facts and perspectives. Fertil Steril, 2006, 85(5):1319-1340.

60. Paul C, Melton DW, Sauders PT. Do heat stress and deficits in DNA repair pathways have a negative impact on male fertility? Mol Hum Reprod, 2008, 14(1):1-8.

61. Deepinder F, Makker K, Agarwal A. Cell phones and male infertility: dissecting the relationship. Reprod Biomed Online, 2007, 15(3):266-270.

62. Zorn B, Auger J, Velikonja V, et al. Psychological factors in male partners of infertile couples: relationship with semen quality and early miscarriage. Int J Androl, 2008, 31(6):557-564.

63. 邓旭辉, 张荣华. 养精种子汤对缺氧雄性大鼠生殖细胞凋亡的影响. 第三军医大学学报, 2009, 31(8):721-723.

64. Farias JG, Bustos-Obregón E, Orellana R, et al. Effects of chronic hypobaric hypoxia on testis histology and round sperm atid oxidative metabolism. Andrologia, 2005, 37(1):47-52.

65. 田志军, 贺卫萍, 叶小平, 等. 高原缺氧环境成年男性精子质量分析. 西北国防医学杂志, 2009, 30(6):441-442.

66. Verratti V, Berardinelli F, DiGiulio C, et al. Evidence that chronic hypoxia causes reversible impairment on male fertility. Asian J Androl, 2008, 10(4):602-606.

67. Verratti V, Di Giulio C, Berardinelli F, et al. The role of hypoxia in erectile dysfunction mechanism s. Int J Im pot Res, 2007, 19(5):496-500.

68. 熊智勇, 葛亮. 模拟高原缺氧对雄性大鼠性功能的影响. 第三军医大学学报, 2010, 32(7):651-653.

第十章　男性生育力保护概述

第一节　男性生育力保护定义

一、男性生育力保护概念

男性生育力是指人群中育龄男子能够使配偶在一定时间（月经周期）内自然妊娠的能力或概率。男性生育力保护是指采用各种预防、治疗措施等来减轻或规避可能引起男性生育力下降的各种因素，保护其生殖内分泌功能或保存生殖潜能，以实现产生遗传学后代的目的。

近半个世纪以来，全球男性精子数量下降超过一半，育龄夫妇不孕症发生率呈现上升趋势，其中约一半为男性因素或混合因素所致。男性生育力保护作为男性不育症治疗的前哨，已成为一个重要课题，越来越被临床医生及育龄夫妇所重视。

二、男性生育力保护的发展历史

男性生育力主要体现在男性性功能和精液质量两个方面，缺一不可。对男性生育力的保护主要就是对男性性功能和精液质量的保护。

我国古代医学对男性生育力的保护主要体现在节欲养精。历来对"纵欲耗精"及"节欲养生"高度重视。《黄帝内经》记载，"精者，身之本也"，即精是生命的基础（中医所说的精涵盖较广，生殖之精为其中一部分）。东汉《论衡》也记载有"惟湛乐是从，时亦罔有可寿"，指出纵欲可以短寿。

现代西医尤其是神经解剖学及神经生理学的发展，揭示了男性性活动是一个复杂的生理过程，要通过一系列的条件反射和非条件反射来完成。任何因素造成相关神经、血管、肌肉功能受损或丧失，都可能导致男性无法完成性活动。因此，人们在采取各种措施保护性功能的同时，也开始注重导致性功能异常的病因治疗，如采取措施避免神经或肌肉损伤、积极治疗影响血管功能的疾病等。

显微镜技术的应用也为男性不育症的研究和治疗带来了极大改进。1665 年，安东尼·列文虎克发明了第一台高精度显微镜，并开始用于科学试验。1677 年，列文虎克首次发现并详细描述了人、狗和兔子的精子，之后科学家开始利用显微镜技术对生物的生育过程进行研究，并逐渐认识到精子数量、活动力、形态等参数对男性生育能力的决定性作用。1980年世界卫生组织出版了《世界卫生组织人类精液及精子-宫颈黏液相互作用实验室检验手册》，之后不断完善，2010 年已更新至第 5 版。手册将精液分析规范化、标准化，目前已被全世界大多数生殖中心实验室所采用，作为评估精液质量的常规方法。也正因为手册里所提供的一系列可量化、可重复的检验方法，越来越多的男性不育症病因被发现，越来越多的男性不育症治疗方法被证实有效或无效。

现代医学和显微镜技术的共同进步,将男性生育力保护的研究推向了更高水平。人们从经验治疗逐渐过渡到循证治疗、精准治疗。目前,并非只有不孕不育科临床医生注重男性生育力保护,一些相关科室如泌尿外科、肿瘤科、内分泌科等临床医生也开始认识到男性生育力保护的重要性。理想的男性生育力保护体系应该是从预防到治疗、从经验到精准、从一般水平到分子和基因水平的多层次、多维度的成熟完善的体系。

尽管目前男性生育力的保护体系距离理想水平尚有较大差距,但也形成了初步体系,主要体现在以下方面:

(一)一般性保护措施

1. 预防措施 预防性保护措施应当始于孕前期。基层服务部门应积极开展孕前及孕期的知识宣教和相关筛查,对特殊人群如先天性疾病、遗传性疾病、全身性疾病及筛查异常的患者,及时转诊至上级医院,提供针对性预防保护措施,必要时行产前诊断,避免严重疾病患儿的出生。加强婴儿出生后体检,及时发现隐睾、尿道下裂、生殖器畸形及青春期发育异常。成年男性加强体育锻炼,养成良好的作息习惯,避免接触高热及穿着紧身衣裤,定期体检,提倡在年富力强时完成家庭生育计划。

2. 改善生存环境 主要包括自然环境、工作环境、交通环境等。随着工业化进程的加快,环境污染问题日益凸显。工业化学物质、重金属、环境雌激素、电离辐射、非电离辐射等环境污染物可通过不同途径损害男性生殖系统,导致男性生育力下降及出生缺陷增多。

改善工作环境,可在一定程度上改善生育能力,特殊职业如辐射环境作业者需做好个人防护,高温环境作业者当其面临生育难题时,可暂时脱离高温环境。

(二)针对性保护措施

1. 针对病因治疗 许多疾病可直接或间接影响男性生育能力,积极治疗相关疾病,可阻止或延缓男性生育力的下降。糖尿病是可以累及全身各个器官的严重代谢性疾病,不仅影响精子的正常代谢,还可能导致患者射精反射和/或勃起功能的异常;其他内分泌疾病如甲状腺功能亢进或减退,患者的精子生成功能可能受到抑制;心血管疾病患者的全身血管包括阴茎血管在内的舒缩功能均可能受累,进而可能导致勃起功能异常;泌尿生殖系统炎症,不仅可影响睾丸自身的生精功能,还可能造成输精管道的不全或完全梗阻;某些肿瘤如白血病、霍奇金淋巴瘤、睾丸生殖细胞瘤等恶性疾病自身也可导致不同程度的精子发生障碍;精索静脉曲张,由于局部静脉扩张迂曲,静脉血液回流缓慢,可导致阴囊温度轻度上升,从而影响精子生成;隐睾患者由于睾丸所处位置的温度高于阴囊温度,可导致患者出现不同程度的生精障碍;脑垂体腺瘤患者可出现泌乳素水平增高,后者可导致男性患者生殖激素紊乱,从而影响精子生成。

针对病因治疗,有的放矢,可显著改善男性生育能力。采取有效药物积极治疗内分泌疾病、心血管疾病、泌尿系统炎症及相关肿瘤;一旦发现隐睾,及时行手术治疗;对于精索静脉曲张,根据曲张程度及患者有无生育要求,积极行药物治疗,必要时手术治疗;垂体瘤患者根据具体病情行药物控制或手术治疗。

2. 减少各种治疗对男性生育力的损害 一些治疗措施可能损害到男性生育力。如腹股沟疝气手术或隐睾手术时,可能会误伤输精管,导致患者输精管的部分或完全梗阻,因此,手术医生首先要有保护输精管的意识,操作时务必谨慎小心,认清解剖结构,避免误伤输精管。前列腺癌患者通常同时行睾丸去势术。睾丸恶性肿瘤患者,为确保手术的彻底性,一般将患侧睾丸摘除,在摘除肿瘤的同时,将健康组织也一并摘除。临床医生需根据患者的病理分期和有无生育需求来确定手术范围。恶性肿瘤患者行放射治疗和化学治疗会对男性生精功能造成暂时性或永久性的损害。因此,对恶性肿瘤患者,临床医生要权衡利弊综合考量,选择既能达到相同治疗目的又尽可能少损伤生育能力的放疗剂量或化疗药物。

某些药物可能造成男性生育力的下降甚至丧失。激素类药物如雄激素,可反馈性抑制垂体促性腺激素的分泌,从而导致精子数量的下降。因此,《欧洲泌尿外科学会男性不育症诊疗指南(2013 年版)》中明确指出,雄激素补充疗法不推荐用于有生育要求的男性。

3. 基因层面的预防和保护 基因缺陷是导致严重男性不育症的一个重要原因。一些先天性疾病或遗传性疾病如先天性双侧输精管缺如、Y 染色体微缺失、Klinefelter 综合征及染色体平衡易位等可导致严重的男性不育或胎儿畸形。卵细胞质内单精子注射的应用,让部分严重男性不育症患者获得了遗传学后代,但同时也可能将基因缺陷遗传给子代,从而给子代造成同样或更加严重的问题。通过胚胎植入前遗传学诊断、胚胎植入前遗传学筛查及产前诊断等技术手段,可阻断缺陷基因造成的子代遗传,从基因层面保证子代生育能力的正常。

（张松英）

第二节 男性生育力保存定义

一、男性生育力保存的概念

男性生育力保存是指采用各种技术手段保存男性现有生育力以备将来使用。男性生育力保护强调的是采取措施减少各种因素对男性生育力的影响,而生育力保存强调的则是采取技术手段对男性现有生育力加以保存,两者可以取长补短、相互结合,以实现尽可能延长男性生育力这一共同目的。

二、男性生育力保存的发展历史

男性生育力保存的广泛开展首先得益于低温冷冻技术的快速发展,其次是辅助生殖技术和器官移植术的发展。低温冷冻技术使得生育力保存能够实现,而辅助生殖技术和器官移植术使保存的生殖细胞真正有了用武之地。

人类很早就懂得将肉类食物埋入冰雪中保鲜,这是低温冷冻技术在日常生活中应用的具体体现。1776 年 Lazzaro Spallanzani 发现,将人类精液埋入冰雪解冻后仍有部分精子存活,这是关于精子冷冻的最早描述。1953 年,Buoge 等报道了使用干冰保存精液行人工授精并成功分娩,这是采用冷冻技术保存男性生育力的开端。1960 年,Sherman 用液氮蒸气冷冻精液首次获得成功;1963 年,使用液氮冻存的精液行人工授精获得成功。目前,液氮或液氮蒸气是最常采用的精子冷冻介质。

冷冻保护剂的使用始于 1949 年,甘油是最早被使用的冷冻保护剂。冷冻保护剂分为渗透性保护剂和非渗透性保护剂。近年来,冷冻保护剂配方不断改良,目前的精液冷冻保护剂多是渗透性保护剂、非渗透性保护剂及一些辅助成分的组合。甘油 - 卵黄冷冻液是目前广泛使用的精子冷冻保护剂,在此基础上添加白蛋白、酸性神经酰胺酶、维生素 C、维生素 D、谷胱甘肽等辅助成分,精子复苏率进一步提高。

冷冻方法也在不断改良,除程序降温法、一步熏蒸法外,新的冷冻方法如玻璃化冷冻法也在探索中。冷冻载体除传统的冻存管外,一些微量载体如麦管、超细麦管、CryoTip、CryoPiece 等应运而生,极大地满足了稀少精子如重度少精及手术取出的微量睾丸精子的冷冻需求。而辅助生殖技术的开展,尤其是卵细胞质内单精子注射的开展,使得微量精子的受精问题得以解决,极大地满足了这部分男性的生育需求。

随着冷冻保护剂、冷冻方法及冷冻载体的不断改良,精子冷冻技术日臻完善,可满足不同男性人群的生育力保存需求。暂无生育计划的健康男性及特殊职业者,可以进行自精保存以防意外发生,如远洋海员、部队官兵及长期两地分居者,可预先将精液冷冻,以备辅助生殖治疗时使用。严重少精子症患者可事先行精子冷冻保存,以免生精功能出现进一步下降。健康男性也可以在行试管婴儿前冷冻精液,以免出现取卵日男方过度紧张手淫取精失败而被迫行睾丸手术取精的状况。不射精患者若电刺激仍无法射精,可通过手术获取睾丸精子,无精子症患者也可通过手术获取睾丸 / 附睾精子,所获取的睾丸 / 附睾精子均可以冷冻。由于放疗和化疗会严重损害男性睾丸生精功能,睾丸或前列腺恶性肿瘤患者常需要将一侧或双侧睾丸摘除,此类患者在接受放化疗或手术前可行精液冷冻。

上述以解决生育问题为目的的精液、睾丸精子或附睾精子冷冻,在临床上已得到成熟应用,原因在于,这些健康人群或者不育症患者多数求助于不孕不育科临床医生,而不孕不育科临床医生普遍有较强的男性生育力保存意识。而其他疾病如恶性肿瘤,只有很少比例的患者在手术或放化疗前去实施精液冷冻。分析原因有以下几点:①患者精力集中在肿瘤本身的治疗,未关注到将来的生育问题,或者根本不知道相关治疗可能导致生育困难。②信息不对称,尽管相关科室临床医生已逐渐认识到男性生育力保存的重要性,但不知道具体的操作流程。③其他:恶性肿瘤一旦确诊需尽快治疗,留给患者冷冻精子的时间很短;患者对自身肿瘤的预后没有信心,不愿花钱冷冻精子;提供冷冻精子服务的单位数量较少等。因此,恶性肿瘤患者生育力保存工作还有很大提升空间,需要冻精单位、临床医生和患者三方加强联系,共同合作。

除冷冻成年男性精液精子及睾丸 / 附睾精子外,近年来科学家开始尝试未成年男性睾丸组织和睾丸细胞悬液的冷冻。青春期前恶性肿瘤患者,由于无法获得精液或者即使有精液但精液中可能并无精子,可以将其睾丸组织或睾丸细胞悬液予以冷冻,待其成年后采用组织或细胞移植以及精子体外成熟等技术,有望维持男性第二性征并恢复生育能力。

1994 年第一例老鼠精原干细胞移植获得成功,此后,通过精原干细胞移植、睾丸组织移植及精子体外成熟技术,已有老鼠、猪、羊、兔子、猴等多个物种成功获得子代。青春期前恶性肿瘤患者的睾丸组织或细胞悬液自体移植尚未开展,异种移植后尚无法实现完整的精子发生,仅可见少量精原细胞存活,而且只能分化到精母细胞阶段。由于保持了完整的细胞间连接,睾丸组织冷冻效果优于睾丸细胞悬液,因此,更推荐冷冻睾丸组织。但许多关键问题如睾丸组织块大小、冷冻方法、移植技术及如何完全避免肿瘤复发等均有待解决。

青春期前恶性肿瘤患者生育力保存是目前研究的热点,应用前景十分广阔。

(张松英)

第三节 男性生育力保护与保存的重要性

流行病学调查发现,全世界范围内的不孕不育发生率有上升趋势,约 15% 的育龄夫妇存在不孕不育,其中男性因素约占 40%。尽管存在一定争议,但多数证据显示男性精子质量呈现下降趋势。Hagai Levine 等对 1973—2011 年间 43 000 名男性参与的 185 项研究进行荟萃分析,结果显示在过去的 40 年里,西方男性单次的精子浓度平均每年下降 1.4%,总体下降超过 52%。另有研究报道,近 20 年来高加索白种男性精子浓度以平均每年 2.6% 的速度下降,精子活动力以平均每年 0.3% 的速度下降。我国尚无大规模的关于男性生育能力变化趋势的报道,但有研究称我国男性精子数量以平均每年 1% 的速度下降。精子数量和活动力如此惊人的下降速度引起了科学家们的高度担忧,男性生育力下降关乎人类命运,男性生育力保护/保存具有重要意义。

引起男性生育力下降的原因十分复杂,涉及年龄、疾病、创伤、气候环境等多方面。如果能够对相关疾病做到早发现、早治疗,可以在很大程度上保护男性生育能力,减少男性不育的发生;对于已经存在的男性不育,利用生育力保存技术,结合辅助生殖治疗技术,可以解决多数人的不育问题。

一、男性生育力保护可降低男性不育的发生率

男性生育力保护是一个系统工程,大到人类所处的生存环境,小到个人习惯的纠正或某一疾病的预防和治疗,如果能从影响男性生育力的各个层面加以防范,建立一个成熟完善的男性生育力保护体系,可显著降低男性不育的发生率。

通过相关疾病的诊治来降低疾病对男性生育力的损害,是目前男性生育力保护的主要内容。许多疾病对男性生育能力的影响是缓慢的、渐进式的。在疾病初期,患者并未表现出明显的症状,多数人还可保持正常的生育功能,随着病情的持续或加重,不仅精子的生成和精子质量受到影响,患者的勃起功能、射精反射也可能受累及。临床医生在关注疾病自身预后的同时,也要将患者的生育能力考虑在内,告知其尽早备孕,同时积极采取相应治疗措施延缓其器官功能的下降,降低男性不育的发生。

对于一些恶性肿瘤的治疗,提倡将男性生育力保护考虑在内的个体化治疗。根据肿瘤的性质、病理分期,实行个体化手术治疗。肿瘤放疗时应加强男性生殖系统的防护,在保证治疗效果的前提下选择生殖毒性小的化疗药物,可以最大限度地减少射线、化疗药物对生殖器官的损害。

二、男性生育力保存是治疗男性不育的重要手段

积极治疗可能导致男性生育力下降的各种疾病,可减少男性不育的发生。但对于一些疾病来说,不论是否治疗都会造成男性生育能力的下降,或者治疗措施本身也不可避免会损伤到男性生育能力。如果能够在疾病初期对男性生育力予以保存,必要时结合辅助生殖技术,可解决大多数患者的生育问题。

典型的例子是恶性肿瘤尤其是生殖系统恶性肿瘤患者,各种治疗措施如手术、放疗和化疗,都不可避免地影响到男性的生精功能,造成精子数量、活动力及质量的明显下降。恶性

肿瘤患者采用放、化疗后的精子行辅助生殖技术获得后代,并非一个好的选择。在肿瘤确诊后到治疗前的短暂时期,及时行精液保存,才是安全、经济、适合的男性生育力保存方式。

除肿瘤外,一些炎症如腮腺炎、附睾炎或睾丸炎,在积极抗病毒、抗炎治疗的同时,临床医生应将疾病可能对男性生育力造成的影响充分告知患者,同时建议患者行精液检测,无论疾病是否会造成将来生育能力的下降甚至丧失,都建议患者尽早行生育力保存。交通事故或外伤所致的高位截瘫,可严重影响患者的生活质量及性生活质量,在疾病初期部分患者存在自主射精功能或者通过电刺激可以射精,在这个时期及时冻精可保存男性的生育能力,避免日后的手术取精或供精。

无精子症患者若采取手术方式获得了附睾或睾丸精子,应积极冷冻保存,尤其是非梗阻性无精子症患者获取精子更加困难,更应该积极行稀少精子冷冻,以保留一线生机。行输精管道吻合手术的无精子症患者,也应该在术中获取精子加以冷冻,以防患者术后仍然无精而面临再次手术取精的风险。

部分性功能障碍性不育如射精困难患者,行辅助生育前建议行精液冷冻保存,以免出现女方取卵日男方取精困难而被迫手术取精的情况。

三、男性生育力保护 / 保存对于子代健康具有重要意义

男性的精子提供了子代接近一半的基因,精子的质量好坏与子代健康直接相关。男性生育力保护 / 保存主要有两个目的:一是保护男性的性功能,使其能够完成性交;二是保护现有精液质量,使其不继续下降或延缓下降,最终目的是产生健康的子代。

各种不利因素主要通过三种途径影响精子的质量,相同的疾病可以通过一种或多种途径产生不良后果。

1. 作用于下丘脑 - 垂体 - 睾丸轴,引起男性内分泌激素紊乱,从而导致精子数量减少。垂体瘤及错误补充雄激素主要通过这种途径影响精子生成。

2. 作用于睾丸,干扰生精细胞的分裂、精子的形成,以及支持细胞、间质细胞的正常功能,从而导致精子发生障碍、畸形率增加、DNA 完整性受损或异倍体率增加。放射线、化疗药物、睾丸自身炎症及一些基因缺陷如 Y 染色体微缺失、Klinefelter 综合征等主要通过此途径影响精子生成和精子质量。

3. 作用于睾丸后如附睾及输精管道等部位,造成附睾功能受损及输精管道的梗阻。附睾是精子成熟及获得活动力的部位,附睾功能的异常可导致精子活动力下降及受精功能下降。输精管道炎症如附睾炎、精囊炎主要通过此途径影响精子质量。环境污染物种类繁多,对男性生殖系统的损伤机制十分复杂,目前尚处于研究阶段,可能通过多种途径影响精子的生成和精子质量。

胚胎质量取决于精子和卵子的质量,精子质量下降可导致胚胎质量下降,进而可能造成胚胎着床能力下降、流产率增加、死胎甚至子代畸形,如果能够采取措施治疗影响精子质量的各种疾病,可以在很大程度上改善胚胎质量和妊娠结局,从而达到维护子代健康的目的。

低温冷冻保存是男性生育力保存的主要方法,广泛应用于精子库及生殖中心。目前普遍认为,冷冻会损伤精子细胞膜和线粒体膜,从而对精子复苏后的运动活性产生一定影响,但精子的受精潜能并未受到根本性损伤,染色体的断裂率和畸变率未显著增加,X 精子和 Y 精子的比例也未明显改变,采用冷冻精子行辅助生殖治疗,其胚胎质量和妊娠结局与新鲜精

子相当,不增加流产率和子代畸形率,也不会导致男女性别比例失衡。因此,精子的低温冷冻保存是相对安全的。与其采用质量下降的精子行辅助生殖治疗,不如在疾病初期及早行精子冷冻,这对子代健康具有重要意义。

综上所述,积极治疗影响男性生育力的相关疾病,建立完善成熟的男性生育力保护体系,并在适当时机行男性生育力保存,尽最大可能维护子代健康,对增强人口素质和提升国家竞争力都具有重要意义。

(张松英 蒋凌英)

第四节 男性生育力保护与保存的适应人群

男性生育力保护/保存技术诞生以来,已为大量患者保留了为人父的希望,并实现了许多患者的生育梦想。但作为生育力保存服务的提供者,我们有必要对此类技术的应用范围进行介绍,并在临床实践中严格遵循相关法律法规和伦理原则的规定。

一、正常人群的生育力保护/保存

大量流行病学研究证实,一些长期从事特定职业的男性,会由于职业暴露或工作环境的影响导致生育力出现不可逆的减退,包括接触放射性物质、有毒化学物质、重金属、有机溶剂等的人群,以及工作环境存在高温、粉尘、油烟和汽车尾气的人群。对于此类人群,建议在开始职业生涯前尽早冻存精子,以预防未来可能发生的生育力减退;此外,对于从事具有较高死亡风险职业的人群,也可考虑进行预防性精子冻存。当然在这种情况下,患者应当在提取精液前接受关于死后精子使用等问题的咨询。随着社会的发展和观念的改变,希望推迟自己生育年龄的男性也日渐增多。此类人群可通过生殖保险的方式保存其数量、活力及形态较好的精子,留待日后有生育需求时使用。对于想做绝育手术的男性,也可以先行冻存精液,以备日后重新产生生育需求时使用。

二、生育力低下人群的生育力保护/保存

已患少、弱、畸形精子症的患者,如其精液质量呈进行性降低且治疗效果不明显时,可建议先行冻存精子,以防精液质量进一步恶化;对于严重少精症或隐匿精子症患者,推荐在开始治疗前冻存精子,以防治疗效果不理想或由于不可逆的病情进展导致后续发生无精子症;而对于梗阻性和非梗阻性无精子症患者,则应当通过睾丸穿刺或显微取精,尽力获取精子并进行冻存,为后续的卵细胞质内单精子注射做好准备。

三、疾病患者的生育力保护/保存

(一)癌症患者

在临床诊疗中,癌症对男性生育力构成的威胁最为常见,危害也最大。2009 年美国约有 766 000 人确诊患癌,其中 65 000 人为育龄男性(年龄 20~44 岁)。癌症诊疗领域的进步使患者的生存率得到了提高,也让人们关注的目光转移到了癌症治疗后的生活质量上。由于抗肿瘤治疗往往具有生殖毒性,加上癌症本身的危害,癌症患者在治愈后也面临着较高的罹患不育症的风险。对于大多数男性患者来说,确诊患癌并不会大幅降低他们生儿育女的

期望。美国的一项调查显示,3/4 尚未生育的年轻男性和 1/4 已有子女的男性都将接受生育力保存服务视为保障患癌后生活质量的一个重要方法。但实际上仅有 47% 的肿瘤科医生会定期将育龄癌症患者转诊至生殖科医生处。

由于男性癌症患者的生育力受到来自癌症及其疗法的影响,所以与刚刚确诊的患者进行生育力保存的讨论就变得非常重要。

虽然现有研究对于癌症患者治疗前精液的参数还存在分歧,但在抗癌治疗开始前,癌症本身便可能对患者的生育力造成影响。大多数研究都支持这一观点,但也有研究不这么认为。一些研究还发现不同类型的癌症对患者生育力的影响也有差异。美国最近的一项病例队列研究回顾了 409 名在开始性腺毒性治疗前冻存精子的癌症患者,发现大多数癌症患者的精子浓度均值为 47×10^6/ml,精子活力均值为 50%,但睾丸癌患者的精子浓度则显著降低,均值仅为 33×10^6/ml。此外,还有 45% 的睾丸癌患者精子浓度低于 13.5×10^6/ml。其他研究也发现霍奇金淋巴瘤、非霍奇金淋巴瘤和白血病患者的精子浓度均低于年龄相仿的正常对照男性。

在 ICSI 技术得到普遍应用的今天,理论上只需极少数量的精子即可实现受孕,因此,即便因患癌出现重度少精子症的患者也应当被列为抗癌治疗前精子冻存的适用人群。而对于治疗前即为无精子症的患者,相关研究数据尚较为欠缺,因为大多数研究都排除了此类情况。仅有的数据表明,男性育龄癌症患者的无精子症发病率约为 10%~12%,较正常人群显著增高。随癌症种类的不同,无精子症的发病率也各有差异,其中以睾丸癌(10%~15%)和血液系统恶性肿瘤(9%~13%)为最高。

(二)放疗患者

放疗在许多恶性肿瘤的治疗中得到了广泛应用,包括血液系统恶性肿瘤、睾丸癌、阴茎癌、前列腺癌、膀胱癌和直肠癌等。睾丸组织对于辐射具有剂量依赖的高敏感性,即便极低剂量的射线也会带来显著的生殖风险。组织学研究表明,仅 0.1Gy 的射线即可导致精原细胞的数量和形态发生改变;2~3Gy 的射线暴露可导致精子细胞的明显损伤和数量的急剧减少;而超过 4Gy 的辐射则可导致重度少精症或无精子症的发生。辐射导致的损伤可能是暂时的,也可能是无法逆转的。辐射对精子的损伤效果大约在接受放射治疗后 70 天时开始显现,在受到 0.8Gy 的剂量后常出现少精子症,0.8~2Gy 出现暂时性无精子症,而 2Gy 以上剂量则可导致永久性无精子症。

不管是否进行防护,育龄男性在因恶性肿瘤接受放疗时所承受的睾丸辐射暴露往往较高。最常见的放疗指征包括霍奇金和非霍奇金淋巴瘤、精原细胞瘤的腹膜后淋巴转移,以及因血液系统恶性肿瘤行骨髓移植或干细胞移植前的全身放疗。其他指征还包括对直肠癌或前列腺癌患者进行盆腔放疗等。此外,还有针对生精小管生殖细胞内瘤等进行的睾丸放疗等。这些放疗都可能对患者的生育力造成显著影响。

(三)化疗患者

化疗药物对精子发生具有广泛的剂量依赖性作用,但不同药物导致生精功能障碍的风险程度也不一样。烷化剂具有高度性腺毒性,可通过损害 DNA 合成和 RNA 转录而导致细胞死亡。生精上皮在烷化剂暴露下易发生突变,从而导致严重少精症或无精子症;铂类药物可导致 DNA 交联,因而对精子发生具有同样的损害作用,不过 80% 接受过铂类药物化疗的患者可以在停药 5 年内恢复生精功能;长春新碱和长春花碱等长春碱类药物可通过抑制微管形成干扰有丝分裂。此类药物常与高度性腺毒性药物联合应用,从而可对生精功能造成巨大影响。不过在单药应用时,长春碱类只会造成精子浓度的一过性降低;抗代谢药通过干扰 DNA 合成和转录起到抗肿瘤作用,常规剂量应用时可使精子浓度暂时降低,但停药后可恢复至正常;如单克隆抗体、酪氨酸激酶抑制剂和紫杉烷等新型药物对生精功能的影响尚不明确。

(四)外科手术患者

针对良恶性疾病的盆腔手术可对男性生育力造成不利影响。手术医生必须与患者讨论手术可能带来的生育影响。接受腹膜后淋巴结清扫的睾丸癌患者面临着控制射精的交感神经受损的风险。虽然如今的神经分离技术已降低了损伤可能,但此类患者在术后仍面临较高的不射精或逆行射精风险。盆腔控制勃起的自主神经则在前列腺癌根治术、直肠癌根治术或根治性膀胱前列腺切除术等术式中面临风险。手术医生必须告知此类患者术后发生勃起功能障碍的风险。此外,针对前列腺或膀胱癌的根治性手术会对男性生殖管道造成永久性损伤,患者在术后只能通过辅助生殖技术实现生育愿望。

(五)接受免疫抑制疗法的非恶性疾病患者

免疫抑制疗法具有细胞毒性,可对睾丸生精上皮造成损伤。免疫抑制剂常用于多种疾病的治疗,包括炎症性肠病、风湿性疾病等,也在预防器官或造血干细胞移植后的排异反应方面得到了广泛应用。关于此类药物对男性生育力影响的研究相对较少。一项纳入 23 名系统性非恶性疾病患者的研究表明,患者的精液参数较正常对照组下降,但仍处于正常标准范围内,足以进行精子冻存。作者推荐向所有准备因系统性非恶性疾病接受细胞毒性治疗的患者提供精子冻存服务。

炎症性肠病的治疗可通过多种途径损害男性生育力。用于治疗的柳氮磺吡啶及其他 5- 氨基水杨酸制剂已被证实可导致少精症,但患者的精子数量在停药后往往能够恢复。已有证据表明氨甲蝶呤可干扰生精功能,英夫利昔单抗也会降低精子活力。外科治疗方面,结直肠切除术加回肠肛管吻合术可影响盆底自主神经功能并导致勃起或射精功能障碍,发生率为 4%~25%。风湿性疾病、器官移植和其他自身免疫性疾病可导致的生殖后遗症尚未有充足的报道。对于此类患者,是否在治疗前获取并冻存精子应由预期治疗的性腺毒性决定。

(六)克氏征患者

克氏征是人类最常见的性染色体异常,每 600 个新生男婴中就有 1 例发病,但克氏征的诊断率远低于其发病率。流行病学研究表明,只有 1/4 的克氏征患者得以确诊,而在青春期开始前几乎无人得到确诊。克氏征患者的不育症源自生殖细胞的退行性改变。这种改变始于胎儿期,在婴儿期和童年缓慢发展,并在青春期和成人阶段加速退化,最终导致曲细精管玻璃样变、睾丸间质纤维化和生殖细胞消亡殆尽。患者呈现典型的小而硬的睾丸,且 90% 以上出现无精子症。由于克氏征患者的生精功能呈现可预见的渐进性减退,因此对于确诊患者应尽早采取生育力保存措施,可通过射精或睾丸显微取精的方式在患者青春期获取精子并进行冻存。已报道的克氏征患者的取精成功率可高达 66%,尚未发现克氏征患者的男性后代中存在任何先天性畸形风险增加的情况。

(七)睾丸损伤患者

虽然睾丸损伤较为罕见,但外伤可能对整个睾丸组织造成不可逆性损伤。伤者可发生不育且终身需要接受外源性雄激素替代治疗。此类情况包括单侧睾丸扭转、双侧睾丸同时扭转及严重阴囊外伤等。从被切除的无活性的睾丸组织中仍有可能获得精子。有报道，急性睾丸外伤患者射出的精液中也可发现已经生成并进入附睾或输精管的成熟精子。

四、死亡患者的生育力保存

在男子突然意外身亡时，其配偶或家庭可能会希望获取其精子以繁衍后代。精子在人体死亡 3 小时内仍可保持正常活力，在死亡 24 小时内几乎 100% 可以获得精子，甚至有报道称在死亡 36 小时仍成功获得了精子，但超过 24 小时后的取精成功率将显著下降。一些在人体死亡后获取精子的方法也有报道，包括获取附睾、输精管灌洗或抽吸、电刺激取精和睾丸穿刺取精等。

在患者身后获取精子并繁衍后代面临着非常复杂的伦理和法理问题。目前认为，只有对于在生前正接受生育治疗、积极尝试备孕或曾特别表达过近期生育愿望的患者，才能在其身后进行取精操作。我国规定需要患者签字才能对其进行取精手术，因此从死者身上取精尚不可行。在此问题上，临床医生必须对于相关法律法规有充分认识。

（滕晓明　杨　阳）

第五节　男性生育力保护与保存的方法

生育力保护是指对可能引起男女性生育力下降的各种因素采取早防早治及一些特殊的保护或保存措施，使这些存在不孕或不育风险的成人或儿童能够保护其生殖内分泌功能或保存生殖潜能，以达到产生遗传学后代的能力。潜在的生育力保护对象不仅包括患者，还包括有生育需求的健康人群。虽然影响生殖健康的因素复杂，种类繁多，但有一些生殖健康问题是可以预防和避免的。保护生育力首先要做好预防，维护生殖健康，一旦出现生育问题，要积极接受生殖相关的检查和治疗。

一、男性生育力保护方法

（一）预防

男性生育力保护重在早期预防：预防生育力下降是生育力保护的首要措施，预防措施包括强身健体，养成良好的生活、工作习惯，戒烟、戒酒，忌熬夜，忌憋尿，合理饮食，忌辛辣、刺激食物，放松心情，避免经常接触有毒、有害物质，洁身自爱，避免感染性传播疾病，选择合适的生育时机。利用媒体和健康教育广泛宣传生殖健康的重要性、纠正不良的生活方式、避免不良的生育行为是预防的关键。

（二）干预

1. 手术和药物治疗　男性生育力下降除了医源性因素，如肿瘤的放化疗治疗导致生精干细胞的丢失外，还有一些流行病学和病理生理学的原因，如 Y 染色体微缺失、克氏征，以及特发性因素导致的少、弱、畸形精子症等。对于男性生育力的保护，首先是预防生精细胞的损伤和减少。对有生育需求的患者采取保护生育力的手术和药物治疗是生育力保护的第二项措施。对男性而言，在配偶备孕期间，对慢性前列腺炎、附睾炎、精囊炎、精索静脉曲张等疾病的适度治疗可以提高生育的概率。对于育龄期恶性肿瘤的患者，随着新型化疗药的出现、放化疗方案的改进及癌症早期诊断率的提高,儿童及年轻患者的生存率大幅提高,使大部分青春期和育龄期的癌症患者有望生育。因此,如何保护/保存这部分患者的生育力,选择合适的个体化治疗方案则是目前面临的重要课题。

2. **辅助生殖技术**　生育力保护的第三项措施是利用辅助生殖技术进行生育力保存。随着辅助生殖技术的出现和发展,传统的生育力概念受到挑战,使原本属于一种完全天然行为的生育过程,可以被人为干预和调整,卵母细胞发育、精子发育、受精及早期胚胎发育等过程可以脱离人体内环境和性交行为而实现,在受孕时间和空间范围有了一定的可变性和灵活性。辅助生殖技术的发展为生育力的保存(如精子冷冻、胚胎冷冻、睾丸组织冷冻等)提供了技术支持。对一些要求推迟生育的健康人群、不育症患者、存在生精功能下降风险的人群,以及因癌症等疾病需要推迟生育的人群均是一种较好的生殖保险。

二、男性生育力保存方法

精子冷冻技术已发展成熟。除了常规精液冷冻采用的玻璃化冷冻技术,考虑到一般的精子冷冻方法会造成冻融精子不同程度的丢失,不适合微量精子的冷冻,经过不断尝试探索针对稀少精子的冷冻方案,目前相对常用的稀少精子冷冻方法如空卵膜冷冻法、微滴冷冻法、麦管冷冻法、睾丸组织冷冻等可以更有效地冻存稀少精子。

运用显微操作技术将透明带内的细胞成分全部清除,成为一空囊,随后将单个精子或稀少精子通过卵细胞质内单精子注射技术注入空透明带内,再转入冷冻保护剂中,接着进行液氮熏蒸或程序化慢速冷冻,最后储存在液氮中或是直接投入液氮保存,称为空卵膜载体冷冻。该方法精子冻融后在显微镜下容易观察和寻找,而且单个或少量精子冷冻-复温后的存活率和活动率都较好,但是该类型冷冻载体不易获得,制作较复杂,人力及经济成本较高,因此应用受限。微滴冷冻法是将精子悬液制成微量液滴进行玻璃化冷冻储存,该方法冷冻的稀少精液复温后回收率较高,可以达到90%以上,在一定程度上解决了传统的精子冷冻方法复温后普遍存在的精子损失率高等问题。睾丸组织冷冻是将睾丸组织保存在液氮中,有需求时将该组织进行复温,随后抽提组织精子进行体外培养或是抽提精原干细胞进行自体或异体移植,完成精子形成过程,保存男性生育力。其冻融效果可以利用光镜、电镜、免疫组化和激素水平4个方面进行评价。研究显示睾丸组织冷冻具有很好的应用潜力,组织冻融后抽提的成熟精子的ICSI受精结果优于睾丸精子悬液的冻存。

目前,对生育力保护的研究主要集中在辅助生殖技术方面。由于当前对生育力保护/保存这一概念宣传的不足、对生殖保险意识的缺乏等,导致了这一现状。如何合理地规避生育力下降或提前下降的问题远比如何冷冻精子更值得研究。目前,所有生育力保存方法均不能100%达到生育目的,尤其是已知冷冻保护剂存在毒性,体外操作过程可能对精子、胚胎和睾丸组织产生化学毒副反应和物理损伤,这些短时效应在分子生物学水平影响细胞的结构和功能,可能导致遗传物质和表观遗传修饰的异常。此外,长期超低温保存是否影响冷冻保存效果,目前研究也无定论。生育力保存技术的生物安全性不只局限于活胎出生率,还包括出生后婴儿及后代的生长发育和遗传学特征。目前,相关研究还不充分,在临床进行生育力保存的同时,仍需大量基础研究及临床随访数据论证其长期安全性,以指导和规范生育力保存技术的实施。

三、不同男性人群生育力保护/保存的时机选择

男性癌症患者,如白血病、霍奇金淋巴瘤和睾丸癌等患者,面临的主要问题是生殖细胞的丢失,因为精子的形成对于放疗和化疗非常敏感。因此,对于这部分患者,应尽量选择对精子发生影响较低的治疗方法,从而避免生殖细胞的损伤。

对无精子症患者,在睾丸穿刺或显微取精术取得精子的情况下行稀少精子冷冻是生育力保存的最好办法。继发性的睾丸功能损伤可能进一步影响生育能力,在发现精子的同时冷冻保存精子备用辅助生殖是合理的办法,部分梗阻性无精子症的患者仍可通过输精管-附睾显微吻合术获得自然受孕的机会。

对精液参数异常的患者,应根据年龄、婚姻情况决定不同的生育力保护/保存方式。一般年龄较小的患者更倾向于药物或手术治疗,年龄较大的患者则应把握生育时机,行辅助生殖或生育力保存。一般未婚患者多选择保守治疗,婚后方可行手术治疗或辅助生殖治疗。

对青春期发育迟滞的患者,在青春前期即发现明确病因者可先行内分泌治疗,随年龄增长随访男性体征及性功能。育龄期患者可通过精液分析、内分泌检测等明确生育力情况。通过内分泌治疗可以得到精子的患者可行生育力保存。精液中未及精子的患者,根据染色体和Y染色体微缺失等遗传学证据、内分泌水平,可考虑显微外科取精术,如获得精子可行稀少精子冷冻。

对射精功能障碍的患者,按照不同的疾病类型处理的方式不同。如不射精,即性交时阴茎能够勃起及插入阴道,可以正常地完成性交过程,但无法出现射精反射和达到性高潮,这类患者需要明确是否在任何情况下都不能完成射精或者是在哪些情况下不能完成射精。对于所有性行为均不能完成射精的患者,在各种心理行为治疗即药物治疗均不能解决的情况下,可采用电刺激取精的方式获得精液并保存或用于辅助生殖技术。而对于仅在性交时不能完成射精但可通过自慰方式获得精液的患者并不需要生育力保存,可以直接行辅助生殖。逆行射精,即男性患者性欲正常且阴茎能够正常勃起,能插入阴道进行性交,有射精动作和高潮感受却无精液排出,性交后尿液化验检查时可发现大量精子。这类患者如果保守治疗无效,可以通过对精液和尿液的混合物进行处理,以利于患者进行辅助生殖,解决生育问题。患者可先服用碱化尿液的药物如碳酸氢钠使尿液变成碱性,理想的pH为7.5~8.5,在射精前患者还应多饮水以使尿液稀释。射精后的标本立即按照实验室程序用标准试剂处理,并准备合适的辅助生殖技术。对于逆行射精的患者,建议在辅助生殖技术前对取得的精子进行预处理,可以在术前冷冻保存满足辅助生殖需要的精子样本。

(滕晓明　黄文强　范宇平)

● 参考文献

1. 贝润浦.试论中医的"节欲"思想.山东中医杂志,1985,5(2):5-9.

2. Bunge RG,Sherman JK. Fertilizing capacity of frozen human spermatozoa. Nature,1953,172(4382):767-768.

3. Sherman JK. Improved methods of preservation of human spermatozoa by freezing and freeze-drying. Fertil Steril,1963,14:49-64.

4. 曹云霞.人类生育力保存.北京:人民卫生出版社,2015.

5. World Health Organization. WHO Laboratory Manual for the Examination and Processing of Human Semen. 5th ed. Geneva：World Health Organization Press，2010.

6. Jungwirth A，Diemer T，Dohle GR，et al. Guidelines on Male Infertility. In：European Association of Urology Guideline（2013 Edition），presented at the 28th EAU Annual Congress Milan，2013.

7. 吴阶平. 吴阶平泌尿外科学. 济南：山东科学技术出版社，2004.

8. Giudice MG，de Michele F，Poels J，et al. Update on fertility restoration from prepubertal spermatogonial stem cells：How far are we from clinical practice? Stem Cell Res，2017，21：171-177.

9. Levine H，Jørgensen N，Martino-Andrade A，et al. Temporal trends in sperm count：a systematic review and meta-regression analysis. Human Reproduction Update，2017.

10. 张银锋，侯佳伟. 中国人口实际与理想的生育年龄：1994—2012. 人口与发展，2016，22（2）：2-11.

11. 黄国宁. 生育力保护概述. 实用妇产科杂志，2016，32（4）：241-242.

12. Inhorn MC，Patrizio P. Infertility around the globe：new thinking on gender，reproductive technologies and global movements in the 21st century. Hum Reprod Update，2015，21（4）：411-426.

13. 刘睿智，薛凯. 人类睾丸组织冻融及其应用研究进展. 生殖与避孕，2008，28（2）：108-112.

14. 朱伟杰，黄敏珍，邢福祺，等. 少量人类精子以空卵透明带为冻贮载体的冷冻保存. 生殖与避孕，2002，22（6）：338-341.

15. Siegel R，Ma J，Zou Z，et al. Cancer statistics，2014. CA Cancer J Clin，2014，64：9-29.

16. Tournaye H，Dohle GR，Barratt CLR. Fertility preservation in men with cancer. Lancet，2014，84：1295-1301.

17. Loren AW，Mangu PB，Beck LN，et al. Fertility preservation for patients with cancer：American Society of Clinical Oncology clinical practice guideline update. J Clin Oncol，2013，31：2500-2510.

18. American Cancer Society. Cancer facts and figures. USA：Atlanta，Ga，2011.

19. Isachenko V，Maettner R，Petrunkina AM，et al. Vitrification of human ICSI /IVF spermatozoa without cryoprotectants：New capillary technology. J Androl，2012，33（3）：462-468.

第十一章　男性非恶性肿瘤手术与生育力保护

第一节　睾丸和附睾手术

一、睾丸和附睾肿瘤概述

20世纪以来,睾丸肿瘤的全球发病率有逐渐增加的趋势。与此同时,在对睾丸和附睾肿瘤的治疗过程中,对生育力的要求及保存越来越引起人们的重视,并逐渐成为关注的焦点。睾丸肿瘤仅占男性肿瘤的1%~1.5%,占泌尿系统肿瘤的5%,但在15~34岁的青壮年男性中其发病率居所有肿瘤之首,且其中绝大多数为恶性肿瘤。睾丸肿瘤的发病原因目前尚不清楚,危险因素包括:隐睾或睾丸未降(睾丸发育不全综合征)、Klinefelter综合征、家族遗传因素、对侧睾丸肿瘤和不孕不育等。近年来,睾丸肿瘤的生存率发生了很大变化,从20世纪60年代的60%~65%提高到90年代的90%以上。睾丸肿瘤生存率的提高有赖于早期诊断、正确的临床和病理分期、早期治疗,以及严格的随访和挽救治疗。

睾丸肿瘤可分为生殖细胞肿瘤、性索/性腺间质肿瘤及其他非特异性间质肿瘤三大类。其中,生殖细胞肿瘤由5种基本细胞类型组成:精原细胞瘤、胚胎细胞癌、卵黄囊瘤、畸胎瘤和绒毛膜癌。一半以上的生殖细胞肿瘤包含了至少一种细胞类型,因此又称混合生殖细胞肿瘤。生殖细胞肿瘤起源于多能干细胞,在某一原发肿瘤中往往有多种细胞成分,其中大部分畸胎瘤属非恶性肿瘤。非生殖细胞睾丸肿瘤主要包括:性索间叶瘤、Leydig细胞肿瘤(间质细胞病灶)、支持细胞瘤(男性细胞瘤、性腺间质瘤、支持细胞-间充质细胞瘤)、性腺胚细胞瘤、混杂的原发性非生殖细胞瘤(表皮囊肿、间质瘤、睾丸网腺癌、肾上腺残迹肿瘤、腺瘤样瘤、类癌)。多数间质细胞瘤为良性,预后良好。此外,还应关注睾丸的继发肿瘤,如淋巴瘤、睾丸白血病浸润、转移性肿瘤等。

附睾肿瘤的发生率非常低,常见的附睾肿瘤包括上皮肿瘤、腺瘤样瘤、间皮瘤、囊腺瘤、睾丸旁肿瘤、横纹肌肉瘤、平滑肌肉瘤等。

二、睾丸和附睾肿瘤的影响及生育力保存

睾丸和附睾肿瘤,可由于肿瘤本身或在对肿瘤的治疗过程中不同程度影响患者的生育力,甚至使生育力完全丧失,因此,对生育力的保存越来越引起重视。随着微创理念及显微外科的不断发展,睾丸和附睾肿瘤手术对患者的副损伤逐渐减小,但非梗阻性无精子症和梗阻性无精子症仍是最常见的并发症。

非梗阻性无精子症是排除了梗阻因素的一类睾丸生精功能障碍性疾病。临床诊断时,生殖系统超声检查没有发现明显的梗阻征象,患者睾丸容积往往较小(<10ml),血清FSH水平根据不同情况可表现为减低、正常或升高。这类患者的睾丸不能产生精子或只能产生极

少量精子,导致精液中无法找到精子。对所有非梗阻性无精子症患者,只要患者主观意愿强烈,在明确告知患者手术风险的前提下可实施取精术。在进行睾丸取精前,必须根据患者的检测结果进行生精预测,对结果预测较差者需与患者及其家属共同商讨以决定是否进行诊断性取精术。一旦找到精子应低温冷冻保存,或同步行 ICSI 治疗。

梗阻性无精子症临床表现为睾丸有正常生精功能,由于双侧输精管道梗阻导致精液或射精后的尿液中未见精子或生精细胞。睾丸容积和血清 FSH 水平基本正常。生殖系统超声检查可发现梗阻征象。根据超声检查得出的梗阻部位可分为睾丸内梗阻、附睾梗阻、输精管梗阻、射精管口梗阻等。重点要明确梗阻部位、程度、范围、梗阻时间及梗阻原因等,选择合适的治疗方式。常用手术方法为输精管 - 输精管吻合术和附睾 - 输精管吻合术。显微外科复通率在 60%~87%,累计怀孕率在 10%~43%。因输精管结扎引起的梗阻建议行显微外科吻合,成功率较高,比 ICSI 更经济。

保存患者生育能力是衡量治疗后生活质量的重要指标。在肿瘤手术治疗前,医生应与患者讨论关于精液的保存问题,对有生育要求的患者在接受治疗前应该保存精液。睾丸肿瘤影响局部睾丸微环境、垂体 - 性腺轴等,其中任何一个因素的失常都能导致精子发生出现问题。研究发现睾丸肿瘤患者中的 50%~60% 在治疗前的精液分析已经不正常,表现为精子缺乏或精子活力减低。确诊睾丸肿瘤后的心理因素也会影响性功能和生育。在接受治疗后,恶性肿瘤患者的生育能力可下降 30%。

应对睾丸肿瘤患者进行生育能力方面的相关检查及评估,依据评估结果选择合适的治疗方案来保留患者的生育能力。主要包括睾丸的体积和质地、精液检查、血生殖激素等,必要时行阴囊超声和经直肠超声检查。睾丸大小、质地易受主观因素影响,睾丸大小可通过 Prader 睾丸测量器或彩色多普勒超声测量,但前者易高估睾丸容积,特别是在小睾丸的情况下。一般认为,彩色多普勒超声测量更精确。睾丸容积的计算公式:睾丸容积(ml)= 睾丸长度(cm)× 宽度(cm)× 厚度(cm)× 0.71。通常认为生精功能正常的双侧睾丸超声下总容积至少为 20ml,而用 Prader 睾丸测量器总容积至少为 30~35ml。对于睾丸萎缩的患者,可使用游标卡尺和彩色多普勒超声测量睾丸大小并计算睾丸萎缩指数。通过睾丸萎缩指数 >15% 来判定睾丸是否有萎缩,萎缩指数 =[健侧睾丸容积(ml)- 患侧睾丸容积(ml)]/ 健侧睾丸容积(ml)× 100%。对患者或有生育要求者推荐精液检查,建议在 3 周内连续检查两次。检测项目包括:精液量、液化时间、pH、精子浓度、活动率、形态学评估等。此外,还可以检查精子 DNA 碎片、精子功能、精浆生化、微量元素(如锌)、中性 α- 葡萄糖苷酶等;建议行血清总睾酮检查,有条件的单位还可行血清游离睾酮或生物活性睾酮检测;检测血清卵泡刺激素、黄体生成素、泌乳素、雌激素,其中,血清卵泡刺激素是评价睾丸生精功能较好的指标,较低的血清卵泡刺激素水平提示较好的睾丸生精功能,也预示着较好的治疗效果。有研究显示血清抑制素 B 相对于卵泡刺激素能更准确评价睾丸生精功能,可作为预测术后生精功能改变的指标。

保留生育能力有多种方法,包括精液低温保存、辅助生殖技术(宫腔内人工授精、体外受精 - 胚胎移植、卵细胞质内单精子注射、胚胎冷冻、睾丸取精等衍生技术)等。虽然有上述保留生育能力的方法,但是一些年轻人在根治性睾丸切除术前常规收集精液样本很困难,需要在麻醉下振动刺激射精收集或者在手术中进行睾丸精液收集,睾丸切除术后 7 天仍然可以对精液进行收集。对于青春期患者即使在睾丸组织中没有发现精子也应该冷冻保存,因为在体外精原细胞的成熟只是时间问题。对于精子数量和活力低的青春期后患者也应该积极冷冻保存其精液样本。对于青春期前的睾丸肿瘤患者化疗前可将未成熟睾丸组织冷冻保存，以后再考虑体外培育成熟，虽然该方法目前还在实验阶段，但也不失为一种可接受的方法。

三、隐睾手术与生育力保护

正常情况下，胚胎早期睾丸位于膈下平面的腹膜后间隙，妊娠第 2 个月开始睾丸自腹膜后逐渐下降；第 6 个月时，睾丸下降至腹股沟内环口；第 7 个月时，睾丸随腹膜鞘突降至腹股沟管；第 8 个月末降至阴囊内。但也有部分人的睾丸于出生后短期内才降入阴囊。

隐睾又称睾丸下降不全，是指睾丸停留在下降途径上的任何位置，临床上分为高位隐睾和低位隐睾。睾丸异位是指睾丸位于生理下降通道旁，如在耻骨联合上方。在睾丸下降过程中，早产儿的隐睾发生率为 30.3%，是正常成熟儿的 6 倍，在出生后第一年末仍约有 1.8% 的小儿可观察到隐睾。

滑动睾丸和游走睾丸是隐睾的特殊类型。前者睾丸位于外环口高度，通过手法操作可使其下降至阴囊，但因为精索较短，松手后睾丸又回到原来的位置。游走睾丸的精索很长，由于异常的睾提肌或未闭合的鞘突使睾丸在阴囊内或阴囊外游走而可扪及。

（一）隐睾的病因

1. 胚睾的间质细胞在第 6 周开始产生睾酮，10~23 周颅侧悬韧带伸展睾丸牵引带退化缩短，在此期间关键的因子是胰岛素样生长因子结合蛋白 3，若其基因表达出现错误会出现腹腔内隐睾。

2. 睾丸支持细胞分泌中肾旁管抑制物质，促使中肾旁管退化。若中肾旁管残留或退化不全，则睾丸的经腹移行期受阻，从而导致隐睾。

3. 胚胎 35 周左右睾丸牵引带延伸至阴囊底部，受下丘脑 - 垂体 - 性腺轴的影响，易受雄激素水平、雌激素水平及其转录因子 Hoxa10、Hoxa11 表达的影响。此期直到胚胎 7 个月时，睾丸开始从腹股沟内环经腹股沟出外环进入阴囊底部，为腹股沟 - 阴囊阶段。此阶段由雄性激素介导，影响因素有基因、激素、解剖等。

（二）隐睾的治疗

隐睾的治疗主要是睾丸固定术。因为隐睾患者的生殖细胞受损很早，在 2 岁末即可发生，所以手术应在 2 岁前完成。

手术适应证：

1. 无机械性障碍的隐睾经绒毛膜促性腺激素治疗仍未下降者。

2. 下降途径存在机械性障碍者，如合并有腹股沟疝的隐睾。

3. 异位睾丸。

4. 成人隐睾若单侧隐睾的睾丸已高度萎缩，为防睾丸恶性变应行睾丸切除术，否则应行睾丸固定术。

5. 鞘突未闭合。

（三）隐睾继发的相关不育因素

1. **隐睾在高温环境继发的改变**　隐睾患儿出生前以胎睾雄激素水平降低引起附睾发育畸形和间质细胞萎缩为特征；生后 1~3 个月促性腺激素和雄激素水平的不足影响生精上

皮的发育,以生殖母细胞向 AD 型精原细胞的转变发生障碍为特征;随后,高温环境持续损害生精上皮细胞。在睾丸下降的第二阶段,即腹股沟管阴囊阶段,雄激素通过诱导生殖股神经的脊髓神经元,促使其末梢释放降钙基因相关肽。后者作为"第二信使"与睾丸引带上的降钙基因相关肽受体结合,使引带发生节律性收缩和移行分化,促使睾丸下降。生殖股神经是重要的传入神经通路,而降钙基因相关肽则具有明显的血管扩张效应,有学者认为生殖股神经、降钙基因相关肽与睾丸损害相关。Patkowski 等在单侧隐睾对对侧睾丸损害的研究中发现,在单侧隐睾大鼠 40 天时将其对侧生殖股神经切断,180 天时观察到生精过程显著增加,生育率从 10% 提高至 60%,而患侧睾丸却未产生影响。

2. 隐睾治疗中导致不育的因素

(1)激素治疗影响不育:激素治疗曾经作为早期患者非手术治疗的一种方法。Hadziselimovic 等在患儿隐睾术后经鼻喷给予促黄体生成激素释放激素类似物小剂量(隔日 10μg)持续 6 个月,在成年后的精液分析中观察精子数目、正常精子和有活力精子。分析认为术后应用小剂量促黄体生成激素释放激素,可有效改善单 / 双侧隐睾患者的生育力;术后应用效果优于术前,但大于 7 岁的患儿对治疗不敏感。Toppari 等认为人绒毛膜促性腺激素疗法可使睾丸产生类炎性反应,并可增加生精细胞的凋亡率,导致成年后睾丸体积减小,生殖功能降低。Dunkel 等报道,人绒毛膜促性腺激素治疗后可促进生殖细胞凋亡。Cortes 等分析接受 GnRH 或人绒毛膜促性腺激素治疗失败者,认为外源性激素刺激引起隐睾促卵泡激素、黄体生成素和睾酮升高,对生殖细胞可能是有害的。

(2)隐睾手术治疗中继发的损伤及免疫性不育:在隐睾手术时对睾丸行活检能预测未来的精液分析以及进一步排除睾丸恶变的可能。但睾丸活检可能损伤血 - 睾屏障,可能增加抗精子抗体的产生,增加不育的机会。隐睾手术时损伤精索动脉,对输精管周围组织过多剥离,导致输精管蠕动障碍而失去输送精子的能力,形成功能性梗阻。睾丸固定术中睾丸丝线的贯穿固定,睾丸局部组织出现局部坏死,诱发细胞凋亡的增加。肉膜囊固定应作肉膜与白膜缝合,否则缝合睾丸实质会造成睾丸近期与远期的损害。睾丸缝线贯穿固定术患者的不育率较未用缝线固定术患者的不育率高 7.6 倍,被认为是一个独立的原因。Urry 等应用特异性强的免疫珠实验检测有隐睾史的成年患者的精液,发现其 AsAb 的阳性率为 66%,明显高于正常组(2.8%)。与精子表面抗原结合的抗体主要是 IgG、IgM 和 IgA,多结合于精子尾部。研究还发现睾丸固定术的年龄与 AsAb 有很大关系。

(3)隐睾手术时间对不育的影响:2006 年 Hadziselimovic 通过对 231 例隐睾患者中 20 例不育患者分组比较(A 组 5 例患者手术年龄为≤21 个月,B 组 15 例患者手术年龄 >21 个月),活检每个曲细精管的平均精细胞数,认为睾丸固定术的时间不影响生育能力。2007 年,Kollin 通过对 9 个月时进行手术的 72 例患者与 3 岁时进行手术的 83 例患者的睾丸体积(复查)进行比较,认为早期进行手术有利于促进睾丸的发育并改善生育能力。

四、睾丸鞘膜积液手术与生育力保护

(一)睾丸鞘膜积液的形成

睾丸由腹膜后下降至阴囊时,腹膜随之下降成为睾丸鞘膜。包绕睾丸副睾的鞘膜为鞘膜脏层,其外尚有一层为鞘膜壁层。两层之间仅有很少量液体。随睾丸下降的鞘突则在出生后完全闭合,成为条索状物。若鞘突完全未闭合,腹腔内液体(腹水)可沿其未闭合的管腔流至睾丸周围或停留于精索某一段上形成鞘膜积液,称为先天性或交通性鞘膜积液。睾丸固有鞘膜两层间积有过多液体,则为睾丸鞘膜积液。

睾丸鞘膜积液是围绕睾丸的鞘膜腔内液体积聚超过正常量而形成的囊肿病变,可见于各种年龄,是常见疾病。临床上按鞘膜积液所在部位及鞘膜突闭锁程度,把鞘膜积液分为四种类型:睾丸鞘膜积液、交通性鞘膜积液、精索鞘膜积液、混合型睾丸鞘膜积液。患者的主要临床症状为:阴囊内有囊性肿块,积液量少时无不适,量较多时于竖立位牵引精索引起钝痛和牵扯感,严重者可影响排尿及日常生活。

睾丸鞘膜是包在睾丸外面的双层膜,是睾丸从腹腔下降过程中带入阴囊的腹膜,正常情况下,睾丸下降至阴囊后,睾丸鞘膜与腹腔之间的通道即自行闭合,如果闭合不全腹水下移就会出现睾丸鞘膜积液。

继发性鞘膜积液有原发性疾病,如急性睾丸炎、附睾炎、精索炎等,刺激鞘膜渗出增加,造成积液。阴囊手术损伤淋巴管造成回流障碍,以及高热、心衰、腹水等,表现为急性鞘膜积液;慢性继发性积液常见于慢性睾丸炎、附睾炎、梅毒、结核病等,因鞘膜分泌增加而积液。另外,丝虫病和血吸虫病也可引起鞘膜积液,液体内常含有白细胞。

原发性睾丸鞘膜积液原因尚未完全明确,可能是由于鞘膜分泌增加、吸收减少,或是由未发现的或已愈合的睾丸附睾炎引起,也可能是先天因素,如鞘膜腔淋巴管系统存在缺陷。

(二)鞘膜积液对生育的影响

正常睾丸鞘膜囊内有少量浆液存在,性质与腹腔内浆液相似,有滑润作用,能使睾丸在其中自由滑动。在正常情况下鞘膜囊壁有分泌和吸收浆液的功能,并使其容量保持稳定。若鞘膜本身及周围器官或组织发生病变,使鞘膜的分泌、吸收功能失衡时,则形成各种不同类型的鞘膜积液。本症经治疗后一般预后良好。睾丸鞘膜积液对男性生育的影响,主要表现为:

1. 睾丸周围的鞘膜积液压迫睾丸,影响血液循环,影响生精功能。

2. 鞘膜积液过大,影响夫妻生活。

3. 继发于结核、睾丸炎等疾病者,不利于生育。

(三)睾丸鞘膜积液的临床表现

睾丸鞘膜积液临床上表现为阴囊囊性肿物,两侧睾丸大小不一,从肿物特性上看,鞘膜积液大致可分为交通性和非交通性两类:前者肿物时大时小,多在睡眠或用手压时变小,甚至消失,但醒后下地玩时或加压的手放松后肿物又可恢复原状;非交通性鞘膜积液的肿物大小不变或慢慢增大,用手触诊时感觉较硬,加压时亦不缩小。

(四)睾丸鞘膜积液的治疗措施

1. 初生婴儿积液常在2岁前自行消失,可先观察。若2岁后仍不消失,也有很多患儿在四五岁时自愈。如6岁后还没消失,可行穿刺抽液,多数患儿经抽吸后不再复发。此法不适用于成年人,成年人抽液后均在短期又长大如初。

2. **注射治疗** 在抽液后向鞘膜腔内注射具有刺激性药物如鱼肝油酸钠等,使发生炎性粘连,可消灭鞘膜腔。此法反应较大,粘连不完全易形成多房性鞘膜积液,给手术治疗带来更多的困难,已经较少使用。

3. **手术治疗** 手术治疗适用于较大的积液,小的鞘膜积液可行囊肿穿刺抽液注药术。

(1)交通性鞘膜积液:手术方法和腹股沟斜疝手术相似。除切除鞘膜外,须在腹股沟内环处结扎与腹腔沟通的鞘状突管,并做高位悬吊,进行鞘膜积液手术。

（2）鞘膜部分切除术:适用于较小的精索鞘膜积液、中老年较大的鞘膜积液及鞘膜周围粘连严重不易大面积分离者。切除囊肿前壁鞘膜后,将鞘膜切开缘与内膜层致密缝合,以防出血和粘连复发。

（3）鞘膜翻转术:为最常用的治疗鞘膜积液手术方法。对较大的鞘膜积液将大部分鞘膜切除后,翻转至睾丸和精索的后方,鞘膜浆膜面朝外予以缝合。缝合精索部鞘膜时不能过紧,以免阻碍血液循环导致睾丸萎缩。

（4）鞘膜切除术:较常用,适用于精索鞘膜积液。手术将积液部鞘膜仔细与精索分离,完整切除。手术治疗效果肯定,并发症少。

五、睾丸扭转手术与生育力保护

睾丸通过睾丸系膜与阴囊相连,由睾丸系膜将睾丸固定于阴囊。有的胎儿在发育时会出现一侧或两侧睾丸系膜过长,出生后睾丸与精索的活动度就很大,在突然用力或猛烈震荡等情况下,睾丸与精索可发生一定程度的扭转,也叫精索扭转。

（一）睾丸扭转手术对生育力的影响

睾丸扭转的发病与睾丸局部解剖因素关系密切,主要包括睾丸系膜及引带过长、发育不良或缺如,精索鞘膜壁层止点过高,睾丸附睾完全被鞘膜包绕,睾丸后外侧方与阴囊缺乏固定,睾丸异位等。一侧睾丸扭转的患者生育能力明显降低。目前认为一侧睾丸扭转可通过不同机制影响双侧睾丸血供,进而抑制精子发生过程。一侧睾丸扭转缺血后造成血 - 睾屏障受损,诱发自身免疫机制损伤双侧睾丸,切除扭转睾丸并不能停止损伤进程。多数学者认为一侧睾丸损伤后反射性双侧血管收缩,导致双侧睾丸血供不足,共同导致了精子发生过程受损。

青春期及其前后的患者如突然出现阴囊肿胀、疼痛,应考虑到睾丸扭转的可能,要及时去泌尿外科检查诊治。

睾丸扭转的早期,徒手即可复位。但发病时间长者,只能手术治疗。治疗后应做精液常规检查,了解患侧睾丸及对侧睾丸的功能,这对未婚男青年很重要。

（二）睾丸扭转的临床表现

睾丸扭转发病急骤,多发生于睡眠中,表现为一侧睾丸和阴囊剧烈疼痛。扭转初起时疼痛局限在阴囊部位,后向下腹和会阴部发展,伴有呕吐、恶心或发热,阴部出现红肿、压痛。

1. 腹部突然出现剧痛。

2. 睾丸出现剧痛。

3. 发生扭转的睾丸在阴囊内的位置显得较正常睾丸高一些。

4. 患儿可能会出现恶心、呕吐。

5. 症状出现数小时后,阴囊会红肿、触痛。

婴幼儿患者不易诊断,常表现为不明原因的厌食、躁动不安,病情一般发展较快。

（三）睾丸扭转的诊断

1. 突然发生睾丸剧痛,睾丸迅速肿大,并伴有严重的恶心、呕吐。

2. 睾丸触痛明显,托高睾丸不能缓解或加重疼痛。睾丸和附睾的位置异常或触诊不清楚。

3. 因精索自身扭转致睾丸血液循环障碍,表现为患侧睾丸增大,回声减低。彩色多普勒血流图显示,血流信号明显减少或消失。

（四）睾丸扭转的治疗

手术治疗包括手术复位和手法复位两种。

1. 手术复位　睾丸扭转作出诊断后,应立即手术复位,争取在症状出现 6 小时内完成手术。将扭转的睾丸复位后观察血运正常,再行睾丸、精索与阴囊内层鞘膜间断缝合固定,以免术后复发。如术中发现睾丸血液循环极差,复位后仍不能恢复,应切除睾丸。

2. 手法复位　一般在病初可以试行。应先给予镇痛剂及解痉剂,半小时后再将横位并上提的睾丸进行轻柔的手法复位。复位成功后用"丁"形带托起阴囊,让患侧睾丸充分休息。但手法复位后不能防止复发。

复位后可以冰敷,以减轻疼痛和水肿,同时还要用"丁"形带将阴囊支持固定 1 周,使正常功能逐渐恢复。

六、显微睾丸、附睾精子提取术

自从人类辅助生殖技术,特别是卵细胞质内单精子注射用于治疗男性不育以来,出现了多种获取附睾或睾丸精子的外科手术方法。睾丸或附睾取精手术结合 ICSI 技术,可以使部分无精子症患者达到生育的目的。睾丸取精手术主要包括睾丸精子提取术、睾丸精子抽吸术和显微睾丸精子提取术。其中,显微睾丸精子提取术一般适用于非梗阻性无精子症。非梗阻性无精子症占无精子症的 60%,占男性不育的 15%,男性的 1%,其临床上一般表现为小睾丸、高水平的 FSH 及无精子症。研究表明,传统睾丸取精手术后 B 超检查发现约 29% 患者并发白膜血肿。显微睾丸精子提取术的原理是在手术显微镜下切开睾丸,可以确认白膜内无血管区,最大限度减少睾丸血供损害,并找到直径较粗的生精小管,进行精子提取,以提高精子检出率。与传统睾丸取精手术相比,显微睾丸精子提取术具有较高的精子检出率,取精成功率高达 42.6%~63%,且术后并发症低至 0~3.4%。虽然显微睾丸精子提取术手术时间相对较长,且对设备的要求更高,但更易被患者接受,得以在临床上迅速推广。

目前附睾取精手术主要包括经皮附睾精子抽吸术和显微附睾精子抽吸术。显微附睾精子抽吸术是在手术显微镜放大的视野中寻找扩张的附睾管进行穿刺或切开,并吸取含有精子的附睾液。有研究报道,显微附睾精子抽吸术与其他取精手术相比,获取精子数量多且活动力好,易于冷冻保存,可供多个 ICSI 周期使用,并且可以减少附睾液被血细胞污染的机会。研究表明,梗阻性无精子症患者应用显微附睾精子抽吸术获取精子的成功率高达 95%~100%,平均每个手术病例可获得 $(15\sim95)\times10^6$ 精子,平均精子活动率在 15%~42%,98%~100% 的病例获得的精子可以用于冷冻保存。显微附睾精子抽吸术很少用于非梗阻性无精子症,因为其生精功能严重受损时,在附睾管中几乎不可能找到精子,而且穿刺不扩张附睾管的技术难度很大。因此,显微附睾精子抽吸术前一般要通过阴囊触诊、睾丸体积测量、性激素检查、睾丸活检、精浆生化和超声检查等方法诊断无精子症的类型,梗阻性无精子症患者推荐使用显微附睾精子抽吸术。

传统的睾丸精子抽吸术需要在睾丸上多次随机活检,切除的睾丸组织体积较大。通过使用显微镜,睾丸被膜打开后,在 20~25 倍放大镜下可见到单个的生精小管,睾丸的血供也非常容易辨认。同时也可检查睾丸中是否存在含有正常生精小管的精子发生活跃区域。正常生精小管通常较粗,看上去透明度不如没有精子产生的小管,因此较容易通过生精小管的管径区分唯支持细胞综合征和硬化管道。与传统方法相比,该技术可以采用连续的显微切割生精小管获得精子。美国康奈尔大学的经验报道,FSH水平、年龄可预测精子获得成功率,其中高FSH水平及大龄反而有相对高的成功率,而睾丸大小与其成功率高低无关。在显微睾丸精子提取术前,一般不推荐行睾丸活检。在行显微睾丸精子提取术时,即使在开始一侧未找到精子,也有8%的概率在对侧睾丸找到精子。

七、保留睾丸的睾丸肿瘤手术

1984年,Richie首先对一名两侧精原细胞瘤患者进行局部睾丸切除术。2001年,Heidenreich及其同事描述了对睾丸生殖细胞肿瘤患者进行器官保留手术。

2004年Shukla等指出,对小于18岁患有囊性肿块患者进行局部睾丸切除术很安全。其中,16个睾丸畸胎瘤患者中,13人进行了局部睾丸切除术,且进行7年追踪观察没有复发;对9人进行了10.2个月的追踪观察,经体格检查和阴囊超声检查,患者都没有睾丸萎缩和持久不舒服。标准外科手术包括睾丸腹股沟探查、精索血管的阻断、扪诊或手术中超声对肿瘤的识别。切开肿瘤表面白膜,从肿瘤边缘邻近睾丸实质把肿瘤剜除。从肿瘤部位得到的肿瘤和边缘活组织被送往冰冻切片分析,以排除肿瘤浸润。这项研究中,大多数肿瘤剜除术是在睾丸上放着碎冰块的冷缺血情况下完成,同时对冷冻切片进行分析。

研究报道,经历过肿瘤切除的73名患者中,72人(98.6%)无病存活,4人经阴囊超声检查发现有局部复发。这些患者行彻底的睾丸切除术处理后,85%的患者血清睾酮达到正常浓度,不需用外源雄激素补充。需要睾酮补充的患者,有15%的性腺发育不全。由于器官保留手术的运用,有生育要求的患者中有一半成功实现生育愿望。

目前的观点认为,成人患者睾丸保留手术适宜治疗小的、可疑的、非可触及的病变,这些病变常因不育或阴囊症状行阴囊超声检查而被发现。此外,孤立睾丸生殖细胞肿瘤及很少发生的两侧睾丸肿瘤患者适宜做睾丸保留术。对孤立或对侧睾丸肿瘤直径小于2cm的患者治疗,睾丸保留术是一种选择。手术前建议精液低温保存,但对于那些内分泌功能受损的患者,此法不适宜。

八、同种异体睾丸移植术

同种异体睾丸移植始于1978年,美国学者Silber报道1例采用孪生兄弟供睾移植于患先天性无睾症的同胎哥哥,术后患者精液中出现了精子,睾酮逐渐达到了正常水平,2年后其配偶生育1名健康男孩。同种异体睾丸移植术的主要目的是维持患者的雄激素水平,避免长期激素替代治疗的相关副作用,进而改善患者的男性第二性征和性功能,而生育功能的恢复并不是主要目的。但供睾来源匮乏和仍普遍存在的伦理学争论,使该手术的广泛开展受限。

九、睾丸组织和干细胞移植术

卵细胞质内单精子注射的发展,使许多男性不育患者获得了生育。但该技术要求患者要有成熟的活精子,使其在无精子症患者中的应用受到限制。睾丸组织块和精原干细胞移植技术的出现给这些患者带来了希望。睾丸的生精功能有赖于精原干细胞的自我增殖,精原干细胞是精子发生的基础。这些细胞紧贴生精小管基膜,经过同源性扩增分化形成的精母细胞经过两次减数分裂形成精子细胞,最后形成成熟精子。精原干细胞具有很强的自我更新和自我复制能力,可不断产生精子,因此将供者的精原干细胞植入受者睾丸,利用生成的精子进行辅助生殖技术,可将供者的单倍型遗传给子代。睾丸组织和干细胞移植与冷冻保存、体外培养等技术相结合,可广泛应用于男科学研究的诸多领域。

睾丸组织块异种移植发展迅速,目前已被广泛应用于不同种类动物及人睾丸组织的体外分化研究。睾丸组织移植包括睾丸碎片移植和冷冻 - 复苏睾丸碎片移植。Honaramooz 等将新生小鼠、猪、山羊的新鲜睾丸组织移植到去势的免疫缺陷小鼠背部皮下,观察到至少有60% 的移植物存活,并最终产生成熟的功能正常的精子,这些精子经 ICSI 技术可产生下一代。表明新鲜睾丸组织移植可应用于不同的哺乳动物,另外,移植组织还可使去势受体动物的激素恢复正常水平。Honaramooz 等还将移植前的猪睾丸碎片冷冻保存后移植,发现睾丸组织及时冷冻两天或更长时间,移植后仍可完成精子发生和类固醇形成,从而为难以收集新鲜睾丸组织的移植提供了实验依据。供体动物种类、年龄、激素水平对移植动物生精细胞的发育有较大影响。受体移植部位环境变化对生精过程亦有影响。因此,对于成年人睾丸组织来说,激素水平并不是造成生精停滞的关键因素,其机制还有待于进一步研究。

精原干细胞是生殖细胞系中的双倍体细胞,胚胎原始生殖细胞有卵黄囊延后肠的背系膜迁移到生殖腺嵴,在经历第一次分化后形成生殖母细胞,最后形成未分化的精原干细胞,直接与基底膜相接触,在青春期开始时重新开始增殖,成年期保持旺盛的增殖活力。精原干细胞潜在遗传了胚胎干细胞的多种特性,可作为体细胞谱系的前体细胞。精原干细胞冷冻保存为肿瘤患者生育力的长期保存开创了思路。精原干细胞移植最早由 Brinter 于 1994 年报道。同其他器官移植相类似,精原干细胞移植首先需从供体组织中获得精原干细胞,应用显微外科技术将获得的精原干细胞移植入受体的睾丸组织,使供体细胞在受体内利用其细胞微环境诱导精子发生,供体的精原干细胞分裂分化为精子。精原干细胞主要来源于供体的睾丸组织。该技术可解决男性无精子症。

十、精索静脉曲张手术

精索静脉曲张(varicocele,VC)是男科临床常见疾病之一,因其相关的阴囊疼痛不适、不育与睾丸萎缩等,尤其是对生育的影响,受到广泛关注。精索静脉曲张的患病率根据评价方法不同而有所区别,在普通男性人群中患病率约为 10%~15%,在原发性男性不育中为30%~40%,在继发性男性不育中为 69%~81%,在精液异常男性中约占 25.4%。

成年临床型精索静脉曲张手术适应证:

1. 同时具备以下 3 个条件:①存在不育;②精液质量异常;③女方生育能力正常,或虽患有引起不孕的相关疾病,但可能治愈。女方患有明确不孕疾病,男方精液质量异常伴有精索静脉曲张者,经过 1~2 个辅助生育周期未成功,其原因为精卵结合异常导致者,可以考虑行精索静脉曲张手术,等待男方精液质量改善后再继续辅助生育。有文献报道,精索静脉曲张术后,可能提高辅助生育的成功率。

2. 虽暂无生育要求,但检查发现精液质量异常者。

3. 精索静脉曲张所伴发的相关症状(如会阴部或睾丸的坠胀、疼痛等)较严重,明显影响生活质量,经保守治疗改善不明显,可考虑行手术治疗。

4. Ⅱ度或Ⅲ度精索静脉曲张,血清睾酮水平明显下降,排除其他疾病所致者。

精索静脉曲张手术在男性不育中的意义、外科治疗的价值、各种治疗方式的优劣尚存争议,但精索静脉曲张的外科治疗仍是目前常用的男性不育外科治疗手段之一。精索静脉曲张的外科治疗方法包括手术治疗和介入技术(顺行或逆行)。手术治疗包括传统经腹股沟途径、经腹膜后途径、经腹股沟下途径精索静脉结扎术,显微技术腹股沟途径或腹股沟下途径精索静脉结扎术,腹腔镜精索静脉结扎术等。在选择治疗方式时,应充分考虑患者的具体情况、医院条件、术者经验等因素,与患者充分沟通。精索静脉结扎术后常见的并发症主要有鞘膜积液、睾丸动脉损伤、精索静脉曲张持续存在或复发等。

(卢文红　许剑锋　赵铭佳　张开舒)

第二节　输精管手术

一、输精管结扎术

输精管结扎术是一项高效而安全的绝育手术。1827年英国医生Cooper在狗身上成功完成了首例输精管结扎术。美国每年约有52万人接受输精管结扎术。美国约11%的已婚夫妇采用输精管结扎术作为避孕手段,在25~49岁年龄段,每年约有0.01%的男性接受输精管结扎术。

(一)传统输精管结扎术

输精管结扎术术前剃除阴毛以降低感染风险,并用热水擦拭阴囊以保证阴囊松弛。不建议对患者预防性应用抗生素预防术后感染。传统输精管结扎术是在阴囊两侧分别作一长1.5~2cm的切口,解剖游离一段长约3cm的输精管,切除2cm,结扎残端,缝合皮肤切口,5天后拆线。

(二)直视钳穿法输精管结扎术

直视钳穿法输精管结扎术是我国泌尿男科医师对世界生殖医学领域的宝贵贡献。自1974年临床应用以来,在国内已有超过千万的手术量,并被世界上30多个国家和地区引进推广。直视钳穿法输精管结扎术的全部操作都在直视下进行,改进了以往用锐器进入阴囊盲目操作的缺点,避免了不必要的组织损伤,以及由此产生的阴囊水肿、感染等并发症,手术时间也得以缩短。

手术简要步骤如下:

1. 常规消毒铺巾,三指法固定输精管,在阴囊中线无血管处以1%利多卡因作精索套式封闭麻醉。

2. 用输精管皮外固定钳在局麻进针处将输精管连同绷紧的皮肤套入钳圈内,抬高钳尖,下压钳尖前方的皮肤,抬高钳圈前方皮肤张力,使输精管突出(图11-2-1)。

3. 用输精管分离钳的一叶,在钳圈前方输精管最

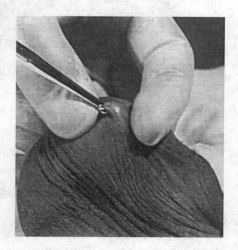

图11-2-1　抬高钳圈前方皮肤张力,使输精管突出

突出处直接刺入输精管前壁,然后退出分离钳,将钳尖紧密闭合,再由该孔插入,张开分离皮肤至输精管各层组织。

4. 用输精管分离钳一叶的钳尖刺入输精管前壁并提出输精管。

5. 再次用输精管固定钳夹住输精管,并用输精管分离钳分离输精管后侧组织。

6. 游离输精管后,可采用多种手段阻塞输精管。

7. 检查无活动性出血后,将输精管置入阴囊内。

8. 用同样的操作处理对侧输精管。

9. 可用可吸收线缝合皮肤裂口,也可仅用纱布覆盖。

(三)微创输精管结扎术

在直视钳穿法输精管结扎术的基础上进行了多种改进,这些改进后的术式统称为微创输精管结扎术。其中一种改进是在局麻后以输精管皮外固定钳固定输精管,然后以输精管分离钳的一叶斜45°刺穿阴囊皮肤、输精管鞘和输精管(图11-2-2),再顺时针旋转180°以分离输精管,其余操作步骤同直视钳穿法;另一种改进则是在局麻后以拇指和中指固定输精管,以输精管分离钳的一叶刺穿输精管上方的各层组织并扩大创口至可置入输精管固定钳,然后用输精管固定钳钳夹并提出输精管(图11-2-3),并以输精管分离钳分离后方的输精管筋膜,其余操作步骤同直视钳穿法。

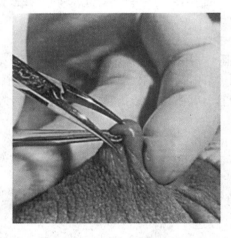 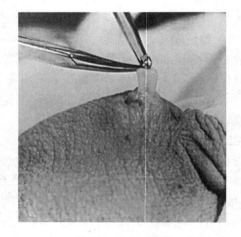

图 11-2-2 刺穿阴囊皮肤、输精管鞘和输精管

图 11-2-3 用输精管固定钳钳夹并提出输精管

(四)术中阻塞输精管的方法

输精管结扎术术中阻塞输精管的方法很多,包括输精管切除和结扎、管腔内电凝、止血夹机械阻塞、输精管筋膜置入和经皮注入化学阻断剂等。其中输精管内低电压电凝可将手术的绝育失败率降至 0.5% 以下,而输精管筋膜置入则可进一步将失败率降至几无。

(五)术中选择与术后复通

输精管结扎术的术中选择对于术后复通非常重要,可在很大程度上决定日后行输精管吻合术进行复通的难易程度和成功率。

术中选择之一是切除一段输精管(>1cm)。这将导致输精管吻合术的阴囊切口位置更高,甚至可达腹股沟下部区域,也可能导致吻合口张力过大。若切除的输精管长度过长,则会使复通吻合变得非常困难,相应的手术时间和切口长度都会延长,术后疼痛也可能加重。

术中选择之二是切断输精管的位置。若输精管两侧断端管腔较大且同轴,吻合便相对容易,而如果断端靠近附睾或盘曲缠绕,则再通效率低下。前瞻性研究表明,输精管睾丸段的残留长度与吻合术时是否可见含精子的精液具有直接关联。若睾丸段的残留长度 <2.7cm,则 85% 的情况下无法观察到含精子的精液;而如果残留长度 >2.7cm,则超过94% 的情况都能观察到含精子的精液。睾丸段的残留长度每延长 1cm,观察到精子的概率就增加 4 倍。因此,结扎时最好在距离附睾尾部约 3cm 左右切断输精管,以保证复通吻合的成功率。

术中选择之三在于输精管的阻断方式。所有阻断方式在绝育效果方面均较为类似。单纯输精管切断加输精管内低电压电凝和筋膜置入既能保障绝育效果,术后炎症反应也最低,而减轻术后炎症反应可以为复通吻合提供较为理想的手术环境。

(六)术后并发症

输精管结扎术术后并发症的发生率约为 1%~2%。局部并发症包括血肿、感染、暴发性阴囊坏疽、慢性阴囊疼痛和创伤性瘘管等。

血肿是输精管结扎术后最常见的并发症,有报道的发生率为 0.09%~29%,平均约为 2%。直视钳穿法可将血肿发生率降低至 0.5%。

传统输精管结扎术式的术后感染发生率为 12%~38%,而直视钳穿法可将感染发生率降低至 0.4%。暴发性阴囊坏疽较罕见,但也有作为输精管结扎术术后并发症的报道。

术后持续数周的短期阴囊疼痛可发生于 30% 的患者。据文献报道,慢性阴囊疼痛的发生率介于 0.9%~15%。虽然术后慢性疼痛的发病理论各异,但一般认为与血肿或感染等术后短期并发症之间并无关联。对于此类患者,包括阴囊托举、热敷/冰敷和非甾体抗炎药在内的保守治疗是一线治疗手段。保守治疗至少应持续 3 个月。若保守治疗效果不显著,则可考虑行精索阻滞。若仍有持续性疼痛,则可考虑精液囊肿切除、附睾切除、睾丸切除和精索神经显微离断术在内的手术治疗。

由于输精管结扎术损伤了血-睾屏障,60%~80% 的患者在术后可出现血清抗精子抗体阳性,半数患者也可出现精子凝集抗体。有研究认为这些抗体会持续存在,但也有研究表明术后 2 年左右抗体即可转阴。

曾有研究发现患者接受输精管结扎术后发生前列腺癌的风险增加,但较新的研究并不支持该观点。同样,输精管结扎术也不会增加患者心血管疾病或动脉粥样硬化的风险。该手术与患者的心理健康之间也没有不良的关联。

二、输精管复通术

输精管复通术的术式已经从创立时的开放式手术发展到了显微手术的阶段。输精管显微吻合术或输精管-附睾显微吻合术也扩展了应用范围,在治疗外伤或医源性输精管损伤、先天性输精管节段性闭塞或缺如、输精管结扎术后疼痛综合征,以及继发于感染或炎症所致的输精管阻塞方面得到了广泛应用。

目前临床最常用的输精管复通术式为双层输精管吻合术和对技术要求更高的输精管-附睾吻合术。决定术式选择的关键依据在于术中输精管附睾端管腔内液体中精子的含量。

手术医生在术前应详细了解患者此前的输精管结扎经过、结扎前的生育力和既往腹股沟手术史,并进行体格检查以明确输精管附睾端的残留长度,以及结扎部位是否存在精液囊肿等。

手术的简要步骤如下:

在局麻或全麻后,在阴囊一侧作旁正中垂直切口,探查两侧输精管残端,以 3ml 注射器吸取输精管附睾端管腔内液体,并在 400 倍光镜下观察是否存在精子,以及精子的活力和形态。

若精子含量足够且活力良好,可考虑行双层输精管吻合术。吻合术在 25~40 倍显微镜下进行,将输精管两端置于固定钳内,使两端靠近对合;先在两端标记出 6 点位置,然后分别在 5、6 和 7 点位置以 9-0 尼龙线作三处间断缝合,缝合输精管肌层和外膜;6 点位置先以 10-0 尼龙线穿过输精管黏膜层,再依次以 10-0 尼龙线作 3~5 处间断缝合,缝合输精管黏膜层(图 11-2-4);12 点位置则先以 9-0 尼龙线穿过输精管浆肌层,再行间断缝合。

若输精管附睾端管腔内液体中未见精子,则可考虑行输精管 - 附睾吻合术。这往往是由于结扎术后的输精管梗阻导致了附睾梗阻所致,因此输精管 - 附睾吻合术需先暴露睾丸和附睾,然后在显微镜下仔细观察附睾以确定梗阻部位。分离膨大的附睾管,并以 0.5mm 针头进行穿刺抽液。若抽出含活动精子的附睾液,则继续充分游离输精管腹腔端并使之靠近附睾管。先以 9-0 尼龙线穿过附睾被膜边缘和输精管浆肌层,然后在输精管内壁下缘的 4 点和 8 点位置以双股 10-0 尼龙线间断缝合,对侧的 10 点和 2 点位置同样操作(图 11-2-4),然后逐层打结缝合。

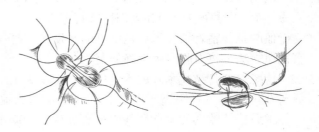

图 11-2-4　缝合

输精管复通术的成功与否取决于结扎时间长短、术中输精管附睾端管腔内液体中精子的含量,以及采用的是输精管吻合还是输精管 - 附睾吻合。结扎后 3 年内行输精管吻合复通率可达 97%,致孕率可达 76%;若结扎后超过 15 年再行吻合,则复通率跌至 71%,致孕率仅有 30%。术中输精管附睾端管腔内液体中精子质量不佳也可使致孕率下降。由于输精管 - 附睾吻合技术难度较大,报道的复通率和致孕率波动也较大,显示出手术医生的技术水平对临床结局的显著影响。

近年来已有关于输精管显微吻合术术式比较的 meta 分析问世。Herrel 等的 meta 分析和系统综述纳入了 31 项输精管显微吻合术的研究,患者总数共计 6 633 人。结果显示,改良单层吻合术与双层吻合术相比,在术后复通效果方面无显著差异,而结扎时间较短(<10 年)患者的复通率和术后致孕率均显著高于结扎时间较长(>10 年)的患者。

随着显微外科技术的进一步发展,达芬奇手术机器人技术也已在输精管吻合领域得到了应用。相比传统显微外科术式,机器人手术具有缩短手术时间、缝合操作更加精确和复通率更高等优点。而随着生物材料的进展,无缝合输精管吻合术逐渐成为了现实,诸如氰基丙烯酸酯等黏合剂也已开始用于临床,并显示出对于传统缝合术式的优势。我们相信技术的发展会在未来为输精管复通带来更好的临床结局。

(滕晓明　杨　阳)

第三节　其他男科手术

除常见的睾丸、附睾及输精管手术中的生育力保护外,还有其他一些手术,如前列腺经尿道电切、射精管囊肿电切、疝手术中疝囊结扎等操作或误操作对男性生育力也存在直接或间接的影响。

一、前列腺手术

良性前列腺增生(benign prostatic hyperplasia,BPH)是泌尿外科常见的疾病,也是 50 岁以上男性最为高发的泌尿系统疾病,50 岁以上的男性病理学检查有 50% 者可见 BPH,到 80 岁时这种病理改变高达 90%。

经尿道前列腺电切术(transurethral resection of the prostate,TURP)主要通过电切镜经尿道在尿道前列腺部电切切除前列腺组织,是 BPH 患者的主要治疗方式。由于行 TURP 的患者年龄大多在 50 岁以上,故对生育力保存的要求较低。而 TURP 对男性生育力的影响也并无直接证据,更多的影响在射精、勃起功能方面。文献报道,TURP 术后有 60%~80% 的患者有不同程度的逆行射精,其对射精功能的影响已基本达成共识,主要机制是手术破坏了膀胱颈部的完整性及内括约肌功能障碍导致射精时精液逆行进入膀胱。而 TURP 对男性勃起功能障碍(erectile dysfunction,ED)的影响尚存在争议,其可能的机制包括:电切直接破坏贯穿前列腺的性神经导致 ED;热穿透造成的支配勃起功能的神经和血管损伤;尿道内括约肌损伤;精神、心理因素等。

前列腺癌是泌尿生殖系统的常见恶性肿瘤,欧美国家发病率高,在高龄男性中仅次于肺癌,我国前列腺癌的发病率近年呈上升趋势。

前列腺癌的手术治疗主要包括:对于局限于前列腺内的 II 期癌可行根治性前列腺切除术;III、IV 期癌可行睾丸去势术等。睾丸去势必然直接绝育,这姑且不论,一般根治术的范围一定会影响生殖系统,前列腺本身、精囊及部分输精管都会在手术范围内。多数前列腺癌都是雄激素依赖的,即使不行手术治疗,在内分泌治疗时雄激素抑制也会引起生育能力及性功能的丧失。因此,应建议有生育需求的前列腺癌患者及早完成生育或行生育力保存。

二、泌尿系统腔镜手术

腔镜技术的开展是泌尿外科的里程碑式的进步。除了 TURP,还有输尿管镜技术、膀胱镜技术、精囊镜技术等。

经尿道腔镜对男性生育力的影响主要在于尿道黏膜机械损伤导致的出血、狭窄及继发的感染、梗阻,以及精阜及周围肌肉损伤导致的射精功能障碍。减少手术中不必要的医源性损伤是这些问题的主要解决办法。经尿道射精管囊肿切开术(transurethral resection of the ejaculatory duct,TUR-ED)、精囊镜等术式会不可避免地导致精阜及周围括约肌损伤,而这些术式本身的目的是为了男性生育力的治疗,如 TUR-ED 往往应用于 1cm 以上射精管囊肿压迫导致梗阻性无精子症的患者,这就需要临床医师根据患者的个体情况作出判断。医生和患者都需要在恢复精道畅通和可能发生的射精功能障碍之间作出合理选择。

最早尝试应用内镜技术对精道进行观察的是日本学者 Shimada 等,他们于 1996 年报道应用 8 例膀胱癌和 2 例前列腺癌的离体手术标本,通过顺行或逆行的方法,在导丝和导管的引导下,插入直径 0.8mm 内镜对精囊及输精管内部结构进行了首次离体观察。1998 年,日本学者 Okubo 等以个案方式报道 1 例 62 岁男性直肠癌患者,行直肠切除术后出现持续性会阴部流脓,后经 CT 检查证实为右侧精囊脓肿伴精囊皮肤瘘,为此进行了经尿道精囊引流,首次应用 F_6 半硬输尿管镜在导丝和导管的引导下,经射精管开口顺利进入精囊进行了观察和引流。2002 年,韩国学者首次报道利用输尿管镜对血精患者进行了经前列腺小囊的精囊镜检查和治疗。2009 年,Han 等报道 1995—2006 年间对 70 例血精患者的大样本研究,利用 F_6 或 F_9 输尿管硬镜,经前列腺小囊进入精囊进行观察,认为应用传统内镜设备可以对精囊疾病进行诊断和治疗。国内目前已有多家医疗单位开始应用精囊镜技术对顽固性血精和精道梗阻性疾病进行诊治。因为血精的机制并不主要是机械性的,对于能否解除精囊内感染灶及复发这些问题也仅仅停留在探索阶段,精囊镜手术至少不是血精的首选治疗。对于生育力保存这方面,血精在得以控制的时段内,优先冷冻保存精子是可取的做法。

三、疝囊结扎术

腹股沟疝是外科常见病、多发病,约占腹外疝的 90%~95%。斜疝是从腹壁下动脉外侧的内环口突出。直疝是指从腹壁下动脉内侧的直疝三角直接由后向前突出于体表的疝,不经过内环口。不同类型腹股沟疝好发于不同年龄段,斜疝多发生于儿童及青壮年,直疝则多见于老年。腹股沟区深层薄弱是人类进化过程中的缺陷,是各种腹股沟疝发生的根本原因。Fruchard 将这个深层薄弱区称为“耻骨肌孔”。它被腹股沟韧带和髂耻束分成上、下两个区域,上区为有直疝三角和精索或子宫圆韧带穿过的内环,下区有股血管、神经和股管通过。腹股沟区的斜疝、直疝和股疝均来源于耻骨肌孔。

疝手术对生育力影响多数发生在小儿的腹外疝手术中。小儿腹股沟斜疝是由于腹膜鞘状突未闭或闭锁不全,加上存在腹内压增高的因素而形成,一般仅需行疝囊高位结扎术即可达到治疗目的,无须修补。手术需要解剖腹股沟管,面临损伤精索血管、输精管、神经和提睾肌等诸多问题,且因术中游离精索和疝囊,术后阴囊血肿及切口积液等发生率较高。腹股沟斜疝手术是引起医源性输精管损伤的重要原因,文献报道小儿疝手术精管损伤发生率约为 0.8%~2.0%。单侧腹股沟斜疝术中发生输精管损伤,或双侧斜疝手术术中仅损伤单侧输精管,远期一般均不会引起无精子症和不育,只有行双侧斜疝手术且双侧输精管均损伤者,因婚后不育患者才有可能至医院就诊。

疝囊结扎引起的医源性输精管损伤常合并输精管和周围组织的严重瘢痕,因损伤发生在幼年,精道梗阻时间长,输精管离断一般都在高位,常规的显微输精管吻合术的手术区域要更低、更浅表,因而在高位吻合时手术显微镜的聚焦会更困难。由于疝囊结扎时切断输精管在实际临床遇到无精子症的患者时也只能作为推断,并没有影像学或实验室证据,输精管离断的部位,手术野的情况也不清楚,因此对于这样的无精子症患者,建议更多考虑经睾丸或附睾穿刺取精行 ICSI。

四、器官移植

1954 年美国的 Murry 完成了首例成功的孪生子间肾移植(kidney transplantation),使器官更换成为现实,由此揭开了人类实体器官移植的序幕。目前,肾移植已经成为终末期肾病最理想的治疗方法。更为重要的是,肾移植作为实体器官移植领域的开拓者和试验田,其外科技术的改进、免疫抑制剂的研发及围手术期的处理等诸多方面的探索和突破不仅惠及肾病患者,还影响了其他器官移植的发展,是促进器官移植总体进步的重要基础和积极动力。

男性肾移植术后的生殖健康与术前尿毒症及肾移植手术创伤有关,但主要与受者认为性生活对移植肾肾功能有影响的顾虑有关。在调查研究中发现,有部分受者包括其配偶对术后性交产生恐惧心理。为了提高肾移植受者术后生活质量,对肾移植术后受者及其配偶进行性生理咨询和指导是十分必要的。通过指导使肾移植受者及其配偶了解性生活及性生理知识,使其了解性功能的变化规律及变化原因,消除恐惧心理,掌握合理的性生活方式,接受必要的性交技术指导。综合患者各方面情况,一般认为肾移植成功的患者,在肾移植术3个月后可有正常的性生活。

由于肾移植患者服用免疫抑制剂,身体抵抗力降低,性生活频率过度可能使机体的抗病能力进一步下降,甚至威胁移植肾的功能。如果性行为不能满意完成,应慎用药物,PDE-5抑制剂治疗男性肾移植受者 ED 有一定疗效。

肾移植手术后,如果移植肾正常存活是可以恢复其应有的功能的。除了完成体内代谢物的排泄外,还能调节体内的电解质和酸碱平衡。随着肾功能的恢复,其中慢性肾衰竭时的性功能障碍也随成功的肾移植而有不同程度的好转。例如国内肾移植成功而存活了3年以上的已婚者中,有60.94%的人恢复了性功能。男性患者移植术后第一次遗精发生于术后2~180天,平均45天;第一次性生活在术后100~730天,平均240天。国内还有学者统计,肾移植成功而存活3年以上的已婚者中,有54%的人恢复了性功能。男性患者移植末后第一次遗精发生于术后5~45天,平均22天;第一次性生活在术后90~180天,平均120天。对未婚青年而言,肾移植后肾脏功能正常,2~3年后即可恢复正常的性功能。

正常的性生活除了要求配偶双方有健全的生理功能之外,还要考虑双方精神心理上的因素。有研究发现精神压抑的患者,中、重度 ED 的患病率分别为35%和16%。也有研究认为25%的肾移植受者有精神抑郁。因此对移植患者术后生活指导中,应加强对患者的性心理疏导。

关于生育力问题,肾移植手术在范围上可能波及输精管,因此,提前生育力保存是最为安全的做法。多数患者在肾移植后可使性腺轴的紊乱得到纠正,进而恢复性功能和生育能力。男、女肾移植术后2年左右,其精子、卵子的活力与功能基本同健康人。身体各器官功能已恢复正常,其生理、心理状态接近健康人,可以像健康人那样享受性生活。同时,经过1~2年的调整,移植者所服用的免疫抑制剂药量已接近最小维持量,药物对身体可能造成的损害已降至最低限度。男性没有生育时间的限制,性功能恢复后部分人可恢复生育能力。

男性肾移植患者术后的其他治疗,一般对生育不会有重大影响。男性患者服用的某些药物虽可使精子数减少,仍能正常生育。但有以下要求:①肾移植术后 >18 个月;②移植肾功能良好;③无蛋白尿,血压正常或只需极少量抗高血压药物维持治疗;④近期未发生急性排斥反应;⑤移植肾超声检查正常;⑥免疫抑制剂处于稳定的低维持用量。

如果是肾移植术后未婚的患者,建议在术后2年身体恢复良好时再考虑婚恋问题,并且一定要坦诚与对方沟通,否则婚后会带来许多苦恼。对于已婚肾移植者,术后性生活开始的时间应取决于恢复的程度。男性肾移植者移植成功后,性功能的各项指标逐渐有所改善,甚至完全恢复。约70%的男性肾移植者性欲改善,性生活频度增加,50%的人精子数恢复正常并有生育能力,配偶能受孕和产下正常的婴儿。女性肾移植者同样性欲得到改善、性生活频度增加,并能获得满意的性高潮。一般成功移植后 1~2 个月内排卵周期恢复正常,这时进行性生活就有可能受孕,但可能危及移植肾。原因在于妊娠会加重和诱发原有的肾脏疾病,引起移植肾功能减退,出现高血压等。因此,妊娠生育必须谨慎考虑。一般开始性生活应在术后 3 个月以上,早期性生活不宜频繁,性交时注意不要压迫移植肾。

除了肾移植,随着随着移植技术的提高,肝移植的效果也越来越好,越来越多的终末期肝病患者成功地接受了肝移植手术。性生活是成人生活的重要组成部分。移植前由于疾病的影响,患者的性欲和性功能均下降,移植后这种状况会逐步得到改善。考虑到手术及性生活对腹肌的牵拉,一般建议患者术后 8~10 周再恢复性生活;有生育要求的夫妻建议在移植 2 年后,在机体完全康复、肝功能正常、不再使用激素、免疫抑制剂浓度稳定的情况下才能妊娠。

肝移植术后生活质量恢复的一项重要组成部分,就是像正常人一样成为父母。许多进行肝移植的女性正值生育龄期,是否能进行正常的生育成为一个不可避免的话题。医学观察发现女性移植受者所生的孩子可能比男性移植受者的孩子要提前发育成熟,或者重量要小于同期妊娠的胚胎,但这并不影响孩子的健康。而男性移植受者的后代与正常人群的后代似乎没有区别。

五、其他

除了上面提到的手术,还有一些手术的过程或结果可能会影响到男性生育力,影响原因大都是手术的位置、解剖结构的变异及手术中的误操作。如阴茎癌根治术、直肠癌手术、后腹膜淋巴结清扫术、腹股沟区淋巴结清扫术对术后生育均有直接影响,建议提前进行生育力保存。即便简单的小手术,如睾丸鞘膜积液行鞘膜翻转术也有可能损伤精索血管及输精管。因此严格把握手术指征、明确手术的必要性、规范手术操作都是术中保护男性生育力的重要措施。

(滕晓明　范宇平)

● 参考文献

1. Muntener M, Aellig S, Kuettel R, et al. Sexual function after transurethral resection of the prostate (TURP): Results of an independent prospective multicentre assessment of outcome. Eur Urol, 2007, 52(2): 510-515.

2. Jaidane M, Arfa NB, Hmida W, et al. Effect of transurethral resection of the prostate on erectile function: A prospective comparative study. Int J Impot Res, 2010, 22(2): 146-151.

3. Shimada M, Yoshida H. Ex-vivo ultra-thin endoscopy of the seminal vesicles. J Urol, 1996, 156(4): 1388-1390.

4. Okubo K, Maekawa S, Aoki Y, et al. In-vivo endoscopy of the seminal vesicle. J Urol, 1998, 159(6): 2069-2070.

5. Yang SC, Rha KH, Byon SK, et al. Transutricular seminal vesiculoscopy. J Endourol, 2002, 26(6): 343-345.

6. Ozgk Y, Kilciler M, Aydur E, et al. Endoscopic seminal vesicle stone removal. J Urol, 2005, 65(3): 591.

7. Han WK, Lee SR, Rha KH, et al. Transutraicular seminal vesiculoscopy in hematospermia: technical considerations and outcomes. J Urol, 2009, 73(6): 1377-1382.

8. 李龙坤,李为兵,鄢俊安,等.经尿道逆行性输尿管镜技术诊治远端精道疾病:一种新术式.临床泌尿外科杂志,2006,21(11):808-810.

9. Trost L,Parekattil S,Wang J,et al. Intracorporeal robot-assisted microsurgical asovasostomy for the treatment of bilateral vassal obstruction occurring following bilateral inguinal hernia repairs with mesh placement. J Urol,2014,191(4):1120-1125.

10. Al Khallaf HH. Analysis of sexual functions in male nondiabetic hemodialysis patients and renal transplant recipients. Transpl Int,2010,23(2):176-181.

11. Tavallaii SA,Mirzamani M,Heshmatzade Behzadi A,et al. Sexual function:a comparison between male renal transplant recipients and hemodialysis patients. J Sex Med,2009,6(1):142-148.

12. Ingsathit A,Kantachuvesiri S,Rattanasiri S,et al. Long-term outcome of kidney retransplantation in comparison with first kidney transplantation:a report from the Thai Transplantation Registry. Transplant Proc,2013, 45(4):1427-1430.

13. Foresta C,Schipilliti M,Ciarleglio FA,et al. Male hypogonadism in cirrhosis and after liver transplantation. J Endocrinol Invest,2008,31(5):470-478.

14. Narciso RC,Ferraz LR,Rodrigues CJ,et al. Low estimated glomerular filtration rate and chronic kidney failure following liver transplant:A retrospective cohort study. Int J Artif Organs,2013,36(7):498-505.

15. 那彦群,等.中国泌尿外科疾病诊断治疗指南(2014版).北京:人民卫生出版社,2014.

16. 郭应禄,周立群.坎贝尔-沃尔什泌尿外科学.第9版.北京:北京大学出版社,2009.

17. 王晓峰,等.中国男科疾病诊断治疗指南2013版.北京:人民卫生出版社,2011.

18. 中华医学会男科学分会专家组.精索静脉曲张诊断与治疗中国专家共识.中华男科学杂志,2015, 21(11):1035-1042.

19. 涂响安.显微男科手术学.北京:人民卫生出版社,2011.

20. Dabaja AA,Schlegel PN. Microdissection testicular sperm extraction:an update. Asian J Androl,2013,15 (1):35-39.

21. Ramasamy R,Padilla WO,Osterberg EC,et al. A comparison of models for predicting sperm retrieval before microdissection testicular sperm extraction in men with nonobstructiveazoospermia. J Urol,2013,189(2): 638-642.

22. Ramasamy R,Reifsnyder JE,Husseini J,et al. Localization of sperm during microdissectiontesticular sperm extraction in men with nonobstructiveazoospermia. J Urol,2013,189(2):643-646.

23. Silber SJ,Kelly J. Successful autotransplantation of an intra-abdominal testis to the scrotum by microvasculartechnique.JUrol,1976,115(4):452-454.

24. Honaramooz A,Snedaker A,Boiani M,et al. Sperm from neonatal mammalian testes grafted in mice. Nature,2002,418:778-781.

25. Brinster RL,Zimmermann JW.Spermatogenesis following male germ-cell transplantation. ProcNatlAcadSci USA,1994,91:11298-11302.

26. Ishikawa T. Surgical recovery of sperm in non-obstructive azoospermia. Asian J Androl,2012,14(1):109-115.

27. Aksglaede L,Wikstrom AM,Rajpert-De Meyts E,et al. Natural history of seminiferous tubule degeneration in Klinefelter syndrome. Hum Reprod Update,2006,12(1):39-48.

28. Silber SJ, Grotjan HE. Microscopic vasectomy reversal 30 years later: a summary of 4010 case by the same surgeon. J Androl, 2004, 25 (6): 845-859.

29. Heidenreich A, Altmann P, Engelmann UH. Microsurgical vasovasostomy versus microsurgical epididymal sperm aspiration/testicular extraction of sperm combined with intracytoplasmic sperm injection, A cost-benefit analysis. Eur Urol, 2000, 37 (5): 609-614.

30. Schroeder-Printzen I, Ludwig M, Kohn F, et al. Surgical therapy in infertile men with ejaculatory duct obstruction: technique and outcome of a standardized surgical approach. Hum Reprod, 2000, 15: 1364-1368.

第十二章　男性恶性肿瘤治疗与生育力保护

第一节　男性恶性肿瘤患者保护生育力药物

一、概述

根据流行病学统计,癌症的发病率呈现逐年递增的趋势。男性恶性肿瘤的发病率和死亡率都要高于女性,肿瘤发病率男女之比为 1.3∶1,肿瘤死亡率男女之比为 1.65∶1。中国男性恶性肿瘤发病率最高的是肺癌,其次为胃癌、肝癌。恶性肿瘤死亡率最高的也是肺癌,其次为肝癌、胃癌。另外,男子生殖系统恶性肿瘤,如睾丸肿瘤、阴茎癌等,发生率和死亡率也在增长。睾丸肿瘤约占男性肿瘤的 1%~1.5%,其中 90% 以上是生精细胞瘤,常见的是精原细胞瘤和非精原细胞瘤,其余的是睾丸间质细胞、支持细胞、性腺胚细胞瘤等非生精细胞瘤。阴茎癌是阴茎最常见的恶性肿瘤。

男性恶性肿瘤患者由于疾病的特殊原因,在保护生育力药物使用方面,一方面要减少癌症化疗药物对生育力的不良影响;另一方面还要注意保护生育力的药物是否会对恶性肿瘤产生负面影响。目前保护生育力的药物治疗可分为特异性治疗、半特异性治疗和非特异性治疗三类。

二、特异性治疗

特异性治疗主要是针对病因诊断明确的患者,多数治疗效果比较满意。

1. HCG、HMG 及 FSH　主要适用于各种低促性腺激素型性腺功能障碍。促性腺激素替代治疗前应常规行性激素检测,排除高泌乳素血症。HCG/HMG 的长期大剂量应用由于不能模拟促性腺激素释放激素脉冲式分泌后出现的 LH/FSH 生理性脉冲,发挥不了最佳效果。所用剂量为药理剂量,长期使用会使垂体和睾丸上的受体数目减少而变得对外源性促性腺激素不敏感。HCG 剂量范围:2 000IU,肌内注射,每周 2~3 次。促进先天性促性腺激素低下性性腺功能减退症患者的睾丸发育,可加用 HMG 或 FSH。FSH 剂量范围:37.5~75IU,肌注,每周 3 次,共 3 个月。当精子浓度接近正常时停用 FSH。单独 LH 缺乏时,HCG 治疗可提高睾丸内和血清睾酮水平。单独 FSH 缺乏时,可用 HMG 或 FSH 治疗,也可用克罗米芬治疗。

2. 糖皮质激素　糖皮质激素既是正常人体内重要的生理物质,又是临床广泛应用的免疫抑制剂。体内由肾上腺皮质球状带分泌的类固醇激素,主要包括皮质醇和皮质酮。临床作为药物使用的糖皮质激素主要包括氢化可的松、泼尼松、地塞米松等。糖皮质激素主要适用于先天性肾上腺皮质增生。糖皮质激素补充可降低肾上腺皮质激素和外周血雄激素水平,进而促进促性腺激素释放、睾丸内雄激素合成与释放及精子生成。

三、半特异性治疗

半特异性治疗是指部分疾病机制尚未完全阐明，由于缺乏正确的诊断方法，对这些疾病的治疗效果尚未被完全肯定。

1. 抗菌药物　主要适用于男性附属性腺感染。对于明确的生殖道感染如淋病，可根据其明显的临床症状和细菌学检查确诊后，采用敏感抗菌药物治疗。对怀疑有亚临床型生殖道感染如支原体感染，可使用阿奇霉素、多西环素等治疗。

2. 免疫抑制剂　主要适用于血清或精浆中检测抗精子抗体阳性。无梗阻或感染的可试用小剂量免疫抑制剂治疗，如倍他米松等。

四、非特异性治疗

主要针对缺乏明确病因诊断的患者，往往采用经验性药物治疗。目前无法证实当前可选用的经验性药物治疗具有确切疗效，但不可否认，经验性药物治疗在临床上仍广泛使用，某些药物也确实对部分患者有一定治疗作用。药物使用的时间不应少于3~6个月，这样可以覆盖一个完整的精子生成周期。

1. 克罗米芬和他莫西芬　为抗雌激素类药物。克罗米芬为人工合成非甾体类化合物，化学结构与己烯雌酚类似，具有少量的雌激素活性。它在人类下丘脑及垂体水平与雌激素竞争受体，因而消除了血液循环中雌二醇的正常负反馈抑制，故促性腺激素分泌增加，刺激脑垂体释放促性腺激素增加，改善睾丸的生精功能。克罗米芬剂量范围：50mg/d，口服。必须监测血促性腺激素和血睾酮以保证睾酮在正常范围。他莫西芬剂量范围：10~30mg/d，口服，雌激素效应较克罗米芬弱。

2. 睾酮　为雄激素类药物。由于睾酮在精子发生和成熟过程中起重要作用，以往对睾酮治疗特发性少精子症的研究较多，主要的治疗方法包括小剂量持续用药和反跳治疗。但是，目前文献基本否定外源性雄激素补充治疗，欧洲泌尿外科学会的男性不育诊疗指南也明确表明外源性睾酮补充无益处。目前学术界认为除非有明确指征表明需要使用，否则雄激素不宜单独、直接用于男性不育症患者的治疗。

3. 抗氧化剂　凡能够干扰自由基连锁反应的引发及扩散过程，并抑制自由基反应过程的任何一种物质，均称为抗氧化剂或自由基清除剂，包括维生素 E、维生素 C、辅酶 Q_{10}、乙酰半胱氨酸等等。活性氧自由基在体内不断产生，也不断被清除，使机体维持有利无害、低水平、稳定平衡的生理性自由基含量，但过量自由基产生可造成机体细胞非特异性氧化损伤，如引起 DNA 脱氧核糖损伤和碱基修饰及链断裂、酶蛋白变性失活等，从而关联到多种疾病病理生理过程。精液中过多活性氧可通过氧化应激作用导致脂质过氧化而损伤精子，而精浆中的抗氧化剂具有清除活性氧的作用，可防止精子受损。口服抗氧化剂可减轻氧化应激损伤并改善男性生育力，但目前疗效尚不确切。

维生素 E 定位于细胞膜和细胞器膜，分布于细胞质膜、线粒体膜及内质网膜等特异部位。维生素 E 是通过清除氧自由基或干扰氧化物链反应来阻止氧化反应，保护脂质膜免遭自由基攻击，是最重要的脂溶性断链型抗氧化剂。在大多数情况下，维生素 E 的抗氧化作用是与脂氧自由基或脂过氧自由基反应，向它们提供氢离子使脂质过氧化链式反应中断。

维生素 C 是参与胶原合成的脯氨酸羟化酶和赖氨酸羟化酶的辅助因子，缺乏者易患维生素 C 缺乏病,不能合成正常纤维,伤后难愈合。维生素 C 的最突出特性是它的还原性,维生素 C 是血浆中最有效的抗氧化剂,通过还原作用消除有害氧自由基的毒性。其抗氧化作用表现在可以与 O_2 迅速反应,生成半脱氢抗坏血酸,还能清除单线态氧,还原硫自由基。

辅酶 Q_{10} 与线粒体内膜结合,是一种在呼吸链中与蛋白质结合不紧密的辅酶,在黄素蛋白类和细胞色素之间作为特别灵活的载体而起作用,是电子传递链中的递氢体,为线粒体合成 ATP 的必要成分,具有抑制自由基介导的膜脂蛋白氧化损伤作用。辅酶 Q_{10} 抗氧化作用是通过终止自由基链式反应,从而减少自由基对脂质、蛋白质等的氧化损伤。

4. 胰激肽原酶 又称胰激肽释放酶、血管舒缓素,是激肽系统的一个重要组成部分,属蛋白水解酶类,普遍存在于人体的胰腺、颌下腺与唾液中,其中以胰腺中含量最高。通过胰激肽原酶,如前列腺中的组织激肽释放酶和顶体蛋白的限制性蛋白水解作用,激肽从精液激肽原中持续释放,从而起到扩张血管、改善微循环、调整血压等作用,对于生殖系统的主要作用表现在提高精子运动能力及受精能力。胰激肽原酶可以促进黄体生成素和睾酮水平的明显增加,还可与肾素 - 血管紧张素系统协同作用来影响睾丸的生殖内分泌功能。因此,应用胰激肽原酶可以引起下丘脑 - 垂体 - 性腺轴的改变,影响附属性腺的分泌活性,从而促进精子发生和成熟。研究发现,采用胰激肽原酶对白化病大鼠进行治疗,可使大鼠的支持细胞变大,原因可能是胰激肽原酶通过激肽刺激了支持细胞的生长,而增大的支持细胞又可以促进精子的成熟。胰激肽原酶还可以改善生精小管的管状结构和生精小管外间质组织的营养,促进睾丸组织核酸的合成及对葡萄糖的吸收,增加睾丸血流,为生精细胞提供理想的微环境,从而增加精母细胞的数量,促进精子生成,增加精子数量。虽然胰激肽原酶可刺激精子生成,提高精子活动力,有提高精子代谢、增加睾丸血供、刺激睾丸支持细胞、提高性腺输出管道等功能,但是疗效不确切。

5. 己酮可可碱 为非选择性磷酸二酯酶抑制剂,能增加细胞内环磷酸腺苷,并有改善血流动力学、免疫抑制和抗纤维化的作用,具有对活力差精子的兴奋效应或对休眠状态精子代谢的刺激作用,在治疗男子不育症方面有广泛应用前景。

环磷酸腺苷是精子代谢中的关键因素,涉及多种精子功能的调控,如精子尾部轴丝的运动、离子流入和蛋白质的磷酸化作用;在人精子糖酵解过程中也起主要作用,影响精子运动所需能量的产生,从而加强人精子的活动能力;细胞内环磷酸腺苷水平还可以间接影响人精子与透明带的结合能力,对其有选择性的改善作用;环磷酸腺苷可以调节精子细胞膜上钙离子的转运,导致细胞内钙水平的变化,激活环磷酸腺苷蛋白激酶和细胞呼吸能力,使精子微管滑动增加,精子运动速度提高。己酮可可碱能阻断环磷酸腺苷转变为磷酸腺苷,增加细胞糖酵解和三磷酸腺苷的产生,可改善睾丸的微循环、减少环磷酸腺苷的降解、增加细胞内糖分解和三磷酸腺苷的合成,促进精子代谢,改善精子浓度、活力、正常形态精子百分比。目前,己酮可可碱更多是用于体外处理精液,提高精子活力及受精能力。

6. 重组人生长激素 生长激素是腺垂体分泌的含 191 个氨基酸的多肽,可直接或通过胰岛素样生长因子间接地对生长和代谢发挥作用。生长激素的主要作用是促进生长发育和影响代谢,增强睾丸间质细胞功能并增加精液量,刺激释放胰岛素样生长因子,后者可作为精子生长过程中自分泌 / 旁分泌生长因子而发生作用。剂量范围:2~4IU/d,皮下注射。美国内分泌学会 2001 年发布的一项关于成人生长激素替代治疗安全性的指南中指出,儿童和成人使用是安全的,但是要注意促发肿瘤、糖代谢情况和大剂量用药的长期安全性。由于生长激素具有促进细胞有丝分裂的作用,能够促进细胞增殖,因此对癌细胞也具有显著的促生长作用。男性癌症患者在保护生育力时,建议将生长激素与细胞周期特异性化疗药物联合应用。

7. 左旋肉碱　肉碱又名卡尼汀或肉毒碱,人体内具有生物活性的是左旋肉碱。左旋肉碱作为转运脂肪酸进入线粒体的重要载体,具有参与精子能量代谢、降低精浆中活性氧物质、稳定精子细胞膜、抗精子凋亡等作用。附睾内肉碱浓度是血清的 2 000 倍,为人体含肉碱最多的器官。临床随机双盲研究结果表明,采用肉碱治疗男子不育症安全有效。剂量范围:1~2g/d,每日 2~3 次,口服。同时,左旋肉碱还可以作为一种有效的活性氧物质清除剂,在缓解氧化应激、减少脂质过氧化、阻断氧自由基介导的细胞凋亡等过程中具有明显的保护作用。

8. 中医药　传统中医药讲究辨证论治,根据患者的气血、阴阳、表里、虚实的异常,从而选择补肾、温阳、滋阴、益气、活血、疏肝、化痰、清利等方法进行治疗。

从中医理论上讲,鹿茸、人参等中药能举元气、温养督脉、生精益髓;黄精、枸杞子、虫草、仙茅、菟丝子等中药可以补命火、兴阳道、益阴精、暖精流;沙苑子、金樱子、覆盆子等中药能涩精、缩泉、止遗;马鞭草、大血藤、银杏叶、杜仲等中药可以利血除毒,开肝经之气血郁闭,使肝气条达,疏泄正常,经络通畅,全面改善微循环,改善生殖系统发育,改善生精功能,增强新陈代谢能力,提高精子浓度和活力;淫羊藿、鹿茸、菟丝子、覆盆子、仙茅等中药为温补肾阳之物,可促进生殖系统发育,改善生精功能,提高精子浓度和活力。

另外,研究发现,人参具有促黄体生成素样活性,可提高精子浓度、活力和血睾酮水平。枸杞子、菟丝子、淫羊藿具有抑制生殖细胞凋亡,抗氧化从而改善精子质量的作用。银杏叶、杜仲具有活血化瘀、通络除痹的作用。现代药理研究表明他们除通过对血液和血管的作用而发挥活血化瘀的效果外,还具有抗辐射、耐缺氧、降血脂、增强免疫等方面的作用,这些作用都有利于精子质量的提高,改善生殖系统的供血状况,促进生殖系统生理功能,并纠正精索静脉曲张所致的生精功能下降。

五、药物治疗对恶性肿瘤的影响

部分药物能促进恶性肿瘤生长,如甲状腺激素对肿瘤的生长作用已经得到了普遍的认可,长期使用糖皮质激素可引起癌症发病率升高,可能是糖皮质激素导致的免疫抑制。但是以上针对保护生育力的药物尚未有研究报道会影响恶性肿瘤的生长,目前按照规范剂量使用是安全的。

(全　松　朱永通)

第二节　男性恶性肿瘤患者生育力保护策略

一、男性恶性肿瘤患者生育力的保护

(一)睾丸组织、精子质量及功能的保护

肿瘤的病理分型对于治疗方案选择更为重要,不同的治疗方式对于精子的影响也是不同的。

1. **手术治疗** 根治性睾丸切除术是睾丸癌的主要治疗方法。在行患侧睾丸切除术后最初几周,约 50% 的患者精子浓度会出现下降,其中 10% 的患者会出现无精子症,影响男性生育力。睾丸癌男性患者行腹膜后淋巴结清扫术,如果损伤骨盆神经丛可能导致射精功能障碍,发生不射精或逆行射精而引起不育。目前改良的腹膜后淋巴结清扫术模式能减少这些风险。前列腺、膀胱、尿道或结肠手术可能会导致逆行射精,使男性有不育的危险。

2. **放射治疗** 通过直接诱导 DNA 损伤对精子发生造成暂时或永久的负面影响。许多变量会影响放疗对性腺功能的损害程度,包括总剂量、放射源、性腺防护、散射辐射及个体敏感性等。放疗造成男性患者性腺损伤后,将主要引发严重少精子症、弱精子症或无精子症。性腺损伤的标记主要有睾丸体积的改变,精液常规分析,血清内分泌如卵泡刺激素、黄体生成激素、睾酮及抑制素 B 的异常。目前抑制素 B 是男性生育力的主要评价标准。行腹部及盆腔放疗时,扩散到睾丸的剂量约占应用于肿瘤总剂量的 1%~2%,没有进行睾丸防护的阴囊辐照可导致无精子症,因此应常规使用性腺防护。

3. **化学药物治疗** 化学药物治疗是一把双刃剑,一方面能有效控制恶性肿瘤的生长、扩散和转移,甚至对一些高度敏感的恶性肿瘤可以达到治愈的效果;另一方面,也可导致严重的毒副反应,会导致精液中精子质量下降,对生育力产生不良影响。细胞毒性药物对精子发生所产生的不良反应已经得到广泛的研究证实。药物能自由到达位于生精小管外的睾丸间质细胞和精原细胞,甚至可以穿透支持细胞屏障并损伤成熟的生殖细胞。

（二）性功能的保护

性功能与身体健康状况相关,也包含心理社会因素,是一个多维的动态的问题。癌症患者的心理健康水平较正常人群明显降低,负性心理反应升高。患者被诊断为癌症会产生心理应激反应,在诊断、治疗、康复、死亡等阶段均可出现心理危机。癌症患者情绪障碍的发生率很高,其中抑郁障碍最常见,其次是焦虑障碍。另外,癌症患者家庭的总体功能与正常家庭存在显著性差异,主要是沟通、情感的家庭功能弱化。这些因素都会影响患者的性功能和性生活状况,必要的心理治疗能够保护男性癌症患者的性功能。

放射治疗及药物化学治疗导致的勃起功能障碍是一个多因素的过程,包括纤维化、血管毒性、神经毒性及心理因素等,放化疗的迟发性不良反应如纤维化会导致神经卡压、脱髓鞘、炎性反应及血管损伤。放化疗对小血管尤其是通往阴茎部位的小血管损伤,可以减少阴茎血流供应进而导致勃起功能受损。此外,放化疗有增加内分泌及性腺机能减退的风险,患者对于疾病和预后的信心、对于疾病与性生活的认知和态度,以及放化疗后身体恢复的程度,也是影响其性功能的重要因素。男性癌症患者放化疗后会增加勃起功能障碍的发生率,以轻度勃起功能障碍趋势明显,与肿瘤类型和发病年龄无明显相关性,但年龄越大勃起功能障碍发生率有增加趋势。勃起功能障碍的治疗可考虑口服 5 型磷酸二酯酶抑制剂药物。当自然生育失败后,可根据需要选择辅助生殖技术。

二、男性恶性肿瘤患者生育力的保存

（一）生育意愿的确定

生育意愿是指人们对生育行为的看法和态度,是由社会生活各方面因素长期作用于人们思想观念的必然产物。它作为人们对自身生育行为的内在期望和主观愿望的反映,对一个国家或地区的生育水平和人口发展起着决定性的作用。生育意愿和生育行为的影响因素日趋多元化、复杂化。不同人群在不同时期有着不同的生育意愿。男性癌症患者的生理、心理、精神、经济、社会关系、生活空间等各个方面均处在特殊的状态中，各种因素从不同的方面影响着癌症患者的生育意愿。对于男性癌症患者，首先关注的是生存时间。随着医疗技术的不断进步及癌症患者存活时间的延长，这些男性癌症患者也希望能够和健康人一样，拥有自己的后代。

1. 已婚未育的男性癌症患者　这部分人发现自身患有癌症后，拥有自己的子代意愿较为迫切，要求进行生育力保存。

2. 青春期前的男性癌症患儿　他们尚未发育成熟，大部分家长尚未考虑到其将来的生育问题。但是目前有很多青少年肿瘤患者能够长期存活，肿瘤以及肿瘤治疗对其生活质量造成的影响不可忽视，丧失生育能力是最为严重的影响之一。因此提前进行生育力保存，是患儿及其家长的意愿。

3. 已经生育的男性癌症患者　部分患者已经生育有子女，随着肿瘤发病率升高，在准备再生育时发现自身患有癌症。相对于未生育患者，他们对于生育要求的迫切程度较低，更多是考虑子代的安全性。

（二）精液冷冻保存

男性进入青春期后，睾丸生精上皮中精原干细胞即开始精子发生的过程，经过约 64 天的发育完成减数分裂并最终形成精子。我国一般 13 岁以后的青少年男性精液中即可见到精子，此时如需要进行生育力保存，可采集新鲜精液进行冷冻，是男性癌症患者保存生育力的首选。

精液标本冷冻保存始于 1953 年，至今已有几十年的历史。冷冻的基本原理是在一定的低温条件下，以足够的时间作用于细胞，使细胞降温、凝固、非损伤性结冰或玻璃化转变，让细胞代谢降低进入休眠状态，从而达到长期储存细胞的目的。精子不同于身体其他细胞，仅含有少量的细胞质与水分，相对来说，在冷冻过程中细胞能发生足够的脱水和皱缩，在极低的温度下不形成过多的细胞内冰晶。精子冷冻储存的基本原理是利用冷冻保护剂和冷冻过程中细胞外冰晶的作用，形成细胞内外的渗透压梯度使细胞皱缩，减少损伤细胞的细胞内冰晶形成，并最终在深低温下，在细胞内形成玻璃化状态。当前，冷冻管储存法是我国人类精子库普遍使用的精液保存方法。将精液与保护剂按照一定比例混匀后，分装至冷冻管内，并进行标记。冷冻保护剂的作用主要是减少冰晶的形成，保护细胞顺利通过临界温度阶段。选择冷冻保护剂时需注意两条基本原则：一是对冷冻的细胞无毒性；二是具有高度水溶性，保证在冰晶形成过程中，冷冻保护剂的浓度增加时仍然留在溶液中不被析出。目前冷冻技术已经非常成熟，该技术将精子冷冻储存在超低温环境中，具有稳定、高效、无创伤、复苏率高等特点。

国际指南建议，精液标本冻存应该在放、化疗之前进行。指南中建议选择的保存生育能力方式是性成熟男性患者在开始治疗前选择精子深低温保存，通常可以立即实施这一干预措施而不会延误抗癌治疗。对于正常男性来说，进行精子冷冻之前通常需要禁欲 2~7 天，完成 1 次精子采集后可以禁欲 2~7 天再次采集精子以达到所需样本量。但是对于恶性肿瘤患者来说，从诊断到开始抗肿瘤治疗往往只有 2~3 天时间，因此时间是至关重要的，患者应及时向生殖医学专家咨询。生殖医学专家应依据患者的年龄、抗癌治疗的紧迫性、抗癌治疗的生殖损伤程度、患者预计的生存期，以及精液、精子质量等因素来确定精子冷冻保护生育力的适应证,并建议如果肿瘤患者必须在短时间内完成精子冷冻,每 24 小时就可以完成 1 次采集,直到完成所需的样本采集数量。

患者本人应该知情精液冷冻对精子损伤的潜在风险。一般认为,精子经过超低温冷冻与复苏,近三分之一的活动精子会丧失活动力。同时,冷冻导致了精子发生形态、生化改变。大部分超微结构的变化是发生在融化期间或者融化之后。扫描电镜下可以观察到冷冻所引起的精子超微结构的损伤,以顶体和中段最为严重,主要表现为顶体膜皱缩甚至破裂,线粒体肿胀或者破裂。精子尾部也对冷冻 - 复温过程较敏感,如损伤可引起尾部摆动异常,出现不规则和环形运动精子。冷冻使精子的新陈代谢发生变化,乳酸盐、果糖代谢都可能受到影响。近年来,冷冻损伤导致精子遗传学、表观遗传学的改变成为辅助生殖技术安全性的研究热点。有报道指出冷冻会造成精子 DNA 损伤,而这种损伤可能会导致胚胎发生流产的风险增加。如果是在放化疗之后冻存精液,放化疗对精子基因损伤也有潜在风险。目前有足够研究证明放疗或化疗对精液质量会产生严重影响。尽管这些患者的生精功能可能会在几个月后开始逐渐恢复,但治疗可能会改变精子受精能力,影响胚胎阶段的基因表达,可能对胚胎发育造成潜在危害,显然在这个阶段受精并不是最合适的。

(三)睾丸组织冷冻保存

在精液冷冻保存技术广泛应用于辅助生殖领域的同时,睾丸组织冻存也逐渐显示出优势。睾丸组织冷冻保存是男性生育力保护的重要策略之一,尤其是在无法获取精液或精子的情况下。因为未性成熟的男童无法得益于精子库,而未性成熟的睾丸组织中有精原干细胞,冻存睾丸组织是唯一可保存生育能力的方法。

目前,手术获取睾丸组织的方法主要有睾丸活检术、睾丸细针抽吸术(图 12-2-1)、显微切割睾丸取精术。获取睾丸组织后,将睾丸组织剪切成约(0.5~1.5)mm³ 的碎块,与冷冻保护剂充分渗透混合后,使用程序冷冻仪慢速降温冷冻,最后转至液氮中保存。或者将获取的睾丸组织先进行处理,通过机械分离与酶消化分离法等方式,制成细胞悬液后再进行玻璃化冷冻。睾丸组织深低温保存中,程序降温不像冷冻保护剂那样直接影响睾丸组织存活率,在没有程序降温条件的情况下也可进行睾丸组织冻存。冷冻保护剂对人类睾丸组织影响较小,慢速降温能更好地使细胞脱水,避免细胞内形成冰晶。降温速度过快将加重精原细胞损伤,使睾丸组织中细胞死亡数增加。睾丸组织的解冻复苏过程并不复杂,将标本从液氮中取出,室温中置 30 秒后放入 37℃水浴震荡至完全解冻,可配合使用解冻液帮助细胞形态恢复正常。

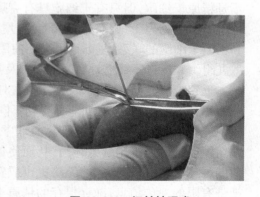

图 12-2-1　细针抽吸术

睾丸组织冷冻保存有广阔的应用前景,优势主要有以下几个方面:一是可以保持睾丸组织中不同细胞间相对完整的微环境,对于后继精子形成过程至关重要。二是可以减少精原细胞丢失。有睾丸冻存指征的疾病,如白血病、霍奇金淋巴瘤、非霍奇金淋巴瘤、骨髓增生异常综合征、实体瘤、软组织肉瘤等恶性疾病,可以考虑保存生育力。虽然睾丸组织的冷冻复苏与移植,是潜在的人类生育力保护方法,但目前仍处于实验研究阶段,在临床使用之前,应对整个技术平台操作体系建立质量控制系统,包括睾丸组织功能、遗传学检测与安全性检测等,保障组织冷冻复苏后仍然保持其功能,遗传学检测则能确保冷冻-移植后获得健康成熟的生殖细胞群。青春期前恶性肿瘤男性患儿接受生育力保护,还应特别向患儿及其父母解释,睾丸组织冷冻是目前青春期前患儿唯一可行的生育力保护技术,但该技术属于实验性技术范畴,仍有许多关键问题有待解决,如需要切取多少组织,采用何种冷冻、移植技术,以及导致肿瘤复发的可能等。此外,这些生育力保护技术的效果尚不肯定,睾丸移植后仍存有极大的生育力无法恢复的可能。

（四）精原干细胞冷冻保存

精原干细胞是指位于曲精细管基膜上的一种既能自我更新维持自身群体恒定,又能定向分化最终产生精子的一类原始精原细胞。它位于曲细精管生精上皮基膜内,是体内唯一既能自我增殖又具有分化能力的细胞;可通过不断产生的子代细胞的分化维持精子发生及个体的生育能力,并自我增殖保持自身数量;能向子代传递遗传信息,是男性成体内可复制的双倍体的永生细胞。虽然精原干细胞在睾丸组织中的数量极少,但随着精原干细胞移植技术的发展,精原干细胞可以体外培养、冷冻保存、遗传操作及睾丸内移植,有着广泛的应用前景。其中精原干细胞的冷冻保存为肿瘤患者生育力的长期保存开创了新的思路,即在全身大剂量化疗前,将青春期前肿瘤患者精原干细胞从睾丸组织中提取出予以冷冻保存,在肿瘤痊愈后将精原干细胞自体移植回患者睾丸内重启精子发生,使患者生育力自然和长久地恢复。

1996 年 Avarbock 首次报道精原干细胞可利用常规冷冻方法长期保存,并保持其增殖和分化的能力。干细胞是依据其功能定义的,对精原干细胞是依据其具有自我更新、产生分化的子代细胞并再启精子发生克隆的能力而定义的。以精原干细胞悬液形式冻存,其解冻复苏率可达 60%。有生育需求时精原干细胞悬液自体移植,利用支持细胞可识别移植的精原干细胞,使其重新定位于生精上皮从而增殖分裂产生精子。虽然移植的细胞中有相当数量不是精原干细胞,但只有干细胞具有克隆增殖的能力,采用常规方法冷冻保存精原干细胞,并没有影响精原干细胞移植后的克隆增殖能力。以组织碎片形式冻存,能够维持支持细胞和精原干细胞的联系,复苏率更高。使用二甲亚砜为溶剂使睾丸间质细胞有更高的存活率。睾丸组织碎片自体移植时精原干细胞及其微环境保持不变,移植后更易存活产生精子。

近年来,随着放疗技术及化疗技术对儿童恶性疾病治疗的应用,发现大部分经过放疗的儿童幸存下来后,其生育功能都受到不同程度的损伤。因此,在进行放疗或化疗前对其睾丸组织或精原干细胞进行冷冻保存是非常有意义的,可以在他们长大成人后将冷冻储存的睾丸组织或精原干细胞移入体内,从而使他们维持正常的性发育和获得生育力。对于青春期前的肿瘤患者,由于治疗前无法提供成熟精子用于冷冻保存,且精子不能复制,单个精子仅携带有限的遗传信息,冻存保存的精原干细胞却携带整个遗传信息,具有个体保存的潜能。对青春期前的肿瘤患者,冷冻保存精原干细胞较冷冻保存精子有更大的价值。但在体外诱导精原干细胞分化为精子依然没有实现。实验证实,在体外培养环境中,支持细胞对精原干细胞的增殖和分化都起着至关重要的指导调控作用,所以必须要将这种两种细胞一起提取培养。除了适合的培养液至今没有研制出之外,如何在不带入肿瘤细胞的情况下提取目标细胞也是亟待解决的问题。

（五）男性生殖细胞组织库的发展

以生育力保存和预防疾病为目的,建立大型冷冻贮存库,分类冻存男性生殖细胞和组织,包括精子、睾丸组织及精原干细胞,并开展相关技术的研究,包括睾丸组织冷冻及原位和异位自体移植、精原干细胞的分离培养与低温保存、精原干细胞生精小管内移植,从而发展成为较为完善的男性生殖细胞组织库,是人类辅助生殖技术的一个发展趋势。

从某种意义上讲,在肿瘤发生之前并且机体处于非常健康的阶段才是保存生育力的最佳时机,即所谓真正的"生殖保险"。应该大力提倡生殖保险的概念,将正常的精子保存起来,而不是等到发生疾病时再保存。有调查显示,36%患者在接受治疗之前并未被告知治疗可能损害生育力,只有34%患者接受过生育咨询。另一项调查显示,大部分患者从未接受过生育咨询。我国的现状是,患者和家属几乎只关心肿瘤疾病的治疗效果和生存率,而无暇顾及肿瘤本身及其治疗对患者远期预后,特别是生育能力的影响。随着肿瘤生殖学的建立,医务工作者已经意识到保存生育力对患者远期预后和生活质量的重要性。美国的肿瘤患者生存能力保存指南建议,假如存在不育的风险,就应在开始治疗前与有生育需求的癌症患者及其家属进行相关交流,讨论保存生育力的措施以及抗癌治疗的成功率。对于希望保存生育力的患者,应将其转诊到生殖专家那里,并且在病历中记录讨论内容。

精子库又名"精子银行",是目前最常见的男性生殖细胞组织库,可将精子低温储存以备将来生育后代所需,同时也可以向男性因素所致的不孕不育夫妇提供志愿者的精液。人类精子库的建立除了可帮助那些由于无精子症而不能正常生育后代的男性,还可以保存男性最佳状态时的精子,并为需要放疗、化疗或切除性腺的男性癌症患者提供生殖保险。人类精子库的运行不以营利为目的,是以医疗为目的,以为不孕不育家庭提供服务为宗旨。

1981年,卢光琇教授率先在我国建立了第一个人类精子库,随后我国多家机构都先后设立了冷冻精子库。人类精子库已常规应用于临床治疗,精子库冷冻的精液以其便于科学管理、对供精者严格筛选、能预防人类性传播疾病等优点,得到了人们的认可。精子库的建立促进了人类医学科学技术的进步,在一定程度上解决了男性不育的难题,拓展了生殖医学及发育生物学领域,为许多不孕不育夫妇带来了福音,具有广泛的科学及社会学意义。但是作为生育能力的储备形式,精子库仍然有局限性。比如有许多成年人在年幼时遭受过恶性肿瘤的侵袭,随后的放疗、化疗会造成性腺的衰竭或早衰,用保存精子的方式进行生育力的储存是不可行的。保存恶性肿瘤患者的生育力是目前全世界生殖医学领域关注的焦点问题,具有深远的社会意义、广阔的临床应用前景和巨大的商业价值。随着医学发展,该技术的社会需求量将越来越大。因此,在人类精子库技术的基础上,进一步建设以生育力保存和预防疾病为目的的男性生殖细胞组织库,通过冷冻保存或睾丸组织分离精原干细胞进行生精小管内移植可有效进行青春期男性患者的生育力保存。

（全 松 朱永通）

● 参考文献

1. Siegel RL, Miller KD, Jemal A. Cancer statistics. CA Cancer J Clin, 2016, 66(1):7-30.

2. Stensvold E, Magelssen H, Oskam IC. Fertility-preserving measures for boys and young men with cancer. Tidsskr Nor Laegeforen, 2011, 131(15):1433-1435.

3. Wyns C; Curaba M, Vanabelle B, et al. Options for fertility preservation in prepubertal boys. Hum Reprod Update, 2010, 16(3):312-328.

4. Loren AW, Mangu PB, Beck LN, et al. Fertility preservation for patients with cancer: American Society of

Clinical Oncology clinical practice guideline update. J Clin Oncol,2013,31(19):2500-2510.

5. 中华人民共和国卫生部.人类辅助生殖技术和人类精子库伦理原则.中国生育健康杂志,2004,15(2):72-74.

6. 卢光琇,席周欢,刘锐,等.肿瘤患者的生育风险评估.国际生殖健康计划生育杂志,2013(6):419-423,432.

7. 奚颖霞,张欣宗.恶性肿瘤及其治疗对男性生育力的影响研究进展.中国男科学杂志,2013(5):70-72.

8. 唐立新,文任乾,王奇玲,等.人类男性生殖组织库的发展趋势及伦理问题.中国计划生育学杂志,2008(1):12-13.

9. 邢柳,朱文兵,范立青.精子与睾丸组织的冷冻与复苏.实用妇产科杂志,2016(4):245-247.

第三篇　辅助生殖技术

第十三章 辅助生殖技术与生育力保存

第一节 低温储存的生物学概念

细胞以及胚胎的代谢活性会随着温度的降低而减弱,从而降低由于代谢而导致的能量消耗,延长细胞及胚胎在体外的生存时间。低温储存就是利用低温介质(通常是液氮,-196℃)将生物样本保存在超低温环境中,以维持样本原有生物学活性,并达到长期保存的目的。低温储存用于人类生育力保存,广泛应用于人类配子、胚胎及性腺组织的冷冻保存,已成为辅助生殖领域的常规技术之一,促进了辅助生殖技术的发展。

一、低温储存技术在辅助生殖领域的发展简史

低温储存技术在人类配子与胚胎保存中的研究始于1776年,意大利生理学家Lazaro Spallanzani首次开展了精子冻存试验,他将精液埋藏于冰雪中,复温后有部分精子存活。1886年,Mantegazza提出在-15℃的低温中冻存动物精子,用于优良品种家畜的保种繁育,并建议即将参加战争的战士进行精子冷冻作为生殖保险。20世纪50年代冷冻保护剂的使用,提高了低温储存效率。1949年,英国科学家Polge和Smith成功发现甘油溶液中的精子在低温下能长期存活,证实甘油在精子冷冻过程中起保护作用。1960年,Sherman将精液冻存于液氮中5个月后解冻并进行人工授精,成功受孕。1972年,Whittingham首次建立慢速冷冻方法,成功冷冻小鼠胚胎,并通过冷冻胚胎获得正常后代小鼠。此后冷冻胚胎移植在多种哺乳动物中获得成功妊娠。1977年,Willadsen对慢速冷冻方法提出改良,建立了快速冷冻方法,进一步缩短了冷冻降温时间。1983年,Trounson等人利用慢速冷冻的方法将人的8细胞胚胎在液氮内保存4个月后解冻移植,获得临床妊娠。1984年,Zeilmaker等人报道了人类首例慢速冷冻胚胎"试管婴儿"的出生。1985年,Rally和Fahy首次提出玻璃化冷冻方法,他们利用多种冷冻保护剂组合在低温时变得很黏稠,不需要结晶就可以转化成固体,成功冷冻小鼠8细胞胚胎。1998年,Mukaida等首次采用玻璃化冷冻技术冻存人类胚胎并移植,获得成功。

二、低温储存技术的物理学原理

物质在低温环境下呈固态,包括稳定的结晶态和不稳定的玻璃态。据此低温储存的冷冻方法可分为非玻璃化冷冻和玻璃化冷冻。

纯水的冰点是0,生理盐水冰点约为-0.6℃,非玻璃化冷冻过程采用的抗冻保护剂溶液的冰点约为(-4.8~-2.6)℃。由于结晶需要晶核的生成,即最小晶体的形成,所以在溶液达到冰点温度时并不会立即结冰,甚至在低于冰点温度的一定范围内都不会结冰,这种现象称为过冷。而当溶液远离冰点温度而结冰时,由于结晶热的释放,使溶液温度迅速上升然后又

急剧下降,细胞会在这种剧烈的温度变化中死亡,不仅如此,当溶液在冰点温度附近结冰时,由于温度相对较高,水分子还处于活跃运动状态,生成的晶体就小,对细胞伤害不大,而在过冷状态下结冰时,由于温度更低使水分子运动变慢,可以有序排列,形成的晶体较大,对细胞的伤害就大,因而过冷是造成冷冻过程中细胞死亡的重要原因。

为了避免过冷对细胞的伤害,使溶液在适当的温度[溶液冰点以下 2~3℃,辅助生殖中通常是(-8~-6)℃]开始冻结,通常采用人为的方式诱导冰晶的形成,如用经液氮浸泡过的镊子瞬时接触样本容器,这不仅可以诱导冰晶形成,还可以带走水由液态转变为固态时释放的热量,促进溶液冻结,这一过程称为植冰。在从室温到植冰温度之间降温时,如果降温太快会导致细胞膜脂类变性,渗透率改变或胞膜结构断裂,称为温度休克。温度休克通常发生在 15℃到 -5℃的降温过程中,与降温速度密切相关。植冰后细胞外溶液浓度升高,通过渗透作用细胞内水分外流,协助细胞脱水,减少或避免细胞内冰晶的形成。植冰后如果降温太快,细胞来不及脱水在细胞内形成冰晶,会导致细胞死亡。而如果降温太慢,细胞长时间处于高渗状态和 pH 变化的环境中,则细胞内溶液浓度升高,脂蛋白变性,细胞膜受损,这些变化称为溶液效应。

最佳的冷冻速率是既能减少或避免细胞内冰晶的形成,又能防止溶液效应,这样可以达到最佳的冷冻效果,而合适的冷冻速度与细胞类型相关。随着温度的进一步下降,胞外冰晶越来越多,细胞顺利脱水,细胞内液态水越来越少,溶液浓度越来越高,溶液逐渐变得黏稠,此时迅速投入液氮中,细胞内剩余液体转化为玻璃化固体,完成冷冻过程。水分子在 0~-60℃的环境下都会发生重排,形成冰晶,尤其在(-50~-15)℃这一区域容易形成大的冰晶,因而在实际的冻融过程中,细胞内会或多或少的形成冰晶,关键是控制这些冰晶的大小和数量,使细胞不至于受到致死性的损伤。低于 -60℃时水分子不再进行重排,对细胞结构不会造成损伤。非玻璃化冷冻的关键在于减少和避免细胞内冰晶的形成。

一般情况下,随着温度的下降水分子的运动逐渐减慢,当水分子的平均动能低于相邻分子的结合能,水分子就开始向结晶点移动并有序排列,形成晶体。这一有序排列的过程需要一定的时间,如果降温速度足够快,水分子来不及有序排列,就会形成玻璃态。玻璃态是指水或溶液经迅速降温到(-110~-100)℃或更低温度时,形成高黏度的非晶体透明状态。由此可见,物质从液态变为玻璃态需要的特定条件是迅速降温,即在很短的时间内降到超低温状态,以越过结晶态而形成玻璃态。据推算,如果让 0℃的水形成玻璃态,需要在 0.026 秒内完成 0~130℃的降温过程,平均每秒降温 5 000℃。玻璃化冷冻的基本原理就是利用高浓度的冷冻保护剂将细胞内的水分置换出来,经迅速降温使细胞内溶液由液态转化为玻璃态。

玻璃化冷冻最大的特点是冷冻过程中无冰晶的形成,避免了冰晶对细胞的伤害。结晶态中物质分子有序排列,而在玻璃态中分子无序排列,没有固定的凝固点和熔点,并且在形成玻璃态的过程中不释放结晶热,玻璃态形成时溶液的均一性不受破坏,溶液浓度不发生改变,因此可以降低冷冻过程的损伤。然而玻璃态下,水分子的自由能高于结晶状态下的水分子,因此极不稳定,温度一旦回升就会转变为结晶态,释放结晶热,因此玻璃化冷冻后的样品保存过程中必须避免温度回升。

三、低温储存中冷冻保护剂的作用

水是细胞的基本成分之一,不仅是细胞内重要的溶剂物质,还直接参与细胞新陈代谢过程。细胞内水分含量在 80% 以上,是生命存在的物质基础。细胞膜是半透性膜,水分子可以通过,而大分子物质却不能直接透过,当细胞内外存在浓度差时,水分子会向浓度高的一侧转移,以维持浓度平衡,这一现象称为细胞渗透。如果不经保护处理直接冷冻,作为生命存在基础的液态水会在低温状态下在细胞内形成冰晶,破坏细胞质结构,使细胞发生不可逆的变化,导致细胞死亡。因而冷冻过程必须加入冷冻保护剂,防止胞内冰晶的形成。

冷冻保护剂是冷冻过程中发挥保护细胞完整性功能的物质,可以帮助细胞抵抗低温产生的损伤,如胞内冰晶、过度脱水、胞内溶质浓度提高、蛋白变性、细胞骨架受损等,以保证细胞在低温储存后仍保持完整并具有生理功能。冷冻保护剂的出现是低温储存技术里程碑式的进步;冷冻保护剂的开发和利用,极大促进了冷冻技术的发展。

冷冻保护剂的主要作用原理是降低溶液冰点,防止胞内冰晶的形成。按照细胞渗透性的差别,冷冻保护剂可分为渗透性和非渗透性两类。首先发现的冷冻保护剂甘油,以及目前最常用的二甲基亚砜、乙二醇、丙二醇均属于渗透性冷冻保护剂,此外还有甲醇、丁二醇、乙酰胺等。这些物质能渗透进入细胞内部,替换出部分水分,并能与胞内水分子结合,增加溶液黏性,显著降低胞内溶液的冰点温度(降至约 $-40℃$)。这类冷冻保护剂的选择主要考虑其毒性作用,常用保护剂按毒性由高到低依次是乙酰胺、二甲亚砜、甘油、丙二醇和乙二醇。研究表明乙二醇是很好的冷冻保护剂,渗透性好,进出细胞的速度快,对小鼠胚胎的毒性最低。

非渗透性保护剂主要包括低分子量的糖类如单糖(葡萄糖、果糖)、二糖(蔗糖、海藻糖)和多糖(棉子糖)等,大分子量的聚合物如聚乙二醇、聚乙烯醇、聚乙烯吡咯烷酮、聚蔗糖、葡聚糖、羟乙基淀粉等,生物活性物质如牛血清白蛋白、抗冻蛋白等。目前应用最广泛的是蔗糖,糖类能提高胞外渗透压、促进细胞脱水,还能减小玻璃化冷冻中渗透性保护剂的浓度,降低其毒性作用。糖类还能作为渗透缓冲物,降低解冻时细胞膨胀的速度和程度,减少渗透性休克的发生。糖类在低温下对细胞几乎无毒性作用。大分子物质不仅能在冷冻过程中增加胞外溶液的黏性,促进玻璃化转化,防止胞外冰晶的形成,也能在解冻时阻止冰晶形成。大分子物质的毒性低于渗透性冷冻保护剂。血清能稳定细胞膜,防止冷冻过程中的透明带硬化。从动植物体内分离的抗冻蛋白已成功应用于动物胚胎和卵母细胞的冷冻保存。虽然这些生物活性物质具有抗冻效果,但存在带入病源的潜在风险,因而目前在人类辅助生殖领域并未得到广泛使用。

四、低温储存的冷冻方法

低温储存的冷冻方法分为非玻璃化冷冻和玻璃化冷冻。

(一)非玻璃化冷冻

低温储存中最常用的低温介质为液氮,温度为 $-196℃$。非玻璃化冷冻是利用低浓度的冷冻保护剂(一般是 $1{\sim}2mol/L$)及降温仪器,分阶段降温至$(-80{\sim}-70)℃$,然后直接投入液氮进行保存。非玻璃化冷冻的具体操作方法很多,可分为慢速冷冻、快速冷冻和直接冷冻。

慢速冷冻是最常用的冷冻方法,也是较为经典的冷冻方法。先在室温下将样本放入冷冻保护剂中,使其充分渗入细胞内,并逐渐增加保护剂的浓度,梯度脱水后放入程序冷冻仪内,以 $2℃/min$ 的速率从室温降至植冰温度$(-6{\sim}-8)℃$,进行植冰,植冰后平衡数分钟以吸收结晶过程中释放的结晶热,然后以较慢的速度 $0.33℃/min$ 降至$(-35{\sim}-30)℃$,使细胞充分脱水,因为胞内冰晶形成大概在 $-40℃$ 左右,再以较快的速度$(1℃/min)$降至 $-80℃$,降低溶液效应,到达 -80℃后直接投入液氮保存。此方法通常需要 2~3 小时,比较费时。快速冷冻是在慢速冷冻的基础上,以 1℃/min 的速率从室温降至植冰温度,植冰后以(0.1~0.5)℃/min 的速度降至 -35℃左右,平衡 10 分钟后直接投入液氮保存,在时间上该方法比慢速冷冻缩短了约 1 小时。这两种方法的缺点是均需要程序冷冻仪,在预设程序的控制下完成降温过程,对设备的依赖性较强。直接冷冻是采用甘油和蔗糖作为冷冻保护剂,将样品与冷冻保护剂平衡后直接投入液氮保存,而不需要耗时很长的降温过程,如此冷冻后的小鼠胚胎获得了较高的囊胚发育率,该方法省去了程序降温仪,操作更加简单方便。

(二)玻璃化冷冻

玻璃化冷冻是利用多种高浓度的冷冻保护剂配制成玻璃化液,样品悬浮其中,低温时变黏稠,不发生结晶而直接固化,形成玻璃态,避免细胞内外冰晶的形成,对样品有较好的保护效果。玻璃化液一般联合使用渗透性和非渗透性冷冻保护剂,通常以乙二醇为主体,添加聚蔗糖或蔗糖。

玻璃化冷冻按照预处理的方法,可分为一步法和分步法。一步法是将样品直接装入含有玻璃化液的塑料管中,在常温下平衡一段时间,使渗透性冷冻保护剂充分进入细胞内部,促进细胞脱水,然后在液氮中停留片刻,迅速降温后直接投入液氮保存。分步法的基本思路是样品先在低浓度的冷冻保护剂中平衡一段时间,然后转入玻璃化液中,平衡很短时间即投入液氮中保存,以最大限度地降低冷冻保护剂的毒性损伤。研究表明,采用分步法冷冻胚胎的存活率显著高于一步法。

五、低温储存中的冷冻损伤

冷冻过程中的损伤主要包括温度休克、细胞内冰晶的机械损伤、溶液效应及冷冻保护剂对细胞的毒性作用等,这些都可能导致细胞死亡,造成不可挽回的损失。此外,冷冻过程中细胞内冷冻保护剂的渗入和水分的渗出,也使细胞渗透压和体积发生变化,可能影响细胞结构和功能。

冷冻过程中的低温环境本身对细胞就是一种损伤,称为低温损伤。如果温度下降过快,超过细胞膜对水分的渗透能力,胞内水分结冰,冰晶体积和数量达到一定程度,就会对细胞膜和细胞器造成挤压、穿刺等机械损伤,导致细胞死亡,这是冷冻的物理损伤。冷冻过程中需要添加冷冻保护剂,细胞处在含有冷冻保护剂的溶液中,随着时间的延长和浓度的升高,细胞的生存率下降,这种由冷冻保护剂的毒性造成的损伤属于低温储存的化学损伤。

冷冻过程中细胞面临的温度休克、胞内冰晶的形成、溶液效应等损伤,解冻过程中这些问题依然存在,冻融过程还可能发生破坏损伤和渗透性休克,也有可能对生物样本造成损伤。与冷冻相反,解冻过程中细胞内外液体由固态变为液态,在固相向液相转化的过程中,物质会因为膨胀和收缩的速率不同而发生断裂,称为破裂损伤,细胞在也会因此破裂死亡。同时,细胞在刚解冻时,胞内渗透性保护剂浓度很高,水分含量低,如果将细胞处于等渗盐溶液中,大量水分快速进入细胞,而保护剂却不能立即渗透出来,细胞会急剧膨胀而破裂,称为渗透性休克。

低温储存技术中卵母细胞的冻存尤为困难,卵母细胞体积大、细胞内水分多,冷冻过程中脱水相对困难,并且成熟卵母细胞处于第二次减数分裂中期,这时期的纺锤体对外界环境非常敏感,冻融过程容易造成微管断裂,纺锤体变形,影响染色体分离,增加非整倍体风险,降低卵母细胞质量。因而冷冻与解冻过程的关键是要合理选择冷冻保护剂,控制降温速度,减少细胞内冰晶的形成,避免渗透性休克对细胞的伤害,进一步完善低温储存技术。目前各单位使用的方法不同,标准也不统一,有待于建立完善统一的技术体系。

六、低温储存技术的前景与安全性顾虑

低温储存技术经过半个多世纪的发展,人们仍然致力于寻找更加安全、有效的冷冻保护剂,探索更加简便、快捷的冷冻方法,从而降低冻融损伤,更好地维持样本生物活性,这是未来低温储存技术研究的趋势。

从冷冻生物样本的类型分析,目前主要开展的是精子和胚胎的冷冻保存,全国范围内多个"人类精子库"已经建成,胚胎冷冻保存已成为辅助生殖的常规技术之一。而卵子冷冻、性腺组织的低温保存尚处于探索阶段,相信伴随低温储存技术的发展和相关配套技术(如卵母细胞体外成熟、卵巢组织移植等)的进一步完善,"人类卵子库"建设、性腺组织甚至是性腺器官的常规冷冻将成为现实,为更好地开展人类生育力保存提供技术支持,成为人类生殖资源保存的有效途径之一。

冷冻过程中使用的耗材及液氮,即使经过除菌处理仍有可能携带病毒,病源微生物在低温情况下比生物样本更容易存活,冷冻的生物样本有可能受到感染,威胁冷冻安全。玻璃化冷冻方法自1998年应用于临床以来,尚缺乏对出生后代的大样本长期跟踪研究。初步的统计发现,冷冻胚胎需要更高的HCG水平才能维持妊娠,并且冷冻胚胎移植的出生体重显著高于新鲜胚胎移植和自然妊娠,低温储存对后代安全性的影响有待进一步研究。

此外,低温储存还面临保存期限、胚胎归属权限、冷冻胚胎处置、供精的合理使用等伦理问题,有待更加深入的科学研究和相关法律法规的进一步完善。

(孙海翔)

第二节　卵巢组织冷冻与复苏

随着癌症诊疗技术的不断进步,许多儿童、少年和成年癌症患者在经过治疗后显著延长了生存期。实际上,有大约4%的女性癌症患者在诊断时年龄小于35岁。目前癌症的治疗基本采用放、化疗处理,具有较强的性腺毒性,会严重影响甚至完全损伤患者的生殖潜能。其他疾病的治疗,如自身免疫性疾病(如红斑狼疮)和骨髓增生异常综合征也会对卵巢组织造成不同程度的损伤。对于成年女性,进行生育力保存的方法有卵子冷冻、胚胎冷冻及卵巢组织冷冻,其中卵巢组织冷冻保存对急需进行放化疗治疗的女性患者是最快且最有效的方法;而对于青春期前的女性来说,进行生育力保存的唯一途径就是卵巢组织保存。但目前,卵巢组织冷冻保存技术主要应用于为癌症患者在放、化疗前保存生育力。卵巢组织冷冻保存技术可以一次性保存大量的卵子,并可以在合适的时机将其移植回女性体内,一方面可使卵子得以保存,另一方面可使女性激素分泌能力得以恢复。

从文献来看,目前卵巢组织的冷冻和复苏并无统一的方法,报道的方法达上千种,卵巢组织冷冻-解冻方法主要是程序化的低温冷冻/快速解冻以及玻璃化冷冻/解冻方法。以下介绍的两种代表性的方法也是文献证实比较有效的卵巢组织冷冻/解冻方法。

一、卵巢组织的冷冻前处理

根据患者情况通过腹腔镜获得单侧或双侧卵巢／卵巢组织，尽快将卵巢组织转入含有 20% 体积人血清白蛋白（HSA）的 PBS 培养液（或其他基础培养液）中，冰上放置，维持培养液温度为 4℃。使用含 20% HSA 的 M199 培养液洗涤，并用刀片或剪刀将卵巢髓质部分去除，随后将皮质部分切割成 1mm×5mm×5mm 大小的组织块。组织厚度在 1mm 相对较好，薄的组织块在移植后与周围组织接触面积更大，有利于移植后血供的快速建立。

二、卵巢皮质组织的程序化低温冷冻／快速解冻方法

（一）程序化低温冷冻方法

1. 首先将卵巢皮质片放入含有 1.8ml 冷冻液的冻存管中，冰上放置保持 0℃。冷冻液成分为含有 1.5M 1，2-propanediol（PROH）、0.2M 蔗糖及 30% HSA 的杜氏磷酸缓冲液（DPBS）。

2. 将冻存管放到一个滚动系统中，不断滚动冻存管使冷冻保护剂能够进入组织，保持 4℃ 的低温，时间为 30 分钟。

3. 将冻存管移至程序化冷冻仪中继续缓慢从 0℃ 降温至 −140℃。程序冷冻仪的起始温度设定为 0℃，然后以 2℃/min 的速度缓慢降温至 −9℃；此时开始手动植冰，并且程序冷冻仪在 −9℃ 保持 10 分钟；此后，以 0.3℃/min 的速度缓慢降温至 −40℃，再以 10℃/min 的速度快速降温至 −140℃；−140℃ 维持 10 分钟使温度稳定；最后将冻存管转移至液氮中进行长期保存。

（二）冻存卵巢组织的快速解冻方法

1. 首先将冻存管从液氮中取出，在空气中复温 30 秒，然后浸入 37℃ 水浴中维持 2 分钟。

2. 通过逐步稀释的方法在 4℃ 下去除冷冻保护剂

（1）将组织放入含有 0.76M PROH、0.175M 蔗糖和 30%HSA 的 DPBS 液中 5 分钟；

（2）将组织移至含有 0.26M PROH、0.175M 蔗糖和 30%HSA 的 DPBS 液中 5 分钟；

（3）将组织移至含有 0.175M 蔗糖和 30%HSA 的 DPBS 液中 10 分钟；

（4）最后将卵巢皮质片转移至含有 30%HSA 的 DPBS 液中完成解冻。

三、卵巢皮质组织的玻璃化冷冻／解冻方法

（一）玻璃化冷冻

1. **平衡**　将卵巢皮质片置于含 7.5% 乙二醇（ethylene glycol，EG）、7.5% 二甲亚砜（dimethyl sulphoxide，DMSO）和 20%HSA 的 M199 培养液中，4℃ 保持 15 分钟。

2. **玻璃化冷冻**　将组织移入含 15% 乙二醇（ethylene glycol，EG）、15% 二甲亚砜（dimethyl sulphoxide，DMSO）和 20%HSA 的 M199 培养液中，4℃ 保持 10 分钟。

3. **装载和冻存**　去除皮质片上多余的玻璃化冷冻保护剂，将皮质片放置于冷冻载体上，迅速投入液氮进行冷冻。对于玻璃化冷冻来说，选用何种材料作为冷冻载体非常重要，主要是要能快速实现降温。目前主要采用的卵巢组织冷冻载体为 3~4 根金属细针排列在冻存管盖内，将卵巢皮质片平铺在细针载体上后投入液氮 30 秒即可将冻存管套上，完成冷冻过程。

（二）卵巢组织的复苏

玻璃化冷冻卵巢组织的复苏过程相对比较简单,主要是采用浓度逐渐递减的蔗糖溶液进行逐步复苏。首先在液氮中取出卵巢皮质,立即浸入 37℃预热的含 1M 蔗糖的 M199 培养液（+20% HSA）中 2 分钟;随后在室温下将卵巢组织逐步移入含 0.5M、0.25M 和 0.125M 蔗糖的 M199 培养液（+20% HSA）中各 5 分钟,最后放入不含蔗糖的 M199 培养液（+20% HSA）中 10 分钟。

对复苏后的卵巢组织进行冻存效果的评估是非常重要的,一个成功有效的冻存 / 复苏程序的结果是样本具有良好的基质和卵泡形态结构、卵巢抗原性的维持（ER 和 PR 表达）、细胞增殖情况（ki67 表达）、抗凋亡指数（Bcl2 表达）及卵巢组织功能恢复（激素释放和移植实验）情况。

1. 组织学分析 将复苏冻融后的卵巢皮质片采用石蜡包埋,每个石蜡块切取 9 个 4μm 厚的连续切片。

（1）第 1、3、7 片采用苏木素 - 伊红染色的方法评估卵泡和基质细胞的形态结构特点。冻融后效果好的组织切片可见绝大多数卵泡为原始卵泡,但同时也存在其他各个发育阶段的卵泡,如初级卵泡、次级卵泡和腔前卵泡;基质细胞具有完整的结构:核呈卵圆形或纺锤体形,染色质分散存在;无间质性水肿或空泡存在。

（2）取第 2、4、6 片进行免疫组织化学染色进行雌激素受体（estrogen receptor,ER）、孕酮受体（progesterone receptor,PR）、细胞增殖抗原 Ki67 和抗凋亡 Bcl2 蛋白的表达定位检测分析。

ER 的表达主要是在有腔和排卵前卵泡中,在 LH 峰出现前或出现过程中;而 PR 在卵巢中的表达主要是在 LH 峰出现过程中的排卵前卵泡以及排卵后的黄素化颗粒细胞中。因此,冻融效果良好的免疫组织化学的结果表明在所有检测的卵泡中 ER 表达为阴性,而在基质细胞中则表现为点状或集中分布;PR 的表达在卵泡中为阴性,在基质细胞中则为弥散的阳性分布。

Ki67 抗体识别表达于细胞周期除 G_0 期外的各个阶段,应用于卵巢组织的冻融后染色可以有效地揭示冻融后卵巢组织的细胞增殖能力。良好的冻融组织 Ki67 蛋白在冻融卵泡颗粒细胞和卵母细胞中呈阳性核染色,基质细胞中无阳性染色,表明卵泡已经开始恢复有丝分裂周期和后期的生长。抗凋亡蛋白 Bcl2 阳性表达于次级和腔前卵泡的颗粒细胞中,在卵母细胞中无阳性表达,在基质组织中 Bcl2 染色为弥散分布。

（3）第 5、8 和 9 切片采用 dUTP 缺口末端标记法（terminal deoxynucleotidyl transferase dUTP nick end labeling,TUNEL）检测细胞凋亡情况。TUNEL 是目前进行组织切片检测的标准方法,主要是检测凋亡细胞,所以在冻融效果较好的各级发育阶段卵泡和基质组织中未检测到阳性表达。

2. 超微结构分析 冻融组织皮质在含有 4% 多聚甲醛溶液（pH=7.4）中 4℃过夜固定;然后将组织移至四氧化锇溶液中进行进一步的固定以及乙醇脱水,随后将样本组织在环氧树脂中包埋。采用超微切片机进行切片,切片厚度为 60nm,采用 200 目网格进行切片收集。随后使用乙酸双氧铀和柠檬酸铅染色,透射电镜观察评价卵母细胞、颗粒细胞和基质细胞结构的完整性。

超微结构的分析主要用于评价细胞内亚细胞组分的完整性以及在普通光学显微镜下无

法观察到的冷冻损伤情况。冻融效果较好的卵巢组织透射电镜观察结果可见卵母细胞具有规则的核和分散良好的染色质、完整的核膜和核孔。卵母细胞细胞质中可见线粒体、自由核糖体、粗面和滑面内质网、高尔基体，偶见脂质包涵体和脂褐质。线粒体常呈圆形出现，并以低密度基质的方式聚集在密集而无定形的跨线粒体物质间；高尔基体则含有大量的扁平囊泡；核周存在大量堆积的环状片层。颗粒细胞具有扁平核，常染色质分散于近卵母细胞处。基质细胞则具有大的卵圆形细胞核染色质包埋及胶原基质。如果基质区域存在一些空洞，则可能是冷冻损伤导致的。

3. **组织细胞存活状况分析**　冻融的卵巢皮质组织在 37℃酶溶液（成分为含有 3 000U/ml 胶原酶和 1 000U/mL 透明质酸酶的 αMEM 基础培养液）中进行消化 4 小时。消化后的细胞悬液采用 200g 离心力离心 3 分钟，弃去上清，底部沉淀使用 1ml 的培养液［成分为含有 1% ITS（即 5μg/ml 胰岛素、5μg/ml 转铁蛋白和 5ng/ml 硒）、25mM N- 乙酰胱氨酸和 20% HSA 的 αMEM 基础培养液］进行重悬。然后将细胞转移至 35mm 直径大小的平皿中进行培养，培养条件为 37℃ 和 6% 的 CO_2 培养箱。

在细胞植入前，可以在平皿中预先放置灭菌玻璃片，使细胞能在玻璃片上生长，以便后期进行细胞存活等情况的检测。在培养的第 2 和第 7 天结束，使用 DPBS 清洗培养皿，采用细胞存活检测试剂盒检测细胞存活 / 死亡状况。试剂盒主要是通过两个探针即钙黄绿素 - 乙酰羟甲基酯（calcein-AM）和溴乙啡锭二聚体（ethidium homodimer-1，EthD-1）来进行细胞存活和死亡鉴定的。主要方法是室温下将 0.5mM calcein-AM 和 4mM EthD-1 加入培养皿中培养 30 分钟，使用 DPBS 洗涤，在荧光显微镜下观察即可。钙黄绿素 - 乙酰羟甲基酯是一种可对活细胞进行荧光标记的细胞染色试剂，可穿透细胞膜进入细胞后被细胞内酯酶剪切形成钙黄绿素，滞留在细胞内发出强绿色荧光。而 EthD-1 不能透过活细胞膜，只能进入死细胞，和细胞内的核酸片段结合后在荧光显微镜下激发红色荧光。

4. **激素释放试验**　将冻融后的卵巢组织在培养液中培养一定时间，取培养液检测其中雌二醇（E_2）及孕酮（P）分泌情况。一般存活的卵巢组织在体外培养液中会持续分泌类固醇激素，可通过检测类固醇激素的分泌情况来揭示冻融组织的活力。

5. **免疫缺陷鼠移植试验**　是通过将冻融后的卵巢皮质片移植入免疫缺陷鼠腹部皮下部分，移植后 1 个月取出移植物，进行组织学评价。移植成功的卵巢组织一般可见存活的各级卵泡，有新生血管生成；而移植失败的卵巢组织可见纤维化结节呈黄白色，组织周围血供不明显。

四、卵巢组织移植的安全性

癌症患者在进行卵巢组织冷冻保存后，一个非常重要且必须要考虑的问题就是以后的组织移植是否会重新引入癌细胞。

1. 血液性癌症如白血病患者进行冻融后卵巢组织的重新移植具有较高风险，且已经被多种方法所证实。因此，一般不建议对白血病患者进行卵巢组织冷冻的生育力保存。

2. 有些癌症如胃癌、结肠癌及子宫内膜癌患者，要根据患者肿瘤阶段的不同来评价卵巢组织移植后的肿瘤复发风险。此类患者要慎重。

3. 宫颈癌类的癌症一般很少会影响到卵巢，尤其是在癌症的早期阶段；乳腺癌患者存活后进行卵巢自体移植后的癌症复发风险是非常低的。

4. 淋巴瘤患者卵巢组织的移植相对比较安全。

卵巢组织的冷冻保存是一项复杂的技术，为获得良好的冻融组织需要由丰富经验的技术人员进行精细操作。此外，由于卵巢组织的冻存时间可能比较长，所以整个冻存过程中温度的维持非常重要，对于冷冻效果的证实和确认也很重要。

卵巢组织的冷冻保存作为一个新的治疗方式同时也可能意味着新的伦理困境。恶性肿瘤患者的卵巢组织冷冻保存是否确实会给治愈后的患者带来益处尚存争议；对于没有疾病但为了避开因年龄增加而引起的生育力丧失所进行的卵巢组织冷冻保存患者，由于将来是否会使用这些冻存的组织尚无法确定，因此其卵巢组织冷冻存在一定的争议；女性儿童患者由于非肿瘤因素（如反复卵巢手术和相关遗传性疾病）所进行的卵巢组织冷冻保存同样也是有争议的，因为这些因素是否会造成卵巢早衰还难以确定，同时卵巢组织冷冻保存对于女性及儿童的可行性、安全性、有效性等仍难以确定；癌症患者在未使用冷冻卵巢组织前就已经死亡，保存的卵巢组织该如何处理等，这些都是需要考虑的伦理问题。

（姚桂东）

第三节　卵巢组织体外激活与移植

卵泡是人类卵巢的基本功能单位。人类卵巢上所具有的卵泡数量在生命的早期阶段基本上就已经形成，并且随着后期卵泡数量的不断耗竭，卵巢进入生殖休眠期。人类卵泡开始发育始于 4 个月龄的胎儿时期，在出生时每个卵巢上含有大约 400 000 个原始卵泡。至青春期，卵巢内外的多种因素参与了卵泡的起始发育和募集，每个月大约有 1 000 个休眠原始卵泡起始生长发育。而当卵巢上的原始卵泡数量低于 1 000 个左右时，绝经开始出现，卵泡基本上已不再生长，而这些原始卵泡可以在卵巢上维持休眠状态长达数月甚至是数十年。这种原始卵泡休眠状态的维持，可能是因为存在一些局部的抑制信号；而如果能够将这些抑制信号进行干扰或去除的话，就有可能会激活原始卵泡。一旦这些休眠卵泡被激活，卵泡就会持续生长，不会再受到抑制信号的影响而继续保持休眠状态，代之的是不断产生局部促进因子而维持卵泡的后续生长发育。

卵巢功能不全（primary ovarian insufficiency，POI）或卵巢早衰（primary ovarian failure，POF）是造成女性不育的一个因素，影响了近 1% 的育龄期妇女。POI 的诊断标准是：年龄低于 40 岁；闭经至少 1 年；至少两次血清 FSH 水平 >35U/L（测定间隔时间超过 1 个月）；血清雌激素水平 <20pg/ml。来不孕门诊就诊的此类患者一般都接受过不同程度的促性腺激素刺激，但结果是卵泡并不应答于这些激素。尽管如此，也有报道发现有约 1.5% 的 POI 患者可以自发排卵和怀孕。

卵巢组织移植可为因放、化疗治疗引起卵巢功能紊乱的癌症患者在疾病治愈的后期恢复生育能力和内分泌功能。根据移植组织的类型不同，卵巢组织移植可分为卵巢皮质组织移植和整个卵巢移植。根据移植部位的不同，卵巢移植可分为原位移植和异位移植。根据卵巢组织的来源不同，卵巢移植可分为自体移植、同种异体移植和异种移植。目前，恶性肿瘤患者主要还是采取卵巢组织自体移植的方法。在癌症治疗前，将具有正常功能的卵巢组织进行冷冻；治疗结束后，将卵巢组织移植回患者体内，以恢复内分泌和生殖功能。多中心的资料显示，通过自体移植卵巢组织的患者怀孕率在 29% 左右。因此，卵巢组织移植技术对于维持癌症患者的生育力保存,尤其是对于青春期前女性或需立即进行化疗的癌症患者来说是目前唯一有效的方法。

从传统观念来看,对 POI 患者进行卵巢组织自体移植并不会有效,原因是 POI 患者已经绝经,且卵巢内分泌和生殖能力已消失。因此,有些 POI 患者尝试通过从具有亲缘关系的姐妹处获取卵巢组织进行异体移植,以获取卵巢内分泌和生育能力。此外,部分 POI 患者会采用赠卵的方式怀孕,但通过这种方法获得的后代与女性不具有遗传相关性。

在 2010 年发表的一篇重要的研究报告中,作者通过使用 PTEN 酶抑制剂、AKT 激活剂(实际是 PI3K 激活剂)的方式来激活小鼠和人的卵巢组织,结果表明 POI 患者卵巢上的残存卵泡可以被激活并发育到排卵前阶段,穿刺卵泡获得了成熟的卵子。随后的研究发现,在对卵巢进行处理的卵巢切碎过程实际上是干扰了卵巢组织的 Hippo 信号途径,而 Hippo 信号途径的干扰同样也促进了卵巢卵泡的生长。随后,日本的科学家将两种方法结合应用于 POI 患者的治疗,结果获得了来自于 POI 患者通过卵巢组织体外激活(in vitro activation,IVA)治疗的健康后代。近期,郑州大学第一附属医院通过进一步完善 IVA 技术,成功获得了新鲜卵巢组织激活后的卵巢组织移植和新鲜试管婴儿移植的后代,极大地提高了该技术的应用价值和水平。

一、卵巢卵泡体外激活和自体移植

(一)组织处理

在全麻的条件下通过腹腔镜手术获取一侧卵巢,一般是获取相对较大一侧的卵巢。切取的卵巢迅速放入 37℃预温的缓冲液中,保温条件下尽快运送至实验室。去除卵巢髓质部分,并将卵巢皮质切成多块,如果不能及时进行卵巢组织激活的话,可以将多余卵巢皮质组织块进行冻存。另外,每块组织需要切取一小块组织进行固定,以便进行组织学分析是否含有残存卵泡。

(二)组织激活处理及移植

将卵巢组织块先切成长条状(0.5~1)cm×1mm×1mm,然后再继续切割成小块(1mm×1mm)。将切割后的卵巢组织小块放置于具有网孔的小室内培养,培养液成分为含有 0.23mM 丙酮酸 +50mg/L 硫酸链霉素 +75mg/L 青霉素 +1% ITS(insulin-transferrin-selenium)+10% 胎牛血清(FBS)+0.03IU/ml FSH 的 DMEM/F12。培养的前 24 小时采用 PTEN 抑制剂(100μM)和 PI3K 激酶激活剂(740Y-P,500μg/ml)进行培养,然后用 MOPS 或类似缓冲液洗去上述液体,组织小室转入仅含 740Y-P 的培养液中继续培养 24 小时,培养条件为 37℃和 5%CO_2 的培养箱。

体外激活培养 48 小时后,将卵巢组织采用 MOPS 或类似缓冲液洗去残留的培养液体,快速将卵巢组织运入手术室,将卵巢组织小块通过腹腔镜手术移植回双侧输卵管浆膜下。一般选择 3~4 个移植部位,每个部位移植 20~30 块小的卵巢组织。

二、卵巢组织移植后的处理及体外受精 - 胚胎移植

卵巢组织自体移植 2 周后开始进行术后患者监测工作。随访开始时是每 2 周一次,主要是通过阴部超声检测子宫大小和内膜厚度,重点监测双侧附件区域的卵泡发育情况。

（一）血清促性腺激素和雌激素水平检测

一旦发现患者雌激素水平开始增加并伴随卵泡发育，随访工作就转为每天监测卵泡发育。检测卵泡发育到排卵前阶段时，给予一定量（10 000~15 000IU）的 HCG 促进卵子成熟，34~36 小时后进行取卵。

如果患者术后 3~4 个月仍未见卵泡发育，给予雌激素和孕酮诱导月经发生。如果月经第 2 天血清 FSH 水平低于 20mIU/ml，给予 HMG 或重组 FSH（每日 300~450IU）促进卵泡生长发育。如果月经第 2 日血清 FSH 水平仍大于 20mIU/ml，则给予 GnRH 激动剂（0.1mg）下调 FSH 水平，随后注射 HMG 或重组 FSH 15~30 日，具体注射时间根据卵泡发育情况而定。如果卵泡监测结果发现卵泡生长发育较好，卵泡直径在 16~18mm 及血清雌二醇水平不低于 50pg/ml 时准备进行取卵。

（二）卵泡发育监测

移植后监测卵泡生长的时间约为 6 个月，但具体时间每个患者不同。IVA 处理后的原始卵泡发育到排卵前阶段大概需要 4~6 个月。就目前的研究来看，POI 患者卵巢组织的组织学分析结果表明有大约一半的患者在卵巢上可见残存的原始卵泡。但组织学上能检测到卵泡的存在，并不代表后期就一定能成活且生长出卵泡。尽管如此，绝经时间越短的患者具有残存卵泡的卵巢组织的比例越高，后期 IVA 治疗获得生长卵泡的比率也相对较高。所以，一旦被确诊为卵巢早衰，应尽早行 IVA 或相应治疗。

AMH 主要由次级卵泡和直径小于 4mm 的早期有腔卵泡颗粒细胞分泌，血清 AMH 被认为是卵巢储备的标志物。IVA 治疗时检测的患者血清 AMH 水平并不能准确反映后期的卵泡生长情况。因为有些患者在 IVA 治疗时未检测到 AMH 的水平，后期却有卵泡生长；而有些在血清中检测到 AMH 的患者却在 IVA 治疗时并未生长出卵泡。可能是由于 POI 患者残存卵泡数量较少，经过 IVA 治疗移植后 AMH 的水平并不会发生显著变化。

监测到卵泡生长后，采用雌激素 / 孕酮和 GnRH 激动剂预处理后再使用 HMG 处理的方案，对于 IVA 患者治疗后的卵子获取来说是非常有效的方法。

取卵后的受精方式采用 ICSI，根据内膜状况可以选择将发育第 2 天的胚胎进行移植或冷冻。具体移植及冷冻方案与临床体外受精 - 胚胎移植相同。

三、卵巢组织体外激活的原理及信号途径

综合体外培养模型、突变敲除小鼠、特异性的抑制剂及免疫中和实验研究等发现，多个卵巢旁分泌因子对于原始卵泡的激活是非常重要的，包括 kit 配体、血小板生长因子、神经营养因子、白血病抑制因子、血管内皮生长因子、骨形态发生蛋白和成纤维细胞生长因子等。但具体是哪些因子参与了原始卵泡的起始激活并不清楚，但有证据表明酪氨酸激酶受体应答于其配体后通过结合并激活下游的 PI3K 和 Akt 酶这一途径对激活原始卵泡来说是非常重要的。此外，有些因子可以抑制 PTEN 活性，同样可以促进 Akt 的磷酸化。事实上，采用 kit 配体处理小鼠卵母细胞会激活 Akt 发生磷酸化并抑制 Foxo3 活性。PI3K 的调节亚单位通过结合到活化受体 p85 的 SH2 域而使得自身酪氨酸位点磷酸化，进而解除 PI3K 对自身的抑制作用，促进了 PI3K 的催化活性。

人工合成的 740Y-P 多肽酪氨酸磷酸化残基位点的侧翼序列与活化 PDGF 受体的作用位点相同，和果蝇触角蛋白的蛋白转导域一起促进了质膜通透性。740Y-P 是 PI3K 的活性

促进剂,具有类似于 c-kit 酪氨酸激酶受体的作用而促进了原始生殖细胞的迁移。

（一）卵巢切碎干扰 Hippo 信号途径

早在 20 世纪 30 年代,人们就已经发现卵巢楔形切除的方法可以用于 PCOS 患者诱导卵泡生长的治疗。近年来,用卵巢激光打孔等方法可诱导卵巢卵泡生长,也说明对卵巢组织进行一定的切碎处理可以在一定程度上促进卵泡生长。

研究发现,Hippo 信号途径在所有动物中具有高度保守性,对于维持动物器官大小非常重要。Hippo 信号途径由多个负性生长调控因子组成并参与激酶级联调控,最终导致 Hippo 途径关键信号分子的磷酸化和活性抑制。这些关键信号分子主要是 Yes 相关蛋白（Yes-associated protein,YAP）和 PDZ 结合基序转录共激活子（transcriptional coactivator with PDZ-binding motif,TAZ）。一旦 Hippo 信号途径被破坏,YAP 磷酸化水平下降,导致 YAP 的入核增加。这些入核的 YAP 会协同作用于 TEAD 转录因子,进而增加下游 CCN 生长因子和凋亡抑制因子的水平。而 CCN 蛋白反过来又促进了细胞生长、存活和增殖。

小鼠模型的研究发现,卵巢切碎处理会显著促进肌动蛋白多聚化,YAP 磷酸化水平下降和入核增加,同时 CCN 生长因子和凋亡抑制因子的表达水平都发生了显著增加。切碎处理后的卵巢组织在移植后显著大于未进行切碎处理的完整卵巢,表现在卵巢总重量的增加上。另外,从对移植后的卵巢组织进行组织学分析的结果来看,切碎处理后的卵巢组织次级卵泡和有腔/排卵前卵泡所占比例显著增加,同时伴随原始卵泡所占比率的显著下降。因此,对卵巢组织的切碎处理可以有效增加移植后的卵泡生长。

对切碎处理卵巢组织的 Hippo 途径关键信号分子进一步分析发现,YAP 磷酸化水平下降,YAP 入核增加,多个 CCN 生长因子（如 CCN2,3,5 和 6）和凋亡抑制因子（如 BIRC1 和 7）的转录水平及蛋白水平也都显著增加。表明卵巢切碎处理确实破坏了卵巢 Hippo 信号途径,导致 CCN2 等相关因子的表达增加并最终促进了卵泡的生长发育。

（二）药物处理激活 PTEN-PI3K-Akt-Foxo3 信号途径

小鼠卵母细胞特异性敲除 *PTEN* 基因后,卵泡库中的原始卵泡被激活,导致卵巢卵泡的过早耗竭。小鼠卵母细胞 *PTEN* 基因缺失后会增加蛋白激酶 B（protein kinase B,PKB/Akt）的磷酸化以及下游 Foxo3 蛋白出核。而 *Foxo3* 基因缺失小鼠的休眠原始卵泡同样能够被激活。

在体外使用 PTEN 抑制剂和促进 Akt 信号的 PI3K 增强剂培养小鼠卵巢,可以激活休眠卵泡,移植后的卵巢可以获取成熟卵母细胞。通过体外受精和胚胎移植后,获得了正常的小鼠后代。

在 IVA 激活过程中,bpV（pic）是一种 PTEN 抑制剂,可以用来激活休眠卵泡。此外,IVA 过程所采用的药物 740Y-P 是一种细胞可通透性的磷酸肽类,通过与 PI3K 激酶的 p85 调控亚基 SH2 域结合后激活 PI3K 激酶,激活的 PI3K 将磷脂酰肌醇 -（4,5）酮糖［phosphatidylinositol（4,5）-bisphosphate,PIP2］转化为磷脂酰肌醇 -（3,4,5）酮糖［phosphatidylinositol（3,4,5）-trisphosphate,PIP3］,而 PTEN 抑制剂的作用则是阻止 PIP3 转化为 PIP2。积聚的 PIP3 反过来促进了 Akt 的磷酸化及 Foxo3 的出核,进一步促进了激活后卵泡的起始生长。

动物实验还发现,采用 bpV（pic）和 740Y-P 处理的小鼠卵巢中颗粒细胞增殖水平显著增加,卵巢重量也发生显著增加。各级卵泡数量发生了变化,其中次级卵泡、有腔卵泡和大的有腔卵泡所占比率显著增加。通过进一步对小鼠卵巢组织体外激活处理并进行移植后获取的卵母细胞进行表观遗传学分析,两个印记基因($Igfr2$ 和 $Lit1$)的甲基化模式没有出现明显异常。此外,体外激活来源的卵母细胞受精能力、胚胎发育能力及后代正常情况均没有受到影响。

(三)mTOR 信号途径激活促进卵巢卵泡生长

哺乳动物雷帕霉素靶(mammalian target of rapamycin,mTOR)是一种丝氨酸/苏氨酸激酶,也是 mTORC1 多蛋白复合体的一个组分,在果蝇到哺乳动物中是高度保守的。在营养因子、环境压力、氧气、能量及其他信号的影响下,具有雷帕霉素敏感性的 mTORC1 复合体通过启动细胞内的相应途径促进了蛋白、脂肪和相关细胞器的合成,从而积极调控了细胞生长和细胞增殖。而肿瘤抑制结节性硬化症复合体 1(tumor suppressor tuberous sclerosis complex 1,TSC1)或 2(TSC2)具有负性调控 mTORC1 活性的作用。

小鼠卵母细胞和颗粒细胞特异性敲除 mTOR 的抑制基因 $TSC1$ 或 $TSC2$ 显著促进了新生小鼠原始卵泡的生长,导致整个卵泡库的耗竭,最终导致卵巢早衰的发生。这一结果与小鼠卵母细胞特异性敲除 $PTEN$ 基因的结果类似。并且双敲 $TSC1$ 和 $PTEN$ 基因具有协同促进卵母细胞生长和卵泡激活的作用。对于大卵泡来说,颗粒细胞 $TSC1$ 基因破坏后的次级卵泡的生长能力显著增强,排卵能力也显著增强,且具有生育更多子代的能力。这些结果都说明 mTOR 信号在促进卵巢卵泡发育方面具有非常重要的作用。

鉴于此,体外获取小鼠卵巢组织并用 mTOR 途径的激活剂 MHY1485 来处理探究其对卵泡发育的影响。小鼠卵巢使用 $10\mu M$ 的 MHY1485 处理 3 小时可以显著增加 mTOR 水平的磷酸化而并不影响 mTOR 的总蛋白水平。激活的 mTORC1 复合体进一步促进核糖体 S6 激酶(ribosomal S6 kinase,S6K)389 位点苏氨酸的磷酸化并激活其本身,随后进一步磷酸化核糖体蛋白 S6(ribosomal protein S6,rpS6),促进核糖体的生物合成。采用 MHY1485 处理后的卵巢组织进行自体移植后卵巢重量显著增加,对早期次级卵泡向晚期次级卵泡阶段的生长、有腔卵泡和排卵前卵泡的生长发育也具有促进作用;相比之下,早期次级卵泡数量下降,初级卵泡数量增加。采用 MHY1485 处理后的卵巢组织移植后获取的成熟卵母细胞,其受精能力和发育至囊胚的能力与正常未进行任何处理的小鼠来源卵母细胞没有显著差异,并且进行移植后的胚胎能产生健康的后代子鼠。

针对激活 mTOR 信号途径可以促进卵泡生长的结果,通过进一步在体外同时采用 MHY1485 和 IVA 试剂处理卵巢组织的结果发现,小鼠卵巢组织重量进一步增加,有腔和排卵前卵泡数量也较单独使用其中一种试剂时有所增加。这些结果说明采用 mTOR 信号途径的局部抑制可能是导致卵巢卵泡处于休眠状态的一种方式。

对于围绝经期妇女及 POI/POF 患者来说,卵巢上已经没有了有腔卵泡,但却存在一定数量的原始卵泡。而卵巢组织体外激活这些正在不断消失的休眠卵泡的效果还是比较明显的。但是我们必须了解的是,即使是在组织学分析上具有残存卵泡存在的 POI 患者,也只有60% 左右的患者会应答于目前的 IVA 治疗技术。也就是说,目前的 IVA 技术并不适用于所有 POI 患者,可能还存在不同信号途径导致的卵巢休眠。而摸清这些途径,对于进一步完善 IVA 技术、提高 IVA 的治疗成功率至关重要。

(孙莹璞 姚桂东)

第四节　卵母细胞冷冻与复苏

一、卵母细胞冷冻与复苏简述

冷冻人类卵母细胞为女性提供了生殖保障,有广阔的应用前景;可以为需要延迟生育的女性保存生育力。卵母细胞冷冻可为因手术、化疗或放疗失去卵巢功能的患者,以及目前不适合怀孕的妇女保留其生育能力。此外,一些国家由于宗教、道德、法律等不允许胚胎冷冻的,冷冻卵母细胞可提供另外一种选择以避免类似冷冻胚胎所引起的伦理争议或是法律限制。还有一些取卵当日没有获得精液的患者,可通过卵母细胞冷冻避免周期取消。卵母细胞冷冻也为科研提供了数量充足的卵母细胞,并将推动遗传学、发育生物学、组织学等学科的发展。因此,人类卵母细胞的冷冻保存是当今生殖领域的研究热点。

由于卵细胞表面积和体积之比小于一般细胞,这种结构的特殊性妨碍了质膜水与冷冻保护剂的交换,同时由于冷冻时细胞内冰晶形成、渗透压改变和其他因素的影响,易造成卵母细胞的结构破坏,所以卵母细胞结构的特殊性决定了卵母细胞冷冻技术比胚胎和精子冷冻面临着更多难题。研究者在冷冻方法、冷冻工具和冷冻保护剂方面进行了不懈探索,目前常用的冷冻方法有慢速冷冻和玻璃化冷冻。

二、卵母细胞的慢速冷冻

慢速冷冻通过缓慢的降温使细胞脱水,防止冰晶在细胞内形成,过程稳定,采用两端密闭的麦管作为载体可以避免卵母细胞在冻融过程中受到污染。

慢速冷冻法的几个关键步骤:①将卵母细胞放入含有渗透性冷冻保护剂的溶液中初步脱水,平衡;②然后将卵母细胞放入含有渗透性冷冻保护剂和非渗透性冷冻保护剂的溶液中进一步脱水;③采用一定的降温程序,将卵母细胞及冷冻液体慢速降温到 -80℃左右使卵母细胞进一步脱水,此过程中脱水原理是细胞外的冰晶形成;④为了促使细胞外冰晶形成,在降温的适当时期要使用"植冰"技术;⑤降温结束后将卵母细胞放入液氮中储存;⑥复温时将卵母细胞快速升温到生理温度;⑦复温后应用含有非渗透性冷冻保护剂的复苏液使卵母细胞逐步复水,去除细胞内的渗透性冷冻保护剂。

基本原理:在脱水阶段,卵母细胞被放入含有一定浓度渗透性冷冻保护剂的冷冻液中。此时细胞外的渗透压较高,细胞内的水透过细胞膜流向细胞外,虽然此时渗透性冷冻保护剂也可以从高浓度的细胞外进入细胞内,但由于水的渗透速度更快,因此在刚进入冷冻液的开始阶段,随着水渗出细胞外,细胞体积因脱水而出现明显的皱缩。但随着时间的推移,细胞外的渗透性冷冻保护剂也逐渐进入细胞内,使细胞体积停止收缩,转而逐渐膨胀,直至恢复接近原来的大小。也就是出现细胞"先变小,后变大"的现象,这一过程的长短与细胞的大小、细胞膜的通透性、冷冻保护剂的种类和温度,以及卵母细胞的大小、质量等均有关。较高温度下,较小的细胞、渗透性强的冷冻保护剂可以达到更快的平衡。随后通常将卵母细胞转移至含非渗透性冷冻保护剂的冷冻液中进一步增加细胞外的渗透压,使细胞持续脱水,体积进一步减少。以利于在随后的冷冻过程中,尽量减少冰晶的形成。脱水后的卵母细胞开始程序降温,当温度降到冷冻液的冰点以下时,需要进行植冰,诱导冰晶逐步形成,冰晶的形成伴随细胞外液体浓度增加,伴随着卵母细胞的进一步脱水,直至温度降到 –80℃左右,投入液氮。

通常在慢速冷冻的保护液中,含有细胞渗透性冷冻保护剂和非细胞渗透性保护剂。其冷冻前脱水过程与卵裂期胚胎慢速冷冻相似。在缓慢降温的过程中使细胞充分脱水,一般在(–8~–6)℃时植冰,–7℃为最佳植冰温度。植冰并停留 1 分钟后,再以 0.3℃/ min 速度待温度降至(–70~–35)℃后投入液氮中。慢速冷冻中冷冻保护剂非常关键,丙二醇由于渗透性高、毒性低,成为慢速冷冻中通用的渗透性冷冻保护剂。丙二醇可以穿过细胞膜到达细胞内,细胞内水分往细胞外移动,冷冻保护剂则是进入细胞内填补水分子的空缺以维持渗透压的稳定,不过保护剂移动的速度较慢,需要数十分钟才能达到平衡,细胞才可恢复原来的大小。经过多次实验,目前慢速冷冻中 1,2- 丙二醇的浓度大多统一为 1.5mol/L。

蔗糖属于非渗透性冷冻保护剂,不易穿过细胞膜,可提高细胞外的渗透压,促进水分子往细胞外移动,减少冷冻过程中冰晶的形成。提高冷冻液中蔗糖浓度有利于细胞充分脱水,防止冰晶形成,减少细胞损害。但蔗糖浓度太高会造成冻融过程中渗透压和细胞体积变化过大,同样损害细胞骨架。有报道称把蔗糖浓度从 0.1mol/L 提高到 0.3mol/L 后,卵母细胞的存活率从 35%~40% 提高到 70%~75%。在解冻过程中卵母细胞需要重新获得水分,这个过程采用阶段式的稀释,除了需要可穿透细胞膜的丙二醇之外,还需要蔗糖,蔗糖可以在细胞外产生高渗透压的环境,降低水分子进入细胞内的速度,进而减少细胞的伤害。因为冷冻保护剂渗出细胞外的速度比较慢,蔗糖浓度不合适水分子将会迅速进入细胞,细胞会因此急速膨胀水肿,细胞膜受到破坏而死亡。减少冷冻保护剂中钠的含量,或者采用不含钠的冷冻保护剂,能更有效的冷冻卵母细胞。冷冻保护剂能减少高盐浓液的损害。总之,找到细胞含水过多和过度脱水之间的平衡点,以及合适剂量的蔗糖等冷冻保护剂,可以尽量避免由于冰晶形成和重结晶所造成的损伤。

三、卵母细胞的玻璃化冷冻

在自然界中,很多在寒带生活的植物、昆虫和两栖动物能通过自然形成玻璃化的方式,在零度以下的环境中存活。在冬季温度开始下降时,北极蛙的肝脏合成大量的甘油,温度降至冰点下后,北极蛙体内细胞处于玻璃化的状态仍然能够生存。

玻璃化冷冻技术并非是新技术,慢速冷冻法的实质是使冷冻标本的细胞外液形成冰晶,细胞内液充分脱水浓缩后达到玻璃化的状态。而玻璃化冷冻法采用了更高浓度的冷冻保护剂处理细胞,快速降温使细胞内外液体均达到玻璃化状态。对于细胞来讲,两种冷冻方法的本质相同。玻璃化冷冻的结局不低于慢速冷冻法,甚至优于慢速冷冻。

基本原理:玻璃化是液态的物质在一定的降温速率下,由液相直接转变成一种玻璃状的固体状态的过程,内部没有晶体结构。这种玻璃状态由于内部没有冰晶形成,能保持其溶液状态的分子和离子分布。由于在培养液玻璃化的过程中没有形成冰晶,因此在冷冻和解冻的过程中冷冻液也不会在液态和晶体形态之间来回转换,从而避免了冰晶对细胞的物理、化学损伤,可获得更好的冷冻效果。要实现玻璃化状态,需要更高的液体黏滞系数、更快的降温速率和更小的液体总体积。

在降温阶段,玻璃化的要求是越快越好,通常用每分钟降低的温度为衡量标准,降温速率与冷冻载体的类型、液体体积有关。由于相对高温的物体进入液氮后会有微量的液氮气化,在物体表面形成极薄的一层气体膜,起到保温作用,阻碍了温度的快速下降。

由于不能保证全部冷冻液中无任何冰晶存在,因此在玻璃化法冷冻保存的复温过程中,如果升温较慢,和慢速冷冻一样玻璃化保存的液体也会发生重结晶,所以复苏也要采用快速复温的方法。

关于玻璃化冷冻对卵母细胞纺锤体的影响,目前报道较多的是通过共聚焦显微镜观察,显示不管是体内成熟还是体外成熟的卵母细胞都易引起冷冻损伤;而关于未成熟卵母细胞的报道结果也不一致。近年来,采用 Polscope 成像系统动态观察发现解冻后活体卵母细胞的纺锤体能够重建且与时间有依赖性,证实动态观察活体卵母细胞的纺锤体变化及发育潜能来评价冷冻损伤的安全性更有价值。但是其应用于卵母细胞冷冻的相关研究极少,很多变化和机制都尚不明了。尤其是对冷冻前后卵母细胞纺锤体、极体与纺锤体角度的变化及其与胚胎发育的相关性,尚未见文献报道。

四、影响卵母细胞冷冻结果的因素

(一)细胞骨架

正常纺锤体呈中间隆起、两端渐尖的椭圆椎形结构,染色体呈带状整齐排列在中部赤道板上,形态致密。由于共聚焦对每个卵母细胞扫描的角度不同,纺锤体中间膨胀部分的直径和两端锥形的角度不一定相同,但只要纺锤体由中部保持膨隆状态逐渐过渡到两边锥形顶点,都属于正常形态。纺锤体轻度损伤表现为两极失去锐性,变钝变圆,少数纺锤丝断裂;重度损伤的纺锤体纺锤丝断裂扭曲、塌陷,整个纺锤体皱缩失去正常形态。轻度染色体异常为单一或少数染色单体离散,重度染色体异常表现为染色单体重度离散迷乱,甚至完全和纺锤体分离。

卵子进入并停止于 MⅡ 期时伴有一个组织完善的纺锤体,染色体附着在第二次减数分裂纺锤体易变的微管上,纺锤体对卵母细胞染色体的平衡、运动、分配、极体的排出非常关键,MⅡ期纺锤体的出现或存在与否和正常受精卵及早期卵裂密切相关,并且可以推测卵母细胞胚胎发育能力。纺锤体对外界环境因素,特别是温度敏感。减数分裂纺锤体的排列如果出现差错可能导致染色体散乱,无法正常受精或停止发育。同源染色体分离异常形成多倍体也是导致许多看似正常受精的卵母细胞后期发育不良的原因。Rienziml 和 Bianchi 认为纺锤体处于不断解聚和聚合的动态平衡中,冷冻会造成纺锤体的解聚或异常,但在一定时间内有自我恢复的能力,但冻融后的卵母细胞纺锤体较新鲜卵母细胞纺锤体出现的荧光微弱且多聚微管数目减少。

(二)冷冻方法

卵母细胞体积较大、结构复杂、抗冻性差,玻璃化冷冻使用高浓度的冷冻保护剂,可大大加快冷冻和复温速率,有效避免冰晶形成对纺锤体和染色体等细胞骨架的损伤。因此,与慢速冷冻相比,玻璃化冷冻对纺锤体和染色体的损伤较小,细胞骨架正常率能在一定程度上反映胚胎的发育潜能。但也有人提出,高浓度冷冻保护剂的细胞毒性较大,这就解释了为什么玻璃化冷冻的复苏率很高,受精率、卵裂率均接近于新鲜卵子水平,而妊娠率却低得多。

(三)复苏后培养时间

研究表明,许多哺乳动物冻融后受损的卵母细胞在复苏后有自我调整和恢复的能力,但需要一定的时间。卵母细胞解冻后受精情况与纺锤体的恢复与否关系密切,如果纺锤体未恢复,第二极体不能排出,会形成多核受精,也可能造成胚胎进一步分裂受阻;且由于纺锤体的损伤,同源染色体不能分离就有发生多倍体的可能,所以选择适宜的受精时机十分重要。如果复苏后培养时间过短,在纺锤体结构没有完全恢复的情况下进行 ICSI,可能会导致无法正常受精或停止发育。研究表明,冷冻的卵母细胞因为存在纺锤体结构异常,解冻后立即受精会影响受精结果,并使多精受精率增高。但并非体外培养的时间越长越好,复苏的卵母细胞必须在适当时间内受精以继续发育,未受精的卵母细胞暴露在体外时间过长会发生老化,限制其发育潜能。所以,解冻后的卵母细胞受精前选择适宜的培养时间来促进纺锤体和染色体恢复、避免细胞老化,对提高正常受精和发育能力十分必要。

（黄国宁　韩树标）

第五节　胚胎冷冻与复苏

一、胚胎的冷冻与复苏简述

在胚胎冷冻过程中,冰晶的形成对胚胎的损伤是致命的。对于胚胎的冷冻和解冻,-15~50℃是一个致死温度区间,在这个温度区间细胞内容易形成大的冰晶。加入冷冻保护剂能避免冰晶的形成。抗冻保护剂常分为细胞内液抗冻保护剂(渗透性冷冻保护剂)和细胞外液抗冻保护剂(非渗透性冷冻保护剂)两种。

渗透性冷冻保护剂常用低分子量可渗物质,如甲醇、乙二醇、丙二醇、GLY、DMSO 等。渗透性保护剂的主要作用机制是降低细胞周围未冻结液体中电解质的浓度,减少损伤并降低细胞内水分的蒸汽压,使细胞内外压趋于平衡,从而在细胞外液冻结时降低细胞皱缩的程度和速度。同时,能通过细胞膜并与水结合,从而使溶液黏性增加,使细胞内冰晶形成温度显著降低(约为 -40℃)。目前,已知冷冻保护液中毒性最低的乙二醇,渗透性好且进出胚胎的速度快,加入 10% 的合成血清替代品可促进玻璃化的形成,并可降低渗性保护液的毒性,增加细胞膜的稳定性。非渗透性冷冻保护剂常用低分子量不可渗物质,如半乳糖、蔗糖、海藻糖、聚蔗糖等。该类保护剂因分子量大不能透过细胞膜,但能改变渗透压而使细胞脱水,通过减少细胞内冰晶形成发挥保护作用。另外一种是蔗糖等大分子物质,可以优先同溶液中的水分子相结合,降低溶液中自由水的含量,使冰点降低,减少冰晶的形成。

目前用于胚胎冷冻保存的技术有慢速冷冻法和玻璃化法。慢速冷冻法是指将胚胎放置在一定浓度的冷冻保护液内,经程序冷冻仪缓慢降温来实现细胞的逐步脱水,当达到一定温度后快速投入液氮而达到冷冻保存的目的。该法是一种较为经典且有效的方法,但需要昂贵的程序冷冻仪,操作复杂,成本高,耗时长,无法避免冻融过程中冰晶形成对胚胎的损伤。玻璃化冷冻是高浓度冷冻保护剂下,在快速降温过程中由液态直接变为极其黏稠无结构的固化状态,在此冷冻过程中无冰晶形成,快速降温有利于玻璃化形成,简化了冷冻的操作步骤,缩短了冷冻时间,无需贵重的程序降温仪,具有简便、迅速、经济等优点,分为开放式和封闭式玻璃化冷冻法。开放式玻璃化冷冻法由于胚胎的液滴直接与液氮接触,可加速玻璃化的形成,但胚胎存在被污染的潜在风险。封闭式玻璃化冷冻法利用双层麦管来冻存人卵裂期胚胎,降低了胚胎丢失率,并且避免了潜在病原微生物污染和胚胎之间的交叉感染。

二、不同冷冻方案对人早期胚胎发育潜能的影响

胚胎冷冻解冻后,胚胎复苏率和完整率被认为是判断冻融胚胎发育潜能的重要因素。在比较玻璃化和程序化冷冻方法的研究中,研究者认为玻璃化法大大提高了受精卵和胚胎发育,推测可能与减少纺锤体和线粒体的损伤有关。玻璃化冷冻过程中,使用高浓度乙二醇和二甲亚砜作为冷冻保护剂有利于玻璃化形成,冷冻保护液与胚胎接触的时间极短(1 分钟之内),与程序化慢速冷冻法(长达 2~3 小时)相比并不增加其对胚胎的毒性,且高浓度的冷冻保护剂使溶液在浸入液氮的瞬间变成玻璃化状态,可有效抑制细胞内外冰晶形成。有研究显示,玻璃化冷冻法复苏后胚胎妊娠率和种植率均明显高于慢速冷冻法,说明玻璃化法更好地保存了胚胎的发育潜能,能够获得更好的冷冻效率。其可能原因是:慢速冻融胚胎损伤大,进而影响其发育潜能,慢速法冻融过程中,由于冷冻保护剂接触时间较长,虽然胚胎复苏后外形很好,但其发育潜能可能已经受损或丧失,无法继续发育,所以胚胎妊娠率和种植率要低于玻璃化冷冻法。

目前,大部分生殖医学中心采用玻璃化冷冻方法保存胚胎。玻璃化冷冻技术可以有效地阻止冰晶的形成,减少冷冻过程中对细胞的损伤,冷冻复苏率可以达到 95%。随着大量临床工作的开展,玻璃化冷冻出现冷冻损伤后,胚胎发育潜能是否受到影响也是现在讨论的热点。DMSO 是第一个被用于人类胚胎冷冻的渗透性冷冻保护剂,由于其渗透速度快,目前多用于玻璃化冷冻,可长期保持胚胎的活力与功能。但高浓度长时间地暴露于 DMSO 可能对胚胎产生细胞毒性,使果糖 -1,6- 二磷酸酶的功能受损。此外,DMSO 可与蛋白质发生不可逆的结合,影响胚胎的发育潜能。如果玻璃化解冻复苏后有胚胎发生部分卵裂球融解,需要解冻更多胚胎以保证移植胚胎的完整性。慢速冷冻是使用一定浓度的冷冻保护剂缓慢降温来实现细胞的逐步脱水,而冷冻保存的关键是设法减少细胞内冰晶对胚胎造成的机械性损伤。研究表明,慢速冷冻复苏后少量卵裂球损伤的冻融后胚胎,其发育潜能与无损伤的优质胚胎无明显差异。另外,Rienzi 等报道,慢速程序化冻融后,部分卵裂球损伤的胚胎在去除损伤卵裂球后,与复苏完整胚胎的临床妊娠率无统计学差异。

Kuwayama 等研究表明,玻璃化冷冻 4 细胞胚胎能显著提高存活率,但不能显著改善临床妊娠率和胚胎种植率,Balaban 等、薛亚梅等的结果与之相似。Rama 等比较了 2 种方法冷冻 8 细胞正常胚胎,结果玻璃化冷冻组的存活率(95.3%)、种植率(14.9%)、临床妊娠率(35.0%)都显著高于慢速冷冻组(60.0%、4.2% 及 17.4%),Mojtaba 等、王兴玲等也得到相似的结果。慢速冷冻技术难以杜绝冰晶造成的冷冻损伤,而玻璃化冷冻一方面冷冻保护剂浓度高,卵裂球脱水充分,另一方面由于温度快速下降,不易形成冰晶,减少了胚胎或细胞的机械性损伤,因此复苏胚胎和完整存活胚胎明显高于慢速冷冻。而完整存活胚胎提示具有较好的耐受冻融的能力,同时也反映了胚胎良好的发育潜能,这就解释了为何玻璃化冷冻的临床妊娠率和种植率高于慢速冷冻。

三、囊胚冷冻

人类胚胎发育的各个阶段,从原核期、卵裂期、桑椹胚、囊胚期均有冷冻报道。但胚胎在哪个阶段冷冻最为适宜一直存在争议。原核期冷冻胚胎的发育潜能尚不明确。冷冻卵裂期

胚胎则常在复苏后有冻伤的卵裂球与存活卵裂球同时存在的现象,通常冷冻后胚胎的着床潜能下降 30%~40%。与原核期或卵裂期胚胎冷冻相比,囊胚冷冻具有以下特点:

1. 囊胚期冷冻能更好地挑选胚胎,具有更高的着床潜能。卵裂期胚胎冷冻复苏后的抱婴率仅有 5%;囊胚已经克服了体外培养中可能停滞的阶段,复苏后结局好,抱婴率常在 10%以上。

2. 健康的囊胚有大约 50~150 个细胞,细胞数多,能代偿冷冻损伤,恢复更快。细胞质体积小,面积/体积大,保护剂穿透更快,即使在冷冻复苏过程中有部分细胞损伤对后续发育能力的影响也相对较小。

3. 每个患者冷冻的胚胎数少,需要有效稳定的囊胚冷冻技术支持。

囊胚冷冻最早在 1985 年有成功报道。随后数年因为培养条件不足以支持胚胎培养至囊胚阶段,囊胚冷冻技术少有发展。直到 20 世纪 90 年代中期,囊胚冷冻复苏后的临床妊娠率在 10%~30% 间波动。后来共培养系统及序贯培养液的出现使囊胚培养和囊胚移植的应用逐渐广泛,囊胚冷冻技术也相应发展。

文献报道中囊胚冷冻标准尚不一致,有研究报道第 5 天只要有 1 个优质囊胚形成,则不论囊胚质量将所有囊胚进行冷冻。也有学者报道只冷冻完全扩张、形态优良的囊胚。有研究认为第 6 天囊胚不易耐受冷冻,复苏后存活率低,移植后着床率、妊娠率低,认为第 5 天早期囊胚是最适宜冷冻的阶段。也有研究显示第 5 天与第 6 天囊胚复苏后移植临床结局无差异,认为延迟至第 6 天的囊胚其内在活性与第 5 天囊胚没有差异。有研究显示冷冻可以导致明带的硬化,复苏后进行机械辅助孵化能明显提高囊胚孵化的概率,并提高着床率和妊娠率。但是辅助孵化在辅助生殖领域中的应用始终存在争议。另外,有体外观察显示人类囊胚的孵化具有极性,辅助孵化可能促进也可能干扰胚胎的孵化过程。

四、影响胚胎冷冻的因素

(一)胚胎因素

冷冻前胚胎的发育阶段可影响冻融胚胎移植的结局。有研究发现合子期胚胎复苏率显著高于受精后第 2 天及第 3 天,即冷冻前胚胎发育阶段对胚胎复苏率有显著影响,但对妊娠率无明显影响。大多数学者认为,D2 胚胎达到 4 细胞,D3 胚胎达到 6~8 细胞且卵裂球均匀、碎片小于 10% 即为优质胚胎,可选择移植或冷冻。目前大多数中心都是在受精后第 3 天行移植以及剩余胚胎的冷冻,目的是为了延长培养时间,体外进一步观察以筛选更具发育能力的胚胎。Chirstophe 等用程序冷冻 D2 和 D3 胚胎解冻后发现,虽然存活率相似,但 D3 比 D2 有更高的种植率、妊娠率和出生率。相关研究表明,D3 比 D2 不能显著改善临床妊娠率和种植率,还在一定程度上增加了实验室的工作量。

(二)载体对玻璃化冷冻的影响

在玻璃化冷冻过程中,应尽可能快地将载体投入液氮,因为极快的冷却速度才能使细胞免于冰晶损伤。在此过程中,含胚胎的液滴直接与液氮接触以加速玻璃化的形成,虽然能有效保护胚胎免受冰晶损伤,但胚胎可能存在交叉污染的潜在风险。而目前常用的冷冻载体 Cryotop、OPS 和 Cryoloop 等均无法避免胚胎污染的风险。利用封闭式载体冷冻胚胎时,在投入液氮前需先将载体套进透明的外套管以避免直接接触液氮。该方法冷冻的胚胎与液氮完全隔离,避免了病原微生物的交叉污染。但是,不同的胚胎冷冻载体由于其本身的物理特性,导致在冷冻和复苏过程中对温度升降速度存在差异,从而导致冷冻效果的差异。封闭式冷冻法利用双层麦管来玻璃化冻存人卵裂期胚胎,在投入液氮前需先将载体套进透明的外套管,所需的时间比半封闭式载体长,并且胚胎与液氮间接接触降低了冷冻速度。

有研究表明,封闭式载体虽然增加了玻璃化冷冻液和胚胎接触的时间及减慢了降温速度,但是并不影响封闭式载体的冷冻效果。实验表明,通过两组妊娠率和种植率的比较发现,两组间比较差异无统计学意义,表明封闭式载体可以取得与半封闭式载体同样的妊娠率,并不影响其在临床中的应用。利用封闭式载体冷冻保存人卵裂期胚胎是目前有效和相对安全的人类胚胎冷冻方法。由于封闭式载体能使胚胎与液氮完全隔离,能更好地保护胚胎避免病原微生物的交叉污染,是冷冻人早期胚胎的理想方法。

五、人类胚胎冷冻的应用现状及展望

超低温冷冻人的体外受精胚胎,在国内外均已获得成功。2004年,意大利学者应用ICSI对慢速冷冻卵母细胞与冻融睾丸精子受精后再次冻存多余胚胎,解冻胚胎移植后分娩一健康女婴,为世界首例。从冷冻技术第一次成功应用于人类胚胎并获妊娠至今,有关技术、方法不断成熟。据报道,正常胚胎移植的妊娠失败率可达到40%~60%,冷冻胚胎尤其是冷冻体外受精人胚胎的成功率更低,一些研究结果认为,8~16细胞的人胚胎冷冻效果较好,也有认为4细胞期胚胎冷冻后的成活率也不低。从总体上讲,冻胚移植的妊娠率比鲜胚低,影响人类胚胎冷冻保存结果的因素是多方面的,主要有胚胎的质量(大小、渗透性等)和分裂(发育)阶段、母体年龄及移植时机,以及冷冻保护剂(渗透性、毒性等)和冷冻溶解程序等。从理论上讲,冷冻胚胎可长期保存,但对于保存过程中胚胎细胞是否发生老化的问题还缺乏直接的实践证据。对于冷冻效果的鉴定,主要是采用形态学方法鉴定冻胚质量,对其移植后的发育潜力尚无法判断。

在多种冷冻方法中,现较多采用慢速冷冻、快速溶解法,其他方法也各有优缺点。因此,在实验中应综合考虑多方面因素,根据具体的胚胎情况选择恰当的方法。玻璃化冷冻方法简单、快速,防止了冰晶对胚胎造成的损伤,但由于玻璃化溶液的浓度极高且溶质存在毒性,会使胚胎的成活率降低,所以研究热点集中在如何减少高浓度溶液对胚胎的毒害作用方面。主要包括:通过两步平衡胚胎;缩短平衡时间;降低平衡温度;使用蔗糖、海藻糖等抗毒性物质。目前使用的冷冻保护剂对胚胎有一定的毒性,选择恰当的冷冻保护剂十分重要,人胚胎的保护剂为DMSO和丙二醇,蔗糖等非渗透性保护剂和渗透性保护剂联合使用常可取得较好的效果。

胚胎冷冻技术如今已趋向简单化、实用化及产业化,特别是牛的胚胎冷冻技术已经日臻成熟。但人类胚胎的冷冻技术还有待于进一步提高,尤其是冷冻过程中对细胞形态和代谢的影响是冷冻保存的最大难题。胚胎冷冻技术为建立优良品种的胚胎库或基因库提供了条件,同时也便于胚胎的运输和移植。胚胎冷冻保存的自身优越性决定其有很大的发展潜力,尽管其基础研究等还比较欠缺。所以,人们必须对人类胚胎冷冻技术的方法、程序及冷冻液的选择等做进一步的研究。随着现代分子生物学的发展,人们对发育生物学和低温生物学的研究将会更加深入,人类胚胎冷冻技术将会进一步完善。

(黄国宁　李竞宇)

第六节　睾丸组织及附睾精子冷冻保存与复苏

睾丸组织及附睾精子冻存是保护男性生育力的重要策略。外科取精技术与低温冻存技术的进展,为无精子症患者提供了生育的机会。睾丸、附睾活检是创伤性的手术,多次反复操作可能会造成睾丸、附睾组织纤维化,导致不可逆的睾丸萎缩、生精功能退化,甚至内分泌方面功能的丧失,从而需要外源性睾酮替代治疗,给患者带来额外的心理压力和经济上的负担。睾丸及附睾组织冷冻保存与复苏,通过睾丸、附睾组织中获得的精子,或者复苏后的睾丸组织移植,甚至通过分离精原干细胞移植来重建精子发生,在合适的条件下采用卵细胞质内单精子注射技术,使精卵结合而获得子代,为男性不育患者以及其他适宜人群开辟了新的治疗途径。

一、睾丸组织冷冻保存与复苏

(一)睾丸组织的来源

用于冻存的睾丸组织主要有两个来源:一个是辅助生殖过程中活检后剩余的睾丸组织;另一个是青春期前恶性肿瘤患者的睾丸组织。随着辅助生殖技术的快速发展,梗阻性或非梗阻性无精子症患者可以采用睾丸组织中的精子行卵细胞质内单精子注射而获得后代。睾丸活检是一个侵入性过程,有时会伴随一些并发症,把行卵细胞质内单精子注射中没有用完的睾丸组织冷冻起来以备下次再用,可以避免反复活检对睾丸的损伤。目前,应用放、化疗等治疗方法可以使 30% 以上的恶性肿瘤患者获得治愈。而放、化疗可能会影响生殖细胞,从而影响到精子形成过程,冷冻精子是恶性肿瘤患者在放、化疗前保护生育力的所选方案。但绝大多数青春期前男性还不能射精,冷冻精子并不现实,睾丸组织冷冻保存成为首选方法。当这些患者需要生育时,可以将冷冻保存的睾丸组织复苏后重新移植入睾丸内或在体外培养精原干细胞产生精子,借助辅助生殖技术获得后代。

(二)睾丸组织的冷冻保存和复苏

活检的睾丸组织冷冻保存前需行预处理:用冰袋转运至实验室后,反复冲洗去掉组织上的残留血,将睾丸组织剪成(6~8)mm³(慢速冷冻)或(3~4)mm³(玻璃化冷冻)的组织块。

睾丸组织冷冻保存的方法主要有慢速冷冻和玻璃化冷冻。慢速冷冻是睾丸组织冷冻保存的传统方法,采用低浓度(0.5~2M)的冷冻保护剂,可以将对细胞的损伤和冷冻保护剂的毒性最小化。慢速冷冻又可以分为程序化慢速冷冻和非程序化慢速冷冻。非程序化慢速冷冻不需要程序化冷冻中昂贵的程序冷冻仪,比后者操作简单、费时少,但降温速度控制不够精准。

玻璃化冷冻是采用更高浓度的保护剂,于超低温环境下在细胞内形成不规则的玻璃化固体而不产生冰晶,对细胞能起到保护作用。玻璃化冷冻的降温速率要显著快于慢速冷冻,采用高浓度保护剂防止冰晶的形成,在胚胎冷冻方面优于传统的慢速冷冻。玻璃化冷冻睾丸组织主要集中在实验动物模型中,目前没有获得比慢速冷冻明显的优势。

1. 程序化慢速冷冻方法

(1)冷冻保护液:1.5M DMSO+0.1M sucrose+10mg/ml HSA+HBSS(Hank 缓冲盐溶液)。

(2)冷冻方法:将两个组织块装进盛有冷冻保护液的细胞冻存管中,随后在冷冻程序仪上进行冷冻。程序为:4℃,30 分钟;以 −1℃/min 降至 0℃,保持 5 分钟;以 −0.5℃/min 降

至 –8℃,保持 10 分钟,此时进行人工"植冰";以 –7℃/min 降至 –70℃;随后投入液氮中保存。

（3）复苏方法:将细胞冻存管从液氮中取出迅速移至 37℃ 水浴中 2 分钟（直至冰融化）,随后组织经 0.1M、0.05M、HBSS 各洗涤 5 分钟置于冰上待用。

2. 非程序化慢速冷冻方法

（1）冷冻保护液:1.5M DMSO+0.15M sucrose+10% HSA+DMEM/F12。

（2）冷冻方法:将两个组织块装进盛有冷冻保护液的细胞冻存管中于室温放置 15 分钟,随后将细胞冻存管转移至盛有异丙醇的梯度降温盒,然后再将梯度降温盒放进 –80℃ 冰箱,梯度降温盒的降温速率大约为 1℃/min,当温度达到 –80℃ 时就将细胞冻存管投入液氮中。

（3）复苏方法:将细胞冻存管从液氮中取出迅速移至 37℃ 水浴中 2 分钟（直至冰融化）,再用含有 10% HSA 的 DMEM/F12 将组织洗涤两次（每次 2 分钟）,置于冰上待用。

3. 玻璃化冷冻方法

（1）平衡液:1.05M DMSO+1.35M EG+DMEM/F12;玻璃化冷冻液:2.1M DMSO+2.7M EG+0.5M sucrose+20% HSA+DMEM/F12。

（2）冷冻方法:将睾丸组织置于平衡液中室温平衡 10 分钟,然后将平衡好的睾丸组织移至玻璃化冷冻液中于室温静置 5 分钟,5 分钟后将睾丸组织迅速装进细胞冻存管中投入液氮。

（3）复苏方法:将冷冻保存的睾丸组织移至预温为 37℃ 的复苏液（0.5M sucrose+20% HSA+DMEM/F12）中 2 分钟,再用 37℃ 的 20% HSA+DMEM/F12 洗涤 2 分钟,置于冰上待用。

（三）睾丸组织复苏效果的评估

睾丸组织主要由生精小管和间质细胞组成,生精小管里有支持细胞和生精细胞,睾丸组织冻存就是要保护这些细胞结构和功能不受影响。复苏后睾丸组织的形态学观察、细胞凋亡检测、间质细胞和支持细胞功能检测、生殖细胞增殖能力检测,可以作为睾丸组织复苏后的评估指标。

1. **形态学观察** 睾丸组织复苏后可以立即固定并做成切片,用光学显微镜和免疫组织化学方法进行形态学观察;用抑制素 α 作为活支持细胞的标记物来评估复苏后生精小管的完整性;用类固醇合成急性调节蛋白作为间质细胞特异性标记物来评估间质组织的完整性;用电子显微镜观察间质细胞中的线粒体内质网和细胞膜的完整性。

2. **支持细胞、间质细胞功能检测** 睾丸组织复苏后需要对其中的细胞（支持细胞和间质细胞）进行功能检测来评估冷冻效果。支持细胞和间质细胞的功能是分别通过抑制素 B 及睾酮的释放量来评估的。将复苏后的睾丸组织培养于含有 0.5ml 培养液的基质胶中,在 37℃、5% CO_2 培养箱培养。在体外培养的第 4 天更换培养液,此时培养液中的抑制素 B 和睾酮是由冷冻受损的细胞及未受损的细胞释放出来的。在体外培养的第 12 天再次更换培养液,此时培养液中的抑制素 B 和睾酮完全是由活细胞释放的。测定培养液中抑制素 B 和睾酮的含量,并与新鲜组织释放的抑制素 B 和睾酮的含量相比较。

（四）睾丸组织冻融技术的应用

睾丸组织冻融后研磨获得精子供卵细胞质内单精子注射使用,完成精卵结合,从而可获得生物学后代。冻融的睾丸组织也可以通过睾丸组织移植技术重新完成精子发生并获得有功能的精子,甚至在体外培养诱导成有功能的精子。但这些技术目前仍处在动物模型研究阶段,睾丸组织自体移植的试验已经在动物模型中实现,人睾丸组织自体移植还未见报道。

睾丸组织的自体移植必须考虑存在癌症细胞回输的风险。采用睾丸移植异种技术将猪未成熟睾丸组织移植进去势免疫缺陷小鼠皮下一段时间后，从移植物中获得了有功能的精子，借助 ICSI 技术获得了猪仔。这一动物模型提供了一个从未成熟睾丸组织获得有功能精子并由此产生下一代的思路。该动物模型已被用于人类精子发生的研究，将来源于隐睾患者冻融的未成熟睾丸组织移植至去势免疫缺陷小鼠阴囊中，结果发现精原细胞和支持细胞可以存活并增殖。睾丸组织的异种移植会导致感染动物源病毒的风险，禁止应用于临床。日本科学家将新生小鼠的睾丸组织采用慢速或玻璃化冷冻方法保存，复苏后的睾丸组织经体外培养完成精子发生并成功诱导出精子，采用卵细胞质内单精子注射技术后获得了后代，子代可以健康地成长并能够繁殖。但该技术目前还处于实验阶段，仍有很多关键问题有待解决，如采用何种冻存方法及移植技术、复苏效果难以预测等。

二、附睾精子冷冻保存与复苏

（一）附睾精子的来源

附睾精子采集手术包括显微附睾精子抽吸术和经皮附睾精子抽吸术两种。辅助生殖过程中活检后多余的附睾精子可冷冻保存备用。除此之外，接受输精管道重建手术的患者也可在术中采集附睾精子冷冻保存，以备将来可能用于辅助生殖助孕。

（二）附睾精子的冻存和复苏

附睾穿刺术通常可以获得一定数目的精子。由于附睾穿刺液中含有少量红细胞和非精子细胞，因此从附睾中收集到的精子在冷冻前需要经过特殊预处理。若附睾穿刺液中含有较多的精子，密度梯度离心法能够有效地分离精子；若穿刺液精子数目较少，则进行简单的精子洗涤即可。

附睾精子冻存的方法主要有慢速冷冻和玻璃化冷冻，附睾精子传统的冷冻方法多为慢速冷冻法，冷冻过程中因温度下降及细胞内冰晶形成等因素会导致一定程度的物理损伤，如冰晶形成引起的精子结构机械损伤、渗透压急剧改变、局部活性氧含量的迅速升高都可损伤精子的质膜、鞭毛、线粒体、顶体、细胞核等细胞器的结构与功能，影响精子的存活率、活力、形态、受精能力及所携带的遗传物质的完整性，甚至诱发精子凋亡。附睾精子数量少，细胞膜尚未成熟，精子核 DNA 的稳定性差，精子经过慢速冷冻产生的超微损伤也会影响胚胎后续的发育潜能。常采用果糖、海藻糖、20% 的蛋黄、甘油、乙二醇、二甲基亚砜（DMSO）或二甲基甲酰胺等来作为附睾精子的冷冻保护剂。在不添加冷冻保护剂的情况下，通过提高冻融速率，使细胞内外液迅速转入无冰晶形成的玻璃态，为微量精子的冷冻带来了希望。无保护剂玻璃化冷冻技术能避免冰晶、保护剂对精子的损伤，理论上是附睾精子理想的冷冻方法，但是在操作过程中会造成精子微滴与液氮的直接接触，存在交叉感染的潜在风险。已有国外学者使用高安全麦管进行封闭式玻璃化冷冻，成功避免了精子微滴与液氮的直接接触，复苏效果仍待进一步评价。

1. 慢速冷冻

（1）冷冻方法：附睾穿刺液提取物经过上游法或密度梯度法形成精子悬液，用含人血清白蛋白的精子培养液（HEPES 缓冲体系）重悬，将精子保护剂按照 1∶1 的比例缓慢加入精子中，置于 4℃ 冰箱内预冷 30 分钟，再悬吊在液氮表面熏蒸 10 分钟后置于液氮中保存。

（2）复苏方法：将装有慢速冷冻精子的试管在 37℃ 水浴箱中复苏约 5 分钟，待其充分溶解后将管内混合液移入已于 37℃ 孵育的 3ml 培养液的离心管内,在 37℃、5% 的 CO_2 孵箱内孵育 1 小时,标本孵育完毕后 400g 离心 10 分钟,离心两次,充分去除冷冻保护剂,并用巴氏管轻轻地去除上清液,在沉淀液中加入一定量的培养液使其保留与离心冷冻前等体积的精子悬液,镜检精子浓度和活动率。

2. 玻璃化冷冻

（1）无保护剂的玻璃化冷冻方法:将巴斯德吸管拉细至直径约 150μm,吸取精子在管口形成约 10μl 的液滴后,即滴入液氮中,液滴在液氮中形成致密微滴后便沉入液氮底部,将其装入冷冻麦管后置于液氮中保存。

（2）微型载体无保护剂的玻璃化冷冻方法:在不添加冷冻保护剂的情况下,吸取精子微滴点在微型冷冻载体上,浸入液氮中保存。

（3）复苏方法:将精子微滴加入已于 37℃ 孵育的 3ml 培养液试管中,37℃ 水浴锅内轻轻摇动试管使微滴快速溶解,后置于 37℃、5% 的 CO_2 孵箱内孵育 1 小时,标本孵育完毕后 400g 离心 10 分钟,离心两次,用巴氏管轻轻地去除上清液,在沉淀液中加入一定量的培养液使其保留与离心冷冻前等体积的精子悬液,镜检精子浓度与活动率。

（三）附睾精子复苏效果的评估

参照《世界卫生组织人类精子及精子 - 宫颈黏液相互作用实验室检验手册》第 5 版,精子活动率的检测计数 100 个精子,计算活动精子的百分比;精子浓度采用粗略计算法,用一正向置换型加样器将 10μl 的定量精子悬液滴在干净载玻片上,再盖上 22mm×22mm 的盖玻片,使液滴均匀铺展开,计数每个视野下（×400）的精子个数,取 10 个视野的平均值。计算精子的复苏率和回收率:复苏率 = 冷冻后精子活动率 / 冷冻前精子活动率 ×100%;回收率 = 冷冻后精子浓度 / 冷冻前精子浓度 ×100%。

（四）附睾精子冻融技术的应用

与自然情况取精相比,附睾中来源的精子由于长时间停留在附睾组织,无法通过自然排精更新,存在着成熟度、畸形率、染色体异常及自然衰老等一系列问题。精子冷冻是否会引起精子 DNA 的损伤,由于研究人群、冷冻方法、DNA 损伤检测方法,以及冷冻前精子是否处理及处理的方法等方面的不同,存在争议。基本上存在三种不同的观点:第一种观点认为冷冻会导致精子 DNA 的损伤;第二种观点认为冷冻会有条件地造成精子 DNA 的损伤;第三种观点则认为冷冻不会造成精子 DNA 的损伤。

研究表明,梗阻性无精子症患者附睾精子 DNA 存在一定的损伤,原因可能为:①附睾精子尚未成熟,精子细胞核结构不够致密,容易受到外界因素的损伤而导致核 DNA 断裂;②精子细胞缺少有效的 DNA 修复机制;③受活性氧系列物质的作用导致核 DNA 结构的损伤。冷冻并不增加附睾精子核 DNA 的损伤率,但可能加重冷冻前已损伤精子核 DNA 的损伤程度。

精子核 DNA 的完整性与辅助生殖技术结局有关。多数文献报道,采用新鲜及冻融附睾精子的受精率、临床妊娠率及流产率等比较均无统计学差异,但对子代的长期随访报道很少。虽然精子冷冻复苏过程对精子有一定的损伤,但起到了再次筛选的作用,只有活力较好、代谢旺盛的精子才有可能经受复苏过程。因此,附睾精子冷冻保存避免了反复穿刺取精对附睾的损伤,为生育力持续下降的患者保留了生育的机会。

（孙海翔）

第七节 精子冻存与复苏

精子冷冻是在一定低温条件下使精子细胞代谢降低至休眠状态,保存精子活力和功能的有效方法,以达到储存精子的目的。

人类精液的冻存在男性生育力保存方面发挥着重要作用,技术已相对成熟,并广泛应用于辅助生殖临床和生殖生物学研究中。主要应用:①供精人工授精:精液冻存是供精人工授精的基础,将供者的精液冻存,在受者需要时解冻;②生殖保险:患者在进行可能损伤生育力的治疗前(如肿瘤患者进行放疗、化疗)进行精液冻存,在需要生育时进行精液解冻;③自精保存:因各种因素在取卵日无法到场或取精困难、极少精子患者,提前进行冷冻,可避免取卵当天取精失败无精可用的窘境。

一、精子冻存的冷冻保护剂

即使在不使用冷冻保护剂的情况下,人类精子也能够耐受一定程度的低温冻存,这是源于精子自身体积较小、细胞内水分含量较少,低温下产生的冰晶较少,特殊生理结构使其对冷休克的损伤不敏感。精子细胞内含有大量的蛋白、糖等黏性物质,成为天然的冷冻保护剂,可减弱冷冻过程中冰晶对细胞的损伤;另外,精子膜中磷脂、糖脂、固醇含量较高,更能耐受低温。但低温冷冻必然对精子造成一些损伤,包括由于细胞内冰晶形成所致的物理性损伤和高溶质引起的溶液效应所造成的化学性损伤,引起细胞膜、细胞质和细胞器化学结构不同程度的改变和能量代谢紊乱,引起精子结构及功能受损。研究显示,人类精液未经处理而行冷冻复苏后,只剩下千分之一的精子还具有某种程度的活力,因此在精子进行冻存时需要加入冷冻保护剂,以提高精子的复苏率和受精能力。

根据对细胞膜是否具有渗透性,冷冻保护剂分为渗透性物质和非渗透性物质,渗透性物质包括甘油、乙二醇、二甲亚砜等;非渗透性物质包括氨基己酸、蔗糖、乳糖等。

甘油是最早被发现对精子的低温保存具有保护作用的物质,也是目前最为常用的精子冷冻保护剂。甘油是一种渗透性冷冻保护剂,分子量大,能插入精子膜的双层分子中,诱导膜结构变化,同时通过 OH 基团与水形成氢键,与水分子互溶后渗入细胞内,修饰细胞膜,改变细胞膜的稳定性和水的通透性,降低细胞内液体冰点,减少细胞内冰晶形成,具有稳定细胞内电解质浓度与膜内保护剂的作用。但甘油也可干扰 ATP 合成与利用间的平衡,改变精子的生物能量状态,对精子造成损伤。甘油加入的量对精子冻存效果存在影响,终浓度以7.5% 为宜,高于 10% 时影响精子活力,低于 5% 时冷冻保护效果较差;另外,甘油需逐滴加入,每加一滴后轻摇使其与精液混匀,滴加速度不能过快,否则将引起精子内渗透压改变、精子膜皱褶而导致精子死亡。

目前应用最为广泛和成熟的精子冷冻保护剂多以甘油为基础,根据是否加入甘油及其他成分分为三类:单一甘油型、甘油复合型和无甘油型。甘油复合型添加蛋黄、白蛋白或蔗糖等高分子物质及两性离子缓冲系统。白蛋白可以降低细胞氧耗量,减少氧自由基的产生,减轻冷冻引起的精子冷休克;葡萄糖和蔗糖是小分子非渗透性冷冻保护剂,通过增加跨膜的渗透压梯度而产生高渗环境脱去精子内部水分并稳定细胞膜,从而达到冷冻保护作用;卵黄所含低密度脂蛋白可附着于精子细胞表面,调节降温复温过程中细胞内外的电解质平衡,卵黄所含卵磷脂可稳定精子细胞膜,防止顶体破裂,并能取代精子膜上受损或丢失的磷脂。因卵黄来源于鸡蛋,有传播疾病和致敏的可能,有报道从大豆卵磷脂中提取的磷脂具有蛋黄类似的效果,有望成为精子冷冻保护剂中蛋黄的替代物。

此外,扩容剂和抗氧化剂等也有利于提高精子冻融后的复苏率。扩容剂的作用为优化渗透压与 pH;提供能量来源,防止精子细胞内磷脂的使用。主要包括两性离子、果糖、柠檬酸盐、卵黄柠檬酸盐、TEST 柠檬酸盐卵黄缓冲液、人类精子保存基质等。精液在冷冻 - 复苏过程中,抗氧化体系受到影响,精子膜损伤后对活性氧水平的变化尤为敏感,在精子冷冻保护剂中添加抗氧化剂,可以有效清除冻融过程中产生的过多的氧自由基,避免精子的过氧化损伤。如在 TEST- 柠檬酸盐卵黄缓冲液中添加二硫苏糖醇,可防止巯基氧化,此方法对精子质量较低的精液和白细胞精子症患者的精液冷冻更为有益。

目前常用的精子冷冻保护剂有:①7.5% 单一甘油;②含 15% 甘油的 Tyrodes 改良液(HSPM);③Earle- 血清 - 甘油:含人血清白蛋白 10%、甘油 15%;④甘油 - 蛋黄 - 枸橼酸钠(GYC):葡萄糖 2.0g、枸橼酸钠 1.5g、甘油 15ml、鸡蛋黄 15ml 及 8IU 庆大霉素 0.3ml,加蒸馏水至 100ml,NaOH 调节 pH 至 7.2;⑤改良 GYC:葡萄糖 2.0g、蔗糖 0.01mol、柠檬酸钠 3.4g、甘氨酸 1.0g、甘油 15ml 及蛋黄 15ml,加蒸馏水至 100ml,NaOH 调节 pH 至 7.2;⑥TESTRIS 缓冲系统 - 蛋黄 - 柠檬酸 - 甘油(TYG)。

二、精子冻存与复苏方法

(一)速冻法

速冻法又称液相冷冻法,冷冻前不做冷平衡,将精液与冷冻保护剂混合后从常温直接浸入液氮。速冻法迅速跨过细胞内冰晶形成的危险温度区(-80~-5)℃,减少冰晶对细胞的直接损伤。然而在实际操作中,由于冷冻载体多采用冻存管,冻存管体积较大,热传导较慢,降温速率远未达到理想的玻璃化态,难以实现真正的速冻。

(二)缓冻法

缓冻法可通过程序冷冻仪实现缓慢降温、冷平衡,减少冷休克对精子的损伤。程序冷冻仪自动化程度高,能够精确地控制降温速率,在临床上已广泛应用于精液冷冻。由于各生殖中心和精子库使用的冷冻保护剂和冷冻载体存在差异,目前对于降温程序尚无统一标准。

文献中降温程序示例:

例一:从室温 ~-5℃,每分钟降温 1℃;(-60~-5)℃,每分钟降温 30℃;(-150~-60)℃,每分钟降温 10℃;投入液氮保存。

例二:从室温 ~-6℃,每分钟降温 1.5℃;(-100~-6)℃,每分钟降温 6℃;-100℃保持30 分钟;投入液氮保存。

(三)改良缓冻法

改良缓冻法又称气相冷冻法,方法为室温或 4℃冰箱放置 10 分钟,液氮面上方 5~10cm 蒸气层内放置 10~15 分钟进行冷平衡,然后投入液氮。各实验室在有无室温、冰箱放置步骤、液氮蒸气层内放置时间上存在差异。改良缓冻法的优点为操作简单快捷,不需要昂贵的仪器,缺点为受人为及环境因素的影响较多,测量液氮液面高度时标准也不易统一,在液氮蒸气层中放置时,随液氮蒸发液面高度发生变化,因此对降温的控制存在偏差。

（四）玻璃化冷冻法

2002 年 Nawroth 首次报道使用无保护剂的玻璃化冷冻精子。只要载体体积足够小达到极高的冻融速率，就可以在不添加冷冻保护剂的情况下实现溶质的玻璃化，因无细胞内外的冰晶形成减少了细胞的损伤。玻璃化冷冻具有诸多优势：冷冻过程快速省时，无需昂贵的仪器，避免了冷冻保护剂的化学毒性，冷冻损伤小。玻璃化法由于其载体微小，常被用于微量精子的冷冻，可提高此类精子的回收率和复苏率。

（五）精子复苏方法

冷冻精子复苏方法的选择与冷冻方法有关，需要根据不同的冷冻方法选用，原则是快冻快复、慢冻慢复。速冻法的快速降温使精子细胞内产生小冰晶，需快速复温，迅速越过冰晶形成的敏感温度带。缓冻法的慢速降温使精子细胞外的水分首先结晶，胞外溶质浓度的升高导致精子细胞脱水，若复温太快精子外溶化的水分来不及回渗，则会造成精子皱缩、溶质过多，产生化学损伤。

以快冻快复为例，解冻方法为：准备 37℃ 水浴锅，从液氮中取出精子冷冻管，直接投入水浴锅中，轻柔旋转冷冻管，5~10 分钟后精液充分融解后取出。也有在室温空气中停留 2~3 分钟，再迅速放入 37℃ 水浴中解冻。慢冻慢复则在室温下复温。

三、冷冻载体

人类精子的冷冻载体经历了多种方式：安瓿瓶（小玻璃管）因容易爆裂，已逐渐弃用；螺口塑料冻存管（管身用聚丙烯材料，管帽用聚丙烯或聚乙烯材料）；塑料麦管（聚氯乙烯 PVC 或聚对苯二甲酸乙二醇酯 -1,4- 环己烷二甲醇酯 PETG）；高安全性麦管（离子键树脂）。

冻存管是国内使用最多的精液冻存载体。方法是将精液与冷冻保护剂的混合液分装入冻存管。冻存管容量大，使用方便，易于大规模操作，存储运输方便。缺点是在降温与复温过程中，外层与中心层温度不均匀，降温和复温速率各区不一致，对精子的损伤较大，且有爆炸和破裂的风险，易造成精液的丢失及对操作人员有危险。

麦管在欧洲国家中使用较多，方法为特制的麦管一端封闭，用无菌针筒将精液与冷冻保护剂的混合液注入麦管中，全部混合液分装入若干麦管。此方法的优点是麦管空间小表面积大，降温均匀，复温时受热快且均匀，对精子损伤较小；缺点是麦管容量小，对于量多的精子需要大量麦管分装，操作繁复。

极少量的精子可采用透明带法保存。透明带来源于 IVF 实验室废弃的卵及胚胎或鼠胚，采用显微注射针将卵胞质或胚胎内的细胞球吸出，只剩空透明带。按照显微注射常规操作流程吸取精子，将其注入空透明带中，每个透明带内最多存放 5 个精子。将存有精子的透明带放入精子冷冻保护剂中，再装入胚胎冷冻用麦管，两边以空气柱隔开，以确认透明带位置，用精子冷冻程序进行冷冻。复苏后，按照显微注射常规操作流程将透明带内精子精子吸出待用。透明带来源对精子冷冻后复苏率无差异，但是精子和人源透明带发生顶体反应会导致复温后精子丢失和受精率降低，也存在生物安全性和伦理的问题。

四、精子复苏后的质量评估

目前评价精子冷冻效果最主要的指标是复苏率，但解冻后精子的内在功能，如精子形态、顶体及膜功能对精子是否具有受精能力也有十分重要的作用。因此，精子冷冻的目标在于提高精子存活率的同时提高精子质量。

（一）精子的功能评估

复苏率是评估精子冷冻后复苏效果的基本指标,表现为精子的运动能力。按《WHO人类精液及精子-宫颈黏液相互作实验室检验手册》第5版对精子的浓度、前向运动精子数目、活动精子数目进行观察和计算,得到精子解冻后的活力和活率,与冷冻前精子情况进行对比得到复苏率。精子膜的完整性与精子获能、精卵结合密切相关,测定精子膜功能可以准确反映精子功能并预测精子的受精能力。顶体酶在精卵结合的过程中起溶解透明带的作用,是受精过程中最为关键的酶,其活性高低可直接影响受精结果,因此顶体酶活性是反映精子质量的重要指标。在冷冻精子复苏后对其进行检测,可评价精子的受精能力,是精子功能评估的一项重要指标。受精和受孕能力是精子冷冻后复苏效果最主要的评价指标。精子解冻后行人工授精或体外受精,可统计受精、胚胎发育和临床分娩结局。

（二）精子的形态和结构评估

精液中形态正常精子的比例与受孕直接相关,精子畸形率是精子的主要参数,包括头部、颈部、尾部畸形。按《WHO人类精液及精子-宫颈黏液相互作实验室检验手册》第5版对解冻后精子形态进行观察,记录畸形精子指数(缺陷总数/缺陷精子数)和精子畸形指数(缺陷总数/所数精子总数)。顶体是精子头部的重要组成部分,许多研究表明精子顶体完整率是精子是否具有受精能力的主要预测参数,冷冻复苏过程可能会造成顶体损伤。因此,精子顶体完整率应作为精子复苏效果的评估指标之一。

冻融过程中温度的巨大变化、细胞内外冰晶形成和渗透压变化,可引起精子细胞膜、线粒体膜的损伤及精子DNA完整性的缺失。通过电镜可对精子超微结构进行观察。正常精子细胞膜完整,顶体内膜和外膜结构清晰,核膜完整,顶体内膜与核膜呈平行排列。精子冻融后的生物膜及亚细胞结构基本完整,冷冻损伤的改变主要位于头部,可见核内空泡,不仅体积增大且空泡数量增加。核膜异常包括核后间隙增大、后核膜增生,有时可见核膜部分或全部缺失。顶体内膜和外膜分离,内膜与质膜相贴,严重的损伤将导致顶体肿胀、破损,顶体膜脱落,顶体内容物丢失。膜完整性可通过低渗肿胀实验、凝集素实验等检测。DNA完整性的检测技术较多,包括吖啶橙染色、末端转移酶介导dUTP末端标记法、彗星实验等。

五、影响精子冻存效果的因素

影响精子冻存的因素众多。相关性分析显示精子浓度和活力与冷冻复苏率呈正相关,浓度高、活力好的精子在冻融后可获得较好的复苏率。对于少弱精者,可通过密度梯度离心法或上游法对精子进行浓集,通过提高精子浓度改善精子冻存效果。形态异常的精子,特别是头部畸形及同时具有多种畸形的精子对冷冻的耐受性较差。表现在精液参数中,可见畸形率高的精液冻融后复苏率较低,前向运动精子率减少。取精后至冷冻前的间隔时间也影响冻存效果。有研究显示,精液取出后最好在30分钟内进行冷冻操作。精液精子长时间孵育会导致精液中活性氧过量生成,可破坏精子DNA及精子膜的流动性和完整性。

生物体的代谢活动随温度降低而下降,在一定的低温下近乎完全抑制而达到长期保存的效果。这些代谢活动主要由酶的催化来实现,根据细胞生物学理论,细胞的某些酶在零下几十摄氏度时依然有一定的活性,可使细胞维持缓慢、简单的代谢活动。Arrhenius曾根据随温度降低而衰减的化学反应速率,推算出低温状态下生命体的保存时间,以生物体在4℃能存活 2 小时为基础计算,在 –40℃可保存数日,在 –80℃可保存数月,在 –196℃则可以保存几百年。目前,对于冷冻精液保存时间最久的报道是两例通过液氮冻存的精液,在冷冻 28 年后解冻,通过人工授精获得了成功妊娠。临床上所出现的精子复苏率随存储时间延长有所下降的情况,可能与储存过程中精子冷冻管多次随其他需要解冻的精子从液氮中取出暴露于室温有关,为保证冷冻质量,冷冻精子应做到独立存储标本。

六、精子冻存的应用

精子冷冻技术的临床应用广泛。规范标准操作、改进冷冻方法、开发新型冷冻载体、关注精子复苏质量等,仍是人类精子冷冻技术面临的主要问题。

目前尚无直接的证据表明冷冻保存的过程存在交叉污染,但不能因此忽视交叉污染存在的风险,应谨慎对待精子的冷冻储存及使用,采取一定的预防手段将交叉污染的风险降至最低水平。精子冷冻涉及多学科的交叉研究,随着技术发展和方法改进,人类的精子冷冻保存定会长足进步,更好地应用于辅助生殖领域。

（孙海翔）

● 参考文献

1. Polge C,Smith AU,Parkes AS. Revival of spermatozoa after vitrification and dehydration at low temperatures. Nature,1949,164(4172):666.

2. Mazur P. Kinetics of Water Loss from Cells at Subzero Temperatures and the Likelihood of Intracellular Freezing. J Gen Physiol,1963,47:347-369.

3. Mazur P. Cryobiology:the freezing of biological systems. Science,1970,168(3934):939-949.

4. Rall WF,Mazur P,Souzu H. Physical-chemical basis of the protection of slowly frozen human erythrocytes by glycerol. Biophys J,1978,23(1):101-120.

5. Trounson A,Mohr L. Human pregnancy following cryopreservation,thawing and transfer of an eight-cell embryo. Nature,1983,305(5936):707-709.

6. Rall WF,Fahy GM. Ice-free cryopreservation of mouse embryos at-196 degrees C by vitrification. Nature,1985,313(6003):573-575.

7. Zachariassen KE,Kristiansen E. Ice nucleation and antinucleation in nature. Cryobiology,2000,41(4):257-279.

8. Kasai M,Mukaida T. Cryopreservation of animal and human embryos by vitrification. Reprod Biomed Online,2004,9(2):164-170.

9. Tschudin S,Bitzer J. Psychological aspects of fertility preservation in men and women affected by cancer and other life-threatening diseases. Hum Reprod Update,2009,15(5):587-597.

10. Stahl PJ,Stember DS,Mulhall JP. Options for fertility preservation in men and boys with cancer. Adv Exp Med Biol,2012,732:29-39.

11. Deanesly R. Immature rat ovaries grafed after freezing and thawing. J Endocrinol,1954,11:197-200.

12. Hovatta O,Silye R,Krausz T,et al. Cryopreservation of human ovarian tissue using dimethylsulphoxide and propanediol sucrose as cryoprotectants. Hum Reprod,1996,11(6):1268-1272.

13. Donnez J,Dolmans MM,Denylle D,et al. Livebirth after orthotopic transplantation of cryopreserved ovarian

tissue. Lancet,2004,364(9443):1405-1410.

14. Meirow D,Levron J,Eldar-geva T,et al. Pregnancy after transplantation of cryopreserved ovarian tissue in a patient with ovarian failure after chemotherapy. N Engl J Med,2005,353(3):318-321.

15. Li J,Kawamura K,Cheng Y,et al. Activation of dormant ovarian follicles to generate mature eggs. Proc Natl Acad Sci U S A,2010,107(22):10280-10284.

16. Kawamura K,Cheng Y,Suzuki N,et al. Hippo signaling disruption and Akt stimulation of ovarian follicles for infertility treatment.Proc Natl Acad Sci U S A,2013,110(43):17474-17479.

17. Cheng Y,Kim J,Li XX,et al. Promotion of ovarian follicle growth following mTOR activation:synergistic effects of AKT stimulators. PLoS One,2015,10(2):e0117769.

18. Bianchi V,Coticchio G,Fava L,et al. Meiotic spindle imaging in human oocytes frozen with a slow freezing procedure involving high sucrose concentration. Hum Reprod,2005,20:1078-1083.

19. Chen SU,Lien YR,Cheng YY,et al. Vitrification of mouse oocytes using closed pulled straws(CPS) achieves a high survival and preserves good patterns of meiotic spindles,compared with conventional straws,open pulled straws(OPS)and grids. Hum Reprod,2001,16:2350-2356.

20. Eichenlaub-Ritter U,Shen Y,Tinneberg HR. Manipulation of the oocyte:possible damage to the spindle apparatus. Reprod Biomed Online,2002,5:117-124.

21. Baert Y,Goossens E,van Saen D,et al. Orthotopic grafting of cryopreserved prepubertal testicular tissue: in search of a simple yet effective cryopreservation protocol. Fertil Steril,2012,97(5):1152-1157.

22. Baert Y,Van Saen D,Haentjens P,et al. What is the best cryopreservation protocol for human testicular tissue banking? Hum Reprod,2013,28(7):1816-1826.

23. Keros V,Rosenlund B,Hultenby K,et al. Optimizing cryopreservation of human testicular tissue: comparison of protocols with glycerol,propanediol and dimethylsulphoxide as cryoprotectants. Hum Reprod,2005, 20(6):1676-1687.

24. Kvist K,Thorup J,Byskov AG,et al. Cryopreservation of intact testicular tissue from boys with cryptorchidism. Hum Reprod,2006,21(2):484-491.

25. Park YS,Kim MK,Lim CK,et al. Efficacy of cryopreservation of embryos generated by intracytoplasmic sperm injection with spermatozoa from frozen testicular tissue. J Assist Reprod Genet,2014,31(10):1331-1336.

26. Pukazhenthi BS,Nagashima J,Travis AJ,et al. Slow freezing,but not vitrification supports complete spermatogenesis in cryopreserved,neonatal sheep testicular xenografts. PLoS One,2015,10(4):e0123957.

27. Tournaye H,Goossens E,Verheyen G,et al. Preserving the reproductive potential of men and boys with cancer:current concepts and future prospects. Hum Reprod Update,2004,10(6):525-532.

28. Wyns C,Curaba M,Martinez-Madrid B,et al. Spermatogonial survival after cryopreservation and short-term orthotopic immature human cryptorchid testicular tissue grafting to immunodeficient mice. Hum Reprod,2007, 22(6):1603-1611.

29. Yokonishi T,Ogawa T. Cryopreservation of testis tissues and in vitro spermatogenesis. Reprod Med Biol, 2016,15:21-28.

30. Yokonishi T,Sato T,Komeya M,et al. Offspring production with sperm grown in vitro from cryopreserved testis tissues. Nat Commun,2014,5:4320.

31. Kim S,Lee YJ,Ji DB,et al. Evaluation of different cryoprotectants(CPAs)in boar semen cryopreservation.

J Vet Med Sci,2011,73（7）:961-963.

32. Buhr MM,Fiser P,Bailey JL,et al. Cryopreservation in different concent rations of glycerol alters boar sperm and their membranes. J Androl,2001,22（6）:961-965.

33. Merino O,Aguaguina WE,Esponda P,et al. Protective effect of butylated hydroxytoluene on sperm function in human spermatozoa cryopreserved by vitrification technique. Andrologia,2015,47（2）:186.

34. Vutyavanich T,Piromlertamorn W,Nunta S. Rapid freezing versus slow programmable freezing of human spermatozoa. Fertil Steril,2010,93（6）:1921-1928.

35. World Health Organization. WHO Laboratory Manual for the Examination and Processing of Human Semen.5th ed. Geneva:World Health Organization,2010.

36. Schuster TG,Keller LM,Dunn RL,et al. Ultra-rapid freezing of very low numbers of sperm using cryoloops. Hum Reprod,2003,18（4）:788-795.

37. Endo Y,Fujii Y,Shintani K,et al.Simple vitrification for small numbers of human spermatozoa.Reprod Biomed Online,2012,24（3）:301-307.

38. Amesse LS,Srivastava G,Uddin D,et al.Comparison of cryopreserved sperm in vaporous and liquid nitrogen.J Reprod Med,2003,48（5）:319-324.

39. 于修成.辅助生殖的伦理与管理.北京:人民卫生出版社,2014.

40. The practice of Committees of the American Society for Reproductive Medicine and the Society for Assisted Reproductive. Mature oocyte cryopreservation:a guideline. Fertility and Sterility,2013,99（1）:37-43.

41. Cobo A. Is vitrification of oocytes useful for fertility preservation for age-related fertility decline and in cancer patients? Fertility and Sterility,2013,99（6）:1485-1495.

42. ESHRE Task Force on Ethics and Law. Taskforce 7:ethical considerations for the cryopreservation of gametes and reproductive tissues for self use. Hum Reprod,2004,19:460-462.

43. Ndorp WJ,De Wert GM. Fertility preservation for healthy women:ethical aspects. Hum Reprod,2009,24（8）:1779-1785.

44. Ajala T,Rafi J,Larsen-Disney P,et al. Fertility preservation for cancer patients:a review. Obstet Gynecol Int,2010,2010:160-386.

45. 杜湉瑞,张云山.有关冷冻保存胚胎处置伦理问题的思考.国际生殖健康/计划生育杂志,2012,31（1）:52-54.

第十四章　人类生育力保护与辅助生殖相关伦理

生育力保护和保存都涉及诸多新技术的应用实施，同时涉及多领域和学科间的交叉，在学习掌握相关理论、知识之前，有必要对生育力保存与利用过程中面临的伦理难题及应对措施进行深入讨论和考量。

第一节　医学伦理学与辅助生殖伦理原则

一、医学伦理学概念

伦理学又称道德哲学，是对人类行动社会规范的研究，随着社会的进步而有相应的改变，具极强的社会性。医学现象是一种普遍而独特的人类活动，其发展过程自始至终都伴随着医学伦理问题的探讨。医学伦理的初始阶段关注的是医生的职业道德，《希波克拉底誓言》成为数百年来医生们的个人道德准则。19世纪以后，医学伦理学（medical ethics）开始成为一门学科。它运用一般伦理学的基本理论和原则，研究解决医疗卫生实践和医学科学活动中人们之间的医学道德关系、道德现象和道德规范，并发展出更为具体的医学伦理学原则。20世纪60年代以后，随着医学和相关生物技术的飞速发展，传统的医学伦理学面临严峻的考验，除外道德规范、医患关系，医学伦理学需要更多的面对技术的发展给临床医疗行为带来的影响，生命伦理学（bioethics）应运而生。生命伦理学可界定为运用伦理学的理论与方法，在跨学科、跨文化的情境中，对生命科学和医学保健的伦理学方面，包括决定、行动、政策、法律等进行系统研究的学科。生命伦理学和医学伦理学共同致力于分析和解决医学及生物医学领域的技术发展所带来的新的道德问题。

二、医学伦理学的基本原则

1989年，美国的比彻姆和查尔瑞斯在《生物医学伦理学原则》（*Principles of Biomedical Ethics*）一书中提出四个原则：有利原则、不伤害原则、尊重原则及公正原则，被国际医学伦理学界广泛接受。

（一）有利原则

有利原则（principle of beneficience）要求医疗行为要有利于患者的健康，不仅仅是减少伤害，而是更积极地促进患者健康，增进患者幸福，并且有利于医学事业和医学科学的发展。

（二）不伤害原则

不伤害原则（principle of non-maleficence）是医学道德的一个具体原则，包括主观的不伤害意图和客观的低伤害结果。在临床诊疗活动过程中，一切诊疗手段皆为利害综合体，有时即使是合理的治疗手段也会给患者带来躯体上或心理上的伤害,可能的医疗伤害与医疗给予患者的健康利益纠缠在一起成为现代医学技术的一个显著特征。双重效应(double effects)学说通常被用来判断一个治疗行为是否道德,即有害后果不是直接的有意的效应,而是间接的可预见的但无法避免的效应。不伤害原则是底线要求,是与医学实践对健康、生命的承诺联系在一起的。

（三）尊重原则

自主性原则(principle of autonomy)要求医务工作者对患者的自主性给出必要的尊重,依照这个原则派生出来的医务工作者最起码的道德规范为知情同意和保护患者隐私。知情同意是指医务人员在诊疗过程中为患者提供与诊疗行为相关的合适、正确的信息,并且确保患者能够理解同意,前提是患者是具有一定的自主能力的,对于丧失或缺乏自主能力的患者而言,自主性通常由其家属或监护人代替。医疗职业的特点决定了医生会了解患者的某些隐私,患者有要求医生保守自己秘密的权利。知情同意和保密原则现在已经广泛为医务人员接受并贯穿于所有医疗活动中。

（四）公正原则

公正原则(principle of justice)意味着平等对待,同等医疗需要的患者应该得到同样的医疗待遇,公正的另一个含义是应得(desert),也就是每个人得到与他的能力和行为相应的对待。公正原则体现在社会生活的不同层面,可以分为报偿性公正(retributive justice)、程序性公正(procedural justice)和分配性公正(distributive justice)。

三、辅助生殖伦理原则

辅助生殖技术是生命科学的里程碑,从医学角度说是一项划时代的技术成就,它使传统的性与生殖分离,即摈弃了性的过程,直接产生生殖结局,改变了自然的生殖规律,对宗教、道德、文化、法律、个人和家庭都形成了极大的冲击,同时伴随着大量新的伦理争论。我国颁布的《人类辅助生殖技术管理办法》和《人类精子库管理办法》中规定的辅助生殖伦理原则如下:

（一）有利于患者原则

1. 综合考虑患者的病理、生理、心理及社会因素,医务人员有义务告诉患者目前可供选择的治疗手段、利弊及其所承担的风险,在患者充分知情的情况下,提出有医学指征的选择和最有利于患者的治疗方案。

2. 禁止以多胎和商业化供卵为目的的促排卵。

3. 不育夫妇对实施人类辅助生殖技术过程中获得的配子、胚胎拥有选择处理方式的权利,技术服务机构必须对此有详细的记录,并获得夫、妇或双方的书面知情同意。

4. 患者的配子和胚胎在末征得其知情同意情况下,不得进行任何处理,更不得进行买卖。

（二）知情同意原则

1. 人类辅助生殖技术必须在夫妇双方自愿同意并签署书面知情同意书后方可实施。

2. 医务人员对人类辅助生殖技术适应证的夫妇,须使其了解:实施该技术的必要性、实施程序、可能承受的风险以及为降低这些风险所采取的措施、该机构稳定的成功率、每周期大致的总费用,以及进口、国产药物选择等与患者作出合理选择相关的实质性信息。

3. 接受人类辅助生殖技术的夫妇在任何时候都有权提出中止该技术的实施,并且不会影响对其今后的治疗。

4. 医务人员必须告知接受人类辅助生殖技术的夫妇及其已出生的孩子随访的必要性。

5. 医务人员有义务告知捐赠者对其进行健康检查的必要性,并获取书面知情同意。

(三) 保护后代原则

1. 医务人员有义务告知受者通过人类辅助生殖技术出生的后代与自然受孕分娩的后代享有同样的法律权利和义务,包括后代的继承权、受教育权、赡养父母的义务、父母离异时对孩子监护权的裁定等。

2. 医务人员有义务告知接受人类辅助生殖技术治疗的夫妇,他们对通过该技术出生的孩子(包括有出生缺陷的孩子)负有伦理、道德和法律上的权利和义务。

3. 如果有证据表明实施人类辅助生殖技术将会对后代产生严重的生理、心理和社会损害,医务人员有义务停止该技术的实施。

4. 医务人员不得对近亲间及任何不符合伦理、道德原则的精子和卵子实施人类辅助生殖技术。

5. 医务人员不得实施代孕技术。

6. 医务人员不得实施胚胎赠送助孕技术。

7. 在尚未解决人卵细胞质移植和人卵核移植技术安全性问题之前,医务人员不得实施以治疗不育为目的的人卵细胞质移植和人卵核移植技术。

8. 同一供者的精子、卵子最多只能使 5 名妇女受孕。

9. 医务人员不得实施以生育为目的的嵌合体胚胎技术。

(四) 社会公益原则

1. 医务人员必须严格遵守国家人口和计划生育的法律、法规,不得对不符合国家人口和计划生育法规和条例规定的夫妇和单身妇女实施人类辅助生殖技术。

2. 根据《母婴保健法》,医务人员不得实施非医学需要的性别选择。

3. 医务人员不得实施生殖性克隆技术。

4. 医务人员不得将异种配子和胚胎用于人类辅助生殖技术。

5. 医务人员不得进行各种违反伦理、道德原则的配子和胚胎实验研究及临床工作。

(五) 保密原则

1. 互盲原则,即凡使用供精实施的人类辅助生殖技术,供方与受方夫妇应保持互盲、供方与实施人类辅助生殖技术的医务人员应保持互盲、供方与后代保持互盲。

2. 机构和医务人员对使用人类辅助生殖技术的所有参与者(如卵子捐赠者和受者)有实行匿名和保密的义务。匿名是藏匿供体的身份;保密是藏匿受体参与配子捐赠的事实以及对受者有关信息的保密。

3. 医务人员有义务告知捐赠者不可查询受者及其后代的一切信息,并签署书面知情同意书。

(六) 严防商业化原则

机构和医务人员对要求实施人类辅助生殖技术的夫妇,要严格掌握适应证,不能受经济利益驱动而滥用人类辅助生殖技术。供精、供卵只能是以捐赠助人为目的,禁止买卖,但是可以给予捐赠者必要的误工、交通和医疗补偿。

（七）伦理监督原则

1. 为确保以上原则的实施,实施人类辅助生殖技术的机构应建立生殖医学伦理委员会,并接受其指导和监督。

2. 生殖医学伦理委员会应由医学伦理学、心理学、社会学、法学、生殖医学、护理学专家和群众代表等组成。

3. 生殖医学伦理委员会应依据上述原则对人类辅助生殖技术的全过程和有关研究进行监督,开展生殖医学伦理宣传教育,并对实施中遇到的伦理问题进行审查、咨询、论证和建议。

（孙贻娟　冯　云）

第二节　生育力保护与伦理

女性卵巢是一个对内外环境变化都很敏感的器官,容易受到各种理化因素的损害,自女性出生起卵母细胞数量是固定的,每个月产生一个成熟卵子的同时都伴随着一批卵泡的退化闭锁。年龄超过 35 岁的女性生育力开始出现折棍现象,卵子数量和质量都开始显著下降。在诊治或预防疾病过程中,应该时刻保留保护卵巢的视角,保护女性生殖内分泌功能不孕症患者的生殖潜能。同样,男性生育力在全球范围内呈下降趋势,生育力的保护对于家庭、社会的稳定,对于人类繁衍有着非常重要的意义。生育力保护不但是生殖医学、妇产科学、泌尿科学与男性科学专业人员的重要课题,而且应该引起所有医护人员的关注。

一、生殖系统疾病治疗中的生育力保护伦理

罹患生殖系统疾病的患者在就医时,许多医疗措施包括检查手段和药物、手术等都可能伤害患者的生育力,从而导致其生育及内分泌功能丧失。不伤害原则和有利原则是医学伦理学的基本原则,也是临床医生实施生育力保护的最基本原则。在生殖系统疾病临床治疗中,应对可能引起生育力下降的各种因素采取必要的防护措施或者更改治疗方案,以保护患者的生殖内分泌功能和生殖潜能,采用对患者损伤最小的技术,实现患者最大程度的获益。如患者双侧卵巢发生巧克力囊肿时,既有手术指征,又有生育要求,应根据患者年龄、窦卵泡数目、AMH 及卵巢病灶状况选择手术与药物或助孕。卵巢储备功能较差时,尤为需要斟酌利弊,选择最有利于患者的治疗方案。如必须手术者,应提高手术技巧,轻柔操作,尽量减少正常卵巢组织的丢失,避免电凝止血和血供损伤。手术前后观察追踪卵巢储备功能,最大限度保护其功能以完成患者的生育愿望。

二、不孕症诊疗中的生育力保护伦理

不孕症患者就诊过程中,医务人员应该本着高度负责、真诚关爱的态度,正确选择和运用技术手段进行检查诊断和治疗,在保护患者生育力的基础上以最小的代价获得最佳效果。具体有以下几点:

1. 选择介入性诊断、治疗手段最少的方案　不孕症本身复杂的生理、心理、社会综合性的病因决定了其不孕症治疗的多样性和复杂性,而在这个过程中,对其生理因素干预越少,对其生育力保护就越好。

2. **选择最适合患者个体的治疗方案** 每个不孕症个体都有不同的生育力,伴随着复杂的多项不孕因素,在选择个体治疗方案的时候应遵循最优化原则,选择最适合解决患者不孕病因的技术。

3. **知情同意** 辅助生殖技术实施过程中每个步骤都应使助孕夫妇获得充分的相关信息,经过深思熟虑和一致的理解,在没有任何胁迫、诱导的情况下,自愿地作出接受或不接受的决定,并进行知情同意书的签署。在辅助生殖技术的应用中,有时不可避免会遇到可能有损患者生育力的情况,如反复取卵手术致卵巢出血、机化等损伤,需向患者详细介绍治疗措施和可能出现的情况,如卵巢低反应或卵巢过度刺激,需由患者自主选择,体现医生对患者权利的尊重。

知情同意是对人格尊重的具体体现,并反映了生命伦理和法律建设,无论是在治疗还是研究范畴,知情告知与同意的基本要素都是相同的,包括与医生或研究者一起讨论风险、益处以及对特殊治疗的选择。它不仅仅是一份签字文件,更是一场持续的对话,其目的是"成年人有权依据自己的个人价值观以及将来的人生目标接受或拒绝医疗干预"。

(孙贻娟 冯 云)

第三节 辅助生育技术与生育力保存的伦理

目前辅助生殖技术中生育力保存的技术虽然较多,但都存在一定的局限性,尚需继续完善和发展,本节着重讲述辅助生殖技术在生育力保存应用中的伦理问题。

一、女性生育力保存的伦理

(一)卵母细胞冷冻与使用带来的伦理挑战

1. **卵母细胞冷冻技术的安全性** 卵母细胞是人体最大的细胞,卵母细胞表面积与体积的比值小,对水的渗透性低,更易受到冰晶损伤,成熟卵母细胞停留在第二次减数分裂中期,核膜融解,染色体排列在纺锤体上,微管系统对热度敏感,在冷冻复苏过程中极易发生解聚。卵母细胞由于其自身的结构特征,冷冻保存技术在临床的应用一直进展缓慢,玻璃化冷冻技术实施于卵母细胞冷冻保存以来,卵母细胞复苏率与后续的胚胎发育得到了长足的进步,卵母细胞玻璃化冷冻在临床上应用的 RCT 研究结果显示,玻璃化冷冻后的卵母细胞都获得了和新鲜卵母细胞相当的且令人满意的妊娠结局,提示玻璃化冷冻保存卵母细胞在临床应用的可行性。2009 年美国学者 Noyes 和意大利学者 Porcu 及 Borini 发表了对 936 个卵母细胞冷冻复苏后出生婴儿出生缺陷的调研统计,包括慢速冷冻和玻璃化冷冻出生的婴儿,结果显示出生缺陷率为 1.3%(12/936),较自然妊娠出生的婴儿出生缺陷率并未增加,反映出一定程度安全性。

卵母细胞玻璃化冷冻技术应用于临床的时间仍较短,对于技术人员的操作要求相对较高,尚不及胚胎冷冻技术在临床的应用成熟。目前已有研究证实冷冻会造成卵母细胞在分子水平上的损伤,主要包括 DNA 损伤、一些重要蛋白酶损伤及 mRNA 表达损伤等。目前,对于子代安全性大样本的研究仍较少。

国内冷冻卵母细胞主要的用途是限于取卵日当天无精子可用,将女方卵母细胞暂时冻存,以及针对癌症或特殊疾病患者于药物、射线、手术治疗前的卵母细胞保存。对于能否成为卵子缺乏妇女卵源的新途径,需斟酌助孕妇女获得多少卵子适合部分卵子冻存,有待本人助孕分娩后捐赠;同时有待多中心多样本安全性数据观察与支持。以满足单纯以推迟婚育年龄为目的的将卵母细胞冻存备用者,应预测后续的伦理问题:①冻卵者婚育后试孕可自行怀孕,卵子处置方式;②未完成婚育者要求放弃冻卵并捐赠,就会出现变相的未婚未育或非助孕者进行卵子捐赠问题;③年龄界限和冻存期限也应重视,超过 35~38 岁者的卵子质量与数目均下降明显,存放过久或超高龄使用时母婴风险均随之增加。2012 年 9 月美国生殖医学协会颁布的成熟卵母细胞保存指南,规定卵母细胞冷冻保存适应证包括:①为手术后有可能丧失卵巢功能的妇女术前将卵子冷冻,可为将来提供生育机会;②某些遗传学情况,如BRCA 突变或 X 脆性综合征;③经促超排卵已采集到卵母细胞时,发生取精失败、睾丸活检无精子,作为一种补救手段;④不能冷冻胚胎患者的替代措施;⑤为推迟生育的妇女提前将卵子冷冻,以待今后不孕时备用(>38 岁不推荐)。同时,美国生殖医学协会也提出了以下建议:①对于癌症患者手术或化疗前,卵母细胞冻存可在适当的咨询后进行;②卵母细胞冷冻的安全性和有效性仍需大量数据及长期安全性的观察,以支持以赠卵为目的的卵子库的普遍开展;③单纯以推迟生育年龄为目的的卵母细胞冻存仍需大量安全性数据支持;④尚不能以卵母细胞冻存完全替代胚胎冻存。卵母细胞冷冻所涉及的伦理问题主要是卵母细胞技术的安全性与卵母细胞冷冻保存的期限。

2. 卵母细胞冷冻技术与卵母细胞捐赠　日趋成熟的卵母细胞玻璃化冷冻技术尚可应用于卵母细胞赠送和卵子库的建立。我国卫生部 2006 年第 44 号文件规定,赠送卵母细胞必须来源于实施体外助孕的患者,并且供卵者必须获得 20 个以上成熟卵母细胞且自己保留15 个以上成熟卵母细胞,其余的才可以供给他人使用,供卵生成的胚胎必须冻存至 6 个月以后,供卵者再次复查排除 HIV、HBV、HCV 等传染性疾病后方可使用。在这种规定下,卵母细胞赠送难以实施,因为患者在自己没有获得妊娠的情况下,一般不会将卵母细胞供给他人。而部分卵母细胞冻存在未孕时仍可由患者本人使用,如分娩后不再生育后再捐赠他人,由此卵母细胞的玻璃化冻存成为开展卵母细胞赠送的新途径。

但是,受卵者的年龄上限成为一个新的伦理问题,年龄过大的受卵者不仅自身健康问题增加,面临的围产期并发症和母婴风险显著高于育龄期妇女,而且有研究表明,在供卵妊娠中由于胚胎为异源性可引起母胎界面免疫活性增加,可能与妊娠期高血压疾病等妊娠期并发症发生率升高相关,另外,高龄父母的抚养能力、与孩子年龄差距过大对孩子成长可能产生的影响等都使为受卵者设定年龄上限成为必要。

卵母细胞与胚胎比较更具专属性,女性对于自己冻存的卵母细胞具有支配权,在目前的冷冻技术下,对于进行卵母细胞冻存的女性或者有意接受冷冻卵母细胞捐赠者都应进行充分知情同意,以使其充分了解该技术可能存在的风险。

(二)胚胎冻融与使用的伦理争议

胚胎冷冻技术用于生育力保存只适用于已婚人士。胚胎的冻存解决了移植后剩余胚胎的保存问题,减少了单次移植数目,从而降低了 IVF-ET 周期多胎妊娠的发生。复苏的胚胎可用于非刺激周期再次移植,可减少药物费用及再次超促排卵带给患者的痛苦,提高 IVF 助孕的累计妊娠率。目前胚胎冻存已成为 ART 中不可缺少的一个必要环节。胚胎冷冻保存的实施,难免会涉及伦理、法律、道德及宗教问题。

1. 胚胎冷冻的时期　有人认为早期胚胎是有生命的个体,而现行的冻融技术不能保证胚胎绝对不受损害,更不能使所有的冷冻胚胎全部复苏存活。目前普遍被接受的观点是受精后 14 天以内的胚胎尚无神经系统出现所以尚不被视为"人",绝大多数国家是允许各期胚胎冻存的,只有极少数国家(如德国)规定只能冻存合子期受精卵。目前胚胎冷冻技术相对成熟,冷冻胚胎保存所涉及的伦理问题主要是胚胎保存期限及如何处理。

2. 冷冻胚胎保存的时间　随着辅助生殖治疗周期的增加,大量剩余胚胎在各生殖中心冻存,其中包括很多没有续交冷冻费用的胚胎,由此给生殖中心的胚胎管理带来诸多问题,如何处置这些胚胎成为现阶段生殖医学中心管理难题。各国对配子 / 胚胎冻存的年限规定不一,多为 5~10 年,长则无期限。虽然在胚胎冻存之前均已与患者签署知情同意书,告知其冷冻胚胎的风险和胚胎储存的年限,其中包括必需按时缴纳胚胎冻存费用和不及时缴纳的后果,但是由于配子 / 胚胎的特殊性,国内各生殖中心尚未以知情同意书中协议条款废弃处置患者存留的配子与胚胎。这些胚胎占用着大量储存罐,且需要长期添加液氮,无论是管理还是经济成本负担都较重,亟待解决。

目前,仍无数据明确胚胎长期冷冻是否会影响出生子代的健康,但长期保存后行胚胎复苏移植会导致父母年龄过高,出生婴儿与兄长年龄差距过大,从而引发抚养问题与人伦关系的混乱。目前国内冷冻胚胎最久的 1 例是冷冻 18 年后复苏移植出生的婴儿。

3. 冷冻胚胎的去向　一般有四种:

(1)冻融周期移植:剩余胚胎冷冻后根据患者夫妇意愿择期解冻移植,可增加累计妊娠率,避免胚胎浪费,节省医疗费用。

(2)医学方法废弃:尚有剩余可用胚胎,但患者出于个人原因等不再接受胚胎继续冻存或冻融胚胎移植又不愿捐献科研或他人时,应选择医学方法废弃。当胚胎冷冻保存超过了法定时限,也应采用医学方法废弃。

(3)捐献科研:主要是通过 IVF-ET 技术获得了健康孩子而又有剩余冻存胚胎的夫妇,自愿捐出供科研之用,如进行胚胎干细胞或治疗性克隆研究,但进行人胚胎干细胞或治疗性克隆研究的伦理问题较多,开展相关研究时需要在伦理监管机构如伦理委员会的严格监督之下,并遵循隐私、保密、不损害患者利益、禁止商业化和胚胎捐赠者夫妇完全知情同意的原则。人类胚胎是有生命的物质,不同于其他的临床资料,来源宝贵,使用过程将进行毁损,因此在使用人胚胎进行研究时要求非常严格。要点:①评估该项研究价值;②没有替代品时才能使用人胚胎;③尽量使用最少数量的胚胎;④经伦理委员会审核与监督;⑤具备患者知情同意;⑥尽可能得到和保存重要的临床信息。防止生殖领域配子与胚胎滥用或被商业化。

按照 2003 年国家科技部及卫生部联合颁发的《人胚胎干细胞研究伦理指导原则》及《卫生部关于修订人类辅助生殖技术与人类精子库相关技术规范、基本标准和伦理原则的通知》,必须做好胚胎用于研究的知情同意,包括不向胚胎捐赠者提供任何经济补偿,告知患者无论拒绝或同意捐赠胚胎都不影响其将来的治疗;详细告知胚胎去向及建立胚胎干细胞的过程,以使夫妇双方明确怎样处置自己的胚胎,以免被强迫;通知告知胚胎将不会被植入任何妇女的子宫,同时对患者资料保密,去标识使用等。

(4)捐赠他人:我国现行的辅助生殖技术管理办法中明确规定:"禁止实施胚胎赠送"。在一些国家如英国、澳大利亚等,认为胚胎捐赠是某些不孕不育夫妇可供选择的适当治疗方法。但这种捐胚助孕相当于将领养期提前到胚胎期,出生子代具有了遗传学及社会学的双重父母,导致血亲关系混乱及纠纷,子代的法律地位缺乏保障,也是对于胚胎作为生命过程这一特殊阶段的不尊重。

（三）卵巢组织冷冻与使用伦理问题

胚胎和卵子冷冻都需要一段时间进行卵巢刺激以获得足够样本方,这对肿瘤患者意味着治疗时机的延误,而卵巢冷冻技术则不会有时间的问题。并且卵巢组织包含有大量卵母细胞,一旦被成功保存并回植,患者有可能在自身内分泌调节下完成体内"自然"受孕也可经 IVF-ET 获得妊娠。对于不愿意接受人工助孕的患者来说,有望通过彻底评估接受冻存卵巢。

卵巢组织的冷冻保存、解冻和移植,无论是异位移植还是原位移植,均已有成功的报道。此外,也有在单卵双胞胎间应用新鲜卵巢组织移植成功的报道,以及 HLA 配型成功的姐妹间移植整个新鲜卵巢而妊娠的病例。这些技术的进步给女性生育力保存带来了新的希望,但这些初步结果尚需进一步随访和更多样本数据的支持,卵巢冷冻保存最大的问题还在于技术本身的安全性:

1. 不同于胚胎和卵子冷冻技术的高度成熟,卵巢冷冻技术起步较晚,是一项尚处于实验性质的技术,其操作过程也存在诸多不确定因素及风险,例如以何种方式冻存和移植组织尚处于探索中。卵巢组织移植后存活周期较短,这主要是由于卵巢采集和移植过程中组织缺氧导致的损伤以及冻存过程中的低温损伤效应造成的,特别是组织移植成功后会经历 3~5 天的缺血缺氧期,对组织损伤巨大。

2. 虽然在生育年龄绝大多数肿瘤不会转移至卵巢,但动物实验已证实,把患有淋巴瘤的卵巢组织解冻移植进正常的大鼠体内可以使其患上淋巴瘤。癌症患者的卵巢组织冷冻和移植需要有效且可靠的监管措施,同时,如何选择合适的患者进行卵巢冷冻、选择过程中要遵循什么样的要求等,都是需要解决的问题。有科学家尝试将冷冻卵巢复苏后进行卵母细胞的体外成熟培养,并获得了初步成功,可避免卵巢组织再移植带来的肿瘤回输问题。

随着卵巢组织冷冻技术的不断发展,永久性保留生育能力成为可能,但由于该技术目前尚处于探索阶段,相关数据非常有限,应明确告知患者目前该技术的局限性,以避免可能带来的虚假希望。

二、男性生育力保存的伦理问题

男性生育力保存的方式主要有精子冷冻保存和睾丸组织冻存。男性精子的冻存技术已经比较成熟,不存在伦理的问题,精子库在全球各地都有普遍开展。对于男性生育力保存来讲,主要是自身精子的冷冻保存,实施辅助生育技术时,严重少弱精患者或取精困难患者在女方取卵前先预冻存精子以防取卵日当天无精子可用,或男性因疾病(如癌症)治疗或职业(接受可能致畸射线)原因预保存精子。睾丸组织冻存主要适用于不能进行精子冷冻保存的情况,如无精症患者和儿童癌症患者,但是睾丸组织冷冻如卵巢组织冷冻一样,技术上仍欠成熟,存在风险。在一些特殊情况下,冻精技术的应用和精子的去向会涉及伦理选择。

笔者曾遇到这样一个案例:一对中老年夫妇,其独子 23 岁,未婚未育,因车祸突然去世,已即刻将尸体冻存;该夫妇为"延续儿子生命",并以平悲伤心情,来诊要求为其子取出精子/睾丸组织单独冻存保留备以后使用,如将儿子精子捐赠他人助孕,或在许可情况下由"供体志愿者"为该家庭生育。由于其子已逝,生前未表示过精子捐赠意愿,未明确表示过生育愿求,去世后也无法实现对自己精子使用的知情与同意,并且该案例在未取得精子前已将尸体冷冻,精子及睾丸组织均未添加冷冻保护剂的情况下已经造成受损,技术层面失去可操作性,所以未予实施。但是此案例提示我们死后自愿捐赠的精子都有可能继续被使用。各国对亡夫精子可否冷冻保存并用于女方后续的 ART 治疗规定不一。目前我国相关的法律法规在管理办法及技术规范方面尚存一定缺失,如:①生前冻存的组织/细胞(精子/卵子),以备生殖资源保存再利用,不需要时有意愿可否用于捐赠、逝后可否继续使用;②死者如生前留有遗嘱,同意去世后采集器官/组织/细胞用于捐赠,是否可行?种种疑问和伦理挑战有待司法、遗传、生殖、心理等方面的专家依照生命伦理的尊重原则和生殖伦理保护有利于子代的原则,开展讨论和进行界定,进一步健全并完善配子保存、管理、使用的相关法律法规。

三、配子和胚胎冷冻保存的知情同意及保密原则

配子和胚胎在冻存之前必须对患者进行充分的知情同意,知情同意书内容主要包括:①告知冻存配子和胚胎的数目;②费用及保存时间;③配子和胚胎冷冻复苏过程中可能遭受的风险;④配子和胚胎去向的选择,妊娠后剩余的可用胚胎,特别在夫妻婚姻关系解除或单方双方去世后,冻存胚胎的处置需注明;⑤助孕夫妇的权利和义务。如果不孕夫妇不再需要冷冻的配子或胚胎,则在其被销毁或用于科学研究或赠与他人之前必须得到该夫妇的充分知情同意。

凡通过人类辅助生殖技术进行的任何助孕,一定要有严格的保密措施,必须互盲;所有参与者都实行匿名和保密措施,医务人员不得告知捐赠者关于受者及后代的一切信息,即使在孩子成年后竭力寻找血缘父母时,生殖机构和个人都不得向其泄露供者的姓名、地址,不得泄露不育夫妇寻求辅助生殖技术的细节。

尚有一些特殊情况,如夫妇双方离婚、意外死亡或一方死亡后胚胎归属及如何处置的问题都会涉及伦理、法律和道德。胚胎已具有发育为个体"人"的潜能,应享有一定的伦理地位并得到尊重,对于其处置方式应该在合乎伦理、尊重法律的基础上谨慎实施。

四、癌症患者生育力保存的伦理

化疗和放疗可以治愈或显著延长很多年轻癌症患者的生命。癌症患者的生存期限延长,罹患癌症后的生活质量问题受到关注,有生育要求癌症患者的生育力保存问题也逐步得到重视。对于癌症患者的生育力保存,除技术本身存在的伦理问题外,癌症患者的生存期限及其后代的抚养和生长环境问题是引起比较多关注的,由于准妈妈或准爸爸的死亡(或癌症复发),孩子出生后要经历父母早逝带来的压力和痛苦,对于后代利益的担忧往往阻碍了临床上对于癌症患者辅助生育技术的实施。但是也有观点认为癌症患者也应该享有生育权,通过避免出生来保护孩子不应该成为阻止癌症幸存者接受助孕的充分理由。

对于癌症患者,知情同意应提供保存生育力的可行办法,以及这些方法是否会影响肿瘤的治疗。在接受肿瘤治疗前,作为患者教育和知情同意的一部分,肿瘤学专家应当向患者讲清楚如果进行生育力的保存是否会降低肿瘤治疗的成功率、增加母体或围产期并发症的发生率或对他们后代的健康产生不利影响等,强调在生育年龄接受治疗后不孕不育的可能性,并向患者提供保存生育力的方法或向有兴趣的患者引荐合适的生殖医学专家。

儿童癌症患者同样面临着生育力保存的问题,儿童生育力保存的目的是符合伦理的,主要伦理问题存在于技术本身。儿童性器官不成熟且研究基本处于实验阶段,目前可用于儿童保存生育能力的方案很有限。卵巢组织冷冻和睾丸组织冷冻及自体移植或体外成熟是保留生育力的具有潜力的方法,但目前卵巢/睾丸冷冻技术仍需要大量的研究来进行完善。儿童和父母的知情同意也是实施生育力保存过程中的主要问题,儿童的自主权及理解能力有限,不能充分了解研究的利弊,不具备知情同意的能力,儿童生育力保存应该获得法定授权代表(父母亲或监护人)的知情同意,但是参与配子或生殖组织冻存的工作人员首要任务是保护儿童,应保护儿童的权利不受到损害。有人建议为了克服知情同意过程中一些实际的障碍,可以分阶段进行。如果两阶段程序被采用,那么性腺组织的获得/冻存和配子相关操作就可以在不同的时间点分为两个阶段进行处理。在癌症被诊断时首先决定配子的采集问题,并获得患者/监护人的知情同意。是否使用被分离的配子可以在孩子长大成人后由自己决定。在成人后由于理解力提高,患者可以更好地按自己的意愿来决定治疗方案。但如果儿童在成人前就过世,那么如何处置冷冻保存的性腺组织、是否允许由儿童的父母进行全权处理等,也是儿童癌症患者进行生育力保存必须考虑的问题。

(孙贻娟　冯　云)

第四节　伦理委员会监督与知情同意

一、伦理委员会在生育力保护/保存中的监督作用

辅助生殖技术是在体外制造胚胎、繁衍生命的过程,为维护胚胎的严肃性、科学性及尊严,在生命伦理学得到进步与发展的同时,必须解决该领域伦理与技术中不可回避的难题。

为进一步加强生殖医学伦理与管理建设,保障患者及子代健康,维护社会公益与家庭和谐,在开展辅助生殖技术的医疗机构建立生殖医学伦理委员会是必要的。2003年,卫生部发布《人类辅助生殖技术和人类精子库伦理原则》,明确在实施辅助生殖技术的医疗机构应建立"生殖医学伦理委员会",将建立生殖医学伦理委员会作为批准从事辅助生殖技术业务医疗机构的必要条件。生殖医学伦理委员会属于机构级伦理委员会。

1. 医疗机构的生殖医学伦理委员会组成　①由伦理学、心理学、社会学、法学、生殖医学、护理学专家及群众代表组成;②委员会的规模与构成比例需适当,组织结构合理(成员有代表性、性别比例、文化程度);③是医学伦理调控体制化的表现,也是实现这种调控的重要途径。委员会设主任委员1名,主持伦理委员会工作;副主任1~2名,协助主任工作;秘书1名,承办日常工作。

2. 生殖医学伦理委员会的基本职责　对辅助生殖技术相关的生殖医学临床研究、临床医学技术的实施进行咨询论证及监督,通过行政部门完善管理工作,促进生殖医学安全、有效和健康开展,保障不孕夫妇和出生子代的健康,维护家庭和社会的稳定。具体说来有以下几点:①维护患者权利;②培养伦理意识;③提高医疗质量;④促进伦理原则的贯彻执行;⑤确保辅助生殖技术安全、有效、合理实施;⑥保障患者、家庭及子代健康利益;⑦维护社会公益。

3. 生殖医学伦理委员会的工作内容 ①伦理论证;②对涉及辅助生殖技术研究及新技术的项目进行伦理审查,确定人类辅助生殖技术和其他不以生殖为目的但涉及人类配子、合子、胚胎和胚胎干细胞的科研工作是否符合伦理原则;③对 ART 临床治疗过程进行伦理督查,对本机构及工作人员在医疗服务过程中是否严格遵循辅助生殖伦理原则,提出整改建议,督促及时改进工作,督查应涉及 ART 实施的各个环节;④告知、咨询及建议(患者 / 中心 / 机构);⑤开展 ART 伦理宣传和教育(学习培训);⑥维护患者和医生权益,保护子代;⑦定期报告(面向政府与公众)。

4. 生殖中心依靠伦理委员会开展工作 ①成立伦理委员会;②论证 ART 项目的可行性、负责人及技术安全性;③审核知情同意书、利于患者与子代权益的程序;④督导资质申报与年度上报资料;⑤定期召开伦理委员会议,至少每年一次;⑥定期伦理查房,及时解决伦理难题;⑦督查相关伦理问题的执行情况,提出合理化建议。

二、生育力保护 / 保存的知情同意

知情同意即临床医师在为患者做出诊断和治疗方案后,必须向患者提供包括诊断结论、可供选择的治疗决策及每项治疗决策的利弊、可能的预后及治疗费用等方面真实、充分的信息,并确保患者充分理解这些信息,自主地做出选择,并以相应方式表达接受或拒绝此种诊疗方案。签署知情同意书的形式是最为普遍和重要的方式,可以客观记录知情同意的过程,也是医患双方维护自身权益、进行法律诉讼的重要依据。

配子和胚胎在冻存之前必须对患者进行充分的知情同意,知情同意书内容主要包括:①告知冻存配子和胚胎的数目;②费用及保存时间;③配子和胚胎冷冻复苏过程中可能遭受的风险;④配子和胚胎去向的选择,妊娠后剩余的可用胚胎,特别在夫妻婚姻关系解除或单方及双方去世后,冻存胚胎的处置需注明;⑤助孕夫妇的权利和义务。如果不孕夫妇不再需要冷冻的配子或胚胎,则在其被销毁或用于科学研究或赠与他人之前必须得到该夫妇的充分知情同意。

凡通过人类辅助生殖技术进行的任何助孕,一定要有严格的保密措施,必须互盲;所有参与者都实行匿名和保密措施,医务人员不得告知捐赠者关于受者及后代的一切信息,即使在孩子成年后竭力寻找血缘父母时,生殖机构和个人都不得向其泄露供者的姓名、地址,不得泄露不育夫妇寻求辅助生殖技术的细节。

尚有一些特殊情况,如夫妇双方离婚或意外死亡或一方死亡后胚胎归属及如何处置的问题也都会涉及伦理、法律和道德的争端。由于胚胎已具有发育为个体"人"的潜能,应享有一定的伦理地位并得到尊重,对于其处置方式应该在合乎伦理尊重法律的基础上谨慎实施,应在进入保存时即被告知和选择。

(孙贻娟 冯 云)

● 参考文献

1. 于修成.辅助生殖的伦理与管理.北京:人民卫生出版社,2014.

2. The practice of Committees of the American Society for Reproductive Medicine and the Society for Assisted Reproductive. Mature oocyte cryopreservation:a guideline. Fertility and Sterility,2013,99(1):37-43.

3. Cobo A. Is vitrification of oocytes useful for fertility preservation for age-related fertility decline and in

cancer patients? Fertility and Sterility,2013,99(6):1485-1495.

4. ESHRE Task Force on Ethics and Law. Taskforce 7:ethical considerations for the cryopreservation of gametes and reproductive tissues for self use. Hum Reprod,2004,19:460-462.

5. 杜滂瑞,张云山.有关冷冻保存胚胎处置伦理问题的思考.国际生殖健康/计划生育杂志,2012,31(1):52-54.

第十五章　生育力保护现状及展望

第一节　生育力保存的研究现状

随着社会的发展、女性生育年龄的推迟,越来越多的女性在计划妊娠的时候不得不面临着生育力降低或丧失的风险,因此,生育力保存是她们的迫切需求。除此之外,对那些青春期或青春前期患白血病、淋巴癌、神经系统肿瘤、骨肉瘤和性腺生殖细胞肿瘤的年轻女孩来说,随着癌症诊疗水平的提高,其5年存活率得到了极大的提升,但这些治疗方法带来的生育力损伤却是这些癌症患者不得不面对的问题。虽然随着时间的延长卵巢功能可能逐渐恢复,也可能重新获得生育力,但其效果却微乎其微。因此,在治疗前对这些患者进行充分的告知,并给出保存生育力的建议和实施措施就显得非常必要。

同样对于男性癌症患者在进行放化疗前、克氏综合征(染色体表现为47,XXY)或隐睾症等患者,进行生育力保护也非常重要,这也是保障该部分患者生育能力和生活质量的重要措施。

生育力的保存方法得益于细胞或组织冷冻技术的出现和进步。在极低的温度下,细胞各种酶的活性和生物代谢水平下降,根据这一原理,人们发明了组织和细胞的体外冷冻技术。该技术的进步使得人体组织和细胞可以在体外得到长时间的保存,尤其是生殖组织和细胞的冷冻保存为生育力的保护提供新的治疗方向,并带来了新的希望。目前,关于生育力保护的方式主要包括卵巢组织和睾丸组织的保存、配子(卵母细胞和精子)的冷冻及胚胎的冷冻。

一、女性生育力保存

(一)女性生育风险评估

生育力保存对高龄女性或癌症患者具有重要意义,因此非常有必要在女性生育力保存前对其生育风险进行评估。目前,普通女性卵巢功能评估指标包括基础 FSH 和 LH 的测定及窦卵泡的测定。而对于癌症患者来说,发病年龄的不同及所患癌症种类的不同导致很难对其生育风险做出准确评估。另外,不同患者性腺对治疗的反应性不同,放、化疗药物在不同患者体内的代谢和治疗效果也不一样,因此,在进行风险评估的时候很难做到个性化。除此之外,不同的放、化疗方案对卵巢功能的影响亦不同。有些放、化疗引起的卵巢损伤的组织学改变,比如卵巢皮质和间质的纤维化、卵巢血液供应的损害、卵泡成熟障碍以及放化疗导致的原始卵泡直接丢失,虽然随着时间的推移卵巢功能有可能恢复,但大部分情况下这种卵巢功能的损害是永久性的。

基于此,很多研究都在寻找可以对女性癌症治疗前生育风险进行评估的重要标记物。AMH 是卵巢功能的重要标记物,虽然其在青春期女性卵巢功能评估中的作用报道很少,但是研究表明 AMH 水平的变化与放、化疗引起的卵巢功能下降关系密切,在预测对放、化疗后的卵巢功能中具有非常重要的作用。一项包含 22 名青春期或是青春前期患者(年龄范围为 0.3~15 岁)的前瞻性研究表明,AMH 在接受放、化疗治疗的患者表达水平显著下降。对于接受放、化疗的患者,AMH 可以作为一个非常有用的评估指标。

（二）女性生育力保存方法

1. GnRH 类似物在卵巢功能保护中的作用 放、化疗对生殖细胞杀伤力比较大是因为生殖细胞分裂速率很快,如果采取措施使这些细胞处于静止状态就有可能降低甚至避免放、化疗对生育力的伤害。GnRH 类似物可以有效抑制放、化疗带来的卵巢功能丧失,进行生育力的保护。最近的一项系统评价认为 GnRH 类似物应常规用于接受放、化疗的生育期女性,在治疗前或治疗的过程中使用可以有效地保存这些患者的生育力。2014 年的一项随机对照研究证实 GnRH 类似物的应用可以显著降低放、化疗对年轻癌症女性生育力的破坏。美国肿瘤协会会议上报道了一项Ⅲ期临床试验,发现化疗前使用 GnRH 类似物可以降低卵巢功能下降的发生率,提高妊娠率。但是,这些临床试验选取的都是生育年龄的女性,并没有将年龄小于 18 岁的女性患者纳入研究。目前,并没有证据表明 GnRH 类似物在青春期患者或青春前期患者生育力保存中的作用。

2. 生育力保存的手术治疗 生育力保存的手术治疗主要适用于女性癌症患者,手术方式主要包括:保留生育力的手术(单侧输卵管卵巢切除术)、卵巢异位、冷冻卵巢组织的原位移植。

（1）单侧输卵管卵巢切除术:关于青春期癌症患者保留生育力的手术尚未见报道,但该方面的需求却日益上涨,尤其是对于交界性卵巢肿瘤的年轻患者。18 岁以下的患者中,50%~60% 的卵巢肿瘤为来自于生殖细胞的无性细胞瘤。对于这部分患者来说,生育力的保存显得非常必要。可以先进行保留生育力的手术,然后再进行放、化疗治疗。手术方式为切除患侧卵巢和输卵管,保留对侧的卵巢和子宫。在切除患侧卵巢的时候需要将输卵管一同切除,这是因为输卵管和卵巢之间存在丰富的血管及淋巴交通。虽然对侧卵巢被癌症细胞转换的概率为 5%~10%,但由于该类肿瘤细胞对放、化疗十分敏感,因此其治疗效果非常理想。一项回顾性的分析纳入了 169 名年龄范围在 8~41 岁的卵巢癌患者,包括 70 例无性细胞瘤患者、28 例内胚窦瘤患者、24 例混合肿瘤患者和 47 例未成熟畸胎瘤患者。其中的 138 例患者实施了保留生育力的手术,81% 的患者在手术后接受了化疗。无性细胞瘤、内胚窦瘤、混合肿瘤和未成熟畸胎瘤患者的生存率分别为 94%、89%、100% 及 98%。治疗后的 9 个月内,仅 1 例患者月经未恢复,其余患者月经均恢复且获得了满意的妊娠结局。

另外一类青春期患者发生率较高的卵巢肿瘤亚型是卵巢交界性肿瘤,在卵巢肿瘤中的发生率约为 30%,对这类肿瘤患者,子宫和双侧输卵管卵巢切除术、盆腔灌洗、网膜切除术和腹膜活检是常规的手术治疗方式。但是,最近研究表明保留对侧输卵管和卵巢的保守性手术不影响其生存率。一项前瞻性的随机对照研究表明,双侧卵巢交界性肿瘤患者进行保守手术效果好,生育力得到了很好的保护,但是可能肿瘤再发的风险稍高。因此,对这种交界性肿瘤行保守手术治疗后,要进行密切随访。

（2）卵巢异位:放疗是治疗癌症的一种常规方式。如果卵巢直接暴露在放疗部位时,对卵巢的伤害非常大。卵巢功能丧失的程度与放射线的剂量、类型、照射部位及患者的年龄相关。研究表明,一次小于 4Gy 的射线足以破坏卵巢 50% 以上的始基卵泡。如果放射剂量达到 10Gy,可能破坏卵巢 80% 的始基卵泡,甚至导致卵巢功能的完全丧失。1958 年卵巢异位的手术方法首次被用来保护卵巢功能,异位是指卵巢被转移至放射线无法照射的部位,比如转移至结肠间隙、腰大肌处或子宫后方,可以通过开腹手术、腹腔镜手术或机器人手术完成。

（3）冷冻卵巢组织的原位移植:冷冻卵巢组织的原位移植是女性生育力保存的一个新突破。通过该种方法已经有超过 30 例的患者成功妊娠。虽然其成功率尚需要进一步的研究证实,但对于那些急需保留生育力的女性患者来说,将卵巢皮质冷冻保存并在适当的时候重新移植回体内是非常理想的选择。其优势在于患者选择余地较大,并且手术的安全性和卵巢功能保护的有效性较高。该方法也是这些癌症患者获得自然妊娠的唯一途径。由于患者多数处于青春前期或青春期,因此切除卵巢组织进行冷冻保存的时候,需要其父母知情并签署手术同意书。当患者成人之后有生育需求的时候,他们可以自己重新考虑做出第二次选择。卵巢移植部位可有两种选择:一种是移植回原位;另一种是异位移植,比如皮下组织、腹腔或前臂。有报道 30 例患者进行了卵巢冷冻保存后移植回体内,其中 6 例获得了妊娠并成功分娩。有研究者认为冷冻卵巢组织的原位移植是年轻癌症患者保留生育力的最好选择也是唯一选择,建议年轻女性和青春前期的癌症女性在接受放、化疗治疗之前,应首选卵巢组织的冻存和移植来进行生育力的保存。

（4）卵巢种植和子宫移植:卵巢卵泡周围血管稀少,因此单纯进行卵巢皮质冻存就足以对原始卵泡进行充分保存,不需要将卵巢全部切除。但有研究证实卵巢组织整体冻存后进行移植完全可行,且不影响细胞类型超微结构的改变。有些放疗可能会影响子宫容受性,从而影响胚胎着床的情况,对于这些患者需要进行子宫移植,以最大程度地保存其再生育能力。

3. 配子和胚胎的冷冻保存　无论是男性还是女性,配子和胚胎的冷冻保存都是其进行生育力保存的标准方案且得到广泛接受及使用。对于年轻的男性患者,精子的冷冻操作过程简单,解冻后存活率也较高。但是对于女性患者来说,卵母细胞的冷冻目前还存在一些缺陷,比如首先需要接受卵巢的超促排卵以获得加多的卵母细胞。另外,卵子冷冻解冻后存活率低、解冻后的卵母细胞质量差。但是,卵子冷冻对单身的年轻女性和不愿意接受供精试管婴儿助孕的女性来说是一种非常理想的治疗方案。胚胎的冷冻保存是目前临床上普遍应用的一种生育力保存方式。而且,现在的胚胎冷冻和解冻技术也得到了很大的提升,成功率也较高。胚胎冷冻解冻操作过程标准化、简单、可重复性高且冷冻效率高,应用较广泛。

二、男性生育力保存

（一）男性生育风险的评估

80% 的患有癌症的男性儿童有望治愈,但这部分患者中有约三分之一在成年时表现出无精症,丧失了生育力。对于患有睾丸癌、白血病和尤因肉瘤的儿童患者来说,放、化疗可能会导致其永久性的生育力丧失。放、化疗对生育力的影响与所使用的方法和计量相关,氮芥衍生物、烷(基)类和顺铂类的化疗药物对生殖细胞的伤害最大。放疗时使用的射线对生殖细胞的损害随着射线剂量的增加而增大。累计放射剂量过大时可能导致生育力永久丧失。青春期前的男孩,虽然精子发生并未开始,但是睾丸组织已经开始活动。精原干细胞和生殖细胞都在进行一系列的分裂活动以形成输精管。虽然化、放疗主要对分裂中的细胞具有杀伤力,但是精原干细胞同样会受到影响。

对成年男性癌症患者来说,将精液冷冻保存可能是保存其生育力的第一选择,因为这是一种非常有效的手段且是非侵入性无创伤的方式。人类辅助生殖技术的出现降低了对男性精子数量的要求,更提高了这种治疗方法的可实施性,并且取得了非常理想的再生育结果。

15% 的男性无精症患者病因是克氏综合征。克氏综合征是男性常见的性染色体异常疾病,发生率约为 1/600。但是,只有 10% 的克氏综合征患者在青春期前被明确诊断。一项回顾性的分析报道,有 7 例克氏综合征患者冷冻睾丸组织,他们的平均年龄是 13~16 岁,其中有 5 例睾丸组织中发现了精原细胞;年龄最小的患者在输精管管内发现精原细胞。事实上,克氏综合征患者在青春期前睾丸内存在精原细胞,但是在青春期中期的时候这些精原干细胞逐渐退化,从而导致成年时的无精症。成年克氏综合征患者也可能存在精子发生,但只有不到二分之一的患者通过睾丸组织活检可以得到精子细胞。这项研究表明,对于克氏综合征患者一旦确诊应立即进行生育力保护,最好在青春期前进行睾丸组织或精液的冷冻保存。

(二)男性生育力的保存方法

对成年男性患者来说,将精液冷冻保存可作为其保存生育力的第一选择。青春期前尚未产生精液的男性患者不能采取精液冷冻的办法,但可以冷冻精原干细胞或睾丸组织。无论是冷冻精原干细胞或是睾丸组织,都为其成年后生育力的恢复提供可能,使其可以生育自己的后代。睾丸组织冷冻解冻后生育力恢复的办法很多,包括:①自体精原干细胞移植;②睾丸组织移植回睾丸或其他部位;③体外诱导精子发生。睾丸细胞悬液可以冷冻保存,但是不能移植回体内,而睾丸组织冷冻保存后可以重新移植回患者体内,是男性生育力保护的第一选择。这些生育力保护措施都可以成功实现男性生育力的保护,临床应用前景广阔。

1. 精液冷冻保存　通常采取手淫法取精。对处于青春期的男性癌症患者来说,大部分患者可以通过体外射精获得精液并进行冷冻,由于试管婴儿技术的出现和进步,这些精子已足够使女方卵子受精。手淫取精困难的患者也可以采取电刺激法或振动刺激法取精。如果各种方法都取精困难,可以采取附睾或睾丸穿刺取精,并进行冷冻。为更好地保存男性生育力,避免对生殖的损害,精液冷冻仍是最好的选择。

2. 睾丸组织冷冻　1996 年,睾丸组织冷冻技术开始作为无精症患者保存生育力的有效并且安全的手段。试管婴儿技术的出现使得男性患者仅需少量的精子便可成功使女方卵母细胞受精,不仅避免了反复手术操作,还降低了医疗费用。早期的睾丸组织冷冻方案要点是为了保护成熟的精子细胞。但是,后来有研究发现把精原干细胞移植回小鼠输精管内后,精子发生可以重新启动。这项研究为睾丸组织冷冻带来了新的希望,研究报道青春期前男孩接受放、化疗前进行睾丸组织冷冻保存可有效地保护其生育力。因此,后续的研究着重于有效保存睾丸组织中的精原干细胞和睾丸支持细胞,而不再是着重于保存睾丸组织中的成熟精子。因此,如何最大程度地减少冷冻损伤、提高解冻复苏率是最大的挑战。目前的研究成果主要聚集在优化睾丸组织的准备、降温过程、冷冻保护剂的选择、解冻复苏过程等。以往的研究表明小鼠睾丸针刺分离的白膜组织冷冻效果较好,而对青春期前的男孩来说,不同体积的睾丸组织都可以成功进行冷冻保存。虽然有报道女性整个卵巢可以成功进行冻存,但是男性睾丸组织是否可以整体冻存尚未见报道,这也是将来可以研究的方向之一。

相比细胞,组织的冷冻要求更高。睾丸组织冷冻目前常用的方法有慢速程序化冷冻和玻璃化冷冻,两者的区别主要是 CPAs 的浓度不同和降温速率不同。慢速程序化冷冻可以调控等温温度,使细胞在冰晶形成前达到脱水状态,最大程度减少了冰晶对细胞的伤害。最近的一项研究表明，与 -7℃ 和 -8℃ 相比，-9℃ 作为浸泡温度更有利于小鼠精原干细胞发育为精子细胞。慢速程序化冷冻有很多优势，如所需的 CPA 浓度较低、细胞毒性较小，但是细胞外冰块的形成对组织冷冻伤害较大。相比之下，玻璃化冷冻可以避免细胞外冰块的形成，但是由于降温速率过快，可能导致细胞脱水不完全、胞内冰晶的形成和细胞膜易发生破裂等，对细胞伤害较大。

3. **睾丸细胞悬液冷冻**　1996 年睾丸细胞悬液冷冻开始作为青春期前男孩生育力保存的重要措施。睾丸细胞悬液冷冻更有助于精原干细胞解冻后的存活和分化。睾丸细胞悬液冷冻的缺点是操作过程复杂，需要消化酶和冷冻保护剂，这些有可能影响细胞复苏率和功能；优点是睾丸细胞可以长期保存。睾丸细胞悬液冷冻方法的改进一直是研究的热点，以往多采用酶消化法，2015 年有人报道了机械消化法在睾丸细胞悬液冷冻中的作用，发现其不仅可获得较高的复苏率，还可获得较高的生精能力。虽然小鼠实验证实睾丸组织或精原干细胞冻存解冻后可以恢复生育力，但其临床应用尚未成功，关于其安全性仅有少数报道。

（孙莹璞　胡琳莉　方兰兰）

第二节　生育力保存的局限性

虽然生育力保存的方法得到了很多的改进和提高，但仍有些局限是目前无法克服的。

一、手术损伤

任何手术治疗都有可能导致盆腔粘连。一项前瞻性的随机对照研究表明，双侧卵巢交界性肿瘤患者进行保守手术效果非常好，生育力得到了很好的保护，但是肿瘤再发的风险可能稍高。因此，对这种交界性肿瘤的保守手术治疗之后，要进行密切的随访。另外，无论哪一种手术方式，都应注意避免损伤卵巢的血液供应。卵巢转移手术完成之后，要进一步确定位置并用止血夹进行固定，以保证其在放疗期间位置不发生改变。这种手术方式仍有 10%~14% 的患者卵巢在放疗期间被破坏，且该术式有一系列的并发症，如肠管阻塞、性交不适、卵巢囊肿或盆腔粘连。如果手术后输卵管功能未被破坏患者还可以自然妊娠，但如果手术引起了输卵管的阻塞就需要进行试管婴儿助孕治疗。

二、病毒污染

通常情况下，卵巢/睾丸组织、卵母细胞、睾丸细胞悬液或胚胎是在液氮中冷冻保存。这种储存方法虽然温度稳定安全，但却有可能交叉感染一些来自其他样本的病原体，尤其是一些病毒的污染。除了在组织/细胞冷冻前进行有效的预防隔离措施以外，目前尚无有效的解决方案。

三、肿瘤细胞再移植

卵巢/睾丸组织移植也有其令人担忧的地方，癌症患者的卵巢/睾丸组织可能携带有肿瘤细胞，当这些组织或细胞被重新移植回患者体内时，肿瘤细胞也有可能被重新带回体内。这就需要术前对病情进行充分的评估，并对获得的卵巢组织进行组织学和分子生物学的鉴定。因此，如何获得没有携带肿瘤细胞的卵巢/睾丸组织、避免肿瘤细胞的感染是迫切需要解决的问题。在大鼠体内,当20个白血病细胞被转移至睾丸组织时,即称为肿瘤复发。在人体内,这个数字尚不得而知。因此,在生育力保存前如何评估卵巢/睾丸组织中是否存在肿瘤细胞非常重要。对于那些肿瘤细胞感染的卵巢/睾丸组织,如何分离出未被感染的生殖细胞非常重要。尤其是对于睾丸组织的移植,虽然尝试了很多方法,如活细胞免疫磁珠分离法、荧光激活细胞分选术、选择性基质黏附法或选择性细胞培养法,但无论是在小鼠还是人类效果都不理想。这是因为目前分离精原干细胞和肿瘤细胞的标记物尚不明确。2014年的研究发现一种可以促进精原干细胞增殖,最大程度地减少急性淋巴细胞样白血病细胞感染的细胞培育方法。但无论怎样,对那些睾丸组织高度怀疑有肿瘤细胞转移的患者,自体睾丸组织移植尚不建议,睾丸细胞悬液或许是一个比较好的选择。

四、遗传学改变

虽然很多报道卵巢/睾丸组织或生殖细胞冷冻保存的有效性,但是很少有人关注其在遗传学上的安全性。当组织被暴露于各种冷冻操作、消化组织的酶或冷冻保护剂后,可能导致生殖细胞发生一些遗传学上的修饰和改变,比如DNA甲基化的改变、染色体异常和表观遗传学上的改变。如果卵母细胞与这种表观遗传学发生改变的精子细胞结合产生的胚胎就是异常的。同样,如果表观遗传学发生改变的卵母细胞和正常的精子细胞结合后产生的胚胎也有可能是异常的。但是截至目前,只有很少数的报道是关于冷冻保存技术对精原干细胞遗传学和表观遗传学的影响。在灵长类动物,冷冻睾丸组织来源的精原干细胞可以产生成熟的精子,这种精子可以使恒河猴的卵母细胞成功受精并且发育为早期胚胎,但是,是否可以产生正常后代尚未可知。因此,关于睾丸组织冷冻后的精原干细胞是否产生遗传学或表观遗传学的改变?其后代是否也可能发生同样的改变?这些问题都有待于进一步的研究发现。

五、临床应用的不确定性

癌症的放化疗带来的生殖毒性目前尚不可避免,轻者可导致生育力下降,重者可导致生育力不可逆的丧失。睾丸组织冷冻是保存男性生育力的有效办法,考虑到睾丸组织中的精原干细胞数目的有限性,如何优化冷冻方案、提高解冻复苏率和其发育为成熟精子的潜力一直是研究的重点。Picton等人报道有24家医院中的超过260名年轻男性患者选择了冷冻睾丸组织来进行生育力的保存,但也有部分国家的生育力保存中心无法进行睾丸组织的冷冻保存,一些儿童肿瘤中心也尚未开展生育力保存技术。截至目前,在青春期前冻存的男性睾丸组织解冻后无论在体外或体内均未得到成熟的精子细胞,获取并冷冻保存其精原干细胞尚处在科学研究阶段,在进行该治疗措施之前,尚没有明确的临床数据表明其的临床有效性,尚需进一步的研究证实。

(孙莹璞　胡琳莉　方兰兰)

第三节　生育力保存的展望

随着治疗措施的改进,癌症患者的生存率正在逐年上升。这也使得癌症患者生育力的问题显得日益重要。对于有生育需求的癌症患者来说,无论女性或男性,生育力的保存对他们都意味着生活的希望。如果没有了生殖功能,丧失了生育力,也就意味着丧失了生活质量。虽然有很多的方法和措施可以保留患者的生育力,但是仍有很多的局限性。冷冻方案优化的关键在于冷冻和解冻的速率、脱水的条件及冷冻保护剂的选择。目前使用的各种生育力保存的方案是源自于多种动物实验的经验积累。对于那些需要保存生育力的患者,生育力保存的有效性和安全性越来越被关注。如何选择最简单的方式保存生育力、提高冷冻效果和解冻复苏率、避免肿瘤细胞的感染、最大限度地保存卵巢和睾丸组织的生育力,都是迫切需要解决的临床问题。新技术和新方法是将来重点研究和关注的方向。精准医学的概念应该引入生育力保存的领域,综合肿瘤科、妇产科及生殖领域专家的观点,为患者制订个性化的生育力保存方案,以最小的代价获得最大的生育力保存,并充分得到患者及其家属的知情同意。

虽然目前冷冻解冻方案仍有很多不足之处,但对需要保存生育力的患者来说,仍具有重要且长远的临床意义,是他们保留生育力的唯一希望,因此,尚需进一步深入研究,提高其有效性和安全性。

(孙莹璞 胡琳莉 方兰兰)

● 参考文献

1. Meirow D, Nugent D. The effects of radiotherapy and chemotherapy on female reproduction. Human reproduction update, 2001, 7: 535-543.

2. Schroeder JA, Siegmund HI, Roesch W, et al. Male infertility: assessment of juvenile testicular dysfunction and risk for malignancy in cryptorchid boys based on resin section evaluation. Ultrastructural pathology, 2013, 37: 373-377.

3. Oosterhuis BE, Goodwin T, Kiernan M, et al. Concerns about infertility risks among pediatric oncology patients and their parents. Pediatric blood & cancer, 2008, 50: 85-89.

4. Schilsky RL, et al. Long-term follow up of ovarian function in women treated with MOPP chemotherapy for Hodgkin's disease. The American journal of medicine, 1981, 71: 552-556.

5. Quigley C, et al. Normal or early development of puberty despite gonadal damage in children treated for acute lymphoblastic leukemia. The New England journal of medicine, 1989, 321: 143-151.

6. Dunlop CE, Anderson RA. Uses of anti-Mullerian hormone (AMH) measurement before and after cancer treatment in women. Maturitas, 2014, 80: 245-250.

7. Brougham MF, et al. Anti-Mullerian hormone is a marker of gonadotoxicity in pre-and postpubertal girls treated for cancer: a prospective study. The Journal of clinical endocrinology and metabolism, 2012, 97: 2059-2067.

8. Chen H, Li J, Cui T. Adjuvant gonadotropin-releasing hormone analogues for the prevention of chemotherapy induced premature ovarian failure in premenopausal women. The Cochrane database of systematic reviews, 2011.

9. Gershenson DM. Fertility-sparing surgery for malignancies in women. Journal of the National Cancer Institute. Monographs, 2005.

10. Fotiou SK. Ovarian malignancies in adolescence. Annals of the New York Academy of Sciences, 1997, 816: 338-346.

11. Low JJ, Perrin LC, Crandon AJ, et al. Conservative surgery to preserve ovarian function in patients with malignant ovarian germ cell tumors. A review of 74 cases. Cancer, 2000, 89: 391-398.

12. Zanetta G, et al. Survival and reproductive function after treatment of malignant germ cell ovarian tumors. Journal of clinical oncology: official journal of the American Society of Clinical Oncology, 2001, 19: 1015-1020.

13. Palomba S, et al. Ultra-conservative fertility-sparing strategy for bilateral borderline ovarian tumours: an 11-year follow-up. Human reproduction, 2010, 25: 1966-1972.

14. Sklar C. Reproductive physiology and treatment-related loss of sex hormone production. Medical and pediatric oncology, 1999, 33: 2-8.

15. Wallace WH, Thomson AB, Kelsey TW. The radiosensitivity of the human oocyte. Human reproduction, 2003, 18: 117-121.

16. Molpus KL, Wedergren JS, Carlson MA. Robotically assisted endoscopic ovarian transposition. JSLS: Journal of the Society of Laparoendoscopic Surgeons / Society of Laparoendoscopic Surgeons, 2003, 7: 59-62.

17. Hadar H, et al. An evaluation of lateral and medial transposition of the ovaries out of radiation fields. Cancer, 1994, 74, 774-779.

18. Hwang JH, et al. Association between the location of transposed ovary and ovarian function in patients with uterine cervical cancer treated with (postoperative or primary) pelvic radiotherapy. Fertility and sterility, 2012, 97: 1387-1393.

19. Meirow D, et al. Pregnancy after transplantation of cryopreserved ovarian tissue in a patient with ovarian failure after chemotherapy. The New England journal of medicine, 2005, 353: 318-321.

20. Donnez J, et al. Livebirth after orthotopic transplantation of cryopreserved ovarian tissue. Lancet, 2004, 364: 1405-1410.

21. Meirow D, Ra'anani, H, Biderman H. Ovarian tissue cryopreservation and transplantation: a realistic, effective technology for fertility preservation. Methods in molecular biology, 2014, 1154: 455-473.

22. Donnez J, et al. Children born after autotransplantation of cryopreserved ovarian tissue. a review of 13 live births. Annals of medicine, 2011, 43: 437-450.

23. Wallace W H, Kelsey TW. Human ovarian reserve from conception to the menopause. PloS one, 2010, 5: e8772.

24. Jadoul P, Dolmans MM, Donnez J. Fertility preservation in girls during childhood: is it feasible, efficient and safe and to whom should it be proposed? Human reproduction update, 2010, 16: 617-630.

25. Donnez J, et al. Ovarian tissue cryopreservation and transplantation in cancer patients. Best practice & research. Clinical obstetrics & gynaecology, 2010, 24: 87-100.

26. Oktay K, et al. Embryo development after heterotopic transplantation of cryopreserved ovarian tissue. Lancet, 2004, 363: 837-840.

27. Martinez-Madrid B, et al. *Apoptosis and ultrastructural assessment after cryopreservation of whole human ovaries with their vascular pedicle.* Fertility and sterility, 2007, 87: 1153-1165.

28. Jadoul P, et al. Laparoscopic ovariectomy for whole human ovary cryopreservation: technical aspects. Fertility and sterility, 2007, 87: 971-975.

29. Martinez-Madrid B, Dolmans MM, Van Langendonckt A, et al. Freeze-thawing intact human ovary with its vascular pedicle with a passive cooling device. Fertility and sterility, 2004, 82: 1390-1394.

30. Nair A, Stega J, Smith JR, et al. Uterus transplant: evidence and ethics. Annals of the New York Academy of Sciences, 2008, 1127: 83-91.

31. Loren AW,et al. Fertility preservation for patients with cancer:American Society of Clinical Oncology clinical practice guideline update. Journal of clinical oncology:official journal of the American Society of Clinical Oncology,2013,31:2500-2510.

32. Grynberg M,et al. In vitro maturation of oocytes:uncommon indications. Fertility and sterility,2013,99:1182-1188.

33. Chian RC,Uzelac PS,Nargund G. In vitro maturation of human immature oocytes for fertility preservation. Fertility and sterility,2013,99:1173-1181.

34. Donnez J,Dolmans MM. Fertility preservation in women. Nature reviews. Endocrinology,2013,9:735-749.

35. Cobo A,Garcia-Velasco JA,Domingo J,et al. Is vitrification of oocytes useful for fertility preservation for age-related fertility decline and in cancer patients? Fertility and sterility,2013,99:1485-1495.

36. Thomson AB,et al. Semen quality and spermatozoal DNA integrity in survivors of childhood cancer:a case-control study. Lancet,2002,360:361-367.

37. Tournaye H,Dohle GR,Barratt CL. Fertility preservation in men with cancer. Lancet,2014,384:1295-1301.

38. Rowley MJ,Leach DR,Warner GA,et al. Effect of graded doses of ionizing radiation on the human testis. Radiation research,1974,59:665-678.

39. Wallace WH,Anderson RA,Irvine DS. Fertility preservation for young patients with cancer:who is at risk and what can be offered? The Lancet. Oncology,2005,6:209-218.

40. Ash P. The influence of radiation on fertility in man. The British journal of radiology,1980,53:271-278.

41. Chemes HE. Infancy is not a quiescent period of testicular development. International journal of andrology,2001,24,2-7.

42. Jahnukainen K,Ehmcke J,Hou M,et al. Testicular function and fertility preservation in male cancer patients. Best practice & research. Clinical endocrinology & metabolism,2011,25:287-302.

43. Goossens E,Van Saen D,Tournaye H. Spermatogonial stem cell preservation and transplantation:from research to clinic. Human reproduction,2013,28:897-907.

44. Palermo G,Joris H,Devroey P,et al. Pregnancies after intracytoplasmic injection of single spermatozoon into an oocyte. Lancet,1992,340:17-18.

45. Agarwal A,et al. Fertility after cancer:a prospective review of assisted reproductive outcome with banked semen specimens. Fertility and sterility,2004,81:342-348.

46. Anderson RA,et al. Cancer treatment and gonadal function:experimental and established strategies for fertility preservation in children and young adults. The lancet. Diabetes & endocrinology,2015,3:556-567.

47. Van Assche E,et al. Cytogenetics of infertile men. Human reproduction,1996,11(Suppl 4):1-24.

48. Foresta C,et al. Analysis of meiosis in intratesticular germ cells from subjects affected by classic Klinefelter's syndrome. The Journal of clinical endocrinology and metabolism,1999,84:3807-3810.

49. Bojesen A,Juul S,Gravholt CH. Prenatal and postnatal prevalence of Klinefelter syndrome:a national registry study. The Journal of clinical endocrinology and metabolism,2003,88:622-626.

50. Van Saen D,Gies I,Schepper J,et al. Can pubertal boys with Klinefelter syndrome benefit from spermatogonial stem cell banking? Human reproduction,2012,27:323-330.

51. Gies I,et al. Spermatogonial stem cell preservation in boys with Klinefelter syndrome:to bank or not to

bank,that's the question. Fertility and sterility,2012,98:284-289.

52. Tournaye H,et al. Testicular sperm recovery in nine 47,XXY Klinefelter patients. Human reproduction, 1996,11:1644-1649.

53. Sciurano RB,et al. Focal spermatogenesis originates in euploid germ cells in classical Klinefelter patients. Human reproduction,2009,24:2353-2360.

54. Sato T,et al. In vitro production of functional sperm in cultured neonatal mouse testes. Nature,2011,471: 504-507.

55. Zhou Q,et al. Complete Meiosis from Embryonic Stem Cell-Derived Germ Cells In Vitro. Cell stem cell, 2016,18:330-340.

56. Dobrinski I,Avarbock MR,Brinster RL. *Transplantation of germ cells from rabbits and dogs into mouse testes*. Biology of reproduction,1999,61:1331-1339.

57. Shinohara T,et al. Birth of offspring following transplantation of cryopreserved immature testicular pieces and in-vitro microinsemination. Human reproduction,2002,17:3039-3045.

58. Hermann BP,et al. Spermatogonial stem cell transplantation into rhesus testes regenerates spermatogenesis producing functional sperm. Cell stem cell,2012,11:715-726.

59. Sato T,Katagiri K,Kubota Y,et al. In vitro sperm production from mouse spermatogonial stem cell lines using an organ culture method. Nature protocols,2013,8:2098-2104.

60. Bahadur G,et al. Semen quality and cryopreservation in adolescent cancer patients. Human reproduction, 2002,17:3157-3161.

61. Muller J,et al. Cryopreservation of semen from pubertal boys with cancer. Medical and pediatric oncology, 2000,34:191-194.

62. Schmiegelow ML,et al. Penile vibratory stimulation and electroejaculation before anticancer therapy in two pubertal boys. Journal of pediatric hematology/oncology,1998,20:429-430.

63. Hovatta O,et al. Pregnancy resulting from intracytoplasmic injection of spermatozoa from a frozen-thawed testicular biopsy specimen. Human reproduction,1996,11:2472-2473.

64. Garg T,LaRosa C,Strawn E,et al. Outcomes after testicular aspiration and testicular tissue cryopreservation for obstructive azoospermia and ejaculatory dysfunction. The Journal of urology,2008,180:2577- 2580.

65. Avarbock MR,Brinster CJ,Brinster RL. Reconstitution of spermatogenesis from frozen spermatogonial stem cells. Nature medicine,1996,2:693-696.

66. Nugent D,Meirow D,Brook,PF,et al. Transplantation in reproductive medicine:previous experience, present knowledge and future prospects. Human reproduction update,1997,3:267-280.

67. Gouk SS,Loh YF,Kumar SD,et al. Cryopreservation of mouse testicular tissue:prospect for harvesting spermatogonial stem cells for fertility preservation. Fertility and sterility,2011,95:2399-2403.

68. Picton HM,et al. A European perspective on testicular tissue cryopreservation for fertility preservation in prepubertal and adolescent boys. Human reproduction,2015,30:2463-2475.

69. Arkoun B,et al. Does soaking temperature during controlled slow freezing of pre-pubertal mouse testes influence course of in vitro spermatogenesis? Cell and tissue research,2016,364:661-674.

70. Schneider F,et al. Comparison of enzymatic digestion and mechanical dissociation of human testicular

tissues. Fertility and sterility, 2015, 104: 302-311.

71. Irtan S, Orbach D, Helfre S, et al. Ovarian transposition in prepubescent and adolescent girls with cancer. The Lancet. Oncology, 2013, 14: 601-608.

72. Thibaud E, et al. Preservation of ovarian function by ovarian transposition performed before pelvic irradiation during childhood. The Journal of pediatrics, 1992, 121: 880-884.

73. Fuller B, Paynter S. Fundamentals of cryobiology in reproductive medicine. Reproductive biomedicine online, 2004, 9: 680-691.

74. Meirow D, et al. Searching for evidence of disease and malignant cell contamination in ovarian tissue stored from hematologic cancer patients. Human reproduction, 2008, 23: 1007-1013.

75. Jahnukainen K, Hou M, Petersen C, et al. Intratesticular transplantation of testicular cells from leukemic rats causes transmission of leukemia. Cancer research, 2001, 61: 706-710.

76. Valli H, et al. Fluorescence-and magnetic-activated cell sorting strategies to isolate and enrich human spermatogonial stem cells. Fertility and sterility, 2014, 102: 566-580.

77. Sadri-Ardekani H, et al. Eliminating acute lymphoblastic leukemia cells from human testicular cell cultures: a pilot study. Fertility and sterility, 2014, 101: 1072-1078.

78. Goossens E, Bilgec T, Van Saen D, et al. Mouse germ cells go through typical epigenetic modifications after intratesticular tissue grafting. Human reproduction, 2011, 26: 3388-3400.

79. Daudin M, et al. Sperm cryopreservation in adolescents and young adults with cancer: results of the French national sperm banking network (CECOS). Fertility and sterility, 2015, 103: 478-486.